Psychologie der Lebensalter

Andreas Kruse
Reinhard Schmitz-Scherzer
Herausgeber

Psychologie der Lebensalter

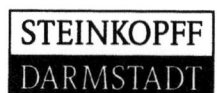

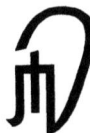

Anschriften der Herausgeber:

Prof. Dr. Andreas Kruse
Institut für Psychologie
Ernst-Moritz-Arndt-Universität
Franz-Mehring-Straße 47
17489 Greifswald

Prof. Dr. Reinhard Schmitz-Scherzer
Fachbereich Sozialwesen der
GH Kassel – Universität
Arnold-Bode-Straße 10
34127 Kassel

Die Deutsche Bibliothek – CIP-Einheitsaufnahme

Psychologie der Lebensalter / Andreas Kruse ; Reinhard
Schmitz-Scherzer Hrsg. – Darmstadt : Steinkopff, 1995
  ISBN-13: 978-3-642-87994-4   e-ISBN-13: 978-3-642-87993-7
  DOI: 10.1007/978-3-642-87993-7
NE: Kruse, Andreas [Hrsg.]

Dieses Werk ist urheberrechtlich geschützt. Die dadurch begründeten Rechte, insbesondere die der Übersetzung, des Nachdrucks, des Vortrages, der Entnahme von Abbildungen und Tabellen, der Funksendung, der Mikroverfilmung oder der Vervielfältigung auf anderen Wegen und der Speicherung in Datenverarbeitungsanlagen, bleiben, auch bei nur auszugsweiser Verwertung, vorbehalten. Eine Vervielfältigung dieses Werkes oder von Teilen dieses Werkes ist auch im Einzelfall nur in den Grenzen der gesetzlichen Bestimmungen des Urheberrechtsgesetzes der Bundesrepublik Deutschland vom 9. September 1965 in der Fassung vom 24. Juni 1985 zulässig. Sie ist grundsätzlich vergütungspflichtig. Zuwiderhandlungen unterliegen den Strafbestimmungen des Urheberrechtsgesetzes.

© 1995 by Dr. Dietrich Steinkopff Verlag, GmbH & Co. KG, Darmstadt
Softcover reprint of the hardcover 1st edition 1995
Verlagsredaktion: Jens Fabry – Herstellung: Heinz J. Schäfer
Umschlaggestaltung: Erich Kirchner, Heidelberg

Die Wiedergabe von Gebrauchsnamen, Handelsnamen, Warenbezeichnungen usw. in dieser Veröffentlichung berechtigt auch ohne besondere Kennzeichnung nicht zu der Annahme, daß solche Namen im Sinne der Warenzeichen- und Markenschutz-Gesetzgebung als frei zu betrachten wären und daher von jedermann benutzt werden dürften.

Vorwort

Dieses Buch versteht sich als ein Beitrag zur Psychologie der menschlichen Lebensalter. Die Arbeiten des ersten Teils behandeln Theorien, Methoden und Konstrukte, die für das Verständnis von Entwicklungsprozessen in den verschiedenen Lebensaltern relevant sind. Deren Beschreibung und Analyse steht in den Beiträgen des zweiten Teils im Vordergrund, wobei besonderes Gewicht auf Entwicklungsprozesse im höheren Erwachsenenalter und Alter gelegt wird – sind diese Lebensalter, verglichen mit Kindheit und Jugend, doch immer noch als vernachlässigte Gebiete der Entwicklungspsychologie anzusehen.

Die Autoren widmen ihre Arbeiten Herrn Prof. Dr. Dr. h.c. Hans Thomae zum 80. Geburtstag. Die Herausgeber haben frühere Schüler/innen und Mitarbeiter/innen sowie Kollegen und Kolleginnen von Herrn Prof. Thomae darum gebeten, zu diesem Anlaß einen Beitrag zu verfassen.

Wir danken den Autoren herzlich für die Mitarbeit und die fruchtbare Kooperation im Prozeß der Entstehung dieses Buches. Unser Dank gilt weiterhin Herrn Dr. Eric Schmitt (Greifswald) für die Unterstützung bei der redaktionellen Bearbeitung der Manuskripte, Frau Antje Punkt (Greifswald) für die Manuskriptgestaltung sowie dem Steinkopff Verlag für die gute Zusammenarbeit.

Greifswald und Kassel, im April 1995　　　　　　　Andreas Kruse,
　　　　　　　　　　　　　　　　　　　　　　　　Reinhard Schmitz-Scherzer

Inhaltsverzeichnis

Vorwort V

Theorien, Methoden und Konstrukte

Zur Geschichte der Entwicklungspsychologie der Lebensspanne
Lehr, U. 3
Die Integration idiographischer und nomothetischer Persönlichkeitspsychologie
Laux, L. 15
Biographische Methode und Einzelfallanalyse
Petermann, F. 25
Alternative Psychologie auf empirisch-geisteswissenschaftlicher Grundlage
Jüttemann, G. 33
Lebensraum – Die Mehrdeutigkeit seiner wissenschaftlichen Konstruktion
Graumann, C. F., L. Kruse 45
Existentielle Entscheidungen – ihre Position in einem allgemeinen Modell der Konfliktformen
Feger, H. 53
Verarbeitung von Belastungen
Shanan, J. 61
Entwicklungsaufgaben und Entwicklungsthemen als Einheiten einer psychologischen Analyse der Persönlichkeit
Tismer, K.-G. 69
Prozeß und Interaktion in der Persönlichkeits- und Entwicklungspsychologie
Olbrich, E., K. Pöhlmann 81
Kontinuität und Diskontinuität als Konzepte biographischer Alternsforschung
Minnemann, E., E. Schmitt 93

Entwicklungsprozesse und Entwicklungsaufgaben in verschiedenen Lebensaltern

Anfänge der Persönlichkeitsentwicklung in der frühen Kindheit
Rauh, H., S. Dillmann, B. Müller, U. Ziegenhain 107
Die Persönlichkeit des Kindes im Lichte der Beschreibung von Eltern
Angleitner, A. 123
Zur psychischen Situation Jugendlicher in den neuen Bundesländern – erste Ergebnisse eines Forschungsprojekts
Kruse, A., E. Schmitt 131
Zeiterleben und Lebensalter
Fisseni, H.-J. 147
Konflikt und Lebensalter
Robrecht, J. 159

Aspekte der menschlichen Entwicklung in der zweiten Lebenshälfte:
Entwicklungskrisen, Entwicklungsaufgaben und Entwicklungsthemen
Schmitz-Scherzer, R. 171

Die Bedeutung der kognitiven Persönlichkeitstheorie für die Forensische
Psychologie am Beispiel familiengerichtlicher Fragestellungen
Schade, B. 179

Intelligenz – neuere Ergebnisse aus der Bonner Längsschnittstudie des
Alterns (BOLSA)
Rudinger, G., C. Rietz 185

Cohort-sequential longitudinal studies of personality and intelligence
Schaie, K. W. 201

Gedächtnisdefizite und Lernpotentiale: Diskrepanzen, Differenzen und
Determinanten des geistigen Alterns
Weinert, F. E. 209

Sensorische und intellektuelle Entwicklung im Alter: Ergebnisse der Bonner
Längsschnittstudie des Alterns (BOLSA)
Rott, Ch. 217

Geschlechterdifferenz oder Altersandrogynität? Zur Beziehungsentwicklung in langjährigen Ehebeziehungen
Fooken, I. 231

Personality and aging: Modes of coping and the meaning of stress
Ruth, J.-E., J. E. Birren 241

Soziale Unterstützung bei der Auseinandersetzung älterer Menschen mit
Belastungen
Erlemeier, N. 253

Die soziale Umwelt im Alter als Ressource oder als Belastung?
Schneider, H.-D. 263

Zeitperspektive im Alter
Mönks, F. J., L. Bouffard, W. Lens 271

Tod, Sterben und Endlichkeit
Munnichs, J. M. A. 283

Sterben und Sterbebegleitung
Kruse, A., R. Schmitz-Scherzer 289

Stichwortverzeichnis 301

Theorien, Methoden und Konstrukte

Zur Geschichte der Entwicklungspsychologie der Lebensspanne

Ursula Lehr

Institut für Gerontologie, Heidelberg

Einleitung

In seiner Geschichte der Psychologie der Lebensspanne unterschied Reinert (71) eine „vorläufige" Periode (von Demokrit und Aristoteles bis zum Ende des Achtzehnten Jahrhunderts), eine „formative" Periode, die bis zum Ende des Neunzehnten Jahrhunderts datiert wird, und die „Periode der Begründung und Spezialisierung", die für ihn mit den Vätern der modernen Entwicklungspsychologie, W. Preyer und Stanley Hall, einsetzt. Für die Ausweitung der Kinder-und Jugendpsychologie zu einer Psychologie der Lebensspanne als entscheidend werden jedoch die Arbeiten von Charlotte Bühler (12, 13) und von Pressey, Janney und Kuhlen (68) genannt. Im gleichen Jahrzehnt erschienen auch die Beiträge von H.C.Lehman (46,47) über die Zusammenhänge zwischen literarischer, künstlerischer und wissenschaftlicher Produktivität einerseits und dem Lebensalter andererseits. Für die Fortentwicklung der biographischen Methode als einer wichtigen methodischen Basis der Psychologie der Lebensspanne wurden die Dreißiger Jahre unseres Jahrhunderts durch die Veröffentlichung von Dollard's Schrift „Criteria for the Life History" (1935) bedeutsam.

Die Orientierung dieser Beiträge für eine wissenschaftliche Fundierung der Lebenslauf-Psychologie wies jedoch einige Unterschiede auf. Lehman stellte die Werkstatistik in den Dienst seines Bemühens, die Bedeutung des jüngeren und mittleren Erwachsenenalters für die Entstehung hervorragender Leistungen herauszustellen. Dollard wurde im Rahmen eines vom Social Science Research Council (New York) geförderten Forschungsprojekts an der Yale-Universität mit der Analyse biographischen Materials beauftragt. Aus den dabei sich ergebenden Schwierigkeiten, die auf die mangelnde Vergleichbarkeit der „life-histories" zurückzuführen waren, versuchte er bestimmte Normen für die Erhebung und Analyse solcher Quellen zu erarbeiten.

Pressey und seine Kollegen begannen ihre Arbeiten zur Sammlung von Daten aus psychometrischen Untersuchungen der Intelligenz und aus der Forschung über Einstellungen und Interessen im Jahre 1933. Diese bildeten die Grundlage für ein Lehrbuch, das die Meinung vieler Kollegen korrigieren sollte, daß Entwicklungspsychologie mit dem Ende der Adoleszenz aufzuhören habe.

„If psychological growth is seen as a continous process of adjustment, then it might be contended that the most serious problems (of vocation, marriage, parenthood, old age) come after the childhood and adolescent years" (68).

Der Beitrag von Charlotte Bühler war dagegen der erste Versuch eines Vorstoßes in einen neuen Forschungsbereich und dessen Fundierung auf der Basis von Biographien bekannter Persönlichkeiten wie auch einfacher Wiener Bürger. Vielen gilt daher dieser Beitrag als Ausgangspunkt der modernen Psychologie der Lebensalter.

Charlotte Bühler (1893–1974)

In einem Versuch zur Darstellung der „Grundidee und theoretischen Fragestellung in Charlotte Bühlers Lebenswerk" hebt ihre Schülerin L. Schenk – Danzinger hervor, daß das eigentliche Motiv dieser Autorin, sich mit Entwicklungspsychologie zu beschäftigen, in ihrem Wunsch bestanden habe, „Ziel und Sinn des Lebens in der Welt und im Universum" (77) zu erfahren. Nach der Konzipierung ihres Modells der Entwicklung in Kindheit und Jugend sei sie zur Einsicht gelangt, „daß sie, um dem Sinn des Lebens auf die Spur zu kommen, den Lebenslauf als ganzen in ihre Forschung einbeziehen müsse". Von dieser Zielsetzung aus gesehen bot sich die Sammlung und Analyse von Biographien als Methode der Wahl an, um das Leben als einen „Prozeß der Selbstverwirklichung zu Zielen" erfassen zu können.

In der ein Vierteljahrhundert nach der ersten Auflage erschienenen Neubearbeitung des Buches wird der Sinnbegriff wieder aufgenommen und durch jenen der „Erfüllung" ergänzt (13). Sowohl der Konzeptualisierung von Phasen des Lebenslaufs wie der Auswahl und Interpretation der zum Teil ausgetauschten Biographien wird eine Theorie zugrunde gelegt, derzufolge menschliches Verhalten durch die vier Grundtendenzen der „biologischen Bedürfnisbefriedigung", der „selbstbeschränkenden Anpassung", der „schöpferischen Expansion" und der „Aufrechterhaltung der Ordnung" bestimmt werde. Die einzelnen Abschnitte des Lebens werden durch die Dominanz jeweils einer dieser Grundtendenzen bestimmt: so die Kindheit und Jugend durch Tendenzen zur Bedürfnisbefriedigung und anpassenden Selbstbeschränkung; die Phase der schöpferischen Expansion fällt mit der „Haupt- und Mittelphase" des Lebens zusammen, die letzte Lebensphase wird durch das Bemühen um eine Integration der vorher entwickelten Grundtendenzen des Lebens bestimmt.

Eine solche an bestimmten Themen der Lebensführung orientierte Gliederung des menschlichen Lebenslaufs findet sich in mehr oder minder stark veränderter Form in den Phasentheorien von H.E. Erikson (22), Martha Moers (60), R.J. Havighurst (34) und Levinson (57) wieder. Derartige Ansätze sind kennzeichnend für eine Psychologie der Lebensspanne, welche an dem in der Kinder- und Jugendpsychologie entwickelten Prinzip der Phasenstrukturierung festhält.

Entwicklung als „kontinuierliche Veränderungsreihe"

Der Kinderpsychologe J.E. Anderson, der schon 1949 einen Ansatz zu einer Erweiterung der Entwicklungspsychologie über die Jugendzeit hinaus unternommen hatte (1), folgte in einem Versuch zur Konzeptualisierung des Alters (2) als Bestandteil einer kontinuierlichen Entwicklung gleichfalls dem Prinzip der Zuordnung von Lebensphasen zu bestimmten dominanten psychischen Prozessen. Wachstum und Kumulation von Erfahrung sind Erscheinungsweisen des ersten Lebensabschnitts, Erhaltung und Erweiterung jene der Lebensmitte, Selektivität sowie Bahnung der Energie in bestimmte Kanäle Kennzeichen des Alters. Trotz dieser Phasenabgrenzung wird jedoch die lebendige Entwicklung als ein Kontinuum von Bewegung, als „complex manifold moving forward in time" angesehen. Durch die Interaktion dieses Mannigfaltigen mit der Umgebung entsteht ein Kontinuum an Veränderungen, das den eigentlichen Gegenstand einer Entwicklungspsychologie der Lebensspanne darstelle.

Dieses Kontinuum von Veränderungen war auch der Ausgangspunkt für Thomaes Definition von Entwicklung in dem 1958 in erster Auflage erschienenen Band „Entwicklungspsychologie" des Handbuchs der Psychologie (Hrsg. Lersch, Sander und Thomae 1958 – 1980). Er schloß sich dabei an die Analyse des Entwicklungsbegriffes des Heidelberger Philosophen Heinrich Rickert (72) an. Dieser empfahl, wie sein Schüler Erich Rothacker (74) für die Humanwissenschaften, sich an einem historischen statt an einem naturwissenschaftlichen Entwicklungsbegriff zu orientieren. Nach Rickert kennzeichnet dieser historische Entwicklungsbegriff die Entwicklung als einmaligen, individuellen, wertgerichteten Werdegang, der nur theoretisch betrachtet, aber weder positiv noch negativ bewertet werden darf. Von den sieben von Rickert (72) diskutierten Entwicklungsbegriffen wurde von Thomae (81) außer diesem historischen nur ein zweiter als psychologisch relevant angesehen. Diesem zufolge ist Entwicklung „wirkliche Veränderung, d.h. ein Geschehen, das eine Wiederholung des Früheren oder einen Kreislauf ausschließt (Entwicklung als Veränderungsreihe)" (81). Nach eingehender Diskussion von damals in der Psychologie vorherrschenden Entwicklungsbegriffen schlägt Thomae dann vor, alle Kriterien aus der Definition des Entwicklungsbegriffs auszuscheiden, „die entweder unbeweisbare Hypothesen enthalten oder nur auf Teilaspekte der Entwicklung anwendbar sind" (81).

Daraus ergab sich die Definition von Entwicklung „als Reihe von miteinander zusammenhängenden Veränderungen, die bestimmten Orten des zeitlichen Kontinuums eines individuellen Lebenslaufs zuzuordnen sind" (81).

Diese Definition wurde seinerzeit von einem Pädagogen mit der Begründung kritisiert, man könne ihr zufolge auch die Wahl einer neuen Frisur als Bestandteil der Entwicklung kennzeichnen. Einwänden dieser Art wurde durch die Spezifizierung des Veränderungsbegriffs Rechnung getragen, indem Verhaltensänderungen als Gegenstand eines psychologischen Entwicklungsbegriffs benannt wurden (81).

Die in anderen Ansätzen vorgenommene Definition von Entwicklung als Veränderung innerhalb eines zeitlichen Kontinuums (6) oder durch die Bezugnahme auf die Zeitdimension (61) klammert den kulturellen und sozialen Kontext aus, in welchem Veränderungen geschehen. Der Hinweis auf den individuellen Lebenslauf als einer „kulturellen Konstruktion" (59) sowie als einem Kontinuum der persönlichen Erfahrungen des Individuums berücksichtigt dagegen die Einwände, welche in der entwicklungspsychologischen Forschung der letzten Jahrzehnte gegen eine Überbewertung der chronologischen Zeit in den psychischen Veränderungen in Kindheit, Jugend und Erwachsenenalter erhoben wurden.

Bedauerlich ist der gelegentlich zu beobachtende Rückfall auf die von Rickert (72) mit Recht kritisierte positive oder negative Bewertung von Geschehnissen oder Veränderungen. Sie schleicht sich z. B. durch die Einführung einer Gewinn- und Verlustrechnung in die Konzeption einer Entwicklungspsychologie der Lebensspanne (4) ein. Die empirische Grundlage einer solchen Bilanz (37) besteht in Stereotypien einer befragten Population über bestimmte Altersgruppen. Zulässig ist allenfalls die Bewertung aus der Sicht der betroffenen Altersgruppe. Läßt man z.B. Ältere die eigene Lebensphase selbst bewerten, dann ergeben sich andere Bilder als in der genannten Untersuchung (49).

Die Rolle der Kinder-Längsschnittstudien

Nach den schon erwähnten Anfängen empirischer Forschung zur Entwicklungspsychologie der Lebensspanne durch Bühler (12), Lehman (46, 47) und andere können die Jahre zwischen 1935 und 1965 als wichtige Ausgangspunkte für diesen Forschungsbereich angesehen werden, da in dieser Zeit viele Teilnehmer von Längsschnittuntersuchungen aus den Zwanziger Jahren das Erwachsenenalter erreicht hatten.

Harold E. Jones, von 1935–1960 Direktor des Institute of Human Development an der Universität von Californien in Berkeley, gab im Jahre 1958 (39) einen Überblick über die Studien, welche die zwischen 1920 und 1930 gestarteten Berkeley-Längsschnittstudien in das jüngere Erwachsenenalter weiterführten. Dabei wies er auf die Schwierigkeiten hin, eine Stichprobe von Kindern oder Jugendlichen auch im Erwachsenenalter zu halten. Dennoch sah er keine andere Möglichkeit, menschliche Entwicklung zu untersuchen, als „zu entdecken, was Individuen begegnet, wenn sie sich durch die Zeit bewegen" (40).

Für den 16. Internationalen Kongreß für Psychologie (Bonn 1960) hatte H. E. Jones zusammen mit H. Thomae ein Symposion über die Entwicklungspsychologie der Lebensspanne vorbereitet, bei dem die Gründung einer internationalen Gesellschaft für „Life-Span-Developmental Psychology" erörtert werden sollte. Bei einem Zwischenstop auf dem Flug von San Francisco nach Frankfurt in Paris erlag Jones jedoch einem Herzinfarkt: ein Beispiel für die verhängnisvolle Rolle des Schicksals in der Geschichte wissenschaftlicher Bemühungen. Wahrscheinlich wäre bei einer Fortsetzung der Zusammenarbeit zwischen Berkeley und Bonn manches auf dem Gebiet der Entwicklungspsychologie der Lebensspanne anders verlaufen.

Die von Jones eingeleitete Fortführung der Child-Guidance- und der Oakland-Growth-Studie wurde bis in die Gegenwart fortgesetzt – teils unter trait-Orientierung (8, 9), teils unter sozialisationstheoretischen (20, 21) bzw. psychoanalytischen (33) Aspekten. Die Auswertung der Daten zur die Intelligenzentwicklung von der Kindheit bzw. Jugend bis zum mittleren Erwachsenenalter verwies bei fast der Hälfte der Stichprobe auf Veränderungen, der Daten zur Persönlichkeitsentwicklung teils sogar auf extreme Veränderungen (58).

Da in die Child-Guidance-Studie auch die Eltern einbezogen und in bestimmten Abständen immer wieder befragt worden waren, konnten aufgrund dieser Daten Konstanz und Variabilität in der Persönlichkeitsentwicklung vom jüngeren Erwachsenenalter bis ins hohe Alter hinein analysiert werden (25). Hier, wie auch bei der Identifikation von früheren Prädiktoren von Lebenszufriedenheit im Alter (64), zeigten sich deutliche geschlechtsspezifische Unterschiede.

In den Fünfziger Jahren wurde die Stichprobe der „Gifted Children", die L. M. Terman von 1922 bis zu seinem Tod im Jahre 1956 mit großem Engagement verfolgt hatte, im Durchschnitt 45 Jahre alt. Die regelmäßigen Publikationen über die Entwicklung dieser Personen vom Schulalter über die Jugend und die Postadoleszenz konnten später durch einen Meßzeitpunkt im mittleren Lebensalter und einen weiteren im höheren Alter (80) fortgeführt werden. Weitere Analysen dieser Langzeitstudie durch George Vaillant stehen bevor. Die Pioniere der Kinder-Längsschnittstudie haben somit eine solide Basis für eine Entwicklungspsychologie der Lebensspanne geschaffen.

Dies gilt auch für die von dem Pädiater L. W. Sontag 1929 initiierte interdisziplinäre Längsschnittstudie mit Kindern. Sie wurde in den Fünfziger Jahren durch Kagan und andere ins jüngere Erwachsenenalter hinein fortgeführt (41).

Im Jahre 1938 begann auch die Grant-Studie, in der die um 1920 geborenen Studierenden der Havard Universität erfaßt wurden. Sie wurde bis 1955 jährlich mit Hilfe von Fragebögen und zwischen 1968 und 1970 mit einer medizinischen und psychologischen Untersuchung bis zum mittleren Lebensalter weitergeführt. Die Auswertung dieser Daten durch G. Vaillant (86) orientierte sich an der Theorie von H. E. Erikson und zeigte u. a., daß beruflicher und persönlicherErfolg auch mit sogenannten „unreifen" Mechanismen wie Verdrängung erreicht werden kann.

Als ein wichtiger empirischer Beitrag zu einer Entwicklungspsychologie der Lebensspanne wird auch die Follow-up-Studie von E. L. Kelly (42) angesehen. Er war in der Lage, Studentinnen und Studenten, die er vor dem Zweiten Weltkrieg untersucht hatte, in deren mittlerem Erwachsenenalter erneut über ihre Einstellungen und Werte zu befragen.

Weitere Ursprünge entwicklungspsychologischer Forschung über die Lebensspanne

Das „Committee on Human Development" an der Universität Chicago ist ein Beispiel dafür, wie aus einer zunächst nur Kinder- und Jugendfragen gewidmeten Institution ein Motor einer Entwicklungspsychologie der Lebensspanne werden kann. Wie Havighurst (36) berichtet, wurde sein zunächst auf Jugendprobleme gerichtetes Interesse nach 1945 durch den Soziologen E. W. Burgess auf Fragen des Erwachsenenalters gelenkt. Im Jahre 1952 begann er zusammen mit B. L. Neugarten, Ethel Shanas und anderen die „Kansas-City-Study of Adult Life". Im Jahre 1953 legte er die erste Fassung seiner Theorie der Entwicklungsaufgaben vor, welche den einzelnen Dekaden des Lebens unterschiedliche Themen und Probleme zuwies (35).

Auf Grund ihrer Erfahrungen in der Kansas-City-Studie entwarf Neugarten (66) eine Theorie der Entwicklung vom mittleren zum höheren Erwachsenenalter auf Ich-psychologischer Basis. In den Sechziger Jahren begann Neugarten (66) eine intensive Studie an erfolgreichen Akademikern, die im mittleren Lebensalter standen. Diese trug entscheidend zur Widerlegung des „Mythos der midlife-crisis" bei. Durch retrospektive Interviews und die Erfassung der Zukunftsperspektive konnten bedeutsame Veränderungen beim Übergang vom jüngeren ins mittlere Erwachsenenalter wie auch die Einstellung zum Alter erfaßt werden (15).

D. Guttman, ein weiterer Mitarbeiter am Chicagoer „Committee on Human Development", versuchte durch kulturvergleichende Studien zu zeigen, daß Männer im Übergang vom mittleren zum höheren Erwachsenenalter von einer aktiv-instrumentellen zu einer eher introvertierten und selbstbezogenen Haltung wechseln.

An der Yale-Universität interviewten D. L. Levinson und seine Mitarbeiter bzw. Mitarbeiterinnen mit Unterstützung des „National Institute of Mental Health" von Herbst 1968 bis Anfang 1970 Männer im Alter von 35–45 Jahren, von denen die Mehrheit eine abgeschlossene Collegeausbildung hatte. Durch retrospektive Analysen und eingehende Erkundung des Gegenwarts- und Zukunftsbezugs versuchte Levinson eine Phasengliederung des Lebenszyklus im Erwachsenenalter zu bestätigen, die sich vor allem an Übergangsphasen wie jener der „early-adult-transition", der „midlife-transition" und der „late-adult-transition" orientiert (vgl. 57, S. 20). Für diese Strukturierung des Lebenslaufs wird transkulturelle Geltung beansprucht.

Gegenüber solchen stark auf eine obere soziale Mittelschicht konzentrierten Projekten unterscheidet sich deutlich die Seattle-Längsschnittstudie, die von K. W. Schaie seit 1956 in jeweils siebenjährigen Abständen durchgeführt wurde. Dadurch, daß die Stichprobe über eine große Krankenversicherung gewonnen wurde, konnte eine Repräsentativität für die oberen 75% aller sozialen Schichten erreicht werden. Ein besonderes Anliegen der Studie ist es, die jeweilige Rolle von Alters- und Kohorteneffekten auf die kognitive und Persönlichkeitsentwicklung im Erwachsenenalter zu eruieren (75, 76).

Forschungen zu einer Entwicklungspsychologie der Lebensspanne im Nachkriegseuropa

Besonders günstige Voraussetzungen für die Erforschung der Entwicklung während der Lebensspanne bestehen in Schweden. In Malmö begann man schon 1938 mit der Untersuchung einer damals 10 – 16 Jahre alten Stichprobe von Schülern öffentlicher und privater Schulen und schloß dabei die Beurteilung der kognitiven und schulischen bzw. beruflichen Entwicklung ein. Fägerlind und Mitarbeiter (24) führten später eingehende Explorationen über die Beziehung zwischen Beruf und Familie bei den Frauen der Stichprobe durch.

Von einer finnischen Studie über die soziale Entwicklung von 1959/60 geborenen Kindern sind wichtige Aufschlüsse über Konstanz und Veränderung aggressiven Verhaltens in Jugend und jüngerem Erwachsenenalter zu erwarten (70).

Auf die Beziehung körperlicher Aktivität und Gesundheit während der Adoleszenz einerseits und sportlicher Fitneß während der Lebensspanne andererseits richtet sich das Interesse einer 1969 an der Universität Leuven (Belgien) begonnenen Studie an damals 12- bis 14-jährigen Schülern, die bis ins jüngere Erwachsenenalter fortgesetzt wurde (7). Eine weitere Untersuchung der Stichprobe ist geplant.

Von der Kindheit bis ins mittlere Erwachsenenalter reichen die Daten der „Newcastle Family Study", deren Basis eine Untersuchung von 1000 Neugeborenen im Jahre 1947 war. Nachuntersuchungen erstreckten sich über einen Zeitraum von 42 Jahren (43).

In seiner Geschichte der Psychologie der Lebensspanne in Europa hebt Groffmann (30) vor allem die Arbeiten Thomaes und seines Arbeitskreises von der Untersuchung über die „Deutschen Nachkriegskinder" (16) bis zur Bonner Gerontologischen Längsschnittstudie (84) hervor. Auch Havighurst verweist in seiner Geschichte des gleichen Forschungsbereichs auf die besondere Rolle des Bonner Instituts in den Sechziger Jahren für die Begründung einer Psychologie der Lebensspanne (36).

Schon vor seinem Vorschlag, Entwicklungspsychologie im Sinne einer Psychologie der Lebensspanne zu definieren (81), hatte Thomae seine Untersuchungen über das Kindesalter und die „Daseinstechniken sozial auffälliger Jugendlicher" hinaus auf das mittlere Erwachsenenalter erweitert. Mit Unterstützung der DFG wurde mittels retrospektiver Interviews eine Studie über Probleme des mittleren Erwachsenenalters durchgeführt (53). Ihre Fortführung und Erweiterung lieferte die Basis für eine „thematische Analyse" der psychosozialen Situation von Frauen im mittleren Erwachsenenalter (48). Wie in allen übrigen Studien des Bonner

Arbeitskreises stand dabei die Methode des halbstrukturierten Interviews im Mittelpunkt. Die Analyse der hierdurch gewonnenen Informationen lieferte schon damals deutliche Hinweise auf eine besondere Strukturierung der Lebenslage dieser Frauen, die zwanzig Jahre später durch Brody (11) als solche der „woman in the middle" – nämlich inmitten der Verpflichtungen gegenüber Kindern, Ehemann und Eltern bzw. Schwiegereltern – „entdeckt" wurde.

Mit Hilfe zahlreicher Institutsarbeiten und eines weiteren, durch die DFG geförderten Forschungsprojektes konnten Anfang der Sechziger Jahre Autobiographien von 326 Frauen und Männern der Geburtsjahrgänge 1880 – 1935 gewonnen werden, die unter anderem unter dem Aspekt des Zusammenhangs zwischen Lebensalter und der Häufigkeit von Konflikten und Belastungen in verschiedenen Lebensbereichen ausgewertet wurden. Der Ausgangsannahme entsprechend waren jedoch soziale, historische und zeitgeschichtliche Faktoren für die Auslösung solcher Situationen von größerer Bedeutung als das Lebensalter selbst (56). Eine weitere Analyse von Lebensläufen zeigte, daß ganz persönliche Erlebnisse die eigene Lebensgeschichte markieren und eine einmalige subjektive Gliederung geben, die jeder Stufentheorie widerspricht (52). Von diesen Ergebnissen aus wurden alle phasen-spezifischen Konzeptualisierungen des Lebenslaufs als unzulässige Verallgemeinerungen von Befunden aus nicht repräsentativen Stichproben bezeichnet bzw. auf eine nicht immer hilfreiche Orientierung an neo-psychoanalytischen Lehren zurückgeführt (83).

In den Jahren 1958 bis 1964 wurden 500 Autobiographien von Frauen und 150 Autobiographien von Männern erhoben. Die Kohorten verteilten sich auf die Geburtsjahrgänge zwischen 1890 und 1940. Durch eine systematische Inhaltsanalyse konnte die Kohortenabhängigkeit von Berufswahlmöglichkeiten und beruflicher Entwicklung insbesondere der Frauen aufgewiesen werden (51).

Zahlreiche Arbeiten des Psychologischen Instituts der Universität Bonn bzw. des Instituts für Gerontologie der Universität Heidelberg galten dem Problem der Auseinandersetzung mit Belastungssituationen (Coping). Die Bedeutung der Lebenslaufpsychologie für die Auseinandersetzung mit bestimmten Lebensereignissen (Empty-nest-Situation, Pensionierung, Verwitwung) wurde aufgezeigt (54, 55). Auf der Basis des Vergleichs verschiedener Altersgruppen und Kohorten bezüglich der Formen dieser Auseinandersetzung wurden die Ergebnisse dieser Studien unter lebenslaufpsychologischen Aspekten durch Thomae (84) und Kruse und Thomae (45) analysiert. Dabei trat der Einfluß historischer und sozialer wie situativer Faktoren auf die Auswahl der Antwortmuster hervor. Die Veränderung solcher Antwortmuster in bezug auf gesundheitliche Probleme wurde durch Kruse und Lehr (44) im Verlauf der Manifestation chronischer Erkrankungen aufgewiesen.

Im Jahr 1937 begann Kurt Gottschaldt vom damaligen Kaiser-Wilhelm-Institut für Erbbiologie in Berlin Studien bei 7- bis 18-jährigen Zwillingen. Da es gelang, diese Stichprobe zu erneuten Untersuchungen im jüngeren (27), mittleren (28) und höheren (87) Erwachsenenalter zu gewinnen, können sie zu einer wichtigen Datenquelle für lebenslaufpsychologische Erkenntnisse werden. „Ein großer Vorteil für das gesamte wissenschaftliche Unternehmen liegt in der Tatsache, daß Gottschaldt von Anfang an nicht nur umfangreiche Daten über viele Dimensionen der Persönlichkeit, sondern auch viele relevante Informationen über Umweltbedingungen und Lebensumstände" gesammelt hat (87).

An der Universität Trier hat sich nach 1980 eine Arbeitsgruppe gebildet, welche durch eine Kombination von Kohortenvergleichen und kurzfristigen Längsschnittuntersuchungen Veränderungen der Kontrollüberzeugungen bzw. des

Selbstbildes im mittleren und höheren Erwachsenenalter untersucht. Brandtstädter und Baltes-Götz (10) stellten mit Hilfe von Fragebögen fest, daß von 30 bis 60 Jahren externale Kontrollüberzeugungen zunehmen. Filipp und Olbrich (26) bemühen sich um eine Integration des Forschungsansatzes „Kritische Lebensereignisse" einerseits und eines Entwicklungskonzepts andererseits, das „durch seine Orientierung an Veränderungen im Erwachsenenalter wirklich 'developmental' wird".

In den Jahren 1985/86 wurde an der Universität Münster unter der Leitung von L. Kemmler eine Studie über die Lebensentwicklung unverheirateter Frauen der Geburtsjahrgänge 1919 – 1933 durchgeführt. Man versuchte dabei, Aspekte der Lebenssituation, der Lebenszufriedenheit und des Selbstbildes im höheren Erwachsenenalter zu verschiedenen biographischen Variablen in Beziehung zu setzen (23, 88).

Ansätze zu einer Institutionalisierung einer Entwicklungspsychologie der Lebensspanne

Die berichteten Beiträge zu einer empirischen und theoretischen Fundierung einer Entwicklungspsychologie der Lebensspanne wurden in Institutionen geleistet, welche teils der Ausbildung und/oder der Forschung in der Psychologie allgemein oder in der Entwicklungspsychologie im besonderen dienen. Dies gilt auch für das „Committee of Human Development" an der Universität von Chicago, das in seiner Arbeit zunächst auf die Jugendzeit, später auf das mittlere und höhere Erwachsenenalter zentriert war.

Zu einem Instrumentarium der Identifikation von Psychologen mit den Zielen einer Entwicklungspsychologie der Lebensspanne wurden die „West-Virginia-Conferences", die seit Ende der Sechziger Jahre an der West-Virginia-Universität in Morgantown (USA) durchgeführt wurden. Die erste dieser Konferenzen brachte vor allem historische, theoretische und methodologische Beiträge (29). Die zweite stand ganz unter methodologischen Aspekten (65), die dritte befaßte sich mit dem Thema „Personality and Socialization" (5). Die vierte Konferenz sollte nach dem Willen von N. Datan Verbindungslinien zwischen theoretischen und angewandten Perspektiven einer Lebenslaufpsychologie aufzeigen (18).

Bei einer Durchsicht der Kongreßberichte fällt ein gewisser Mangel an empirischen Beiträgen auf. Zumeist beschränken sich diese auf einen einzigen Lebensabschnitt, wie z.B. nur auf die frühkindliche Entwicklung (38) oder nur auf das Alter.

In der von Baltes und Brim Jr. seit 1978 herausgegebenen Reihe „Life-Span Development and Behavior" bezieht sich etwa ein Fünftel der Kapitel auf Beiträge zu einer Psychologie der Lebensspanne; doppelt so viele waren theoretischer und methodologischer Natur. Immerhin finden sich zwölf Kapitel, in denen Konstanz und Veränderung innerhalb zweier benachbarter Lebensabschnitte (wie Kindheit/Jugend, Jugend/jüngeres Erwachsenenalter oder mittleres Erwachsenenalter/höheres Erwachsenenalter) analysiert werden. Die Konzentration auf derartige benachbarte Lebensabschnitte wird in vielen Fällen der einzig realistische Weg sein, wenn man eine Lebenslaufpsychologie nicht ausschließlich auf den Querschnitts-Vergleich von verschiedenen Altersgruppen stützen möchte. Dagegen erscheint die Fixierung auf ausschließlich kindes- oder jugendpsychologische bzw. ausschließlich gerontologische Fragestellungen problematisch.

Die Rolle, welche man theoretischen und methodologischen Beiträgen in der Entwicklungspsychologie der Lebensspanne, soweit sie sich in den genannten Konferenzen und Jahrbüchern manifestierte, zuwies, zeugt von einem spezifischen wissenschaftstheoretischen Standpunkt jener Gruppen, die sich seit zwei Jahrzehnten zu Wortführern der Lebenslaufpsychologie gemacht haben. Es ist freilich zu fragen, ob es jemals eine Kinderpsychologie gegeben hätte, wenn Preyer (69) oder W. Stern (79) vor so strengen Gesetzestafeln hätten bestehen müssen, wie sie zum Teil in den genannten Bänden für die Entwicklung einer Psychologie der Lebensspanne aufgestellt werden. Der eigentliche Gegenstand einer solchen Disziplin, nämlich die Veränderung von Erleben und Verhalten, scheint dabei oft außer Sichtweite zu geraten. In manchen Studien, wie etwa der Baltimore-Längsschnittstudie über das mittlere und höhere Erwachsenenalter, findet man dank der angewandten Methoden und Auswertungstechniken nur Hinweise auf Konstanten (17).

Persönlichkeit als Prozeß zu erfassen, war das Ausgangsvorhaben von Thomae (81); so stellte er vor nunmehr 44 Jahren fest, „daß fast alles, was Form und geronnene Struktur am menschlichen Charakter ist, einmal Geschehen war, und daß vieles, was jetzt Geschehen ist, einmal Form, Haltung, Bereitschaft, Triebkraft werden kann" (81). Die von ihm genannten subtilen Änderungen der Persönlichkeit, die damals als „Versachlichung", „Vertiefung", „Verinnerlichung", „Verflachung" usf. umschrieben wurden, blieben leider sowohl in seinen eigenen Forschungen wie auch in jenen seiner Arbeitsgruppe ohne nähere Analyse. Die übrigen Ansätze in der Persönlichkeitspsychologie aber haben wegen ihrer Trait-Orientierung überhaupt keine Chance, solchen subtilen Prozessen näherzukommen.

Sicher hat der Mensch beim Übergang von einem Lebensabschnitt zum anderen, insbesondere aber von jenem des mittleren Erwachsenenalters zum höheren Alter, das Bestreben, innere und äußere Kontinuität zu bewahren (3). Aber man müßte mehr über die Prozesse, mittels derer diese Kontinuität trotz biologischer, sozialer und ökologischer Veränderungen immer wieder hergestellt wird, wissen.

Erst wenn psychologische Wissenschaftstheorie und Methodologie sich den Aufgaben der Erfassung des Kontinuums von Veränderungen stellen, wie sie sich im Lauf der lebenslangen Entwicklung ereignen, wird eine Entwicklungspsychologie der Lebensspanne weitere Fortschritte machen können.

Literatur

1. Anderson JE (1949) Psychology of Development and personal adjustment. Holt, New York
2. Anderson JE (1958) A developmental model of aging. Vita humana 1:5–18
3. Atchley RC (1989) A continuity theory of normal aging. Gerontologist 29:183–190
4. Baltes PB (1990) Entwicklungspsychologie der Lebensspanne. Theoretische Leitsätze. Psychol. Rundschau 41:1–24
5. Baltes PB, Schaie, KW (eds) (1973) Life–Span Developmental Psychology. Personality and Socialization. Academic Press, New York
6. Baltes PB, Sowarka D (1983) Entwicklungspsychologie und Entwicklungsbegriff. In: Silbereisen RK, Montada L (Hrsg) Entwicklungspsychologie. Ein Handbuch in Schlüsselbegriffen. Urban & Schwarzenberg, München, S 11–20
7. BennerG, Malina RM (1988) Growth and physical performance relative to the timing of the adolescent spurt. Exercise and Sport Sciences 16:503–540
8. Block J (1971) Lives through time. Bancroft Books, Berkeley, Cal.

9. Block J (1977) Advancing the psychology of personality: Paradigmatic shift or improving the quality of research. In: Magnusson D, Endler, E (eds) Personality at the cross-roads. Hillsdale NJ Wiley, pp 37–64
10. Brandtstädter J, Baltes–Götz B (1990) Personal control over development and quality of life perspectives in adulthood. In: Baltes PB, Baltes MM (eds) Successful aging. Cambridge Univ. Press, Cambridge, pp 197–224
11. Brody E (1981) The „woman in the middle" and family help to older people. Gerontologist 21:471–480
12. Bühler C (1933) Der menschliche Lebenslauf als psychologisches Problem. Hirzel, Leipzig
13. Bühler C (1959) Der menschliche Lebenslauf als psychologisches Problem. 2. neubearbeitete Auflage. Verlag f. Psychologie, Göttingen
14. Charles CC (1970) Life-span developmental psychology: Historical antecedents. In: Goulet LR, Baltes PB (eds) Life-span developmental psychology: Research and theory. Academic Press, New York, pp 24–53
15. Chiriboga DA (1989) Mental Health at the mid–point: crisis, challenges or relief? In: Hunter S, Sandel M (eds) Midlife myths. Sage, Newbury Park, pp 116–144
16. Coeper C, Hagen W, Thomae H (Hrsg) (1954) Deutsche Nachkriegskinder. Methoden und Erste Ergebnisse der Deutschen Längsschnittuntersuchung über die körperliche und seelische Entwicklung um Schulkinderalter. Thieme, Stuttgart
17. Costa PT, McCrae RR (1993) Psychological research in the Baltimore Longitudinal Study of Aging. Zeitschrift für Gerontologie 26:138–142
18. Datan N, Ginsberg LH (eds) (1975) Life-span developmental psychology: Normative life crises. Academic Press, New York
19. Eichhorn DH, Clausen JA, Haan N, Honzik MP, Mussen P (1981) Present and past in middle life. Academic Press, New York
20. Elder GH (1974) Children of the Great Depression. University of Chicago Press, Chicago
21. Elder GH, Caspi A (1990) Studying lives in a changing society. In: Rabin A, Zucker RA, Frank C, Emmons R (eds) Study in persons and lives. Springer, New York
22. Erikson HE (1950) Growth and crises of the healthy personality. In: Senn M (Ed) Symposium on the healthy personality. Macey-Foundation, New York, pp 91–146
23. Everwien S (1992) Lebenszufriedenheit bei Frauen. Waxmann, Münster
24. Fägerlind I, Furn M, Tuijman A, Strömquist G (1990) The Malmö Longitudinal Study. In: Schneider W Edelstein W (eds) European longitudinal studies in the behavioral and medical sciences. Max-Planck-Institut für Bildungsforschung, Berlin, p 436
25. Field D, Millsup (1991) Personality in advanced old age: continuity or change? Journal of Gerontol Psychol Sciences 46:299–308
26. Filipp SL, Olbrich E (1986) Human Development across the life span: Overview and highlights of the psychological perspective. In: Sorensen AB, Weinert FE, Sherrod L (eds) Human development and the life course. Lawrence Erlbaum Ass., Hillsdale, NJ, pp 343–376
27. Gottschaldt K (1960) Das Problem der Phänogenetik der Persönlichkeit. In: Lersch Ph, Thomae H (Hrsg) Handbuch der Psychologie. Verlag f. Psychologie, Göttingen, Bd 4, S 222–280
28. Gottschaldt K (1982) Zwillingsforschung als Lebenslaufforschung. In: Lüer G (Hrsg) Bericht über den 33. Kongress der Deutschen Gesellschaft für Psychologie, Verlag f. Psychologie, Göttingen S 53–64
29. Goulet LR, Baltes PB (eds) (1970) Life-span developmental psychology. Research and theory. Academic Press, New York
30. Groffmann HJ (1970) Life-span developmental psychology in Europe: Past and present. In: Goulet LR, Baltes PB (eds) Life span developmental psychology. Research and theory. Academic Press, New York, pp 54–71
31. Gutmann D (1969) The country of old men: cross-cultural studies in the psycholgy of late life. Univ. of Michigan. Papers in Gerontology.
32. Haan N (1963) Proposed model of ego functioning. Coping and defense mechanisms and relationships to IQ change. Psychological Monogr. 77, N. 8, Whole No. 571.
33. Haan N (1977) Coping and defending. Academic Press, New York
34. Havighurst RJ (1953) Human Development and Education. McKay, New York
35. Havighurst RJ(1963)Dominant concerns in the life cycle. In: Schenk-Danzinger L, Thomae H (Hrsg) Gegenwartsprobleme der Entwicklungspsychologie. Verlag f. Psychologie, Göttingen, S 27–37

36. Havighurst RJ (1973) History of developmental psychology: Socialization and personality through the life span. In: Baltes PB, Schaie KW (eds) Life-span developmental psychology. Personality and socialization. Academic Press, New York, pp 3–24
37. Heckhausen J, Dixon RA, Baltes PB (1989) Gains and losses in development throughout adulthood as perceives by different age groups. Developmental Psychology 25: 109–121
38. Hess E, Petrovich SB (1973) The early development of parent-young interaction. In: Nesselroade JR, Reese HW (eds) Life-span developmental psychology. Methodological issues Academic Press, New York, pp 25–42
39. Jones HE (1958) Consistency and change in early maturity, Vita Humana 1:43–51
40. Jones HE (1958) Problems of method in longitudinal research. Vita Humana 1:93–99
41. Kagan J, Moss HA (1962) From birth to maturity. Wiley, New York
42. Kelly EL (1955) Consistency of the adult personality. American Psychologist 10:659 – 681
43. Kolvon I, Miller FJW, Garside E et. al. (1983) A longitudinal study of deprivation: Life cycle changes in one generation – implications for the next generation. Epidemiology Approaches. Child Psychiatry II
44. Kruse A, Lehr U (1989) Longitudinal analysis of the developmental process in chronically ill and healthy persons. International Psychogeriatrics 1:73–85
45. Kruse A, Thomae H (1992) Menschliche Entwicklung im historischen Wandel. A. Asanger, Heidelberg
46. Lehman HC (1937) The creative years: best books. The Scientific Monthly 45:65–75.
47. Lehman HC (1936) The creative years in science and literature. The Scientific Monthly 43:151–162
48. Lehr U (1961) Veränderung der Daseinsthematik der Frau im Erwachsenenalter. Vita Humana 4:193–228
49. Lehr U (1964) Positive und negative Einstellung zu einzelnen Lebensaltern. Vita Humana 7:201–227
50. Lehr U (1966) Zur Problematik des Menschen im reiferen Erwachsenenalter – eine sozialpsychologische Interpretation der „Wechseljahre". Psychiatr. Neurologie und Medizinische Psychologie 18:59–62
51. Lehr U (1969) Frau und Beruf. Eine psychologische Analyse der weiblichen Berufsrolle. Athenäum, Frankfurt
52. Lehr U (1976) Zur Frage der Gliederung des menschlichen Lebenslaufs. Actuelle Gerontologie 6:337–345
53. Lehr U, Thomae H (1958) Eine Längsschnittuntersuchung bei 30–50jährigen Angestellten. VitaHumana 1:100–110
54. Lehr U (1980) Die Bedeutung der Lebenslaufpsychologie für die Gerontologie. Aktuelle Gerontologie 10:257–269
55. Lehr U (1980) Alterszustand und Alternsprozesse – biographische Determinanten. Zeitschrift für Gerontologie 13:442–457
56. Lehr U, Thomae H (1965) Konflikt, seelische Belastung und Lebensalter. Westdeutscher Verlag, Opladen
57. Levinson DJ, Darrow CN, Klein EB, Levinnson MH, McKee B (1978) The seasons of man's life. Basic Books, New York
58. McFarlane JW (1964) Perspectives on personality consistency and change from the Guidance Study. Human Development 7:115–126
59. Meyer JW (1988) Levels of analysis: the life course as a cultural construction. In: Riley MW (Ed.) Social structures and human lives. Sage, Newbury Park, pp 49–62
60. Moers M (1952) Entwicklungsphasen des menschlichen Lebens. Henn, Ratingen
61. Montada L (1987) Themen, Theorien, Trends. In: Oerter R, Montada L (Hrsg) Entwicklungspsychologie. Psychologie Verlags Union, München, S 1–36
62. Munnichs JMA (1983) Chronological, social, and psychological time. In:. Birren JE, Munnichs JMA., Thomae H, Marois M (eds) Aging: a challenge to science and society. Oxford: Oxford University Press, Vol 3, pp 338–345
63. Moss HA, Susman EJ (1980) Longitudinal study of personality development. In: Brim Jr OG, Kagan (eds) Constancy and change in human development. Harvard University Press, Cambridge, Mass, pp 530–595
64. Mussen P (1985) Early adult antecedents of life satisfaction at age 70. In: Munnichs JM, Mussen P, Olbrich E, Coleman P (eds) Life Span and change in gerontological perspective. Academic Press, Orlando, Fl, pp 45–62

65. Nesselroade JR, Reese HW (eds) (1973) Life-span developmental psychology. Methodological issues. Academic Press, New York
66. Neugarten BL (1964) Personality in middle and late life. Atherton Press, New York
67. Niederfranke A (1986) Das Ausscheiden aus dem Erwerbsleben bei männlichen Arbeitern und Angestellten. Phil. Diss. Universität Bonn
68. Pressey SL, Janney JL, Kuhlen (1939) Life: a psychological survey. Harper, New York
69. Preyer W (1882) Die Seele des Kindes. Grieben, Leipzig
70. Pulkkinen L (1982) Self-control and continuity from childhood to laate adolescence. In: Baltes PB, Brim Jr OG (eds) Life-span development and behavior, Vol. 4. Academic Press, New York, pp 63–115
71. Reinert G (1979) Prolegomena to a history of life-span development psychology. In:. Baltes PB, Brim Jr OG (eds) Life-span development and behavior, Vol. 2. Academic Press, New York, pp 205–255
72. Rickert H (1929) Die Grenzen der naturwissenschaftlichen Begriffsbildung: Eine logische Einleitung in die historischen Wissenschaften 5. A. Mohr, Tübingen:
73. Riegel KF (1975) Adult Life Crises: a dialectic interpretation of development. In: Datan N et.al. (Ed) Life-span developmental psychology. Normative life Crises. Academic Press, New York pp 99–129
74. Rothacker E (1926) Logik und Systematik der Geisteswissenschaften. In: Schöter R (Hrsg) Handbuch der Philosophie. R. Oldenbourg, München
75. Schaie KW (1993) The Seattle Longitudinal Study: a thirty-five-year enquiry of adult intellectual development. Zeitschrift für Gerontologie 26:129–137
76. Schaie KW, Willis SL (1991) Adult personality and psychomotor performance: cross- sectional and longitudinal analyses. Journal of Gerontology: Psychological Sciences 46:275– 284
77. Schenk-Danzinger L (1963) Die Grundideen und die theoretischen Fragestellungen in Cahrlotte Bühlers Lebenswerk. In: Schenk-Danzinger LS, Thomae H (Hrsg) Gegenwartsprobleme der Entwicklungspsychologie. Verlag f. Psychologie, Göttingen, S 9–26
78. Sears RR (1977) Sources of life satisfaction of the Terman gifted man. American Psychologist 32:119–128
79. Stern W (1914) Psychologie der frühen Kindheit. Quelle und Meyer, Leipzig
80. Terman LM, Oden MH (1959) The gifted group at mid-life. Stanford University Press.
81. Thomae H (1951) Persönlichkeit. Eine dynamische Interpretation. Bouvier, Bonn, 2. ergänzte Auflage 1956
82. Thomae H (1958) Entwicklungsbegriff und Entwicklungstheorie. In: Thomae H (Hrsg) Handbuch der Psychologie. Verlag f. Psychologie, Göttingen, Bd. 3, S 3–20
83. Thomae H (1979). The concept of development and life-span developmental psychology. In: Baltes PB, Brim Jr OG (eds) Life-span development and behavior. Academic Press, New York, pp 282–312
84. Thomae H (1988) Das Individuum und seine Welt. 2. neu bearbeitete Auflage. Verlag f. Psychologie, Göttingen
85. Thomae H, Lehr U (1988) Stages, crises, conflicts, and life-span development. In: Sorensen AB, Weinert FE, Sherrod LR (eds) Human development and the life course. Lawrence Erlbaum, Hilldale, NJ, pp 429–444
86. Vaillant GE (1977) Adaptation to life. Little Brown, Boston
87. Weinert FE, Geppert U, Dörfert J, Viek P (1994) Ergebnisse und Probleme der Zwillingsforschung – dargestellt am Beispiel der Gottschaldtschen Zwillingsstudie. Zeitschrift für Pädagogik, 40:2265–88
88. Wilken B (1992) Aspekte der Lebenssituation älterer lediger Frauen. Waxmann, Münster

Anschrift der Verfasserin
Prof. Dr. Dr. h.c. U. Lehr
Institut für Gerontologie
der Universität Heidelberg
Bergheimer Straße 20
69115 Heidelberg

Die Integration idiographischer und nomothetischer Persönlichkeitspsychologie[1]

L. Laux

Lehrstuhl Psychologie IV, Universität Bamberg

Das Buch – so erinnert sich Hans Thomae – löste „teilweise massive Gegenreaktionen" aus (25, S. 323). Die Rede ist von seinem Hauptwerk „Das Individuum und seine Welt" (23). Darin formulierte er die These, daß psychologische Biographik den Versuch einer Synthese zwischen idiographischer und nomothetischer Orientierung in der Psychologie darstelle. Von den Kritikern aber wurde das Buch primär als Fallsammlung, als Neuauflage einer idiographischen Psychologie gewertet.

Idiographische Psychologie galt vielen Psychologen vor und nach 1968 schlichtweg als unwissenschaftlich. Erinnert sei an das Verdikt von Nunnally (15): „Idiography is an antiscience point of view: it discourages the search for general laws and instead encourages the description of particular phenomena (people)" (15, S. 472). Spence hatte schon 1948 den Autoren, die den Begriff „Individuum" ernst nähmen, geraten, doch aus der Psychologie in die unterhaltende Literatur überzuwechseln (zitiert nach 23). Auch bei Eysenck finden wir Aussagen, die man in ihrer zugespitzten Form nur als Karikaturen des idiographischen Standpunktes begreifen kann. Im Epilog eines Buches, das die Struktur und Messung der Intelligenz zum Gegenstand hat, heißt es doch tatsächlich: „Das hier umrissene Paradigma ist gänzlich quantitativ und wissenschaftlich. Es wurde nicht versucht, mit sogenannten humanistischen und anderen idiographischen (subjektiven) Methoden das Problem anzugehen" (7, S. 259).

Nomothetische und idiographische Psychologie: kein Gegensatz

Und heute? Der jahrzehntelange Streit zwischen „Idiographen" und „Nomothetikern" mit ihren als unvereinbar postulierten Forschungsstrategien scheint weitgehend beigelegt zu sein. Im neuesten Handbuch der Persönlichkeitspsychologie zieht Pervin (16) das Fazit: „... Allport, Freud, Pavlov, Piaget, and Skinner were all in favor of idiographic research, and there is no need to view it as being in conflict with other approaches" (S. 14). Schmitz und Asendorpf (20) bringen es auf die gleiche Formel: „Nomothetische und idiographische Psychologie: Kein Gegensatz". Unter diesem Motto organisierten sie auf dem 38. Kongreß der Deutschen Gesellschaft für Psychologie (1992) eine Arbeitsgruppe. In den Beiträgen wurde daran erinnert, daß Windelband in seiner Straßburger Rektoratsrede das Begriffspaar idiographisch-nomothetisch nicht als kontradiktorisch einge-

---

[1] Für wertvolle Anregungen bedanke ich mich bei Peter Kaimer, Hans Reinecker, Karl-Heinz Renner und Astrid Schütz.

führt hatte. Auch Stern und Allport ließen sich nicht als Vertreter einer Unvereinbarkeitsauffassung heranziehen: Beide hätten das Begriffspaar zur Charakterisierung sich funktional ergänzender Forschungsperspektiven gebraucht. In der Arbeitsgruppe wurde schließlich versucht, den Gegensatz von einer traditionell nomothetisch ausgerichteten Aggregatstatistik und der Analyse des Einzelfalls zu überwinden.

Die Bem und Allen-Studie: „truly idiographic"?

Wie kam es zu diesem erstaunlichen Wechsel in der Einschätzung idiographischer Ansätze? Ein Umweg leitete das „Tauwetter" ein: Primär ging es um die Lösung des Konsistenzproblems in der Persönlichkeitspsychologie. Als Reaktion auf die Kritik von Mischel, der überzeugende Nachweise für die transsituative Konsistenz des Verhaltens vermißte, schlugen Bem und Allen (3) eine idiographische Lösung vor. Sie baten ihre Probanden, die Konsistenz bzw. Inkonsistenz ihres Verhaltens selbst einzuschätzen: „Wie sehr variieren Sie von Situation zu Situation in Ihrer Freundlichkeit und Gewissenhaftigkeit?" Das viel beachtete Ergebnis bestand darin, daß für merkmalskonsistente Personen höhere Validitätskoeffizienten erzielt wurden als für merkmalsinkonsistente.

Dem Ansatz von Bem und Allen wurde von Anfang an auch große Relevanz für die diagnostische Praxis beigemessen, wie z.B. Bartussek und Amelang (2) hervorheben. Es ging schließlich um die Bestimmung derjenigen Untergruppe von Personen, für die Eigenschaftstests angemessen sind. Man hoffte, zumindest für diesen Teil der Probanden, also für die Merkmalskonsistenten, die Präzision eigenschaftsgestützter Vorhersagen erheblich verbessern zu können.

Die Studie von Bem und Allen ist mit einigen konzeptuellen und methodischen Problemen belastet (siehe 1, 4). Abgesehen davon, daß die Ergebnisse nur in wenigen nachfolgenden Untersuchungen repliziert werden konnten, erwies sich die Konfundierung von selbsteingeschätzter Konsistenz und Extremität der Merkmalsausprägung als schwierig zu lösendes Problem. Ungeachtet solcher Einschränkungen kommt der Studie von Bem und Allen besondere Bedeutung zu, weil sie den Beginn einer vorsichtigen Öffnung nomothetischer Forschung gegenüber idiographischen Vorgehensweisen markiert: „Separate those individuals who are cross-situationally consistent on the trait dimension and throw the others out ... we believe that the rewards for this small idiographic commitment can even be paid in the sacred coin of the realm: bigger correlation coefficients" (3, S. 512). Ein wirklich verführerisches Angebot: Höhere Validitätskoeffizienten bei nur geringer Abweichung vom Pfad nomothetischer Tugend!

Was aber ist eigentlich an der Untersuchung von Bem und Allen „truly idiographic"? Die Frage von Borkenau (4) scheint nur zu berechtigt. Tatsächlich haben Bem und Allen nichts weiter getan, als die Angemessenheit einer Eigenschaft durch das Individuum selbst einschätzen zu lassen. Dabei gaben sie allgemeine Eigenschaften vor und zwar lediglich zwei, nämlich Freundlichkeit und Gewissenhaftigkeit. Kenrick und Stringfield (8) radikalisierten diese Methode. Sie legten ihren Versuchspersonen eine Liste von 16 verschiedenen Eigenschaften vor und baten sie, sich selbst hinsichtlich dieser Eigenschaften zu beurteilen und dann anzugeben, auf welcher dieser Eigenschaften sie transsituativ am konsistentesten bzw. inkonsistentesten seien. Ihr Ansatz erweist sich als „idiographischer", weil ein intraindividueller Vergleich von Konsistenzen in bezug auf viele Merkmale vorgenommen wird. Andere Autoren gingen noch „idiographischer" vor (vgl. 4). Sie näherten sich der Konzeption „persönlicher Dispositionen" von Allport stärker an, indem sie ohne Vorgaben diejenigen Eigenschaften erfragten, von denen die Versuchsteilnehmer meinten, daß sie sie am treffendsten charakterisierten.

Das idiographische Leitbild bei Hans Thomae

„Einspruch", höre ich von Anhängern und Kennern der idiographischen Persönlichkeitspsychologie von Thomae: „Die Arbeiten in der Tradition von Bem und Allen orientieren sich viel zu wenig an dem, was man mit Thomae ‚idiographisches Leitbild' nennt. Idiographisch kennzeichnet den Versuch einer möglichst genauen Erfassung des Individuums und seiner Welt. Diese Welt soll ‚natürlich', also theoretisch nicht vorgeformt erfaßt werden! Die Vorgabe von Eigenschaften stellt schon eine starke Einengung dar."

Der Einwand stimmt: Zwischen dem behutsamen Versuch, eigenschaftsgestützte Vorhersagen durch die Aufnahme idiographischer Elemente zu verbessern, und der Orientierung am idiographischen Leitbild liegen „Welten" – ganz wörtlich genommen: Es geht Thomae um eine Konzeptualisierung von Individualität als einer „Welt für sich". Nicht das möglichst rasche Postulieren von konstanten Strukturen wie Eigenschaften scheint ihm der Weg zu sein, dem Individuum und seiner Welt gerecht zu werden, sondern das ausgedehnte Studium der intraindividuellen Variabilität. Von der Erfassung dieser intraindividuellen Variabilität erhofft er sich Aufschlüsse über die wesentlichen Prinzipien personaler Geschehensordnung (23, S. 404). Er versteht Individualität nicht wie Allport als idiosynkratisch organisiertes Eigenschaftsprinzip. Seine Auffassung von Individualität läßt sich eher auf William Stern zurückführen, der die „Welt für sich" als Ergebnis des „Gesamtzwecks der Person" bzw. des „produktiven Selbstentfaltungsdrangs" ansah (22). Diese Konzeptualisierung von Individualität war für Stern mindestens ebenso wichtig „wie die später in den Mittelpunkt der Diskussion gerückte Kennzeichnung von Individualität im Sinne einer idiosynkratischen Organisation von Eigenschaften" (26), auf die dann Allport und nach ihm die „Neo-Idiographen" aufbauten.

Unterschiede zwischen beiden Idiographie-Konzeptionen bestehen ebenfalls in den favorisierten Erfassungsmethoden. Im Thomaeschen Ansatz wird primär mit der Exploration gearbeitet. Sie zählt zu den wenigen Verfahren, die die Antwortmöglichkeiten eines Individuums nicht auf ein Konzept einengen, „das den Erwartungen einer bestimmten Theorie oder den Erfordernissen einer bestimmten Methodologie entspricht" (23, S. 113). Die Methode der Bem und Allen-Studie gründet sich dagegen auf den Einsatz von Fragebogen. Den üblichen Fragen eines Persönlichkeitsinventars fügten die Autoren lediglich eine weitere hinzu, in der sie sich bei ihren Versuchspersonen erkundigten, ob sie hinsichtlich ihrer Freundlichkeit und Gewissenhaftigkeit eher gleichbleibend oder je nach Situation unterschiedlich handelten.

Thomae zählt dagegen zu den entschiedenen Kritikern der Fragebogenmethode. Der impliziten Theorie des Einsatzes von Fragebogen liegt seiner Auffassung nach eine simple Stimulus-response-Konzeption zugrunde, die die komplexen Informationsverarbeitungsprozesse beim Beantworten von Items ignoriert und den Menschen als denkendes, kritisches Wesen nicht ernst nimmt: „Psychologische Biographik ist in erster Linie durch eine Art von Informationsgewinnung gekennzeichnet, welche die zu befragende Person als echten Partner und nicht als einen Reiz-Reaktions-Mechanismus ansieht. Die Denk- und Ausdrucksweisen dieser Person und nicht das psychologische Konstrukt oder das Meßmodell, das in einer der genannten Kommunikationsform völlig fremden Situation entwickelt wurde, bilden den Ausgangs- und Orientierungspunkt für alle Vorgehensweisen des Untersuchers" (25, S. 324).

Die massiven Gegenreaktionen auf das „Individuum und seine Welt" sieht Thomae (25) vor allem in seinem weitgehenden Verzicht auf die Verwendung von Fragebogen begründet. Wie seine eigenen späteren Forschungsarbeiten zeigen, wendet er sich aber nicht grundsätzlich gegen den Einsatz von Fragebogenmethoden. Seine Sorge gilt besonders den vielen „non-student populations" (24), deren psychische Phänomene mit restriktiven Verfahren wie einem standardisierten Fragebogen nicht angemessen erfaßt werden können. Sein Plädoyer für biographische Methodik öffnet daher nicht dem Subjektivismus Tür und Tor, wie Eysenck (7) befürchtet. Von ihm und anderen Kritikern wird notorisch übersehen, daß idiographisches Arbeiten auf eine möglichst genaue und umfassende Darstellung von Phänomenen abzielt (vgl. 9, 13). Es mutet wie eine späte Rehabilitierung an, wenn Magnusson (14) für den Einsatz von Theorie, Methoden und Statistik in der psychologischen Forschung fordert: „Back to the phenomena" – und sich dabei ausdrücklich auf Thomae beruft.

Nach Thomae kann es niemals das endgültige Ziel psychologischer Biographik sein, die „Welt für sich" in ihrer Einmaligkeit und Einzigartigkeit zu beschreiben. Im Gegensatz zur Geschichts- oder Literaturwissenschaft muß auf die idiographisch orientierte Erhebungsphase eine Auswertungsphase folgen, die nomothetischen Prinzipien entspricht.

Weiterentwicklung des Thomaeschen Ansatzes

Aus heutiger Sicht läßt sich die massive Kritik am Buch „Das Individuum und seine Welt" schwer nachvollziehen. Mit seinem Programm einer Kooperation von idiographischen und nomothetischen Arbeitsweisen war Thomae ja eigentlich als Vermittler in einem fast ein Jahrhundert dauernden Konflikt aufgetreten. Daß „Nomothetiker" ihm die starke Orientierung an Einzelfällen zur Last gelegt haben, hängt damit zusammen, daß sich die traditionelle Interpretation des Nomothetikbegriffs auf die interindividuelle Sichtweise gründet (vgl. 17). Es lassen sich mit Einzelfällen aber auch nomothetische Zielsetzungen erreichen. Die Psychologiegeschichte ist reich an Beispielen für den nomothetischen Einsatz von Einzelfällen (vgl. Ebbinghaus, Freud, Pawlow, Skinner). Für die allgemeine Psychologie hat Dörner erst kürzlich gefordert: „Man sollte sich Einzelfälle und einzelne Episoden in einem Verhaltensstrom nicht nur ansehen, um sich davon ‚anregen' zu lassen. Vielmehr sollte man sehr ernsthaft versuchen, die jeweilige Episode aufgrund eines allgemeinen theoretischen Systems zu erklären" (6, S. 28). Sein Plädoyer für den Einzelfall leitet Dörner von einer Kritik an Durchschnittsfällen ab, die mehr zu- als aufdecken. Von dem gleichen Grundgedanken geht Reinecker aus. In seinem „Fallbuch der klinischen Psychologie. Modelle psychischer Störungen" spricht er von der „Unumgänglichkeit des Einzelfalles" (19). Nach der Argumentation von Reinecker (18) muß nicht die Anwendung von Einzelfallstudien, sondern die von Gruppenstudien legitimiert werden (18). Noch schärfer formuliert es Lamiell (10): Mit der Verve eines Bilderstürmers attackiert er die differentielle Psychologie als „psychology of impersonality" und spricht ihr unumwunden die Fähigkeit ab, zu allgemeinen Gesetzen zu gelangen. Diese könnten prinzipiell nur dann gewonnen werden, wenn man nicht von Personaggregaten, sondern von individuellen Personen ausginge. So radikal hat Thomae seine Position nie formuliert. Die intensive Beschäftigung mit dem Einzelfall hat bei ihm einen anderen Stellenwert: Sie ist Etappe, Durchgangsstadium auf dem Wege zu einer Generalisierung, bei dem Befunde vieler Einzelfälle verglichen werden.

Die Frage nach der generellen Akzeptanz des Ansatzes von Thomae stellt sich nicht mehr. Es kommt heute darauf an, das theoretische und methodische Fundament weiter auszubauen. Zwei Punkte erscheinen mir besonders aussichtsreich: der eine betrifft die Expertenschaft des Individuums, der zweite die Suche nach intraindividuellen Prinzipien.

Die Expertenschaft des Individuums ernst nehmen: die Exploration von Ausnahmen

Ziel der von Thomae empfohlenen Explorationsmethode ist es, das Individuum zu einer freien und umfassenden Beantwortung anzuregen. Das Individuum als Experte seines Daseins bekommt die Gelegenheit, über die volle Breite seiner Erfahrungen zu berichten. Ich frage mich aber, ob wir die Expertenschaft des Individuums nicht noch stärker „nutzen" können, wenn wir im Anschluß an den Spontanbericht gezielter und intensiver nachfragen. Entsprechende Frageformen lassen sich vom lösungsorientierten Ansatz, einer Form der Kurzzeittherapie, übernehmen (5). Die hier entwickelte Art der Gesprächsführung kann ohne weiteres auf den Bereich „unauffälliger", nichtklinischer Untersuchungsteilnehmer übertragen werden.

Die Übereinstimmung im Menschenbild zwischen den beiden Ansätzen ist groß. Wie Thomae geht de Shazer von einer Expertenschaft des Individuums aus: Die Klienten werden explizit als Experten angesehen, die grundsätzlich über Möglichkeiten, Stärken, Ressourcen etc. verfügen, um ihre Probleme lösen zu können. Die Aufgabe des Therapeuten besteht darin, den Klienten zu helfen, ihre Möglichkeiten herauszufinden. Diese Position steht in einem krassen Gegensatz zu solchen klinisch-psychologischen Ansätzen, bei denen der Therapeut – als Experte – darauf abzielt, den Klienten einen Katalog von Standardfertigkeiten zu vermitteln. Im lösungsorientierten Ansatz übernehmen die Klienten nicht fremde Reaktionsweisen, sondern suchen nach eigenen Lösungen, die zu ihrer Persönlichkeit, zu ihrem Lebensstil passen.

Zu den verschiedenen Frageformen dieses Ansatzes gehört die Frage nach den Ausnahmen. Als Ausnahmen werden jene Augenblicke bezeichnet, in denen das Problem nicht oder zumindest in schwächerer Form auftritt. Der Therapeut versucht mit einer Reihe von Detailfragen herauszuarbeiten, was in „guten Zeiten" beim Klienten anders ist, und welches Muster diesen Ausnahmen zugrundeliegt. Walter und Peller (27) wählen als Beispiel den Fall eines Paares, das in die Therapie kam, weil es immer wieder miteinander stritt. Der Mann und die Frau warfen sich gegenseitig Fehler aus ihrer Vergangenheit vor. Beide waren davon überzeugt, daß Reden über die Vergangenheit notwendig sei, um ihr Ziel zu erreichen, voller Vertrauen miteinander umgehen zu können. Im Verlauf des Interviews wurden sie nach Zeiten gefragt, in denen sie nicht stritten. Sie erwähnten beiläufig, daß sie letzten Sonntag eine Fahrradtour gemacht hätten. Die nähere Befragung ergab, daß sie in dieser Zeit ganz gut und auch vertrauensvoll miteinander geredet hatten, ohne allerdings über die Vergangenheit zu sprechen. Beiden schien diese Fahrradtour nicht bedeutsam für die „wirkliche" Lösung des Problems. Vom Standpunkt des lösungsorientierten Ansatzes war diese Zeit, in der sie nicht miteinander gestritten hatten, jedoch wichtig, da sich hieraus die Chance für eine Lösung ergab.

Jede Ausnahme, jede Veränderung zum Positiven hin, wird im lösungsorientierten Ansatz möglichst intensiv erforscht, um zu sehen, was sich davon für die Zukunft nutzen läßt. Für die Klienten kommt es darauf an, das Muster, das den Ausnahmen zugrundeliegt, auf andere Situationen zu übertragen. Sie sind dabei die Experten, denn die Lösung für das Problem stammt letztlich von ihnen. Der Therapeut hilft, diese Lösungen zu entdecken. Wie an dem dargestellten Beispiel deutlich wird, sind die Klienten manchmal Experten, ohne es zu wissen. Erst wenn der Therapeut ihnen in der Exploration die entsprechenden Fragen stellt, können sie ihr person- und kontextbezogenes „Expertenwissen" als Ressource erkennen und anwenden.

Für den Bereich der Streßbewältigung in Familien haben Laux und Schütz (11) vorgeschlagen, am Ende eines biographischen Interviews ergänzende Fragen wie die nach den Ausnahmen zu stellen, um das Bewältigungspotential von Familienmitgliedern zu erfassen. Die derzeitige Bewältigungsforschung widmet ihre Aufmerksamkeit vor allem solchen Bewältigungsreaktionen, die jemand in einer spezifischen Belastungsepisode tatsächlich eingesetzt hat. Damit wird der aktuelle Status von Bewältigungsformen bestimmt, nicht jedoch das personspezifische Bewältigungspotential. Vermutlich wissen Personen viel mehr über ihre individuellen Bewältigungsmöglichkeiten, als sie bei einer üblichen statusbezogenen Befragung angeben können. Durch Zusatzfragen wie die nach den Ausnahmen lassen sich person- und kontextspezifische Bewältigungsformen „entdecken", die sich bei den Familienmitgliedern bewährt haben. Auf diesem Weg kann man auch ermitteln, weshalb jemand bestimmte Bewältigungsformen, die er (oder sie) kennt, nicht einsetzen kann oder nicht einsetzen will.

Suche nach intraindividuellen Prinzipien: Herr Baum und Herr Schmitz

Betrachtet man diejenigen empirischen Arbeiten von Thomae, in denen Formen der Auseinandersetzung mit Streßsituationen untersucht wurden, so fällt auf, daß auf die idiographisch ausgerichtete Erhebungsphase vergleichsweise schnell die nomothetisch orientierte Auswertungsphase folgt. Die Darstellung in den Veröffentlichungen konzentriert sich zudem auf die Interpretation von Aggregatstatistiken – zum Beispiel auf Reaktionshierarchien für Gruppen von Personen (vgl. 24). Dies widerspricht nicht unbedingt dem biographischen Forschungsprogramm, in dem ja die Beschäftigung mit dem Individuum als Durchgangsstadium gedacht ist. Meines Erachtens besteht jedoch die Gefahr, daß viele Vorteile einer idiographisch angelegten Erhebung verloren gehen, wenn auf der Suche nach interindividuell gestützten Generalisierungen die Auswertungseinheit der einzelnen Person zu schnell verlassen wird.

Sind Ausprägungsgrad oder Häufigkeit der Reaktionsformen für den Einzelfall bestimmt worden – z.B. Appell um Hilfe, individuelle Leistungstechnik, evasive Reaktion, Anpassung an die institutionellen Aspekte –, endet gewöhnlich die idiographische Phase. Gruppenbezogene, also nomothetische Auswertungen schließen sich an, etwa der Vergleich der Reaktionsformen derselben Stichprobe zum gleichen Belastungsbereich zu verschiedenen Zeitpunkten. Die nach den idiographischen Regeln durchgeführte Exploration enthält jedoch noch weitere lohnende Informationen, die für jeden Einzelfall extrahiert werden könnten. Laux und Weber (12) haben z.b. vorgeschlagen, das zeitliche und funktionale Zusammenspiel von Bewältigungsformen zu bestimmen, ob jemand z.b. bei der Annäherung an eine bedrohliche Prüfung an die Hilfe anderer erst appelliert, nachdem sich evasive und individuelle Leistungstechniken als nichtwirksam herausgestellt haben. In einem nächsten Schritt ließe sich die Stabilität solcher personspezifischen Sequenzen von Bewältigungstechniken untersuchen. Erst in einem allerletzten Auswertungsabschnitt könnten Personen mit ähnlichen Sequenzen zusammengefaßt werden. Um mit Wottawa (29) zu sprechen: Personen mit gleichem Sequenztyp werden zu „funktionshomogenen" Gruppen zusammengestellt.

Das intensive Studium des Einzelfalls in der Auswertungsphase bringt den unschätzbaren Vorteil mit sich, Aussagen über Konstanz und Variabilität des Verhaltens intraindividuell bestimmen zu können. In der Literatur zur Person-Situations-Debatte finden sich dagegen überwiegend Aussagen zu transsituativen Konsistenzen, die für Gruppen von Personen berechnet wurden. Mischel und Mitarbeiter konnten in einer methodisch aufwendigen, idiographisch-nomothetischen Analyse belegen, daß sich hohe transsituative Konsistenz nicht auf Stichprobenebene zeigt, sondern in intraindividuell stabilen Mustern von Verhalten, das über Situationen hinweg variierte (21). Diese Muster bezeichnen sie als „intraindividual personality coherence".

Der Vorschlag, nach intraindividellen Prinzipien und Regelmäßigkeiten zu suchen, findet sich als Grundidee auch bei Thomae (23). An insgesamt 50 Fällen verglich er Konstanz und Veränderung von verschiedenen eingeschätzten Verhaltensaspekten (Aktivität, Anregbarkeit, Steuerung etc.) über sechs biographische Einheiten hinweg. Statt nun eilig Koeffizienten für die transsituative bzw. temporäre Konsistenz für die Gesamtgruppe zu berechnen, bestimmte er die Konsistenz für jeden Einzelfall und wählte anschließend zwei Fälle für die vergleichende Darstellung aus: „Herrn Schmitz", den mit der größten Variabilität, und „Herrn Baum", denjenigen mit der geringsten. Durch ausführliche Darstellungen der biographischen Gesamtsituation – verbunden mit Erklärungshypothesen, hier nur stark verkürzt wiedergegeben – rundete er die quantitativen Angaben aus der Verhaltensbeobachtung ab: „Herr Schmitz war sehr darum bemüht, den Untersuchern und den anderen Gästen durch möglichst farbige und zum Teil gewollt provozierende Darstellungen aus seinem Leben zu imponieren, und faßte jedes Gespräch ... als Gelegenheit auf, sich ‚produzieren' ... Für Herrn Baum dagegen bedeutete jede Phase der Untersuchung in gleicher Weise eine ‚Aufgabe', also auch jene der verschiedenen Explorationen, in denen er möglichst zuverlässig und präzise Auskunft zu geben wünschte" (23, S. 497).

Genau diese Art von Untersuchung gestattet es, die Einheit der einzelnen Person beizubehalten und doch vergleichende und generalisierbare Aussagen vorzunehmen (vgl. 21). Hinzu kommt, daß es mehr Spaß macht, sich mit Herrn Baum und Herrn Schmitz zu beschäftigen, als mit dem blassen abstrakten Durchschnittsindividuum, das aus Aggregatstatistiken abgeleitet wird.

Ausblick: Selbstdarstellungen in idiographischer und nomothetischer Sicht

In diesem Beitrag habe ich mehrmals aus der „Selbstdarstellung", also aus der Autobiographie von Hans Thomae zitiert. Wäre es nicht eine reizvolle Aufgabe, den gesamten Text systematisch auszuwerten und zwar genau nach den idiographischen Prinzipien, die Hans Thomae entwickelt hat? Welche „Daseinsthemen" und „Daseinstechniken", welche „Prinzipien personaler Geschehensordnung" werden wir dabei entdecken? Als „strenge" und konsequente Anwender seines biographischen Ansatzes dürften wir aber nicht bei seiner „individuellen Welt" verharren. Wir müssen von ihr abstrahieren und nomothetische Aussagen anstreben. Dazu benötigen wir jedoch vergleichbare „Fälle". Wo finden wir die? Ebenfalls in dem von Wehner (28) herausgegebenen Band „Psychologie in Selbstdarstellungen". Darin sind außer Thomae fünfzehn Psychologen vertreten, die die deutschsprachige Psychologie nach 1945 maßgeblich beeinflußt haben: Hans Aebli, Rudolf Bergius, Ernst Boesch, Peter R. Hofstätter, Carl Graf Hoyos, Gustav A. Lienert, Ferdinand Merz, Erich Mittenecker, Ludwig J. Pongratz, Erwin Roth, Reinhard Tausch, Walter Toman, Werner Traxel, Udo Undeutsch, Hermann Wegener.

Wer weiß, ob sich von dieser Gruppe besonderer Personen überhaupt generelle Aussagen ableiten lassen? Der Herausgeber zumindest, der allen Autoren dieselben Richtlinien für die Abfassung ihrer Texte gegeben hatte, zeigt sich beeindruckt von der „individuellen Eigenart", die in der Gestaltung der Beiträge zum Ausdruck kommt (28, S. 7).

Literatur

1. Asendorpf J (1991) Die differentielle Sichtweise in der Psychologie. Hogrefe, Göttingen
2. Bartussek D, Amelang M (1992) Verschränkung mit der differentiellen Psychologie. In: Jäger RS, Petermann F (Hrsg) Psychologische Diagnostik. Ein Lehrbuch. PVU, 50–64
3. Bem DJ, Allen A (1974) On predicting some of the people of the time: The search for cross-situational consistencies in behavior. Psychological Review 81:506–520
4. Borkenau P (1993) To predict some of the people more of the time: Individual traits and the prediction of behavior. In: Craik KH, Hogan R, Wolfe RN (eds) Fifty years of personality psychology. Plenum Press, New York, pp 237–249
5. de Shazer S (1989) Der Dreh. Überraschende Wendungen und Lösungen in der Kurzzeittherapie. Auer, Heidelberg
6. Dörner D (1991) Über die Philosophie der Verwendung von Mikrowelten oder „Computerszenarios" in der psychologischen Forschung. Working paper No. 7. Project Group Cognitive Anthropology Max-Planck-Gesellschaft
7. Eysenck HJ (1980) Intelligenz. Struktur und Messung. Springer, Berlin
8. Kenrick DT, Stringfield DO (1980) Personality traits and the eye of the beholder: Crossing some traditional philosophical boundaries in the search for consistency in all of the people. Psychological Review 87:88–104
9. Kruse A (1987) Biographische Methode und Exploration. In: Jüttemann G, Thomae H (Hrsg) Biographie und Psychologie. Springer, Berlin, S 119–137
10. Lamiell JT (1981) Toward an idiothetic psychology of personality. American Psychologist 36:276–289
11. Laux L, Schütz A (im Druck) Streßbewältigung und Wohlbefinden in der Familie. Kohlhammer, Stuttgart
12. Laux L, Weber H (1987) Person-centered coping research. European Journal of Psychology 1:193–214
13. Lohaus A (1983) Möglichkeiten individuumzentrierter Datenerhebung. Aschendorf, Münster
14. Magnusson D (1992) Back to the phenomena: Theory, methods, and statistics in psychological research. European Journal of Psychology 6:1–14
15. Nunally JC (1967) Psychometric theory. McGraw-Hill, New York
16. Pervin LA (1990) A brief history of modern personality theory. In: Pervin LA (ed) Theory and research. The Guilford Press, New York, pp 3–18

17. Petermann F (1982) Einzelfalldiagnose und klinische Praxis. Kohlhammer, Stuttgart
18. Reinecker H (1993) Einzelfallanalyse. In: Roth E (Hrsg) Sozialwissenschaftliche Methoden. Lehr- und Handbuch für Forschung und Praxis. Oldenbourg, München, 267–281
19. Reinecker H (Hrsg) (1995) Fallbuch der klinischen Psychologie. Modelle psychischer Störungen. Hogrefe, Göttingen
20. Schmitz B, Asendorpf J (1993) Nomothetische und idiographische Psychologie: Kein Gegensatz. In: Montada L (Hrsg) Bericht über den 38. Kongreß der Deutschen Gesellschaft für Psychologie in Trier 1992. Hogrefe, Göttingen, 2, S 954–956
21. Shoda Y, Mischel W, Wright JC (1994) Individual stability in the organization and patterning of behavior: Incorporating psychological situations into the idiographic analysis of personality. Journal of Personality and Social Psychology 67:674–687
22. Stern W (1923) Die menschliche Persönlichkeit. JA Barth, Leipzig (3. Aufl.)
23. Thomae H (1968) Das Individuum und seine Welt. Hogrefe, Göttingen
24. Thomae H (1987) Conceptualizations of responses to stress. European Journal of Personality 1:171–192
25. Thomae H (1992) Hans Thomae. In: Wehner EG (Hrsg) Psychologie in Selbstdarstellungen. Huber, Bern, 3, 305–327
26. Thomae H (1995) Zur Psychologie der Individualität. In: Pawlik K (ed) Grundlagen und Methoden der Differentiellen Psychologie. Enzyklopädie der Psychologie, Band C VIII, 1. Hogrefe, Göttingen
27. Walter JL, Peller JE (1994) Lösungs-orientierte Kurztherapie. Ein Lehr- und Lehrbuch. Verlag modernes Lernen, Dortmund
28. Wehner EG (Hrsg) (1992) Psychologie in Selbstdarstellungen. Huber, Bern, Band 3
29. Wottawa H (1981) Allgemeine Aussagen in der Psychologischen Forschung: Eine Fiktion. In: Michaelis W (Hrsg) Bericht über den 32. Kongreß der Deutschen Gesellschaft für Psychologie in Zürich 1980. Hogrefe, Göttingen, S 131–136

Anschrift des Verfassers:
Prof. Dr. Lothar Laux
Lehrstuhl Psychologie IV
Markusplatz 3
96045 Bamberg

Biographische Methode und Einzelfallanalyse

F. Petermann

Institut für Psychologie, Universität Bremen

Einleitung

Die biographische Methode besitzt in der Psychologie eine lange Tradition (vgl. 5, 7, 9, 15); vor allem die Entwicklungs- und Persönlichkeitspsychologie (vgl. 1, 14), aber auch die Klinische Psychologie verdanken diesem methodischen Zugang vielfältige Theorien und Ergebnisse (vgl. 4).

Besonders illustrativ und fruchtbar war der Einsatz der biographischen Methode in der Psychiatrie. Die in diesem Kontext vor allem von Karl Jaspers (vgl. 4) vertretene „Pathographie" lieferte schon 1913 neue Erkenntnisse über die Entstehung und den Verlauf psychischer Erkrankungen. Damit ebnete Jaspers bereits vor 80 Jahren einer Fachdisziplin den Weg, die heute als „Entwicklungspsychopathologie" die Klassifikation psychischer Erkrankungen beeinflußt und künftig auch die Behandlung psychischer Störungen verändern wird. Die Entwicklungspsychopathologie geht davon aus, daß ein Verständnis „normaler" Entwicklungsprozesse hilft, „abweichende" Entwicklungen zu verstehen und umgekehrt. Diese neue Fachdisziplin beschäftigt sich mit den Ursachen und dem Verlauf individueller Muster fehlangepaßten Verhaltens (vgl. 6).

Jaspers glaubte, durch den Einsatz der biographischen Methode interessante Fragestellungen der Psychiatrie beantworten zu können:

▶ Er hoffte, typische Verläufe phasenhafter und periodischer Auffälligkeiten identifizieren zu können, wie sie bei der Melancholie und der manischen Depression gegeben sind.
▶ Zentral erschien ihm, phasenhafte Verläufe (z. B. den Beginn und das Abklingen einer Krankheit) definieren zu können.
▶ Er hoffte, periodische Verläufe feststellen zu können.
▶ Wichtig war ihm, Anhaltspunkte für abrupte Veränderungen, wie man sie bei epileptischen Anfällen vorfindet, und allmähliche Veränderungen zu finden, wie sie bei einer Reihe schleichender, psychiatrischer Krankheiten auftreten.

Auch wenn in der jüngeren Vergangenheit die biographische Methode an Stellenwert eingebüßt hat, ist die Notwendigkeit, mit biographischen Daten im Bereich der Psychologischen Diagnostik zu arbeiten (vgl. 3), unbestritten. Es stehen in diesem Kontext Verfahren zur Verfügung (z. B. biographische Inventare).

Eine relativ neue psychologische Methode bildet die Einzelfallanalyse (vgl. 8, 9), die verschiedene Berührungspunkte zur biographischen Methode aufweist, auch wenn sie sich in grundlegenden Intentionen von ihr unterscheidet.

Die biographische Methode – eine Einzelfallmethode?

Die biographische Methode basiert eigentlich auf der Gegenüberstellung von Ergebnissen verschiedener Personen, d. h. die Erkenntnisse resultieren aus dem Vergleich mehrerer Personen untereinander. Die Einzelfallanalyse begreift sich als Ansatz, der zunächst die intraindividuelle Entwicklung einer Person beschreiben möchte. Erst in einem zweiten Schritt werden Vergleiche bzw. systematische Versuche, Einzelfallergebnisse zu replizieren (zu bestätigen), unternommen.

Die biographische Methode rekonstruiert mit Hilfe retrospektiver Daten einen Tages-, Entwicklungs- oder Lebenslauf. Bei der Datenerhebung sind zwar alle Methoden denkbar, die Exploration steht jedoch im Mittelpunkt. Durch diesen Zugang soll das subjektiv Bedeutsame im Erleben der Einzelperson berücksichtigt werden.

Einzelfallanalyse und biographischer Methode ist gemeinsam (vgl. Tab. 1), daß zunächst von der Analyse eines Falles ausgegangen wird und bei der Datenerhebung die subjektive Bedeutsamkeit der erfaßten Merkmale/Dimensionen beachtet wird. Beide Methoden sind primär an Aussagen über Verläufe interessiert, die Generalisierung von Einzelfallbefunden wird systematisch in das „Forschungsprogramm" aufgenommen.

An dieser Stelle sei nur kurz erwähnt, daß sich die Methodik der Einzelfallanalyse in den letzten 15 Jahren in verschiedene Richtungen differenziert hat; man kann zunächst drei Ansätze unterscheiden:

▶ eine qualitative Fallbeschreibung, die sich eher einer psychiatrischen Tradition verpflichtet fühlt (vgl. 7, 8),
▶ eine quantitative Einzelfallanalyse, die sehr forschungsorientiert nach neuen statistischen Methoden fallbezogener Datenauswertung sucht (vgl. 11), und
▶ ein praxisorientiertes Modell der Einzelfalldiagnostik, das sich im Sektor der Klinischen Psychologie als Konzept der kontrollierten Praxis zu etablieren sucht (vgl. 10).

Auf diese unterschiedlichen Vorgehensweisen soll nur insofern eingegangen werden, als Bezüge zur biographischen Methode bestehen. Im weiteren wird der Schwerpunkt auf die biographische Methode und ihre Weiterentwicklung gelegt.

Tabelle 1. Gegenüberstellung von biographischer Methode und Einzelfallanalyse

	Biographische Methode	Einzelfallanalyse
▶ Ziel	Rekonstruktion von Tages-, Entwicklungs- und Lebensverläufen	Verlaufsanalyse unter Einfluß einer Intervention
▶ Ausgangspunkt	Erfassung subjektiv bedeutsamer Dimensionen des Einzelfalles	Erfassung subjektiv bedeutsamer Dimensionen des Einzelfalles
▶ Multimodale Datenerhebung mit Schwerpunkt auf	Exploration	Verhaltensbeobachtung
▶ Sicht im Mittelpunkt ▶ Analyseebene ▶ Generalisierung	Retrospektive Verlaufsaussagen über Einzelfälle	Prospektive Verlaufsaussagen über Einzelfälle

Die biographische Methode nach Hans Thomae

Thomae (vgl. 16, 17) geht davon aus, daß sich idiographisches und nomothetisches Denken in der psychologischen Biographik verbinden läßt (vgl. 10). Die biographische Methode möchte auf mikro- und makrostruktureller Ebene Verhaltens- und Erlebnisausschnitte erfassen. Unter „mikrostrukturell" versteht man die Analyse eines Tagesablaufes oder auch eines punktuellen Schockerlebnisses; „makrostrukturell" wären Lebensabschnitte (z. B. die Schulzeit) oder der Lebenslauf in seiner Gesamtheit. Um die biographische Methode einsetzen zu können, müssen grundsätzliche Entscheidungen über jene Verhaltenseinheiten getroffen werden, die den Analysen zugrunde gelegt werden sollen. Nach Thomae sollen die in Tabelle 2 genannten Kriterien erfüllt sein. Diese Tabelle stellt anhand von vier Kriterien Biographik und experimentelles Vorgehen in der Psychologie gegenüber. So wird gefordert, daß biographische Verhaltenseinheiten:

▸ in einem überschaubaren Kontext,
▸ in neutraler und unvoreingenommener Weise,
▸ in konkreten Einheiten bzw. Aussagen (= Verzicht auf vorschnelle Abstraktion) und
▸ in relativer Vollständigkeit erhoben werden.

Um die genannten Kriterien erfüllen zu können, wählt Thomae drei biographisch orientierte Zeit- und Verhaltenseinheiten (vgl. 2):
▸ Handlung/Episode: hierbei wird ein Verhaltensausschnitt ausgewählt, der unter einem festgelegten Thema steht (z. B. das aggressive Verhalten eines Kindes auf dem Schulhof);
▸ Tagesablauf: Berichte über typisches Tagesgeschehen, die anhand bestimmter Dimensionen verglichen werden (z. B. Aktivität – Ruhe, Gleichförmigkeit – Wechsel); solche Indikatoren kennzeichnen für einen begrenzten Zeitraum Konstanz und Variabilität eines Verhaltens;
▸ Lebenslauf: es handelt sich hierbei um die Kategorisierung von „Zeitideen", unter denen man ein Leben betrachten kann (z. B. die zentrale Vorstellung einer Person, die mit all ihren Bestrebungen letztlich scheitert).

Das Anliegen der biographischen Methode besteht nun darin, das Datenmaterial, das sich aus den obengenannten Analyseeinheiten ergibt, zu ordnen und so aufgrund der Erfassung verschiedener „individueller Welten" zu generalisierbaren Beschreibungsdimensionen zu gelangen. Um Fehlerquellen schon bei der

Tabelle 2. Kriterien an die Biographik und das experimentelle Vorgehen (nach 19, S. 379)

Biographik	experimentelles Vorgehen
▸ Überschaubarkeit der Bedingungen	▸ Kontrollier- und Variierbarkeit der Bedingungen
▸ Unvoreingenommenheit des Beobachters	▸ Vergleichbarkeit von Untersuchungsergebnissen aus verschiedenen Experimenten
▸ Konkretheit der Aussagen	▸ Präzision der realisierten experimentellen Bedingungen, die die Objektivität gewährleisten
▸ Vollständigkeit der darzustellenden Lebensgeschichte	▸ Repräsentativität bzw. Validität der experimentellen Bedingungen

Datengewinnung zu reduzieren, empfiehlt Thomae (vgl. 17, 18), ein möglichst breites Spektrum an Verfahren einzusetzen. Die zentrale Erhebungsmethode bildet – wie schon erwähnt – die Exploration; daneben werden soziologische, ökonomische und medizinische Daten ebenso herangezogen wie Leistungstests, Persönlichkeitsfragebogen, Verhaltensbeobachtung und projektive Tests (vgl. 2). Für den zentralen Stellenwert der Exploration spricht – nach Thomae (vgl. 17, S. 23) –, daß sie die eigentliche Quelle „psychologischer Erfahrung" bildet, und auf diesem Weg „Aussagen von Menschen über bestimmte, von ihnen als bedeutsam oder auch als alltäglich erlebte Situationen" gesammelt werden können.

Zur Aussagekraft retrospektiver Daten

Retrospektive Daten (Explorationsdaten) erfüllen nicht immer die Gütekriterien der Psychologischen Diagnostik; dies kann systematische Effekte zur Folge haben, wenn ein Merkmal (z. B. das Alter oder die Erinnerungsfähigkeit der Befragten) mit zentralen Annahmen der Fragestellung korreliert (z. B. Einschätzung von Zukunftsperspektiven, vgl. 18, 20). Thomae hat vorgeschlagen, durch eine multimodale Datenerhebungsstrategie retrospektive Einschätzungen abzusichern.

Abbildung 1 illustriert, wie man die Aussagekraft retrospektiver Daten absichern kann; sie geht von vier Möglichkeiten aus und benennt dabei die Zielvorgabe, das Vorgehen und die notwendigen Hilfsmittel. Für die Zielvorgabe ist entscheidend, daß bei jedem Schritt durch eine andersgeartete Urteilsverankerung retrospektive Daten validiert werden. Im Detail erscheinen die Aufdeckung von selbstbezogenen Merkmalen (Selbstwahrnehmung, Körpergefühl, Selbstkonzept u. ä.), die Wechselwirkung von selbstbezogenen Merkmalen, die interpersonalen Bezüge und die dokumentierten externen Einflußgrößen bedeutsam; Abbildung 1 zeigt die verschiedenen Schritte der Urteilsabsicherung im Zusammenhang.

Das Vorgehen und die gewählten Hilfsmittel zur Absicherung der Aussagekraft retrospektiver Daten zielen zunächst auf die Präzisierung der Problemsituation in der Vergangenheit ab. In einem ersten Schritt der Urteilsabsicherung muß geprüft werden, inwieweit die subjektive Problembewertung und die damit zusammenhängende subjektive Zeitrasterung zu Verzerrungen führt. Solche Verzerrungen bewirken, daß bestimmte Krisen-/Umbruchsituationen vermutlich bedeutsamer und als sich zeitlich länger erstreckend wahrgenommen werden als andere, weniger in der Erinnerung hervorgehobene.

Ein erster Hinweis auf Verzerrungstendenzen ergibt sich aus der Aufschlüsselung der Erlebnisinhalte, d. h. der Exploration positiver und negativer Erlebnisse bzw. der subjektiv erlebten Hoch- und Tiefpunkte in einer Lebensphase. Vielfach ist es für Befragte einfach, ihr „Auf und Ab im Leben" in einem Verlaufsdiagramm abzubilden und markante Einschnitte zu kennzeichnen (vgl. 9). Durch Verlaufsdiagramme lassen sich Hoch- und Tiefpunkte in verschiedenen Lebensabschnitten miteinander vergleichen (2. Schritt der Urteilsabsicherung). Die Lebensabschnitte lassen sich dabei durch einen Rollenwechsel des Befragten oder neue Lebensaufgaben im Berufs- und Privatleben definieren. Die Selbsteinschätzungen können durch die Befragung von Bezugspersonen (3. Schritt der Urteilsabsicherung) und das Heranziehen von Informationsquellen (4. Schritt der Urteilsabsicherung) objektiviert werden. Solche Informationsquellen ergeben sich aus der systematischen Auswertung von politischen, historischen und ökonomischen Dokumenten.

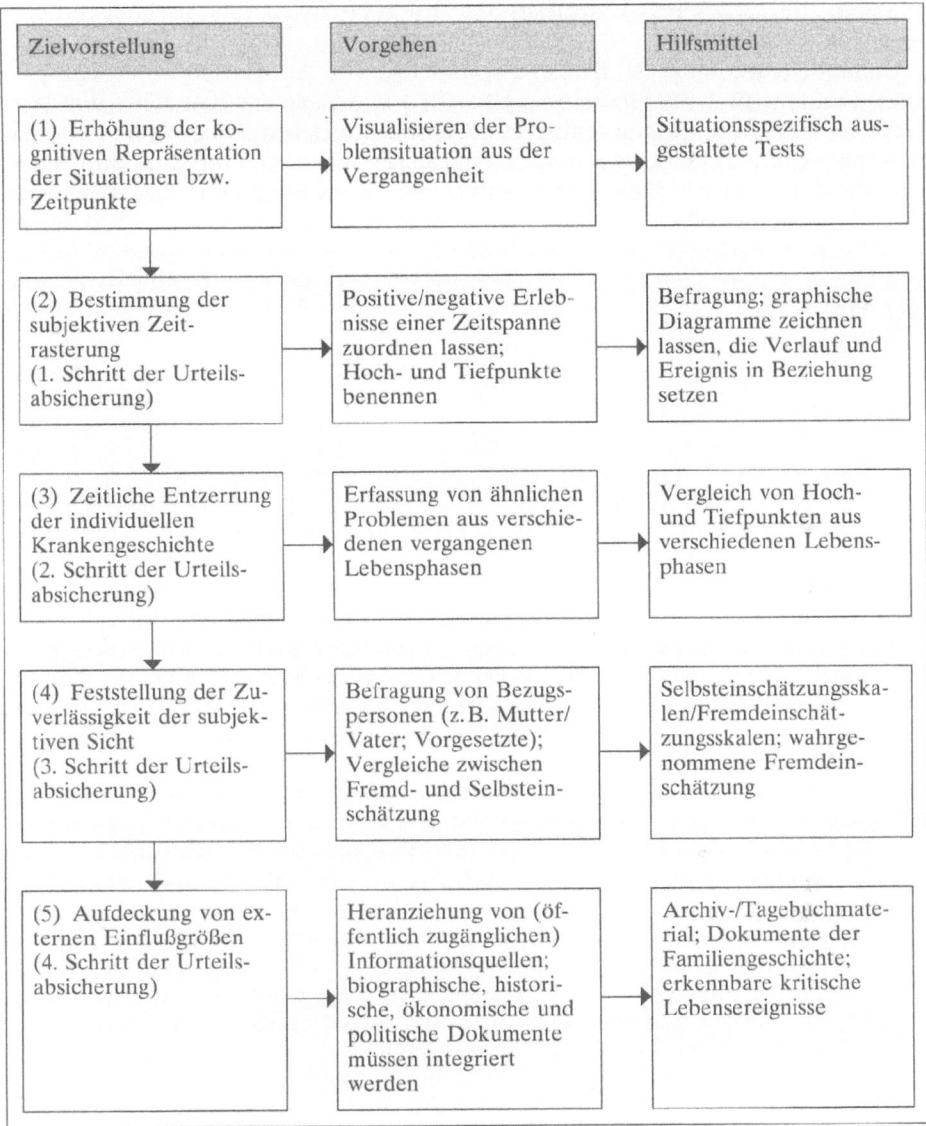

Abb. 1. Absicherung der Aussagekraft retrospektiver Daten (aus 9, S. 59)

Einzelfallstatistische Auswertung von biographischen Daten

Die wesentliche Intention der Einzelfallanalyse besteht darin, differenzierte Veränderungsaussagen zu treffen (vgl. Tab. 1); diese Zielvorgabe teilt sie mit der biographischen Methode. Prinzipiell kann man die Einzelfallanalyse auch zur biographischen Dokumentenanalyse einsetzen und damit das methodische Vorgehen der Biographik erweitern (vgl. 11, 12, 13). Auf eine solche Verknüpfung zwischen Biographik und Einzelfall- bzw. Klein-N-Ansatz soll abschließend eingegangen werden.

Es handelt sich dabei um die zeitreihenanalytische Auswertung von biographischen Dokumenten, die Simonton schon Mitte und Ende der 70er Jahre durchgeführt hat (12, 13). Simonton schlägt zur Analyse der Dokumente von historischen Persönlichkeiten (z. B. Komponisten, Führungspersönlichkeiten) eine statistische Analyse in Form einer Regressionsanalyse über Zeitverläufe vor. Es handelt sich hier – vom statistischen Vorgehen her betrachtet – um ein in den 80er Jahren kontrovers diskutiertes Vorgehen; dennoch läßt sich der Grundgedanke Simontons durch andere statistische Auswertungsmodelle weniger strittig realisieren (vgl. 11).

Simonton (13) untersuchte z. B. anhand von Dokumenten die Produktivität von zehn Komponisten (Bach, Beethoven, Brahms, Chopin, Debussy, Händel, Haydn, Mozart, Schubert, Wagner). Hierbei wurde die Lebensspanne in bestimmte Zeitabschnitte gegliedert, und die Produktivität nach Themenvielfalt und Bedeutsamkeit der Werke geordnet. Als Analyseeinheit wurden jeweils Fünf-Jahres-Perioden des Schaffens zusammengefaßt. Simonton ging der Frage nach, ob der Zusammenhang zwischen kreativer Produktivität und Alter durch eine umgekehrte U-Funktion abbildbar ist, d. h. ob die höchste Produktivitätsphase um das 40. Lebensjahr liegt und bis zu diesem Zeitpunkt ansteigt und danach abfällt. Im einzelnen hängt jedoch die kreative Produktivität von der positiven Resonanz der Werke ab (= eine lineare positive Funktion davon). Simonton (13) folgert weiter, daß die kreative Produktivität der Komponisten mit dem erlittenen biographischen Streß zusammenhängt. Er geht weiter davon aus, daß die kreative Produktivität negativ von äußeren Ereignissen, wie Kriege oder Revolutionen, beeinflußt wird.

Folgt man den Ergebnissen von Simonton, so zeigt sich, daß die Themenvielfalt eines Komponisten am deutlichsten mit seinem Alter verbunden ist. So lassen sich mit der Altersvariable die meisten Aussagen zur Produktivität erklären (36%), der Höhepunkt der Produktivität (bezogen auf die Themenvielfalt) liegt zwischen dem 30. und 34. Lebensjahr. Deutlich wird auch, daß mit körperlicher Krankheit die kreative Produktivität schwindet, und unter bestimmten Umständen eine partielle Kompensation möglich wird – dann nämlich, wenn die Krankheit gut bewältigbar erscheint bzw. bewältigt wird. Interessant ist auch, daß Konkurrenz die Themenvielfalt reduziert, da die Komponisten in dieser Lage gezwungen sind, sich auf bestimmte Themenbereiche zu spezialisieren.

Völlig anders sehen die Ergebnisse bezüglich der Produktivitätskomponente „Bedeutsamkeit der Werke" aus. So entstehen „große Werke" später, d. h. zwischen dem 45. und 49. Lebensjahr. Diese Schaffensperiode ist sehr stark durch den Einfluß körperlicher Krankheiten geprägt, für das Erstellen bedeutsamer Werke besitzt die Konkurrenz keinen Einfluß. Auf die Themenvielfalt und die Bedeutsamkeit der Werke üben ihre soziale Resonanz, das Ausmaß des biographischen Stresses und äußere Faktoren (Kriege, Revolutionen) keinen Einfluß aus.

Schlußbemerkungen

Simonton zeigte mit seinen Arbeiten, daß für die Biographik Archivdaten offensichtlich zuverlässiger sind als vielfach vermutet. Dies kann als weiterer Hinweis darauf gewertet werden, daß das Spektrum der Datengewinnung im Rahmen der biographischen Methode zu überdenken ist.

Nach einer gewissen Abstinenz in den 80er Jahren dürften in den nächsten Jahren Fragen nach der Entwicklungsdimension psychischer Prozesse wieder stärker in den Mittelpunkt rücken. In meinen Forschungsgebieten, der Klinischen Kinderpsychologie und Entwicklungspsychologie, sind die Anzeichen hierfür eindeutig. In diesem Kontext wird man auf Ansätze, wie die biographische Methode und Einzelfallanalyse, nicht verzichten können.

Literatur

1. Allport GW (1965) Letters from Jenny. Brace & World, Harcourt, New York
2. Fisseni H J (1992) Eine dynamische themenzentrierte Persönlichkeitstheorie: Hans Thomae. In: Jäger R S, Petermann F (Hrsg) Psychologische Diagnostik, 2. völlig veränderte Auflage. Psychologie Verlags Union, Weinheim, S 109–117.
3. Jäger R S (1992) Biographische Daten. In: Jäger R S; Petermann F (Hrsg) Psychologische Diagnostik, 2. völlig veränderte Auflage. Psychologie Verlags Union, Weinheim, S 350–362
4. Jaspers K (1946) Allgemeine Psychopathologie, 5. Auflage (Erstauflage von 1913). Springer-Verlag, Berlin
5. Jüttemann G, Thomae H (Hrsg) (1987) Biographie und Persönlichkeit. Springer-Verlag, Berlin
6. Kusch M, Petermann F (1994) Konzepte und Methoden der Entwicklungspsychopathologie. In: Petermann F (Hrsg) Lehrbuch der Klinischen Kinderpsychologie. Hogrefe, Göttingen
7. Lehr U (1988) Historische Aspekte in der Psychologie von Hans Thomae. In: Jüttemann G (Hrsg) Wegbereiter der Historischen Psychologie. Psychologie Verlags Union, München, S 361–369
8. Petermann F (Hrsg) (1989) Einzelfallanalyse, 2. völlig veränderte Auflage. Oldenbourg, München
9. Petermann F (1992) Einzelfalldiagnose und klinische Praxis. 2. völlig veränderte Auflage. Quintessenz-Verlag, München
10. Petermann F (1992) Idiographik und Nomothetik. In: Jäger RS, Petermann F (Hrsg) Psychologische Diagnostik, 2. völlig veränderte Auflage. Psychologie Verlags Union, Weinheim, S 36–39
11. Revenstorf D, Vogel B (1989) Zur Analyse qualitativer Verlaufsdaten. In: Petermann F (Hrsg) Einzelfallanalyse, 2. völlig veränderte Auflage. Oldenbourg, München S 235–256
12. Simonton DK (1976) Biographical determinants of achieved eminence: a multivariate approach to the Cox data. Person and Soc Psychol 33: 318–326
13. Simonton DK (1977) Creative productivity, age, and stress: a biographical time-series analysis of 10 classical composers. Person and Soc Psychol 35: 791–804
14. Stern W (1911) Differentielle Psychologie in ihren methodischen Grundlagen. Barth-Verlag, Leipzig
15. Thomae H (1952) Die biographische Methode in den anthropologischen Wissenschaften. Studium Generale 5: 163–177
16. Thomae H (1987) Psychologische Biographik als Synthese zwischen idiographischer und nomothetischer Forschung. In: Jüttemann G, Thomae H (Hrsg) Biographie und Psychologie. Springer-Verlag, Berlin, S 108–116
17. Thomae H (1988) Das Individuum und seine Welt, 2. völlig veränderte Auflage, Hogrefe, Göttingen
18. Thomae H (1989) Veränderung in der Zeitperspektive im höheren Alter. Z Gerontol 22: 58–66

19. Thomae H, Petermann F (1983) Biographische Methode und Einzelfallanalyse. In: Feger H, Bredenkamp J (Hrsg) Enzyklopädie der Psychologie, Band Datenerhebung. Hogrefe, Göttingen, S 362–400
20. Tismer KG (1990) Interindividuelle Unterschiede der Zeitperspektive im mittleren und höheren Erwachsenenalter. In: Schmitz-Scherzer R, Kruse A, Olbrich E (Hrsg) Altern – Ein lebenslanger Prozeß der sozialen Interaktion. Steinkopff-Verlag, Darmstadt, S 233–251

Anschrift des Verfassers:
Prof. Dr. F. Pertermann
Institut für Psychologie der
Universität Bremen
Grazer Straße 6
28359 Bremen

Alternative Psychologie auf empirisch-geisteswissenschaftlicher Grundlage

G. Jüttemann

Institut für Psychologie, TU Berlin

Einleitung

Der Gegensatz von Naturwissenschaften und Geisteswissenschaften, der in der zweiten Hälfte des 19. Jahrhunderts vor allem durch Dilthey akzentuiert wurde und sich aufgrund der neukantianischen Strömungen des frühen 20. Jahrhunderts verfestigte, hat sich bis heute als unüberwindlich erwiesen. Dies gilt auch im Hinblick auf die Psychologie (13). Lediglich der von Dilthey gleichzeitig pointierte Dualismus von Erklären und Verstehen ist inzwischen eher umstritten (7). Dennoch darf nicht übersehen werden, daß diesem Dualismus gerade im Hinblick auf die Entwicklung der ‚Psychowissenschaften' eine fundamentale Bedeutung zukommt. Schließlich ist nicht zu leugnen, daß hier die kausalgenetisch-erklärende Experimentalpsychologie auf der einen Seite und die – zumindest überwiegend – hermeneutisch ausgerichtete Psychoanalyse auf der anderen Seite Traditionslinien repräsentieren, die gleichsam aufgrund einer methodologischen Polarisierung zustandegekommen sind und die heute als unabhängige ‚Psychologien' im Sinne (großer) autonomer und immanenter Systeme in Erscheinung treten. Diese letztendliche Unvereinbarkeit oder *Systemimmanenz* der beiden vorherrschend gewordenen *Hauptströmungen* (15) ist es auch, die eine Überwindung der entstandenen Situation notwendig erscheinen läßt, und es ist eine naheliegende Annahme, daß diese Überwindung nur auf der Basis einer methodologischen Neuorientierung ermöglicht werden kann, und zwar unter der Voraussetzung, daß die zu entwickelnden Forschungsstrategien dem Gegenstand der Psychologie besser gerecht werden als die überkommenen Ansätze.

Als Aufbruch zu einer methodologischen Neuorientierung, die genau dieser Voraussetzung entspricht, ist jene von Hans Thomae begründete eigenständige Tradition zu erkennen, die als eine *alternative Psychologie auf empirisch-geisteswissenschaftlicher Grundlage* gekennzeichnet werden kann. Die so vorgenommene Etikettierung verweist auf ein Rahmenprogramm psychologischer Forschung, für das das Konzept der Psychologischen Biographik (29, 30) exemplarische Bedeutung besitzt. Eine wesentliche Implikation dieses Rahmenprogramms besteht darin, unter den Gesichtspunkten einer (endlich) herzustellenden Gegenstandsangemessenheit psychologischer Untersuchungsarbeit und einer prinzipiell anzustrebenden Vermeidung von Systemimmanenz (14, 15, S. 55 ff.) sowohl einer rein hermeneutischen Methodenorientierung, wie sie z.B. in der psychoanalytischen Kasuistik vorliegt, als auch der herkömmlichen Position einer *operationalistisch verengten* naturwissenschaftlichen Psychologie eine Absage zu erteilen.

Die Begriffe „empirisch" (als Gegensatz zu hermeneutisch-subjektivistisch) einerseits und „geisteswissenschaftlich" (als Gegensatz zu kausalanalytisch-objektivistisch) andererseits definieren, indem sie nicht als einander ausschließend verstanden, sondern wechselseitig aufeinander bezogen werden, eine besondere Konzeption psychologischer Forschung und zugleich den Prozeß einer methodologischen Erneuerung, von dem im vorliegenden Zusammenhang behauptet wird, daß er erst mit der Begründung der *Psychologischen Biographik* begonnen hat. Die entscheidende Erkenntnis, die diese Entwicklung gleichsam einleitete und die nicht zuletzt in der Forderung nach einer „Rückkehr zu den Quellen" (30, S. VI) zum Ausdruck kommt, liegt in der Entdeckung der weitgehenden Unfruchtbarkeit *des Inversionsprinzips* (11, S. 36).

Die hier gemeinte Erkenntnis, daß die Methode keinen Vorrang vor dem Gegenstand haben darf, wenn psychologische Forschung sowohl einem grundlagenwisssenschaftlichen Anspruch genügen als auch wirklichkeitsgerechte Ergebnisse hervorbringen soll, wird im folgenden zu verdeutlichen und zu verallgemeinern versucht.

Empirisch-geisteswissenschaftliche Psychologie als Konsequenz einer unbefriedigenden Forschungssituation

Beachtlich ist, daß sich Hans Thomae aufgrund einer kritischen Sichtung von vorliegenden Befunden der neueren experimentalpsychologischen Forschung in seiner Überzeugung von der Notwendigkeit eines eigenständigen Ansatzes bestätigt sieht. Er beschreibt in diesem Zusammenhang (32, S. 8f.) ein Phänomen, das inzwischen – so z.B. in der experimentellen Sozialpsychologie – so bekannt geworden ist, daß es einen eigenen Namen verdient. Deshalb wird vorgeschlagen, es das *Fifty-fifty-Phänomen* der *operationalistisch* fundierten Psychologie zu nennen. Anzunehmen ist, daß zumindest wissenschaftlich tätige Psychologen angesichts dieser Bezeichnung sofort erraten, was gemeint ist: Es geht darum, daß experimentelle Untersuchungen, die zum Zwecke der Testung einer bestimmten Theorie durchgeführt werden, aufgrund der Anwendung des hypothetico-deduktiven Beweisverfahrens eigentlich mit der Erwartung verbunden sind, früher oder später eine klare Bewertungstendenz der Ergebnisse und damit auch der jeweiligen Theorie erkennen zu lassen. Diese Erwartung wird erstaunlicherweise jedoch kaum jemals erfüllt. Statt dessen – so hebt Thomae zu recht hervor – „halten sich die zahlreichen bestätigenden und die nicht bestätigenden Nachuntersuchungen die Waage" (32, S. 9).

Noch verwunderlicher als dieses Fazit ist jedoch die Tatsache, daß fast niemand nach den Gründen fragt, die für diesen eigentlich unerträglichen Widerspruch zwischen Erwartung und Realität maßgebend sein könnten.

Thomae gehört zu den wenigen, die hier eine Ausnahme bilden, aber er ist vorsichtig genug, aus seinen Überlegungen „keine grundsätzliche Psychologiekritik" (a.a.O.) abzuleiten. Allerdings gewinnt er „Argumente für die These, daß auch relativ ‚einfache' Prozesse so komplex sind, daß man ihre Bedingungen immer nur annähernd kontrollieren kann" (a.a.O.), und schließt die Frage an: „Denn worauf sollten die genannten und die unzähligen anderen einander widersprechenden Ergebnisse psychologischer Experimente zurückzuführen sein als auf kaum kontrollierbare Einstellungen, Erwartungen und Motive der Versuchspersonen, die nun einmal keine neutralen Reaktionsapparate sind, sondern Menschen, die mit sehr unterschiedlichen Biographien und in sehr unterschiedlichen biographischen Situationen in ein Experiment eintreten (vgl. zur Diskussion der Grenzen des Experiments mit Menschen, die mit deren für den Experimentator unerwünschten kognitiven Aktivitäten zusammenhängen: Groeben: 7, S.245ff.)?" (32, S. 9).

Es ist die tiefe Einsicht in die Problematik einer mangelnden Gegenstandsangemessenheit experimentalpsychologischer Untersuchungen operationalistischer Provenienz, die allgemein das Werk Thomaes geprägt hat und aus der im besonderen der biographische Ansatz hervorgegangen ist. Gleichzeitig markiert die Umsetzung dieser Einsicht aber auch den Beginn eines im engeren Sinne geisteswissenschaftlichen Wandlungsprozesses. Da Thomae den Subjektivismus hermeneutischer Rekonstruktionsversuche, die im Rahmen einer beim Einzelfall stehenbleibenden (z.B. psychoanalytischen) Deutungsarbeit unternommen werden, als ein kaum ausgleichbares wissenschaftliches Defizit erkennt (a.a.O., S.11), nimmt er konsequent das Projekt in Angriff, eine im weitesten Sinne *empirisch* orientierte *geistes*wissenschaftliche Forschungspraxis zu entwickeln. Auf diese Weise entsteht – als erfolgversprechende dritte[1] Perspektive – das Programm einer *alternativen Psychologie*, und gelingt Thomae ein Durchbruch von entscheidender Tragweite.

Eine besondere Zielsetzung der von ihm initiierten Forschungspraxis bzw. der von ihm vertretenen Wissenschaftsauffassung besteht für Thomae nicht zuletzt darin, jenen Reduktionismus der Gegenwartspsychologie zu überwinden, der sich zum einen in der fehlenden *Veränderungsoffenheit* der Gegenstandsbetrachtung (vgl. 33, S.109) und zum anderen in jener mangelnden Beachtung der *Komplexität* der Untersuchungsinhalte zeigt, von der oben bereits die Rede war. Thomae (31, S.14) kritisiert diesen Reduktionismus allerdings nur indirekt, indem er den Psychologen – gleichsam in Abhebung vom Selbstverständnis des ausschließlich laboratoriumsexperimentell arbeitenden Forschers – als „Anwalt der Vielfalt menschlicher Innerlichkeiten im Kampf gegen die Standardisierung zugunsten eines glatten Verlaufs der äußeren Dinge" beschreibt und den hohen Wert einer Leitvorstellung betont, die gerade in der operationalistischen Psychologie völlig vernachlässigt wird:

„Die vornehmste Aufgabe des Psychologen, zu deren Lösung ihn seine Wissenschaft immer mehr befähigt und ermutigt, besteht in der unbeirrbaren Bemühung um den Aufweis der Komplexität seelischer Vorgänge" (a.a.O.).

Die Schwierigkeit einer adäquaten wissenschaftlichen Erfassung dieser „Komplexität seelischer Vorgänge" stellt das große Problem dar, das die operationalistische Psychologie einfach – und nur scheinbar erfolgreich – zu umgehen versucht hat. Daß sie gerade in diesem Versuch als gescheitert anzusehen ist, zeigt sich heute immer deutlicher in der Stagnation des Erkenntnisfortschritts, die hier trotz zunehmender Intensivierung der Forschungsanstrengungen konstatiert werden muß, und steht in einem krassem Widerspruch zu dem beharrlichen Festhalten an einer aus den USA „überlieferten" paradigmatisch-einheitswissenschaftlichen Identität (3, 6, 16, 34), deren prinzipielle Unangemessenheit Thomae bereits früh erkannt hatte. Das war für ihn der Anlaß, seinen biographischen Ansatz zu entwickeln und damit ein neues Paradigma zu begründen.

Je unaufhaltsamer sich die operationalistische Forschungspraxis ausbreitete und je stärker sie auch im deutschsprachigen Raum eine wissenschaftliche Vormachtstellung beanspruchte (31, S.41; 34), desto konsequenter bemühte sich Thomae um den Ausbau eines nicht-reduktionistischen und dennoch streng em-

---
[1] Eine Verbindung zum „dritten Weg" der Humanistischen Psychologie soll hier nicht hergestellt werden und ist auch nicht unmittelbar zu erkennen.

pirischen Forschungsprogramms. Es ist vor allem diese Gegenläufigkeit der Prozesse, die die wissenschaftsgeschichtliche Bedeutung und das kritische Potential des von Thomae begründeten Ansatzes sichtbar werden und den Begriff „alternative Psychologie" adäquat erscheinen lassen.

Damit steht Thomae am Anfang einer psychologischen Forschungstradition, für die eine „Verknüpfung" der Orientierungsaspekte sowohl *des Empirischen* als auch *des Geisteswissenschaftlichen* charakteristisch ist und infolgedessen Strategien kennzeichnend sind, deren Einsatz eine aufdeckende und zugleich lebensnahe Untersuchungstätigkeit ermöglicht und die darüber hinaus die Entstehung einer neuen Identität grundlagenwissenschaftlicher akademischer Psychologie bedeuten. Die Überzeugung[2], daß sich diese Identität letztendlich als durchsetzungsfähig erweisen wird, läßt sich dabei u.a. aus einer Diskussion der Frage nach dem Anspruch und der Definition grundlagenwissenschaftlicher Psychologie ableiten.

Was heißt ‚grundlagenwissenschaftliche Psychologie'?

In einer Zeit, in der die Anwendungswissenschaften immer mehr im Hinblick auf Zwecke der Wirtschaft „instrumentalisiert" werden und dadurch immer effektiver – und manchmal geradezu aggressiv – in unser Leben eingreifen, ist es vielleicht notwendig, sich auf die Bedeutung der Grundlagenfächer (vor allem geistes- und humanwissenschaftlicher Art) neu zu besinnen. Dies gilt auch und eventuell sogar verstärkt im Hinblick auf die Psychologie, also auf jene Disziplin, die an ihrem praxeologischen Ende ständig neue Interventionsstrategien (als instrumentalisierte Eingreifmethoden) hervorbringt. Daraus ist für die grundlagenwissenschaftliche Psychologie der Anspruch abzuleiten, eine Art Gegengewicht zum Anwendungsbereich zu bilden und eine besondere Fundierungsfunktion zu übernehmen, um einer inflationären Ausbreitung unausgereifter und u.U. fragwürdiger Techniken entgegenzuwirken bzw. – umgekehrt – eine Entwicklung wünschenswert erscheinender Praxisformen anzuregen. Leider ist jedoch zu vermuten, daß gegenwärtig anstelle dieser erstrebenswert erscheinenden *positiven* Beziehung zwischen grundlagenwissenschaftlicher und anwendungswissenschaftlicher Psychologie ein – vielleicht sogar in einem dialektischen Sinne – *negatives* Verhältnis besteht (28).

Diese Dialektik würde geradezu kuriose Züge annehmen, wenn sich herausstellen sollte, daß die operationalistische Psychologie letzten Endes als eine prinzipiell nicht-grundlagenwissenschaftliche Psychologie identifiziert werden müßte. Die zunächst radikal klingende Behauptung, daß die herkömmliche Psychologie das Etikett „grundlagenwissenschaftlich" tatsächlich nicht verdient, ist jedoch leicht zu erhärten. Dabei kann es selbstverständlich nicht darauf ankommen, grundlagenwissenschaftliche und anwendungswissenschaftliche Forschungsbe-

---

[2] Auch wenn die Zahl derer, die diese Überzeugung teilen, offensichtlich immer größer wird, kann von einer allgemeinen Durchsetzung einer alternativen bzw. neuen Identität grundlagenwissenschaftlicher Psychologie freilich heute noch nicht die Rede sein. Selbst viele derjenigen Kolleginnen und Kollegen, die sich zur „Schülerschaft" von Hans Thomae zählen (was für den Verf. im strengen Sinne leider nicht möglich ist, weil er in Bonn studierte, bevor Thomae dorthin berufen wurde) und die z.T. als Autorinnen und Autoren in diesem Buch vertreten sind, stehen dieser neuen Identität noch seltsam fern.

mühungen streng voneinander zu trennen. Schließlich läßt sich nicht verschleiern, daß es zwischen beiden Bereichen fließende Übergänge gibt, aber es erscheint möglich, in einer gleichsam akzentuierenden und skizzierenden Betrachtungsweise einen Wesensunterschied zu verdeutlichen, der darin besteht, daß alle *anwendungs*wissenschaftlichen Bemühungen per definitionem bereits festgelegte Verwertungszusammenhänge berühren und insofern u.a. auch eine unmittelbare Relevanz im Hinblick auf den Bereich des Produktiven und Konstruktiven aufweisen. Demgegenüber lassen sich Fragestellungen *grundlagen*wissenschaftlicher Arbeit eben nicht auf bereits festgelegte Verwertungszusammenhänge beziehen und sind deshalb allenfalls mittelbar aus praktischen Nützlichkeitserwägungen abzuleiten.

Damit ist aber *das* – von „Natur aus" oder „Kultur aus" – *Vorfindbare* als alleiniger Gegenstand grundlagenwissenschaftlicher (Human-)Psychologie identifizierbar. Die Analyse dieses Vorfindbaren darf allerdings nicht als l'art pour l'art betrieben werden, sondern erscheint ausschließlich in dem Maße gerechtfertigt, in dem über seine Genese oder über sein funktionales (je aktuelles) Zustandekommen ein Wissen *aufdeckender* Art gewonnen zu werden vermag.

Angesichts dieses Analysepostulats, das einem grundlagenwissenschaftlichen Erkenntnisinteresse korrespondiert, läßt sich aber prinzipiell fragen, inwieweit bei einer psychologischen Forschungspraxis, für die Laucken (19, S.105) das Wort vom „naiven Operationalismus" geprägt hat, tatsächlich von einem aufdeckenden Vorgehen gesprochen werden kann. Schließlich ist im Hinblick auf die bereits apostrophierte kritisch-rationalistische Tradition psychologischer Forschung zu bedenken, daß sowohl die am Anfang des wissenschaftlichen Erkundungsprozesses stehende Theorieentwicklung, die nach Popper als „Privatsache" des Forschers gilt (9, S.97), als auch das nachfolgende Procedere einer durch „Operationalisierungswillkür" (5) gekennzeichneten Gegenstandserfassung höchst *konstruktive* Vorgänge von relativ großer Wirklichkeitsferne darstellen.
So erweist sich bei näherer Betrachtung das grandiose Vereinfachungsunternehmen der gegenwärtig vorherrschenden Variablenpsychologie als eine weniger aufdeckende, denn vielmehr Artefakte produzierende Psychologie (5). Es ist aber als grundsätzlich problematisch anzusehen, eine Forschungspraxis, in der eine künstliche Gegenstandswelt errichtet wird, deren Bezug zum praktischen Leben bzw. zur sozialen Realität unklar bleibt, als streng analyseorientiert einzustufen und dem Bereich der Grundlagenwissenschaften zuzuordnen. Gegen eine derartige Zuordnung spricht jedenfalls, daß in der operationalistischen Psychologie die Beziehung zur konkreten Lebenswelt fast vollständig verloren geht, zumal eine unmittelbar verständlich erscheinende *Rückübersetzung* gewonnener Ergebnisse in die allgemeine Umgangssprache kaum gelingt und insofern eine „Verbindung mit der Alltagspsychologie nur unter großen Verrenkungen herstellbar ist" (2, S.13).

Im Sinne der vorgenommenen Unterscheidung zwischen einer grundlagenwissenschaftlichen und einer anwendungswissenschaftlichen Psychologie wäre somit festzuhalten, daß eine operationalistisch-konstruierend vorgehende Psychologie infolge der hergestellten Anwendbarkeit kausalanalytisch-statistischer Auswertungsverfahren zwar naturwissenschaftliches Format erlangt, aber grundlagenwissenschaftlich irrelevant wird. Im Umkehrschluß bedeutet dies, daß eine Psychologie, die die Kriterien grundlagenwissenschaftlicher Relevanz erfüllen will, notwendigerweise einer zentralen geistes- oder kulturwissenschaftlichen Orientierung bedarf. Diese Folgerung kann nicht überraschen, wenn man bedenkt, daß gerade die von Thomae hervorgehobene Komplexität des Menschlich-Psychischen weitgehend aufgrund des Kulturprozesses zustandegekommen ist und daher jeder Versuch, gleichsam auf methodischem Wege Kultur in Natur zurückzuverwandeln (9, 10; 22), um die Zugehörigkeit der grundlagenwissenschaftlichen Psychologie zum Bereich der Naturwissenschaften behaupten zu können, gewaltsam anmutet und schon deshalb als unzulässig beurteilt werden muß. Vieles spricht somit dafür, die grundlagenwissenschaftliche (Human-)Psychologie mit Dilthey den Geisteswissenschaften zuzurechnen.

Empirische Psychologie als verallgemeinernde Geisteswissenschaft

Wenn der als Psychologische Biographik begründete neue Weg psychologischer Forschung hier als eine fundamentale methodologische Erneuerung hervorgehoben wird, dann geschieht dies nicht zuletzt vor dem Hintergrund der von Thomae aufgezeigten Lösung eines grundlegenden Problems (32, S.7ff.), das sich gleichsam hinter dem seit Windelband (35) diskutierten Begriffspaar *idiographisch* und *nomothetisch* verbirgt.

Dieses Problem, das sich als ein Verallgemeinerungsproblem darstellt, ist allerdings von Windelband inadäquat beschrieben worden, wie der Philosoph Manfred Riedel (24) in der von ihm verfaßten Einleitung zum Neudruck von Diltheys „Der Aufbau der geschichtlichen Welt in den Geisteswissenschaften" verdeutlicht. Im Rahmen seiner Kritik an der – nicht allein auf Windelband, sondern zugleich auf Rickert[3] zurückgehenden – „vereinfachten Form" (24, S.69) der dualistischen Annahme einer zweigeteilten Wissenschaftswelt verweist Riedel auf die vergleichsweise differenzierteren Vorstellungen Diltheys und stellt klar: „Die Auffassung, daß das Erkennen in der Naturforschung von der Feststellung des Besonderen zu allgemeinen (gesetzlichen) Beziehungen aufsteige (,nomothetische Erkenntnis'), in der historischen Forschung aber vom Besonderen in seiner unwiederholbaren Einmaligkeit festgehalten werde (,idiographische Erkenntnis'), hat Dilthey ebenso abgelehnt wie den Rückzug der Historiker (Ranke und seine Schule) auf das Ideal der reinen Beschreibung. Die Gegenüberstellung von *idiographischer oder individualisierender* und *nomothetischer oder generalisierender* Wissenschaft enthält eine falsche Alternative" (a.a.O.; Hervorh. i. Orig.).

Aus dieser Kritik folgt, daß es lediglich angemessen ist, von abgestuften Ebenen der Verallgemeinerung, nicht aber von grundsätzlich unterscheidbaren Wissenschaftsgattungen auszugehen, von denen die eine, nämlich die „idiographisch" genannte, hinsichtlich ihres Wissenschaftswerts im Grunde infrage gestellt wird. Die verständliche Befürchtung, als Wissenschaftler nicht ernst genommen zu werden, mag zum Teil sogar erklären, warum die traditionelle Psychologie einseitig eine extrem nomothetische, nämlich universalistische Position präferiert. Schließlich stellt die Totalisierung der Kausalerklärung eine radikale Verallgemeinerung dar, die erforderlich ist, um eine operationalistische Psychologie überhaupt konzipieren zu können.

Grundsätzlich besteht auch die Möglichkeit, den Begriff „nomothetisch" nicht länger ausschließlich im Sinne von „gesetzmäßig-universell" zu verstehen, son-

---

[3] Vgl. hierzu die Überlegungen, die Habermas (8) im Zusammenhang mit seiner Dilthey-Interpretation (a.a.O., S.178ff.; dort insbesondere S.201f.) entwickelt.

dern in einer auf unterschiedlich große Populationen beziehbaren, sehr breiten Bedeutung von „verallgemeinernd" zu verwenden und davon auszugehen, daß psychische Phänomene in interindividueller Hinsicht sehr verschiedene Verallgemeinerungsstufen repräsentieren. Dabei lassen sich die Extrempositionen absoluter Singularität bzw. Universalität als Endpole eines Kontinuums auffassen (15, S.103), die als Sonderfälle zu behandeln sind. Eigenartigerweise haben aber gerade diese Sonderfälle in der Psychologie eine unangemessen starke Beachtung erfahren. So konzentriert sich die (hermeneutische) Psychoanalyse weitgehend auf die Betrachtung individueller Lebensläufe bzw. Krankengeschichten, während sich die operationalistische Psychologie an Theorien orientiert, die von weltweiter und zeitloser Gültigkeit sein sollen.

Eine Korrektur dieser Situation würde u.a. bedeuten, daß in Zukunft die große Zahl der „mittleren" Verallgemeinerungsstufen in den Vordergrund des grundlagenwissenschaftlichen Interesses rücken müßte und eine vielschichtig auszubauende Differentielle Psychologie oder *Persönlichkeitspsychologie* (17) einen besonderen Aufschwung erfahren könnte. Diese Entwicklung würde zugleich bestätigen, daß die Psychologie nicht als eine Wissenschaft *von der Natur*, sondern als eine Wissenschaft *vom Menschen* angelegt und damit geisteswissenschaftlich einzuordnen ist.

Dilthey leitet diese Identifikation tatsächlich aus der Erkenntnisgrundlage „Menschheit"[4] ab. Dabei definiert er folgerichtig sogar den Gegenstandsbereich der Naturwissenschaften von der Position des Menschen aus, indem er feststellt, „daß der Mensch sich selbst ausschaltet, um aus seinen Eindrücken diesen großen Gegenstand Natur als eine Ordnung nach Gesetzen zu konstruieren".[5]

Danach gliedert sich für Dilthey der Bereich der Naturwissenschaften, dem die Psychologie nicht zugehört, wie folgt: „Der Aufbau der Naturwissenschaften ist durch die Art bestimmt, wie der Gegenstand, die Natur, gegeben ist."[6]

Nach Dilthey setzt geisteswissenschaftliches Forschen eine hermeneutische Orientierung voraus, die Habermas (8, S.190) als „Hermeneutik am Beispiel der Autobiographie" kennzeichnet und die vor allem eine individualhistorisch-rekonstruierende und zugleich abgestufte Vorgehensweise impliziert, über die Dilthey u.a. äußert: „Das Auffassen und Deuten des eigenen Lebens durchläuft eine lange Reihe von Stufen; die vollkommenste Explikation ist die Selbstbiographie. Hier faßt das Selbst seinen Lebenslauf so auf, daß es sich die menschlichen Substrate, geschichtlichen Beziehungen, in die es verwebt ist, zum Bewußtsein bringt. So kann sich schließlich die Selbstbiographie zu einem historischen Gemälde erweitern".[7]

Es sind diese „historischen Gemälde" als Ergebnisse rekonstruierender Deutungsarbeit, die Thomae als „impressionistisch" (32, S.11) bezeichnet und als wissenschaftlich inadäquat erachtet. Dies kann aber prinzipiell nur in dem Maße gelten, in dem hermeneutisches Interpretieren, wie gerade psychoanalytische Kasuistiken unmittelbar erkennen lassen (27), einen offensichtlich unkontrollierbaren Spielraum subjektiven Ermessens eröffnet. Eine derartige Unkontrolliertheit liegt jedoch vor, wenn Textdeutungen in intransparenter Weise vorgenommen

---

[4] Vgl. W. Dilthey, Gesammelte Schriften (Bd. VII, S.81 und 86f.); siehe auch Rickert (23, S.739ff.)
[5] Dilthey a.a.O., S.82f.
[6] a.a.O., S.89
[7] a.a.O., S.204

werden und sich bereits dadurch einer anerkennbaren intersubjektiven Absicherung entziehen. Problematisch ist außerdem das Verallgemeinerungsverfahren, das für die hermeneutische Erkenntnisgewinnung charakteristisch ist und das als *Verfahren einer Verallgemeinerung auf dem Umweg einer Theoriekreation* bezeichnet werden kann. Aus der Betrachtung einzelner Fälle werden Theorien abgeleitet, denen universelle Gültigkeit unterstellt wird und die auf diese Weise eine (quasi-) naturwissenschaftliche Dignität erlangen. Doch die hermeneutische Begründung dieser Theorien überzeugt nicht, solange die Auswertung des Ausgangsmaterials nach subjektivem Belieben erfolgt. So läßt sich die hier zu beobachtende *Interpretationswillkür* durchaus zu der bereits hervorgehobenen „Operationalisierungswillkür" (5, S.53) der experimentellen Psychologie in Beziehung setzen.

Genau das ist aber der Punkt, an dem die Begründung einer eigenständigen *empirisch*-geisteswissenschaftlichen Tradition naheliegend und unverzichtbar erscheint. Dabei erfährt die Kategorie des empirischen Forschens eine *definitorische Erweiterung* und umfaßt im wesentlichen (und nicht nur im Hinblick auf die Psychologie) die wirklichkeitsgerecht durchzuführende, materialorientierte wissenschaftliche Analyse von allgemeinen Phänomenen einschließlich einer sorgfältigen intersubjektiven Absicherung sowohl aller Auswertungsvorgänge als auch der Ergebnisdarstellung in Form beschreibender oder erklärender Aussagen.

Abschließende Bemerkungen

Die zentrale Aussage des vorliegenden Beitrags besteht in der Behauptung, daß jeder Versuch, die *grundlagen*wissenschaftliche Identität der Psychologie im Sinne einer engen *Methodendefiniertheit* der Forschung unter gleichzeitiger Anerkennung des Dualismus von Erklären und Verstehen bestimmen zu wollen, zum Scheitern verurteilt sein muß. Im Sinne dieser Behauptung hat Hans Thomae das Konzept einer empirisch-geisteswissenschaftlichen Psychologie entwickelt, das sich zusammenfassend als eine doppelte Abgrenzung darstellen läßt: zum einen erfolgt eine Distanzierung von der am deduktiv-nomologischen Prinzip orientierten operationalistischen Psychologie und zum anderen von jener hermeneutisch-geisteswissenschaftlichen Arbeitsweise, die aufgrund einer mangelnden Bereitschaft ihrer Anwender, wirksame intersubjektive Kontrollen durchzuführen, den Eindruck relativer Beliebigkeit und damit unzulänglicher empirischer Fundiertheit erweckt. Eine (*gegenständlich* gemeinte) geisteswissenschaftliche und zugleich (*methodologisch* gemeinte) empirische Orientierung, wie sie den Ansatz der Psychologischen Biographik und allgemein das Rahmenkonzept einer alternativen Psychologie kennzeichnet, bildet zudem eine günstige Perspektive für die allmähliche Ausbildung und zunehmende Anerkennung einer neuen Identität grundlagenwissenschaftlicher Psychologie.

Erkennbar ist, daß eine so definierte empirisch-geisteswissenschaftliche Psychologie vielfältig weiterentwickelt zu werden vermag. Die prinzipiell möglich erscheinende vollständige Elaboration ihrer Methodologie würde wahrscheinlich auch das unechte und unfruchtbare Konkurrenzverhältnis verschiedener bereits vorhandener, aber verkürzt und immanent erscheinender Psychologien, deren *Systemdefiniertheit* (14, 15, 16) ein Kardinalproblem der gegenwärtigen Wissenschaftssituation darstellt, beenden und eine Entstehung weiterer Ansätze dieser Art verhindern können.

Es konnte allerdings nicht die Zielsetzung dieses Beitrags sein, eine derartige Elaboration ad hoc vorzunehmen oder die große Zahl der unter dem Stichwort „qualitative Forschung" (4, 12) diskutierten Methodenvorschläge darauf hin zu untersuchen, inwieweit sie sich der Traditionslinie oder dem Paradigma einer (alternativen) Psychologie auf empirisch-geisteswissenschaftlicher Grundlage zuordnen lassen oder nicht. Statt dessen wurde vor allem Wert darauf gelegt, einige wesentlich erscheinende Implikationen des umrissenen Gesamtkonzepts einer grundlagenwissenschaftlichen methodologischen Neuorientierung zu erörtern.

Dabei hat sich gezeigt, daß die wissenschaftliche Leistung von Hans Thomae und die Bedeutung der von ihm in Gestalt eines multimethodal angelegten Forschungsprogramms begründeten Tradition einer alternativen Psychologie nicht hoch genug veranschlagt werden können. Ausdrücklich hervorzuheben ist, daß im Rahmen dieses Programms auch die Begriffe „empirisch"[8] und „historisch" keineswegs einen Gegensatz bilden. Vielmehr muß der Empiriebegriff sogar so weit gefaßt werden, daß er streng materialorientierte und intersubjektiv absicherbare historisch-wissenschaftliche Arbeitsweisen, die als „empirisch-historisch" (15, S.185) deklarierbar sind, ebenfalls abdeckt. In diesem Zusammenhang hat Thomae schon früh die Notwendigkeit erkannt, die (traditionell vernachlässigte) historische Dimension des Psychischen angemessen zu berücksichtigen (18, 20).

Letzten Endes ist es die Notwendigkeit, die hohe Komplexität des Psychischen in *gegenstandsangemessener* Weise zu erfassen, die eine äußerste Erweiterung des Empiriebegriffs erzwingt. Allerdings ist zu erwarten, daß sich diese Veränderung für die Psychologie in vielfältiger Hinsicht als nützlich erweisen wird. Diese Aussicht läßt den Gedanken entstehen, daß sich im Bereich der Psychologie ein ähnlicher Paradigmenwechsel vollziehen könnte wie auf dem Gebiet der Kulturanthropologie (25). Hier hatte der Deutschamerikaner Franz Boas nicht nur an der Entdeckung, daß die Kultur einen eigenständigen Ursprung menschlicher bzw. sozialer Entwicklung bildet (26), sondern auch an der Durchsetzung eines weitgefaßten Empirieverständnisses einen entscheidenden Anteil. Boas leitete somit eine Entwicklung ein, die (ebenfalls) als Begründung einer empirisch-geisteswissenschaftlichen Forschungsauffassung beschreibbar ist.

Angesichts dieses Beispiels erscheint die Annahme naheliegend, daß die grundlagenwissenschaftliche psychologische Forschung einen neuen Aufschwung erfährt, sobald es gelungen sein wird, auf der Basis eines erweiterten Empiriebegriffs und im Sinne einer vom Gegenstand abgeleiteten Definition geisteswissenschaftlicher Psychologie die *falschen* Alternativen von Erklären und Verstehen[9], nomothetisch und idiographisch, quantitativ und qualitativ, empirisch und historisch endgültig zu überwinden. In dieser Perspektive ist das Desiderat einer vollen Verwirklichung der *richtigen* Alternative, das in der Forderung nach einer – u.U. hochdifferenzierten – adäquaten Anpassung der Empirie an die Komplexität des Gegenstands seinen unmittelbarsten Ausdruck findet, auch heute schon mehr als nur eine Vision.

---

[8] Hier ist der verengte, streng naturwissenschaftlich interpretierte „alte" Empiriebegriff gemeint.
[9] Vgl. u.a. Groeben (7) und Maiers (21)

Literatur

1. Dilthey W (1959/1966) Gesammelte Schriften. Bd. I–XIV, 5, Stuttgart, Göttingen
2. Dörner D (1983) Empirische Psychologie und Alltagsrelevanz. In: Jüttemann G (Hrsg) Psychologie in der Veränderung. Perspektiven für eine gegenstandsangemessenere Forschungspraxis. Beltz, Weinheim
3. Ewert O (1983) Ansprache zur Eröffnung des XXXIII. Kongresses der Deutschen Gesellschaft für Psychologie. In: Lüer G (Hrsg) Bericht über den 33. Kongreß der DGfP 1982 in Mainz. Hogrefe, Göttingen
4. Flick U, Kardorff E v, Keupp H, Rosenstiel L, Wolff S (Hrsg) (1991) Handbuch Qualitative Sozialforschung. München, Psychologie Verlags Union
5. Gigerenzer G (1984) Messung, Modellbildung und die „Kognitive Wende". In: Amelang M, Ahrens H (Hrsg) Brennpunkte der Persönlichkeitsforschung. Bd. 1, Hogrefe, Göttingen
6. Graumann CF (1973) Zur Lage der Psychologie. Bericht des Vorsitzenden auf dem 27. Kongreß der DGfP in Kiel 1970. Kongreßbericht, hrsg. von Reinert G. Hogrefe, Göttingen
7. Groeben N (1986) Handeln, Tun, Verhalten als Einheiten einer verstehend-erklärenden Psychologie. Franke, Tübingen
8. Habermas J (1977) Erkenntnis und Interesse. 4, Suhrkamp, Frankfurt/M.
9. Holzkamp K (1972) Kritische Psychologie. Vorbereitende Arbeiten. Fischer, Frankfurt/M
10. Holzkamp K (1977) Die Überwindung der wissenschaftlichen Beliebigkeit psychologischer Theorien durch die Kritische Psychologie. Teil 1 und Teil 2. Zeitschrift für Sozialpsychologie 8:1–22 Teil 1. und 8:78–97 Teil 2
11. Jüttemann G (1983) Psychologie am Scheideweg. Teilung oder Vervollständigung? In: Jüttemann G (Hrsg) Psychologie in der Veränderung. Perspektiven für eine gegen standsangemessenere Forschungspraxis. Beltz, Weinheim
12. Jüttemann G (Hrsg) (1985) Qualitative Forschung in der Psychologie. Grundfragen, Verfahrensweisen, Anwendungsfelder. Beltz, Weinheim
13. Jüttemann G (1991) (Hrsg) Individuelle und soziale Regeln des Handelns. Beiträge zur Weiterentwicklung geisteswissenschaftlicher Ansätze in der Psychologie. Asanger, Heidelberg
14. Jüttemann G (1991) Systemimmanenz als Urasche der Dauerkrise „wissenschaftlicher" Psychologie. In: Jüttemann G, Sonntag M, Wulf Ch (Hrsg) Die Seele. Ihre Geschichte im Abendland. Psychologie Verlags Union, Weinheim
15. Jüttemann G (1992) Psyche und Subjekt. Für eine Psychologie jenseits von Dogma und Mythos. Rowohlts Enzyklopädie, Reinbek
16. Jüttemann G (1994) Die Entstehung einer neuen Identität grundlagenwissenschaftlicher Psychologie. In: Schorr A (Hrsg) Die Psychologie und die Methodenfrage. Reflexionen zu einem zeitlosen Thema. Hogrefe, Göttingen
17. Jüttemann G (i. Dr.) Persönlichkeitspsychologie – Perspektiven einer wirklichkeitsgerechten Grundlagenwissenschaft. Asanger, Heidelberg
18. Kruse A, Thomae H (1992) Menschliche Entwicklung im historischen Wandel. Empirisch-psychologische Beiträge zur Zeitgeschichte. Asanger, Heidelberg
19. Laucken U (1994) Plädoyer für das Zusammendenken von Verschiedenartigem. In: Schorr A (Hrsg) Die Psychologie und die Methodenfrage. Reflexionen zu einem zeitlosen Thema. Hogrefe, Göttingen
20. Lehr U (1988) Historische Aspekte in der Psychologie von Hans Thomae. In: Jüttemann G (Hrsg) Wegbereiter der Historischen Psychologie. Beltz, Weinheim:
21. Maiers W (1994) Subjektiv begründetes Handeln als psychologische Analyseeinheit. In: Hoefert H, Klotter Ch (Hrsg) Neue Wege der Psychologie. Eine Wissenschaft in der Veränderung. Asanger, Heidelberg
22. Rath N (1994) Jenseits der ersten Natur. Kulturtheorie nach Nietzsche und Freud. Asanger, Heidelberg
23. Rickert H (1929) Grenzen der naturwissenschaftlichen Begriffsbildung. Mohr, Tübingen
24. Riedel M (1981) Einleitung zu W. Dilthey: Der Aufbau der geschichtlichen Welt in den Geisteswissenschaften. Suhrkamp, Frankfurt/M
25. Rudolph W (1976) Stichwortartikel: „Kulturanthropologie, empirische cultural anthropology.". In: Ritter J, Gründer K (Hrsg) Historisches Wörterbuch der Philosophie. Schwabe, Basel, S 1328–1332
26. Sahlins M (1981) Kultur und praktische Vernunft. Suhrkamp, Frankfurt/M
27. Schalmey P (1977) Die Bewährung psychoanalytischer Hypothesen. Scriptor, Kronsberg/Ts

28. Sonntag M (1988) Die Seele als Politikum. Psychologie und die Produktion des Individuums. Reimer, Berlin
29. Thomae H (1952) Die biographische Methode in den anthropologischen Wissenschaften. Studium Generale 5:163–177
30. Thomae H (1968) Das Individuum und seine Welt. Eine Persönlichkeitstheorie. Hogrefe, Göttingen
31. Thomae H (1977) Psychologie in der modernen Gesellschaft. Hoffmann & Campe, Hamburg
32. Thomae H (1988) Das Individuum und seine Welt. Eine Persönlichkeitstheorie. Zweite, völlig neu bearbeitete Auflage. Hogrefe, Göttingen
33. Thomae H (1994) Zeitgeist und alltägliches Verhalten in Problemsituationen. In: Hoefert H Klotter Ch (Hrsg) Neue Wege der Psychologie. Eine Wissenschaft in der Veränderung. Asanger, Heidelberg
34. Traxel W (1985) Die Wiederbelebung der Experimentellen Psychologie in der Bundesrepublik Deutschland. In: Albert D (Hrsg) Bericht über den 34. Kongreß der DGfP in Wien 1984. Hogrefe, Göttingen
35. Windelband W (1924) Geschichte und Naturwissenschaft. Freiburg/Br. 1894 (Wiederabgedruckt in: W. Windelband. Präludien. Aufsätze und Reden zur Philosophie und ihrer Geschichte). Mohr, Tübingen

Anschrift des Verfassers:
Prof. Dr. G. Jüttemann
TU Berlin
Institut für Psychologie I
Dovestraße 1–5
10587 Berlin

Lebensraum – Die Mehrdeutigkeit seiner wissenschaftlichen Konstruktion

C. F. Graumann*, L. Kruse**

* Psychologisches Institut, Universität Heidelberg
** Institut für Psychologie, Fernuniversität Hagen

Die bio-geographische Konstruktion des Lebensraums

Das deutsche Wort „Lebensraum" hat seine Geschichte, und wie alle Geschichte sich aus Geschichten konstituiert, treffen sich in der Rede vom Lebensraum verschiedene, weil historisch unterschiedlich entstandene und entwickelte Bedeutungen. Je nach Diskursrahmen heißt „Lebensraum" einerseits Verschiedenes; andererseits verweisen die verschiedenen Bedeutungen in nicht immer erkennbarer Weise aufeinander, beziehungsweise implizieren – und sei es nur konnotativ – einander. Sie sind durch eine sich durchhaltende Grundbedeutung miteinander verwandt, aber liegen gerade als Verwandte miteinander im Streit. Das Resultat ist eine das Verständnis und die Verständigung immer wieder irritierende Mehrdeutigkeit.

Dieser Mehrdeutigkeit seien einige klärende Überlegungen gewidmet. Denn einerseits sollte „Lebensraum", wenn überhaupt als theoretisches Konstrukt zu verwenden, die für wissenschaftliche Begriffe gebotene Eindeutigkeit bieten. Andererseits tendieren gerade Psychologen und andere Sozialwissenschaftler dazu, sich umgangssprachlicher Wörter zu bedienen und sie für eigene Zwecke begrifflich (neu) zu fassen. Was schließlich wäre eine Allgemeine Psychologie ohne das Vokabular von Wahrnehmung, Denken, Lernen, Gedächtnis und Gefühl, eine Persönlichkeitspsychologie ohne Persönlichkeit und Eigenschaften, oder eine Sozialpsychologie ohne Einstellung, Vorurteil und Gruppe – alles Begriffe, die vor und außerhalb der Psychologie dem alltäglichen Diskurs geläufig waren und sind, deren umgangssprachliche Bedeutung sich aber nicht unbedingt mit ihrer wissenschaftlichen Verwendung deckt. Ebenso wichtig wie die Bedeutungsverschiedenheit zwischen umgangs- und fachsprachlicher Verwendung ist die Tatsache, daß der Nicht-Fachwissenschaftler – und das ist nicht nur der sogenannte Laie, sondern auch der Wissenschaftler einer anderen Disziplin – sich dieser oft gravierenden Bedeutungsdifferenz nicht bewußt ist. Das liegt zumal dann nahe, wenn ein Wort in einem anderen wissenschaftlichen Diskurs oder auch in der Umgangssprache eine bereits etablierte Bedeutung hat.

Dieser komplexe Fall bedingt auch die Mehrdeutigkeit der Konstruktion des Lebensraums. Von seiner Grundbedeutung her, nämlich als Raum, in dem sich Leben (= Lebewesen) erhalten und entfalten kann, ist Lebensraum ein *biologischer* Begriff. Entsprechend finden wir ihn in der biologischen (ökologischen und ethologischen) Literatur alternativ zu *Biotop* als Begriff für denjenigen räumlichen Bereich, der für eine Lebensgemeinschaft (Biozönose) bestimmter Pflanzen und Tierarten die ihr Vorkommen ermöglichenden Lebensbedingungen bietet. Allerdings hat es sich für ökologische Zwecke als notwendig erwiesen, den allzu globalen Begriff des Lebensraums nach Ausdehnung zu differenzieren: Wenn Biotop der Ort des Vorkommens einer bestimmten Lebensgemeinschaft (Biozönose) ist, bezeichnet heute *Biom* einen durch Klima, Vegetation, Gestein und Böden geprägten Groß-Lebensraum. W. Haber (9, S.89) gibt als Beispiele für solche Groß-Lebensräume den tropischen Regenwald, die Savanne, die Tundra. Darüber hinaus wird der Gesamtraum, der von Lebewesen dauernd bewohnt wird, der also alle Biome und Biotope umfaßt, als *Biosphäre* (Ökosphäre) bezeichnet (9, S. 90).

Der Hinweis auf die hier nicht weiter interessierende biologische Terminologie und Taxonomie soll lediglich darauf aufmerksam machen, daß der Begriff des Lebensraums schon rein extensional Unterschiedliches meinen kann und in diesem Sinne ohne genauere Spezifizierung nicht eindeutig ist. Selbst wenn sich eine Übernahme des rein biologisch verstandenen Lebensraums auf den Menschen verbietet, der als Kulturwesen nicht nur Lebewesen ist, bleibt das Problem des unterschiedlichen Begriffsumfangs bestehen. Doch die eingangs angesprochene Irritation durch die Mehrdeutigkeit der Konstruktion des Lebensraums rührt nicht aus der biologischen, sondern aus der biologistischen Verwendung des Lebensraumbegriffs: Lebensraum im *politisch-geographischen* Sinne des Wortes, wie er durch Ratzel (21, 22) in die Wissenschaft eingeführt wurde. In der bereits durch Herbert Spencer in die Sozialwissenschaft integrierten evolutionstheoretischen Orientierung ist für Ratzel, hierin Schüler des (sozialdarwinistischen) Soziologen und frühen Sozialpsychologen A.E.F. Schäffle (23, vgl. 7), Lebensraum ein *biogeographischer* Begriff. Er ist Raum für den als „bodenständigen Organismus" verstandenen Staat (22, S. 1). Er ist Boden, der das Wachstum der Staaten und Völker begünstigt oder hemmt (22, S. 2f.). Es ist für die als Organismen konzipierten Staaten natürlich, zu wachsen. Also „liegt (es) im Wesen der Staaten, daß sie im Wettbewerb mit den Nachbarstaaten sich entwickeln, wobei die Kampfpreise zumeist in Gebietsteilen bestehen" (22, S. 173). Es war diese sozialdarwinistische Konzeption des Lebensraums und des immer damit verknüpften Kampfes um mehr Raum, die zum Schlüsselbegriff der um die Jahrhundertwende initiierten *Geopolitik* des 20. Jahrhunderts wurde: Lebensraum als das für die Entwicklung – und das heißt hier: Expansion – eines Volkes benötigte und beanspruchte Territorium. Als Politikum des deutschen Imperialismus und Nationalsozialismus wurde Lebensraum so sehr zum Kennzeichen deutschen Expansionsstrebens, daß wir noch heute in englischen und amerikanischen Lexika das deutsche Wort als Fremdwort finden für „territory which the Germans believed was needed for their natural development" (6, S. 690), oder, noch pointierter, „territory for political and economic expansion: term of German imperialism" (8, S. 805).

Bemerkenswert an dieser internationalen Rezeption ist, daß wohl der geopolitische *„living space"*, nicht aber der psychologische *„life space"*, Eingang in das allgemeine Vokabular gefunden hat. Wesentlich zu der internationalen Resonanz beigetragen hat die nationalsozialistische Aneignung des Begriffs zur Begründung der NS-Expansions- und Kriegspolitik. Vor allem Hitler sah in einem genügend großen Lebensraum die ernährungs- und militärpolitische Sicherung der Existenz „der durch den Staat zusammengefaßten Rasse" (13, II, S. 728) und im Mangel an solchem Raum die Begründung für eine expansive Außenpolitik.

Die hier erkennbare Verschränkung von imperialistischer und rassistischer Verwendung des Lebensraumargumentes ist zwar nach dem Zweiten Weltkrieg historisch und ideologiekritisch analysiert und zurückgewiesen worden; dem deutschen Wort „Lebensraum" haftete gleichwohl, zumindest im Gedächtnis der in den zwanziger und dreißiger Jahren Erwachsenen, „konnotativ" diese historische Bedeutungskomponente auch dann noch an, wenn das Wort in anderer Intention im wissenschaftlichen Diskurs auftauchte. Unmittelbar in der politischgeographischen Tradition Ratzels verwendete etwa Hellpach (10) in seiner „Völkerpsychologie" den Begriff des *„Volkslebensraums"* (10, S. 35 ff.), und ihm war die biologistische Assoziation von „Blut und Boden" keineswegs anrüchig, wenn wir in der 1946 ausgelieferten 2. Auflage von 1944 lesen: *„Die Völker sind gerade durch ihre Rassenstruktur raumbedingt und raumgebunden. Das ist der wissenschaftliche Sinn, den die Wendung von ‚Blut und Boden' einschließt"* (10, S. 35; Hervorhebungen bei Hellpach). Lediglich der letzte Satz fehlt in der 3. Auflage von 1954. Hellpach formulierte sogar ein „Gesetz der lebensräumlichen Beziehung von Rasse und Volk". Laut diesem „Gesetz" ist „die Fähigkeit, Völker zu bilden und völkisch zu existieren ... der Maßstab für die Standorteignung einer Rasse" (10, S. 36); ähnlich in der „Geopsyche" (12, S. 122). Daß der „Boden" als „lebensräumliche Tatsache" angesetzt wird, führt zu der Konsequenz, daß „die Stadt als Lebensraum als Unnaturtatsache im Völkerleben" gilt, und Menschen, die in Städten wohnen, „denaturiert" sind (10, S. 43). Auch bei Hellpach wird also der Begriff des Lebensraums extensional weit gefaßt. Einerseits ist Lebensraum durch die Tatsache seiner „Bevölkertheit" immer schon *„Mitlebensraum"*; andererseits gilt Hellpach auch die Gebärmutter als Lebensraum des Embryo (11, S. 134). Die Grundbedeutung diesseits aller volks- und rassenideologischen Überformungen ist also ganz allgemein derjenige Raum, der als Bedingung für das Leben und Überleben von Lebewesen, d.h. für Individuen wie für „Sozialorganismen", anzusehen ist. Doch unverkennbar sind in Hellpachs Verwendung des Lebensraumbegriffs in Völker-, Sozial- und Geopsychologie biologische, organizistische, rassentheoretische und geographische Bedeutungen konfundiert. Wohl für den Begriff der „Geopolitik", nicht aber für den des Lebensraums, erkennt der Nachkriegs-Hellpach (12, S. 246), er sei, da „beklagenswerterweise vor die expansiven Tendenzen des ‚Dritten Reiches' gespannt ... *,descientifiziert'* worden". Doch erweckt die Verwendung des Begriffs durch Hellpach nicht die Vermutung, das Konstrukt des „Lebensraums" sei völker-, sozial- oder geopsychologisch „scientifiziert" worden.

„Verwissenschaftlichung" findet sich nur da, wo die Konfundierung der biologischen, geographischen (und politischen) Bedeutungsmomente vermieden wird, wie es, wenigstens extensional, bei den eingangs genannten biologischen Raumbegriffen der Fall ist. Sie findet sich allerdings vor allem da, wo auch intensional ein biologischer (oder geographischer) Raumbegriff konstruiert wird. Als Exempel hierfür, das zugleich zum kommenden Abschnitt über die phänomenologischanthropologische Konstruktion des Lebensraums überleiten kann, sei der biologische Raumbegriff von Viktor von Weizsäcker (29) zitiert.

In der Tradition Bergsons und der Phänomenologie, in der die historische, die biologische und die gelebte Zeit der mathematischen gegenübergestellt wurde, definiert von Weizsäcker den biologischen Raum aus der Untrennbarkeit der organischen Bewegung von ihrer jeweiligenUmwelt. Raum ist die Form der Begegnung von Organismus und Umwelt, wobei die organische Bewegung jeweils „ein bestimmtes Verhältnis von Raum zu Zeit formt" (29, S. 142).

Mit der Konstruktion des biologischen Raums als *Gestaltung* und damit als *Leistung* des jeweiligen Organismus wird er auch näher bestimmbar als eine – wie die biologische Zeit – „von dem jeweiligen Hier zu seiner weiteren Gestaltung fortschreitende Struktur" (29, S. 145). Damit aber ist, fokussiert man von Weizsäckers Argumente auf menschliche Lebewesen, die unauflösliche Bindung von Raum, Zeit und Subjekt angesprochen, wie sie in der phänomenologisch-anthropologischen Tradition thematisiert worden ist. Raum als (soziale) Produktion ist schließlich die Kernthese der von Henri Lefebvre 1974 (16) vorgelegten Theorie, die physischen, mentalen und sozialen Raum integriert.

Die phänomenologisch-anthropologische Konstruktion des Lebensraums

Die für die phänomenologische Anthropologie, Psychologie und Psychopathologie zentrale Bindung des Raumes an das Subjekt ist fundiert in der Leiblichkeit der intentional auf ihre Welt bezogenen Person. Sehend, tastend, greifend, stehend und gehend ist das Subjekt auf seine jeweilige raumzeitlich erfahrene und in der Erfahrung aktiv wie passiv konstituierte Umwelt bezogen. Umgekehrt erscheinen alle Personen und Dinge seiner Umwelt in einer gewissen Orientierung; das Leibsubjekt trägt, wie es Husserl formuliert hat, den „Nullpunkt" aller Orientierungen in sich, ist das immerwährende Zentrum. Ohne hier auf die von Philosophen wie vor allem Husserl, Heidegger und Merleau-Ponty explizierte Räumlichkeit (genauer immer: Raumzeitlichkeit) unserer Erfahrung eingehen zu können (vgl. hierzu 14; 26), seien im Sinne der weiteren Klärung der Mehrdeutigkeit der wissenschaftlichen Verwendung von Lebensraum einige der für die Psychologie relevant gewordenen Konstruktionen in Erinnerung gerufen und auf ihre Vereinbarkeit geprüft.

Vorbereitet durch Kant, der den Raum als Form der sinnlichen Anschauung und damit als Eigentümlichkeit menschlicher Subjektivität bestimmte, vorbereitet auch durch Machs Konstruktion eines „physiologischen Raumes", der im Unterschied zum „metrischen" anisotrop und inhomogen ist, bildet sich vor allem in den zwanziger Jahren in der Psychologie ein Konzept des an Wahrnehmung und Bewegung gebundenen Raumes heraus. In diese Entwicklung fällt, gehäuft um 1930 herum, die Rezeption bzw. Konstruktion von Begriffen wie „Lebensraum" (Lewin, Muchow), „gelebter Raum" (Minkowski, Dürckheim), „orientierter Raum" (O. Becker), „gestimmter Raum" (Binswanger), „personaler Raum" (Stern).

Von diesen Begriffen sind fast alle theoriegeleitete Neuschöpfungen; die Ausnahme bildet der „Lebensraum", der dem öffentlichen und überwiegend politischen Diskurs der zwanziger Jahre entnommen wurde. Martha Muchow, die den Begriff des Lebensraums bereits 1927/28 verwendete (20, S. 7), war sich bewußt, den Begriff „im landläufigen Sprachgebrauch als den ‚Raum, in dem man lebt'" zu verwenden (20, S. 11), beeilt sich aber gerade deswegen, die Frage nach dem Charakter dieses Raumes sehr differenziert und, wie man rückblickend sagen muß, modellhaft zu stellen. Zuerst wird mit Hilfe eines Erhebungsverfahrens die Frage nach dem Raum gestellt, in dem das jeweilige Kind tatsächlich lebt. Das führte zu Differenzierungen zwischen Mädchen und Jungen, die unterschiedliche „*Lebensraumpläne*" haben, zu Differenzierungen nach geistiger Beweglichkeit der Kinder, vor allem aber zu Unterscheidungen zwischen „Spielräumen" und „Streifräumen". Die zweite Frage nach dem Lebensraum als dem „Raum, den das Kind erlebt", wurde durch die Auswertung von Aussagen und graphischen Darstellungen der Kinder beantwortet. Sie gab Auskunft über die Arten der Spiele, die (außer sonntags) zumeist auf der Straße oder in Anlagen von Jungen bzw. von Mädchen gespielt werden. Schließlich wurde mit Hilfe von Beobachtungsverfahren die Frage nach dem Raum beantwortet, „den das Kind lebt".

Hier, in einer rein verhaltensdeskriptiven Rekonstruktion bestimmter Typen von Plätzen und Straßen sowie eines modernen Warenhauses, wird vor allem deutlich, wie unterschiedlich diese Orte von jüngeren und von älteren Kindern, vor allem aber von Kindern und von Erwachsenen erfahren und genutzt werden. Es ist die je verschiedene Weise des Umgangs und das zugehörige „Beachtungsrelief", die die tatsächlichen Lebensräume von Kindern verschiedenen Alters und Geschlechts und von Erwachsenen konstruieren lassen. So weitgehend es objektiv ein und derselbe Raum ist, in dem Kinder und Erwachsene, Kleinkinder und größere leben, gelebt werden sehr unterschiedliche Räume.

Martha Muchow, Mitarbeiterin von William Stern, hat mit dieser Studie den Lebensraum als den gelebten Raum einer Person, wie ihn Stern theoretisch entworfen hat (24, S. 138f.), exemplifiziert. Zugleich schloß sie damit an die „subjektive Biologie" des Jakob von Uexküll an. Durch die Annahme der lebenden Aktualisierung eines Raumes (20, S. 10) wird zwar die Bindung des gelebten Raumes an das leibliche Subjekt betont. Zugleich wird aber auch deutlich, daß der Lebensraum damit nicht zum nur-subjektiven wird: Der um mich zentrierte und von mir aus perspektivisch strukturierte Lebensraum ist eingegliedert in den „transpersonalen" sozialen Raum, durch seine Lokalisierbarkeit in den „terrestrischen und kosmischen" Raum und letztlich durch seine Meßbarkeit in den „mathematischen Raum". Diese transpersonalen und objektiven Raumgebilde werden in den Lebensraum des Erwachsenen „introzipiert". Dennoch bleibt es mit allen diesen Beziehungen zur Objektivität der gelebte Raum einer Person (24, S. 138f.). Gleiches gilt, was hier nur angemerkt sei, für die personale Lebenszeit; beide zusammen konstituieren die personale Welt.

Wir haben die „personalistische" Konstruktion des Lebensraumes etwas ausführlicher dargestellt, einmal weil sie als erste der psychologischen Konzeptionen der phänomenologischen Annahme der Konstitution des perspektivisch strukturierten Lebensraums durch die Tätigkeit eines Leibsubjekts am nächsten kommt. Zum andern ist durch die dreifache Artikulation des Lebensraums bei Muchow als Raum, in dem jemand lebt, den jemand erlebt und den jemand lebt, ein wünschenswertes Höchstmaß an konzeptueller Eindeutigkeit erreicht worden.

Auch die ebenfalls von Stern (24, S. 139f.) betonte Tatsache, daß Raum und Zeit psychologisch nicht nur intersensoriell, sondern interfunktional sind, also beispielsweise der Lebensraum nicht nur als Sehraum, als Hörraum, als Tastraum, sondern auch als gestimmter Raum, als Handlungsraum erfahrbar und beschreibbar ist, bindet die hier einschlägigen psychologischen Befunde eng an die oben exemplarisch genannte phänomenologische Analytik (vgl. 4, 14, 26).

So modellhaft die Studie Muchows auch erscheinen mag, die sie leitende personalistische Psychologie hat – aus verschiedenen Gründen – keine Schule gemacht. Wenn heute in der Psychologie von „Lebensraum" die Rede ist, bezieht sich diese in der Regel auf Lewin und die mit ihm geführte Auseinandersetzung. Auch Lewins Begriff des Lebensraums taucht um 1930 auf, anfangs nicht weiter definiert, noch wahlweise mit „psychologischer Umwelt" und „Milieu" verwendet (17), aber konsequent mit „Lebenszeit" verknüpft und mit einem Entwicklungskonzept, das die „raumzeitliche Ausbreitung" dieses Lebensraums akzentuiert. Als die Gesamtheit der Tatsachen, die das Verhalten eines Individuums zu einem gegebenen Augenblick bestimmen, wird der Lebensraum (L), der sich aus den Regionen „Person" (P) und „Umwelt" (U) zusammensetzt, bald in die bekannte Formel gebracht: $V = f(L)$, wobei $L = P, U$. Auf die Problematik dieser Formel, die die Interdependenz von P und U, also $P = f(U)$, $U = f(P)$, nicht eindeutig wiederzugeben vermag, sei hier nicht erneut eingegangen, wohl aber auf die Lewins Verständnis des Lebensraums identifizierende und problematisierende *Interdependenzannahme*. Sie identifiziert Lewins Konstruktion, insofern sie den Lebensraum und alles, was sich in ihm ereignet, auf eine prinzipielle Interdependenz von Person und Umwelt festlegt. Die konsequent „galileische" These verlangt, daß alles Verhalten (und das heißt bei Lewin alles psychische Geschehen) aus einer wie immer im einzelnen gearteten Wechselwirkung von Person und Umwelt zu verstehen ist, „Personales" also immer auch aus der Umwelt, „Umweltliches" (d.h. in der jeweiligen Umwelt Erfahrbares) aus der Person zu interpretieren ist. Es liest sich leichter, als es sich in Forschung und Praxis realisieren läßt, nämlich gegen den „aristotelischen" Strich beispielsweise mentale Prozesse oder Persönlichkeitseigenschaften auch aus der Umwelt, objektive „Verhältnisse" und „Umstände" auch aus der Person zu konstruieren. Im Prinzip fordert diese galileische Denkweise, was auch Stern (24, S. 112f.) mit seinem *Konvergenzprinzip* anvisierte: „Es gibt kein Lebnis, kein Erlebnis, keine Beschaffenheit und Verhaltungsweise der Person, die ausschließlich aus Dispositionen ableitbar wäre, sowie es keine gibt, die eindeutig vom Milieu her bestimmt wäre". Nur ist Lewin mit seiner generellen Interdependenzannahme radikaler: Seine Lebensraumkonstruktion führt zu der Schlußfolgerung, daß der Lebensraum der Ort (oder besser: das „Feld") ist, auf dem „personale" und „umweltliche" Kräfte in Interaktion treten. Welche „Kraft" auch immer dominiert, keine ist ohne die andere denkbar. Leider ist Lewin an dieser entscheidenden Stelle, die ihn durchaus in eine große Nähe zur Phänomenologie des gelebten Raumes gebracht hat, nicht konsequent „galileisch". Denn wenn die „Umwelt" nur als Funktion der „Person" zur Geltung kommt, „Umwelt" also nicht Widerpart, sondern die von der Person konstruierte (psychische, erlebte, repräsentierte) ist, wird der circulus von $P = f(U)$ und $U = f(P)$ zum vitiosus, besteht der Lebensraum letztlich aus der Person, inklusive der von ihr (kognitiv) repräsentierten Umwelt. Dies war im Kern der von Brunswik gegenüber Lewins Lebensweltkonstruktion erhobene Vorwurf der „*Einkapselung*", dem später Thomae (28, S. 23) in seinem Konstrukt des „*subjektiven Lebensraums*" Rechnung zu tragen versucht. Bevor wir abschließend auf diese jüngste Variante des „Lebensraums" eingehen, sei für Lewin noch unterstrichen, daß sein Konstrukt, ursprünglich in entwicklungspsychologischer Intention eingeführt, sich besonders für die Darstellung entwicklungsbedingter Veränderungen des Lebensraums eignet, wie sie sich vor allem in der Ausweitung, der zunehmenden Differenzierung, der zunehmenden Organisation und im Wandel der Durchlässigkeit der Binnengrenzen manifestieren (18, 383ff.; vgl. 17), wobei Veränderungen der *Zeitperspektive*, also der „psychologischen Zeitdimension" des Lebensraums von besonderer entwicklungspsychologischer Relevanz sind; vgl. hierzu Thomae (27, S. 361ff.; 28, S. 43ff.). Veränderungen des Lebensraums nach verschiedenen Dimensionen haben sich mit Hilfe einer Längsschnitt-Methodik auch für eine differentielle Gerontologie als empirisch nachweisbar erwiesen (5).

Wenn Lewin den Begriff des Lebensraums auf die Person und auf die Umwelt, so wie sie sich der Person repräsentiert, also letztlich auf eine Repräsentation zurücknimmt, hat er einen Schritt von der „galileischen" zurück zur „aristotelischen" Denkweise gemacht; denn es wird damit wieder die Entität „Person" das Maß aller (psychologischen) Dinge und nicht ein Lebensraum mit ihn repräsentierenden und – vor allem – in ihm agierenden Personen. Daß Lewin, der immerhin (galileisch) die Gruppe als „dynamisches Ganzes" aus der Interdependenz ihrer Mitglieder definiert und die Gruppe als Lebensraum beschrieben hat (18), den Gedanken der Konstitution eines Lebensraumes durch gemeinsames („interdependentes") Handeln nicht verfolgt hat, führte ihn letztlich zu einer individualistischen und wohl auch kognitivistischen Konstruktion des Lebensraums. Was der Lebensraum-Konstruktion des Sozialpsychologen Lewin ganz entscheidend (aber auch überraschend) fehlt, ist der sozial oder wenigstens *interpersonal konstituierte Lebensraum*. Nimmt man phänomenologisch den Lebensraum als die Räumlichkeit der *Lebenswelt*, wäre deren Sozialität eine Selbstverständlichkeit. Diese Sozialität konsequent weitergedacht hat Boesch (2; 3), der im Rahmen seiner ökologischen Kulturpsychologie den (von ihm unglücklicherweise „Biotop" genannten) menschlichen Lebensraum als Kulturraum dargestellt hat, was vor allem durch die kulturvergleichende Betrachtung von Lebensräumen überzeugt.

Wenn Thomae in seiner Anknüpfung an die Lewin-Brunswik-Kontroverse mit dem Terminus des „subjektiven Lebensraumes" die „Gesamtheit der in einem bestimmten Augenblick für ein Individuum gegebenen kognitiven Repräsentation seiner Lebenssituation" (28, S. 24) bezeichnet, dann ist dies im Rahmen einer Persönlichkeitspsychologie die, wie wir sahen, phänomenologisch postulierte und schon von Stern projektierte Einbeziehung des gelebten Raumes und der gelebten Zeit in das Konstrukt des Subjekts (der Person, der Persönlichkeit). Die traditionell dekontextualisierte Persönlichkeit, lediglich ausgestattet mit „states" und „traits", sollte damit überwunden sein.

Wählt man jedoch statt der persönlichkeitspsychologischen die ökologisch-psychologische Perspektive, in der der handelnde Mensch in seinem alltäglichen Handlungsraum, in seinem Habitat zum Thema wird, dann wäre der auf kognitive Repräsentation reduzierte „Lebensraum" dekontextualisiert, losgelöst von den ökologischen Rahmenbedingungen, die Lewin zwar als „psychologiefremde Hülle" bezeichnet, letztlich aber in seiner Feldtheorie als durchaus wirksame „Randbedingungen des Lebensraums" anerkannt hat. Der Vorschlag, den man von Brunswik und seinem Entwurf einer Umweltpsychologie übernehmen kann, ist der, das erlebens- und handlungswirksame Potential solcher Randbedingungen bei einer ökologisch validen Konstruktion des Lebensraums zu berücksichtigen. Auch die nicht „psychologischen Gesetzen" unterworfenen physischen, sozialen, historischen und kulturellen Bedingungen individueller wie kollektiver Lebensräume, d.h. die ganze Interaktion von Person(en) mit ihren Umwelten müssen in die Definition des Lebensraums eingehen.

Literatur

1. Binswanger L (1993/1942) Grundformen und Erkenntnis menschlichen Daseins. Hg. v. Herzog M, Braun HJ. Ausgewählte Werke Bd 2., Asanger, Heidelberg
2. Boesch EE (1971) Zwischen zwei Wirklichkeiten. Huber, Bern
3. Boesch EE (1980) Kultur und Handlung. Huber, Bern
4. Bollnow OF (1971) Mensch und Raum. 2. Aufl. Kohlhammer, Stuttgart
5. Fisseni HJ (1976) Perceived life space: Patterns of consistency and change. In: Thomae H (ed) Patterns of aging. Karger, Basel, pp 93–112
6. Fowler HW Fowler FG (eds) (1964) The Concise Oxford Dictionary of Current English. 5th ed. Clarendon Press, Oxford
7. Graumann CF (1989) The origins of social psychology in German speaking countries. In: Keats IA, Taft R, Heath RA, Lovibond SH (eds) Mathematical and theoretical systems. Elsevier, Amsterdam, pp 333–43
8. Guralnik DB (ed) (1970) Webster's New World Dictionary of the American Language. The World Publishing Company, New York, Cleveland

9. Haber W (1993) Ökologische Grundlagen des Umweltschutzes. Economica Verlag, Bonn
10. Hellpach W (1944) Einführung in die Völkerpsychologie. 2. Aufl. Encke, Stuttgart
11. Hellpach W (1946) Sozialpsychologie. 2. Aufl. Encke, Stuttgart
12. Hellpach W (1965) Geopsyche. 7. Aufl. Encke, Stuttgart
13. Hitler A (1933) Mein Kampf (2 Bde). Franz Eher Nachf., München
14. Kruse L (1974) Räumliche Umwelt. de Gruyter, Berlin
15. Kruse L, Graumann, CF (1978) Sozialpsychologie des Raumes und der Bewegung. In: Hammerich, K, Klein, M (Hrsg) Materialien zur Soziologie des Alltags. Westdeutscher Verlag, Opladen, S 177–219
16. Lefebvre H (1974) La production de l'espace. Anthropos, Paris
17. Lewin K (1982/1931) Die psychologische Situation bei Lohn und Strafe. In: Weinert, FE, Gundlach, H (Hrsg) Psychologie der Entwicklung und Erziehung. (Kurt-Lewin-Werkausgabe, Bd. 6). Huber, Bern/Klett-Cotta, Stuttgart, S 113–167
18. Lewin, K (1982b/1946) Verhalten und Entwicklung als Funktion der Gesamtsituation. In: Weinert, FE, Gundlach, H (Hrsg) Psychologie der Entwicklung und Erziehung. (Kurt-Lewin-Werkausgabe, Bd 6). Huber, Bern/Klett-Cotta, Stuttgart, S 375–448
19. Minkowski E (1930) Les notions de distance vecue et d'ampleur de la vie et leur application en psychopathologie. Journal de Psychologie 27: 727–745
20. Muchow M, Muchow, HH (1980/1935) Der Lebensraum des Großstadtkindes. 2. Aufl. päd.extra, Bensheim
21. Ratzel F (1901) Der Lebensraum. Eine biogeographische Studie. In Festgabe für A. Schäffle (zit. in 10)
22. Ratzel F (1923) Politische Geographie. 3. Aufl. Oldenbourg, München, Berlin
23. Schäffle AEF (1875–78) Bau und Leben des socialen Körpers. Encyclopädischer Entwurf einer realen Anatomie, Physiologie und Psychologie der menschlichen Gesellschaft mit besonderer Rücksicht auf die Volkswirtschaft als socialer Stoffwechsel (4 Bde). Laupp, Tübingen
24. Stern W (1950) Allgemeine Psychologie. 2.Aufl. Nijhoff, Den Haag
25. Straus E (1956) Vom Sinn der Sinne. 2. Aufl. Springer, Berlin
26. Ströker E (1965) Philosophische Untersuchungen zum Raum. Klostermann, Frankfurt.
27. Thomae H (1985) Dynamik des menschlichen Handelns. (hg. v. Lehr, U, Weinert, FE). Hogrefe, Göttingen.
28. Thomae H (1988) Das Individuum und seine Welt. eine Persönlichkeitstheorie. 2. Aufl.Hogrefe, Göttingen
29. Weizsäcker V von (1950) Der Gestaltkreis. 4. Aufl. Thieme, Stuttgart

Für die Verfasser:
Prof. Dr. C.F. Graumann
Psychologisches Institut
Universität Heidelberg
Hauptstraße 47–51
69117 Heidelberg

Existentielle Entscheidungen – ihre Position in einem allgemeinen Modell der Konfliktformen

H. Feger

Institut für Psychologie, FU Berlin

Das Ziel dieser Arbeit

Hans Thomae hat in seinem Buch „Der Mensch in der Entscheidung" verschiedene Varianten von Reaktionen auf multivalente Situationen phänomendeskriptiv voneinander abgehoben. Als Grundformen unterscheidet er „sukzessive Ambitendenzen", „impulsive Regulationen", „Überformungen" und die eigentliche Entscheidung, die ich im folgenden die existentielle Entscheidung nennen will. Diese Differenzierung ist nicht in erster Linie eine statische Typologie oder Klassifikation. Vielmehr verstehe ich die differenzierten Grundformen als prototypische Prozeßverläufe, in denen es prinzipiell durchaus nicht ausgeschlossen ist, daß sich im Verlauf des Geschehens die eine Form in eine andere wandelt. Wesentlich sind vielmehr, wenn ich Thomae richtig auffasse, jene Erscheinungen im Erleben und Verhalten der Individuen, die zu qualitativ unterschiedlichen Entscheidungsstrukturen und -prozessen führen und eine dem Gegenstand nicht angemessene Pauschalierung verbieten.

In dieser Arbeit möchte ich versuchen, die Grundlagen für ein Prozeßmodell von Entscheidungen zu skizzieren, das der qualitativen Vielfalt wenigstens ansatzweise gerecht wird. Nicht, daß ein Modell hier entwickelt oder sogar schon geprüft würde. Vielmehr geht es mir darum, im konkreten Versuch zu zeigen, was bei der formalen Modellierung verloren gehen, und was gewonnen werden kann. Am Ende der Modellentwicklung sollte es möglich sein, für die verschiedenen Reaktionsformen die Dauer des Entscheidungsprozesses, die Wahl der Handlungsalternative und einige erlebnisdeskriptive Variablen wie Konfliktstärke und subjektive Konfidenz vorherzusagen. Von dem „Modell der Folgenantizipationen" (3, S. 91) unterscheidet es sich nicht nur in den inhaltlichen Details, sondern in erster Linie durch den intendierten Geltungsbereich für alle Arten von Reaktionen auf multivalente Situationen. Dazu lehne ich mich eng an Thomae (9) und weitere Arbeiten Thomaes auf diesem Gebiet (11, 12) sowohl in den Befunden als auch in der Terminologie an.

Bei meinen Versuchen in diese Richtung zeigte sich sehr bald, daß einige – von mir durchaus als bedauerlichen Verlust von Differenziertheit und Subtilität empfundene – Reduktionen von Komplexität zumindest vorläufig nicht zu vermeiden waren. Insbesondere muß in meinem Versuch Thomaes ausgearbeitete Theorie der Persönlichkeit in den Hintergrund treten, obwohl vieles in seiner Entscheidungsforschung nur vor diesem Hintergrund zu verstehen ist. Für die 1960er Monographie (9) ist dies eher „Persönlichkeit. Eine dynamische Interpretation" (8) als „Das Individuum und seine Welt" (10), wenn es auch reizvoll wäre, die genauen Verschränkungen und Anstöße herauszuarbeiten.

Zunächst hebe ich aus Thomaes Theorie und Ergebnissen jenen Teil heraus, der im folgenden modelliert werden soll. Dann skizziere ich das, was an modellrelevanten Variablen nach meiner Erfahrung empirisch erhoben werden kann. Schließlich diskutiere ich einige Ableitungen, die sich aus diesen Vorüberlegungen trotz aller Unvollständigkeit und Vorläufigkeit bereits gewinnen lassen, und kennzeichne genauer die Probleme, die sich bei dem Versuch ergeben, ein Modell für alle Konfliktformen zu entwickeln.

Zur Eingangsphase von Entscheidungsprozessen

Situationen sind meist mehr oder weniger multivalent, d. h. sie fordern in unterschiedlichem Grade zu verschiedenen Verhaltensweisen auf. Durchweg sind sie im Alltag nicht sonderlich multivalent, vielmehr hat sich eine eindeutige Hierarchie von Reaktionen auf bestimmte situative Vorgaben entwickelt, die einen reibungslosen und unverzögerten Ablauf des Verhaltens erlaubt. Das erste Anzeichen für einen sich entwickelnden Entscheidungsablauf dürfte oft eine Art Haltesignal sein, wenn die Weichen nicht gestellt sind. Von der Aufforderung zur kognitiven Bewältigung, die von einer Situation ausgeht, in der sich ein Problem des Denkens stellt, unterscheidet sich dieses Haltesignal durch die erlebte Notwendigkeit, Präferenzen ins Spiel zu bringen, also wählen, Stellung beziehen oder sich entscheiden zu müssen. Vielleicht mit Freude, meistens wohl eher als lästig wird der Person wenigstens marginal bewußt, daß Regelungsbedarf besteht. Was wir als ersten Schritt des Prozesses festhalten wollen, ist diese wenigstens flüchtige Hinwendung zur Situation, um ihre unterschiedlichen Aufforderungscharakteristika zu erfassen. Für die Formalisierung will ich einen nicht genügend großen Unterschied zwischen den Reaktionsstärken als Auslöser ansehen, die mit den Verhaltenstendenzen verbunden sind.

Bei dieser mehr oder weniger umfassenden Zuwendung der Aufmerksamkeit geht es nicht nur um eine sozusagen inhaltliche Analyse der Situation. Vielmehr werden auch routinemäßig allgemeine Merkmale der Situation erfaßt, die nicht den einzelnen Aspekten der Situation zukommen, sondern der Situation als ganzer. Für den Entscheidungsprozeß ist dabei die Einschätzung wesentlich, was in dieser Situation überhaupt auf dem Spiele steht. Thomae folgend nenne ich das die „Bedeutsamkeit der Situation". Zwar dürfte in der Regel das in den perzipierten Verhaltensalternativen inhaltlich Angesprochene weitgehend die Bedeutsamkeit der Situation bestimmen, man wird aber einräumen müssen, daß Aspekte wie der Realitätscharakter, die erlebte Dringlichkeit der Entscheidung u. ä. m. ebenfalls die Bedeutsamkeit der Situation beeinflussen.

Halten wir fest, was im allerersten Teil des Verlaufes, vielleicht in Bruchteilen von Sekunden geschieht: Die Person erfaßt die Multivalenz selbst bei noch nicht ausartikulierten Verhaltensmöglichkeiten; vermutlich beginnt schon jetzt die Arbeit an der Identifikation der Verhaltensalternativen. Zugleich erfaßt sie die Wichtigkeit dessen, womit sie fertig werden muß. Die Identifikation der Alternativen kann Probleme bereiten, und die Abschätzung der Wichtigkeit ebenfalls. Vorläufig nehme ich an, beides sei zufriedenstellend für den Sich-Entscheidenden geklärt. Bei den meisten flüchtigen Alltagskonflikten dürfte diese Annahme zutreffen.

Die ersten Weichenstellungen

Die zwar nicht stets einem Sich-Entscheidenden bewußte, jedoch bewußtseinsfähige Bedeutsamkeit steuert nun in der Reihenfolge als erste Weiche den weiteren Konfliktverlauf. Für die Formalisierung benötige ich einen Index, der anzeigt, wieviel auf dem Spiel steht. In diesen Index müssen mindestens die Stärken der Handlungstendenzen eingehen, möglicherweise auch allgemeine Charakteristika der Situation. Wie in den Formalisierungen behavioristischer Ansätze (4) könnte man die Summe oder eine sonstige Zusammenfassung der Tendenzstärken vorsehen. Ich bevorzuge einen „gebrochenen Index", der zwar durchgehend die Bedeutsamkeit anzeigt, von bestimmten Schwellenwerten an jedoch zu qualitativ unterschiedlichen Reaktionen führt. Man kann das auch so formulieren: Der funktionale Zusammenhang zwischen einem solchen Index und anderen Variablen ist oft stufenförmig.

Die erfaßte Bedeutsamkeit der Situation gibt nun dem Individuum auch einen Anhaltspunkt dafür vor, wieviel Aufwand es in die Bewältigung der Situation investieren will. Diese Festlegung kann durchaus vorläufig sein und später im Prozeß revidiert werden. Unter Aufwand kann man den Einsatz verschiedener Ressourcen der Person verstehen, vor allem die Zeit, die sie gewillt ist, sich der Situation zuzuwenden. Mit Bewältigung (coping) sollen alle verfügbaren Strategien und Taktiken der Person gemeint sein, von einer fast wissenschaftlichen, eher kühl-kognitiven Analyse bis zu einem auf mögliche Lebbarkeit gerichteten Durchprobieren. Jedenfalls nehme ich an, daß fürs erste der Aufwand festgelegt wird und das Individuum in einer Art Monitoring auf seine Einhaltung achtet.

Bei niedriger Bedeutsamkeit wird wenig Aufwand konzediert. Die Zeit, die man sich zur Verfügung stellt, um sich die eigenen Wünsche und Absichten zu vergegenwärtigen, um Information einzuholen und um die soziale Mitwelt einzubeziehen, dürfte eher gering ausfallen. Viele werden die Lösung solcher Konflikte nicht aufschieben. Der Prozeß läuft, wie in der Laborforschung (4) nahezu uneingeschränkt üblich, ohne Unterbrechung und Aufschub. Bei niedrigen Bedeutsamkeitswerten bahnt sich eine Reaktionsform an, die Thomae als sukzessive Ambitendenz bezeichnet hat. Hier seine konzentrierte Beschreibung: „Da das Moment einer mehr oder minder progressiven Annäherung an einen Ausgleich durch Sinngebung hier fehlt, und schon der nächste Augenblick eine völlige Veränderung in der Einstellung mit sich bringen kann, hat ein derartiger Ablauf sehr viel von einer Pendelbewegung an sich. Zur Ruhe kommen die Bewegungen in der Stellung, in der die ihn bewegenden Kräfte sich gegenseitig das Gleichgewicht halten, d. h. dann, wenn momentan der Eindruck einer gewissen Sinnhaftigkeit besteht. Diese kann im nächsten Augenblick schon verlorengehen" (9, S. 81).

Läßt man in einer solchen Situation eine Person ihr Erleben und Verhalten schildern (3), so beschreibt sie es tendenziell oft als ein lästiges Schwanken, mit wenig Vertrauen in die Richtigkeit ihrer Entscheidung. Die Person schildert selten Bemühungen um weitere Informationen und hält die Entscheidung für eher unwichtig. Die erlebte Konfliktstärke kann jedoch durchaus einen hohen Wert bekommen. Meist verläuft der Prozeß ohne Unterbrechung und ist eher kurz.

Impulsive Regulation und Überformung

Wenn etwas mehr auf dem Spiel steht und die Bereitschaft größer ist, sich mit dem Konflikt auseinanderzusetzen, dann kommt es in der Regel zu längeren Serien von aktualisierten Motiven, Erwägungen, Erinnerungen, antizipatorischen Planhandlungen, Einschätzungen der erwarteten Folgen u. ä. Alles dieses nenne ich im folgenden „Motive". Nun kommt es darauf an, welcher Art die Motive sind. Thomae differenziert hier danach, ob die Beweggründe eher aus der momentanen Situation stammen oder aus Orientierungen der Person, die die gegenwärtige Situation deutlich überschreiten. Wenn es diese allgemeinen Lebensprinzipien, Werte und Normen sind, die häufig, und im Verlauf des Entscheidungsprozesses vielleicht sogar immer öfter, auftreten, dann bahnt sich als Reaktion auf die multivalent erlebte Situation ein Prozeß an, den Thomae „Überformung" nennt (9, S. 83): „Die Geltung und Wertschätzung des Individuums innerhalb der sozialen Umwelt scheint auf dem Spiele zu stehen. In manchen Fällen ist auch die rechte Einschätzung der eigenen Persönlichkeit im Sinne ureigenster innerer Maßstäbe gefährdet. Der Alarmruf, der von solchen Befürchtungen aus an die prospektiven Tendenzen ergeht, beendet die multivalente Situation ziemlich rasch in ihrem Sinne."

Andererseits kann eine Orientierung an situationsübergreifenden Prinzipien und Selbstdeutungen nicht zustande kommen; die „Ich-Kontrolle" greift nicht. In der impulsiven Reaktion „... kommen bestimmte, an Teilaspekten, insbesondere ‚lockenden', ‚bedrängenden' oder ‚auffordernden Aspekten' der momentanen Situation orientierte Gerichtetheiten zum Durchbruch" (9, S. 87).

Wer nun also vorhersagen will, welchen Verlauf ein Konflikt, der die Hürde einer relativ frühen Beendigung in der sukzessiven Ambitendenz genommen hat, nimmt, muß auf die Art und den Inhalt der aktualisierten Motive achten. Das formale Modell muß an dieser Stelle eine Art Abfragefilter enthalten, der die in einer retrospektiven Schilderung oder bei einer Erhebung mit Methoden wie dem „Denken Sie laut!" auftretenden Bezüge auf situationsimmanente oder situationsüberschreitende Aspekte registriert.

Die Einleitung existentieller Entscheidungen

In der Eingangsphase, davon bin ich ausgegangen, wird global, wenn auch u. U. nicht abschließend, erfaßt, wie wichtig das ist, worum es geht. Damit ein solches Erfassen möglich ist, muß es für das Individuum gültige Kriterien, Werte und Normen geben, nach denen es die Wichtigkeit und besonders auch die Schwere der Folgen unterschiedlicher Alternativen einschätzen kann. Wie nun Thomae gezeigt hat, kann sich diese Voraussetzung als unzutreffend oder im Anfang des Konfliktes als nicht mehr hinreichend gültig erweisen. Die Unsicherheit des Sich-Entscheidenden bezieht sich dann nicht nur auf das, was er tun soll, sondern auch darauf, wonach er sich richten und wie er das einschätzen soll, was sich aus seinem Verhalten ergeben kann. Selbst ohne akuten Entscheidungsdruck dürfte eine Situation, in der man sich vergegenwärtigt, daß einige der eigenen Grundprinzipien wanken, eine Belastung sein, die zu starken Emotionen führen kann.

Wenn nun in der Eingangsphase eines Konfliktprozesses ein Punkt erreicht wird, an dem die eigene Grundorientierung in einem wichtigen Bereich als fragwürdig, zerbrochen oder offen erscheint, kann der Prozeß in eine existentielle Entscheidung einmünden. Wenn ein entsprechend hoher Wert des Bedeutsamkeitsindexes erreicht wird, müssen wir uns auf qualitative Besonderheiten im weiteren Konfliktverlauf einstellen. Nicht nur der selbstkonzedierte Bewältigungsaufwand könnte sich deutlich vergrößern; auch die nicht selten beobachteten Tendenzen, Zeit zu gewinnen und den Entschluß zu verzögern, wenn denn überhaupt eine Festlegung unvermeidlich ist. Das, was im Prozeß geschieht, läßt sich abstrakt zweifellos auch bei der existentiellen Entscheidung als eine Folge von Motiven in dem eben skizzierten weiten Sinne darstellen. Doch liegt die Annahme nahe, daß zum Prozeß bei der existentiellen Entscheidung nun feedback-Schleifen hinzukommen, die sich auf die Neufestlegung der Kriterien, ihre probeweise Anwendung auf die Handlungsalternativen, auch auf die Deutung der Situation beziehen, welche Handlungsalternativen sie überhaupt enthält. Wahrscheinlich wird das formale Modell diesen Prozeß – schon wegen seiner Komplexität – nicht einbeziehen können. Es wird vielmehr davon ausgehen müssen, daß irgendwann die Informationen bereitgestellt werden, die für den Fortgang des Prozesses erforderlich sind. Erst empirische Studien können zeigen, ob die Schnittlinie hier psychologisch Unterschiedliches sinnvoll trennt.

Da nun die psychologische Aktivität des Sich-Entscheidenden von der Konfliktlage oft in weit stärkerem Umfang als bei den anderen Verlaufsformen gefordert und gebunden ist, weitet sich der Bereich der vom Konflikt tangierten Erscheinungen deutlich aus. In einigen Fällen beobachtet man, wie sich die Betroffenen auf sich selbst zurückziehen und zumindest die weniger vertraute soziale Umwelt meiden. In anderen Fällen, und beides kann sich verbinden, wird das vertrauliche Gespräch – vielleicht wiederholt – mit den nahestehenden Personen gesucht. Auswirkungen auf die alltägliche Routine und auf den Gesundheitszustand sind nicht ungewöhnlich. Viele dieser Erscheinungen sind auch in anderen Belastungssituationen zu finden und insofern nicht konfliktspezifisch. Ihr massiertes Auftreten insbesondere über einen längeren Zeitraum hin erlaubt jedoch, wenn einen Konfliktlage als Auslöser auszumachen ist, die Vermutung, der Prozeß habe sich als existentielle Entscheidung geformt.

Damit ist die biographische Einbettung dieser Verlaufsform angesprochen. Wie bei kaum einer anderen Form der Reaktion auf multivalente Situationen dürften sowohl der Rückbezug auf die eigene Vergangenheit als auch die Projektionen in die eigene Zukunft häufig und weit ausgreifend sein. Was kann, was muß als Kontinuität fortgeführt werden, wo ist der Bruch unvermeidlich? Eine Vorhersage, wann die Entscheidung erreicht und wie sie gefällt wird, erfordert mehr und qualitativ andere, zu einem großen Teil auch auf die Biographie des Sich-Entscheidenden bezogene, Information.

Grundzüge des Modells

Nach diesen Vorklärungen treten wir der Formalisierung etwas näher und fragen, was man wie empirisch erfassen kann, um das Modell zu bestimmen. Als erstes müssen wir wissen, worum es im Konflikt geht; die ideale Antwort ist eine Liste der subjektiven Handlungsmöglichkeiten. Wenn wir Entscheidungen retrospektiv erfassen, können wir vermutlich direkt danach fragen, müssen jedoch mit der Möglichkeit rechnen, daß die Konfliktarbeit des Befragten in der Vergangenheit aus den ursprünglichen Alternativen neue, mehr oder weniger veränderte Optionen entwickelt hat. Die experimentelle Forschung gibt bislang nahezu ausnahmslos die Alternativen vor. Sie hat auch kaum eine andere Möglichkeit, Konflikt auszulösen, vielleicht mit einigen Ausnahmen: Kennt man die künftigen Versuchsteilnehmer gut, so kann man sie, etwa bei einer Einladung zum Essen mit einer präparierten Speisekarte, in sich natürlich entwickelnde, stark multivalente Situationen bringen.

Man benötigt jedoch nicht nur die Liste der Alternativen, sondern auch eine Schätzung der mit ihnen verbundenen Reaktionsstärken. Diese Stärkeschätzungen für die Alternativen bezeichnen wir im folgenden mit Großbuchstaben A, B, ... Für die weitere Diskussion beschränke ich mich auf lediglich zwei Alternativen A und B. In Analysen zum Konflikterleben und Konfliktverhalten (3, S. 99 ff.) habe ich mit einfachen Schätzskalen gearbeitet und gefragt, welchen Wert ein Versuchsteilnehmer darauf legt, daß ein bestimmter Punkt (für die damals anstehende neue Prüfungsordnung) realisiert wird. Da das Modell mit Summen und Differenzen in den Reaktionsstärken – und zwar einer einzelnen Person – arbeiten soll, müßte deren Skalenniveau das einer Intervallskala sein. Das ist nicht völlig unrealistisch, wie Beispiele von Saaty (6) und Borg (2) zeigen.

Weiter benötigen wir einen Schwellenwert e, der jene Differenz $|A-B|$ festlegt, die mindestens zwischen A und B bestehen muß, damit das Geschehen reibungslos abläuft. Ist hingegen $|A-B| < e$, dann wendet sich die Person der Situationsanalyse zu. Diese Schwelle dürfte interindividuell unterschiedlich sein und intraindividuell variieren. Wir gehen davon aus, daß sie zunächst voreingestellt ist, im Laufe des Entscheidungsprozesses jedoch verändert werden kann. Ich habe noch keine Erfahrung mit dem Erfassen dieser Schwelle gesammelt; vielleicht kann man im Experiment vor der eigentlichen Konfliktsituation dem künftigen Teilnehmer eine Auflistung von Situationen vorlegen, bei denen er einschätzt, einen wie großen Aufwand zu ihrer Bewältigung er auf sich nehmen würde. Die Übertragung von Schätzungen, die in fiktiven Situationen gewonnen wurden, auf eigene reale Entscheidungen hat sich bei anderen Variablen bewährt (3, Kap. V).

Statt ausdrücklich einen Schwellenwert e festzulegen, könnte man – was einfacher wäre – die Differenz $|A-B|$ direkt mit der Entscheidungsdauer und erlebnisdeskriptiven Konfliktvariablen korrelieren lassen, wie in (3). In dem hier skizzierten Modell möchten wir jedoch Rückkoppelungsschleifen an e angreifen lassen (etwa wenn sich Situationen auf den zweiten Blick als doch wichtiger herausstellen als zunächst erfaßt), während $|A-B|$ konstant bleibt.

Gut gefahren sind wir bisher in zahlreichen Untersuchungen (3) mit der Erfassung der Bedeutsamkeit der Situation durch Schätzskalen. Wir nennen den Bedeutsamkeitsindex b und erwarten in längeren Konflikten eine deutliche Korrelation sowohl mit e als auch mit den zusammengefaßten Reaktionsstärken A und B.

Nun hat also die Person ein Alarmzeichen erhalten und mit der vorläufigen Bedeutsamkeitseinschätzung b auch den Aufwand a festgelegt, den sie zu investieren bereit ist. Auch hier könnte man einwenden, wegen der vermutlich sehr hohen Korrelation mit b müsse a nicht eigens eingeführt werden. Dagegen sprechen jedoch die hin und wieder beobachteten plötzlichen Abbrüche auch hochwichtiger Entscheidungen, etwa weil die Konfliktarbeit selbst als zu belastend erlebt wird (5).

Im Prozeß bleibt der Sich-Entscheidende mit einer gewissen Aufmerksamkeit beim Konfliktgeschehen und überwacht auch, daß das gesetzte Limit des Analyseaufwandes nicht überschritten wird. Nach der Eingangsphase besteht das eigentliche Konfliktgeschehen darin, Motive zu generieren und zu aktualisieren. Gegebenenfalls wird auch in der Umwelt und der sozialen Mitwelt Information i. w. S. eingeholt. Ist b gering, dann verläuft der Prozeß als sukzessive Ambitendenz und findet sein Ende, wenn entweder der vorgesehene Aufwand a erreicht ist oder wenn schon vorher $|A-B| > e$ wurde. Das impliziert eine Art Zähler, in dem die Reaktionsstärken fortgeschrieben werden, wenn nach und nach die ins Spiel gebrachten Motive die Reaktionsstärken erhöhen oder senken.

Bei dieser Art der Modellentwicklung schließen wir an Random-walk-Modelle (7, 13) an, die sich in der psychologischen Wahlforschung bewährt haben (1). Sie taugen nicht nur zur Vorhersage von Entscheidungszeit und Richtung, sondern auch, um Konfidenz, Konfliktstärke oder Oszillieren zwischen den Alternativen abzuleiten. Ein „random walk" beschreibt eine ununterbrochene Abfolge von Schritten, die sich in Richtung (und Länge) unterscheiden können. Richtungen (und Längen) der Schritte sind unabhängig voneinander; man denkt sie sich durch einen Zufallsprozeß erzeugt. Man kann sich dazu eine Person vorstellen, die schwankend durch einen langen Gang torkelt. Früher oder später stößt sie gegen eine der beiden Wände, die im Modell „absorbierende Barrieren" heißen, weil die Person dann dort bleibt. Für eine dichotome Entscheidung bedeutet dies, daß ein Entschluß getroffen wurde. Je weiter die Barrieren auseinander liegen, desto später erfolgt in der Regel der Entschluß. Wir nehmen einen starken Zusammenhang zwischen **b** und der Distanz zwischen den Barrieren an. Man könnte sie als mindestens erforderlichen Unterschied operationalisieren, der zwischen den zusammengefaßten Netto-Motivstärken der beiden Alternativen bestehen muß. Ein zu geringes Motiv löst am Anfang den Konflikt aus; ein genügend großes beendet ihn. Die statistischen Ableitungen sind u.a. in (1) sehr ausführlich beschrieben.

Eine direkte Übertragung der vorliegenden Modelle stößt außer den bereits erwähnten noch auf zwei weitere Schwierigkeiten. Zum ersten: Die bisherigen Anwendungen von Random-walk-Modellen (1, 4) basieren auf Versuchsplänen, in denen – und das war vom Entscheidungsthema her durchaus sinnvoll – viele inter- und auch intraindividuelle Replikationen möglich waren. (Untersuchungen mit Verstärkung für „richtige" Wahlen seien ausdrücklich ausgeklammert.) Je stärker Konflikte in den Bereich existentieller Entscheidungen hineinreichen, desto unwahrscheinlicher wird es, daß man sie replizieren kann, im Detail ohnehin nicht, und im Wesentlichen – wenn man weiß, worin das besteht? Zum zweiten: Die zeitliche Zerlegung, die bei wichtigen Konflikten ohne deadline typisch ist, sieht diese Modellierung (noch) nicht vor. Wie schon Thomae (9, 11) feststellte, sind Vorentscheidungen, Teillösungen, Gleichzeitigkeit von Entscheidungs- und anderen Prozessen der Lebensführung, Unterbrechungen, um Information zu suchen oder Abstand gewinnen zu können, gerade bei Formen jenseits der sukzessiven Ambitendenzen nicht ungewöhnlich.

Man sollte sich auch vergegenwärtigen, daß in dieser Modellbildung alle Persönlichkeits- und Situationsvariablen, deren Einfluß auf Konfliktgeschehen man begründet vermutet und die nicht ausdrücklich im Modell berücksichtigt sind, sich nun allenfalls indirekt auswirken können, und zwar über die Abfolge der Motive im Entscheidungsprozeß. Einen weiteren Einwand glauben wir jedoch entkräften zu können. Wenn man – vermutlich zutreffend – annimmt, die Motive träten nicht unabhängig auf, sondern seien überzufällig assoziiert, dann kann man die Motive zu Blöcken zusammenfassen und so zählen.

Einheit in der Vielfalt

Nach seiner Diskussion der bis 1960 bekannten experimentellen Untersuchungen zum Problem der „Wahl", insbesondere im Rahmen der Spieltheorie und der decision-Forschung, kommt Thomae (9, S. 29) zu dem Schluß: „Der Nachweis, daß solche Untersuchungen mit dem Verhalten des Menschen in der multivalenten, d. h. verschiedenartige Motive, Antriebe, Sinnrichtungen ansprechenden, Situation zu tun haben, wurde bisher von dieser Autorengruppe noch nicht geführt. Der Sinn der ganzen Unternehmungen steht und fällt somit mit dem noch nicht erbrachten Beweis für das Zutreffen einer Hypothese, die man sich noch nicht einmal eingestanden hat."

Eine Möglichkeit, den zu Recht geforderten Nachweis in Angriff zu nehmen, könnte in einem Versuch bestehen, innerhalb des gleichen Modells den Zusammenhang und die Übergangsmöglichkeiten zwischen verschiedenen Formen des Konfliktes zu beschreiben. Einige der Schwierigkeiten, die mit Schritten in diese Richtung verbunden sind, hat diese Arbeit aufgezeigt.

Literatur

1. Atkinson RC, Bower GH, Crothers EJ (1965) An Introduction to Mathematical Learning Theory. Wiley, New York
2. Borg I (1987) Arbeitszufriedenheit, Arbeitswerte und Jobauswahl. Ein hierarchischer, individuenzentrierter Ansatz. Zeitschrift für Sozialpsychologie 18:28–39
3. Feger H (1978) Konflikterleben und Konfliktverhalten. Huber, Bern
4. Feger H, Sorembe V (1983) Konflikt und Entscheidung. In: Thomae H (Hrsg) Theorien und Formen der Motivation. Enzyklopädie der Psychologie, Bd 14.1. Hogrefe, Göttingen, S. 536 – 711
5. Pollay RW (1970) A model of decision times in difficult decision situations. Psychological Review 77:274 – 281
6. Saaty TL (1977) A scaling method for priorities in hierarchical structures. Journal of Mathematical Psychology 15:234–281.
7. Taylor HM, Karlin S (1994) An Introduction to Stochastic Modeling Revised edition. Academic Press, San Diego
8. Thomae H (1951) Persönlichkeit. Eine dynamische Interpretation. 3. Aufl. 1966, Bouvier, Bonn
9. Thomae H (1960) Der Mensch in der Entscheidung. Barth, München
10. Thomae H (1968) Das Individuum und seine Welt. Hogrefe, Göttingen
11. Thomae H (1974) Konflikt, Entscheidung, Verantwortung. Kohlhammer, Stuttgart
12. Thomae H (1975) Die Entscheidung als Problem der Interaktion von kognitiven und motivationalen Vorgängen. In: Brandtstätter H, Gahlen B (Hrsg) Entscheidungsforschung. Mohr, Tübingen S 1–11
13. Townsend JT, Ashby FG (1983) The Stochastic Modeling of Elementary Psychological Processes. Cambridge Univ.press, Cambridge

Anschrift des Verfassers:
Prof. Dr. Hubert Feger
Kauersweg 11
21521 Dassendorf

Verarbeitung von Belastungen

J. Shanan

Hebräische Universität, Jerusalem

Einleitung

Wie schon von Kagan (12) bemerkt, hat die Psychologie seit jeher unterschiedliches Gewicht auf die verschiedenen Systeme von Handlungen, Trieben, Affekten und Kognitionen gelegt. Dabei entstand die Gefahr, die Bedeutsamkeit einzelner Komponenten überzubetonen und andere zu vernachlässigen. Allgemeine systemtheoretische Ansätze (1, 3), denen weitere theoretische Elemente zugeordnet werden können, verringern diese Gefahr.

Auch der Begriff der Belastung wurde und wird in der Psychologie sehr unterschiedlich verstanden und definiert. Selbst aus den neuesten Sammelreferaten kann man ersehen, daß es gegenwärtig noch an einem „emerging consensus" (3, 8), einer allgemein akzeptierten Definition, fehlt (14). So gibt es auch keinen allgemein akzeptierten Ansatz zur Beschreibung und Analyse der Verarbeitung psychischer Belastungen. Ob letztere als Bewältigung, also situations- und verhaltensbezogen, oder als Auseinandersetzung, also mehr emotional, kognitiv und persönlichkeitsbezogen, aufgefaßt, oder aber im weitesten Sinne als ein Prozeß, der beide genannten Aspekte umfaßt, verstanden wird, ist grundsätzlich von der Definition des Begriffs Belastung selbst abhängig (14). Daher erscheint es wichtig, den Schwerpunkt der vorliegenden Arbeit auf eine begriffliche Klärung zu legen.

Belastung

Belastung oder Streß wird in der Physik als physischer Druck, Zug oder Kraft von einem Objekt auf ein anderes definiert. Etwas weiter kann Belastung als Krafteinwirkung auf die Gesamtheit eines Systems von sich balancierenden Kräften gesehen werden. Belastung kann aber auch als der innere Widerstand eines elastischen Systems gegen von außen wirkende Kräfte verstanden werden (13). Schließlich definiert die Physik das Maß der Spannung sowie das Maß und den Zeitpunkt auftretender Veränderungen als Funktion des Ausmaßes der Belastung und/oder der Zeitspanne, in der die Belastung wirkt. Es ist wichtig, in diesem Zusammenhang darauf hinzuweisen, daß der Begriff der Belastung in der Physik grundsätzlich systembezogen und zeitbezogen definiert wird. In der Physik gibt es natürlich nur die objektiv beobachtbare und meßbare Belastung. Infolgedessen gibt es auch nur einen Begriff des (meßbaren) Widerstandes oder der Widerstandsfähigkeit, jedoch keinen Begriff der Auseinandersetzung, Verarbeitung oder Bewältigung von Belastungen. Die zuletzt genannten Begriffe setzen ein bestimmtes Maß an Aktivierungsfähigkeit voraus, das im allgemeinen nur lebenden Organismen und ganz besonders natürlich dem Menschen zugeschrieben wird. In der modernen Physiologie wurde der Begriff der Belastung in sehr vereinfachter Weise übernommen. Streß wird dort definiert als Stimulus, der das normale physiologische Gleichgewicht eines Organismus hemmt, stört oder zerstört. Bewältigung von Belastung ist dieser Auffassung zufolge auf die Wiederherstellung der Homöostase, eines vor der Belastung bestehenden Gleichgewichts des Organismus, bezogen. In den letzten Jahren hat sich der Schwerpunkt allerdings von den mehr oder minder mechanischen Beziehungen der verschiedenen Streßhormone untereinander auf die komplizierteren Wechselwirkungen zwischen der psychischen Belastung einerseits und dem Immunsystem andererseits verlagert.

Diese physiologische Auffassung hat sich zur Blütezeit des logischen Positivismus in den USA vor allem unter dem Einfluß von Cannon (4) in Psychiatrie und Psychologie durchgesetzt. Experimentelle Befunde, die in erster Linie aus Tierexperimenten, weniger aus Untersuchungen an Psychologiestudenten stammen, schienen zunächst diese Auffassung zu stützen. Auch Holmes und Rahes „Life Event"-Forschung (10, 11) der 60er und 70er Jahre schien die Gültigkeit dieser Ansätze zu untermauern. Im Laufe der Zeit aber fand man heraus, daß nicht nur das Ausmaß der objektiven Belastung, sondern auch die subjektive Wahrnehmung und Bewertung der aktuellen Belastungssituation sowie das Ausmaß und die Art früher erlebter Belastungen und Traumatisierungen die Form und das Ausmaß der Reaktion der Geschädigten – und damit auch die Schädigung selbst – stark beeinflussen. In der „Life Event"-Forschung erwies sich, daß es nicht nur die Anzahl der „stressful life events" und deren Intensität ist, die körperliche und/oder seelische Schädigungen nach sich zieht, sondern auch die verschiedensten Formen von Belastungserlebnissen und die Auseinandersetzung mit diesen.

So stellte sich heraus, daß die Wahrnehmung von Belastungen und die Auseinandersetzung mit Belastungen als psychologische Prozesse definiert werden müssen. Das „Reiz-Reaktions-Modell" begann Ansätzen zu weichen, in denen Persönlichkeit und Persönlichkeitsentwicklung als Einflußfaktoren berücksichtigt werden. Erste Ansätze dieser Art findet man in Längsschnittstudien zur Entwicklung in der frühen Kindheit (18, 19). Kröber (13) und Haan (9) begannen, den Begriff der Auseinandersetzung (coping) dem der Abwehrmechanismen als Alternative gegenüberzustellen. Vaillant (32) stellte eine Reihe von Abwehrmechanismen, die nach entwicklungspsychologischen Kriterien hinsichtlich ihrer Primitivität versus Reife geordnet werden können, in den Mittelpunkt seiner Längsschnittstudien zum frühen und mittleren Erwachsenenalter. Levinson (16) beobachtete Übergangsperioden in der Entwicklung, die er im Gegensatz zu Erikson (7) nicht als Krisen, sondern als Belastungssituationen charakterisiert.

Wie man aus den Arbeiten von Lazarus (15), sowie Adler und Matthews (2) ersehen kann, bedurfte es noch eines weiteren Vierteljahrhunderts, bis die Rolle emotionaler Komponenten sowohl im Belastungserleben als auch in der Verarbeitung von Belastungen in den Vordergrund gestellt und damit die Überbetonung kognitiver Elemente in diesen Prozessen beendet wurde.

Auch in der Persönlichkeitsforschung hat man sich in den letzten Jahren wieder mehr dynamischen, entwicklungsbestimmten und systemtheoretischen, holistischen, d.h. also integrativen Modellen, zugewandt (17). Solche Modelle wurden von Thomae (29, 30, 31) und Shanan (21, 22) bereits vor mehr als einem Vierteljahrhundert angeregt.

In eigenen Studien (21, 22, 23, 27, 28) haben wir versucht, die psychoanalytisch orientierte Ich-Theorie in systemtheoretische Ansätze zu integrieren. So wurde

Persönlichkeit als ein offenes, vertikal geschichtetes System und als eine dynamische Organisation von Sektoren und Prozessen, die in orts- und zeitgebundenen Wechselbeziehungen stehen, aufgefaßt. Nach v. Bertalanffy (3) können solche Systeme anhand von vier Hauptparametern beschrieben werden:

▸ durch das Maß ihrer intrasystemischen Differenzierung, also ihrer Komplexität und Konsistenz;
▸ durch das Ausmaß der Durchlässigkeit der Systemgrenzen, das die Quantität und Qualität der Transaktionen und der Kommunikation mit den benachbarten Systemen, jedoch auch innerhalb des Systems, bestimmt;
▸ durch das Ausmaß und die Art intersystemischer Differenzierung, d. h. der Unterschiedlichkeit von anderen subkulturellen Varianten und
▸ durch die Dauer und die zeitliche Ordnung der Systemformierung.

Die unter dem vierten Punkt genannten Parameter können als wichtige Determinanten zeitlicher Variabilität, der Entwicklung und Veränderung betrachtet werden. Da Systeme nicht isoliert analysiert werden können, muß auch die Persönlichkeit als in mehrere Metasysteme, wie Familie, Sozialbeziehungen, Gesellschaft, eingebettet, verstanden werden.

Derartige Ansätze wurden in den frühen 60er Jahren in einer Reihe lebenslauforientierter Arbeiten zur psychosomatischen Symptomatik im Erwachsenenalter entwickelt (5, 25, 26,).

In historischen Analysen zum Thema Belastung und Belastungsverarbeitung wird häufig vergessen, daß extreme Belastung, Traumatisierung, insbesondere in der Kindheit, schon von Freud als einer der wichtigsten Einflußfaktoren auf die Entwicklung psychopathologischer Symptome wie auf die „normale" Persönlichkeitsentwicklung erkannt worden war. Trauma wurde als ein Reizzuwachs verstanden, der für das Ich qualitativ oder quantitativ neu ist. Derartige Reize können nicht oder nicht ohne weiteres mit früheren Erfahrungen in Verbindung gebracht werden und drohen daher, das Ich zu überfluten. Das Ich ist nicht imstande, solche Reize mit Hilfe gewohnter Abwehrmechanismen in gewohnten Zeiteinheiten zu verarbeiten. Das Trauma wird so zu einem Erlebnis, in dem der Mensch sich massiver und unvermeidlicher Gefahr hilflos gegenübergestellt sieht und sich daher im Gefühl, im Denken und in seiner Handlungsfähgkeit blockiert fühlt. Panik, Angst und Beklemmung, die fehlende Einsicht in die Situation und eine irrationale Bewertung der Situation bestimmen die Art und Weise der Verarbeitung, sei es in Form von handlungsmäßiger, emotionaler und/oder kognitiver Auseinandersetzung.

Das Trauma stellt einen Extremfall dar. Auch weniger massive Belastungen werden vom Augenblick ihrer Identifizierung bis zu ihrer Verarbeitung selten nur auf der Ebene des Bewußten erfaßt und zudem auch selten ausschließlich rational oder kognitiv gedeutet und bewertet.

Es erscheint sinnvoll, Belastungen auf einem Kontinuum anzuordnen. An einem Extrem des Kontinuums könnte man sich schwere und sehr schwere Belastungen denken, wie z.B. Todesfälle, schwere Erkrankungen und Erniedrigungen extremen Ausmaßes, die sich augenblicklicher kognitiver Verarbeitung vollkommen oder doch fast vollkommen entziehen. Auf diese Art von Belastungen kann nur physiologisch oder mit einfachen Abwehrmechanismen passiv und gefühlsmäßig reagiert werden. Am anderen Ende des Kontinuums fänden sich kurz- oder auch längerfristig als belastend erlebte Alltagssituationen, wie z.B. durch Erwerbs- und Wohnprobleme entstandene Belastungen und Alltagssorgen verschiedenster Art, wie auch künstlich geschaffene experimentelle Belastungssituationen. Solche und ähnliche Belastungen können leichter logisch erfaßt, analysiert, kognitiv bewertet und dementsprechend verarbeitet und bewältigt werden. Heuristisch scheint es empfehlenswert, jede Belastung als zwischen diesen beiden Enden eines Kontinuums stehend zu erforschen. Freilich werden Extremfälle damit nicht ausgeschlossen.

Auseinandersetzungsbereitschaft und Verarbeitung von Belastungen

Aktive Auseinandersetzungsbereitschaft meint einen Prozeß, der als Vorbedingung der persönlichen Erfassung von Belastung wie auch ihrer weiteren Verarbeitung angesehen werden kann. Dieser Begriff der Auseinandersetzungsbereitschaft wurde definiert als „eine nicht immer am äußeren Verhalten erkennbare persönliche Tendenz oder Bereitschaft, die Aufmerksamkeit so zu orientieren, daß eine Identifizierung von Zielobjekten positiven wie auch negativen Aufforderungscharakters im persönlichen Felde möglich wird, das Wahrnehmungsfeld also differenziert erfaßt werden kann. Diese Bereitschaft ermöglicht es, durch affektive und/oder kognitive Auseinandersetzung und/oder durch Handeln das Feld so zu strukturieren, daß eine positive Selbstbewertung, als Voraussetzung für weitere integrierte psychische und physische Entwicklung und allgemeines Wohlbefinden, optimal bewahrt und/oder gestärkt werden kann" (23, S. 78). Man kann also die aktive Auseinandersetzungsbereitschaft als eine Ich-Einstellung bezeichnen, welche dazu befähigt, sich mit neuen Umständen auseinanderzusetzen. Dies ist unabhängig davon, ob die Belastungen selbst gewählt und demnach positiv auffordernd oder durch äußere Veränderungen auferlegt sind und deshalb als Belastung oder Streß empfunden und/oder intellektuell aufgefaßt werden. Diese Definition läßt sich auf eine Auffassung von Aktivität und Passivität zurückführen, welche die letztere als einen von unkontrollierten Triebanforderungen charakterisierten Zustand sieht, der in Hilflosigkeit und im Streben nach müheloser passiver Befriedigung erkennbar wird. Andererseits wird Aktivität als ein Zustand verstanden, in dem das Ich sowohl handelt als auch durch seine Abwehrfunktionen die Situation kontrolliert (20). Die meisten menschlichen Erlebnisse und Handlungsformen lassen sich aus Kombinationen so verstandener Passivität und Aktivität ableiten. Weder Passivität noch Aktivität beziehen sich dabei notwendigerweise nur auf beobachtbares, sondern auch auf erschlossenes Verhalten.

In den Jerusalemer Längsschnittstudien (JESMA) von 1967 bis 1985 (21, 22, 24), in denen Persönlichkeitsentwicklung von den mittleren Lebensjahren bis zum Ende des achten Lebensjahrzehnts bei über 220 Personen untersucht wurde, nahm das Thema der Verarbeitung von Belastungen eine zentrale Stellung ein. Diese Untersuchungen wurden im Rahmen eines systemtheoretischen, Ich-analytisch orientierten Ansatzes durchgeführt. Die eingesetzten Forschungsstrategien und Untersuchungstechniken, insbesondere die Satzergänzungstechnik, Jerusalem Q-Sort, und das Explorationssystem, wurden isomorph auf den oben erwähnten theoretischen Ansätzen aufgebaut (21, 22, 24). Sie mögen zwar manchen Forschern als zu zeitintensiv erscheinen, sind aber – wie auch Haan (9) in einer ihrer letzten Arbeiten bemerkte – logisch und statistisch überzeugend.

Das Individuum wurde als ein offenes System, eingebettet in ein breiteres Metasystem, gesehen. Belastung wurde als Druck aufgefaßt, der sowohl von außerhalb des Systems, also aus dem Metasystem der Gesellschaft, auf die Grenzzone des Systems Persönlichkeit einwirkt und sich von dort auf die Teilsysteme fortpflanzt, als auch innerhalb des Systems, von einem Teilsystem auf ein anderes, wirkt. In beiden Fällen wird zusätzliche Energie oder Energieumlagerung für die Verarbeitung und Bewältigung erforderlich. So wird es dem Individuum ermöglicht, sich mit der durch die resultierende Spannung entstehenden neuen Situation auseinanderzusetzen und ein neues dynamisches Gleichgewicht herzustellen. Es wird weiter vorausgesetzt, daß eine gewisse Menge von physischer und seelischer Energie zur Verfügung stehen muß, damit sich die Person zu einer Auseinandersetzung mit diesen Belastungen bereit fühlt. Wenn man weiter in Betracht zieht, daß das Metasystem „Individuum" sich zum Teil aus physischen, zum Teil aus psychischen, aber hauptsächlich aus sozial bestimmten Elementen zusammensetzt, muß man zu dem Schluß kommen, daß jegliche seelische, aber auch physische Belastung letztendlich nur im Zusammenhang mit dem Selbstbild des Individuums als Mitglied einer Gesellschaft erfaßbar wird. Die Nutzung seelischer Energie wäre demnach abhängig von dem Maße, in dem sich der Mensch von seiner gesellschaftlichen Umgebung akzeptiert fühlt und in dem er sich ohne größere innere Konflikte mit dieser identifizieren kann. Im Falle von Konflikten mit dem Metasystem Gesellschaft oder gar der aufgezwungenen Isolierung von dieser sieht sich das Individuum gezwungen, Energie einzusetzen, um ein Gefühl von Zugehörigkeit wiederzugewinnen. Man kann erwarten, daß in einem solchen Zustand die Ich-Reserven sehr stark in Anspruch genommen werden müssen. Demzufolge fehlt dann die Energie, die nötig ist, um sich mit einer neuen belastenden Situation aktiv auseinanderzusetzen und somit eine Umstrukturierung des psychologischen Feldes zu erzielen.

Diesem systemtheoretischen Modell der Ich-Funktion zufolge wird die Neigung oder Bereitschaft, sich aktiv mit Belastungssituationen auseinanderzusetzen, abhängig sein vom Maß eines Gefühls der Zugehörigkeit zu einem der schon erwähnten Metasysteme. Andererseits: je stärker das Gefühl der Loslösung von einem gesellschaftlichen und/oder sozialen Rahmen, desto stärker die resultierenden Verlustgefühle, desto schwächer auch die Bereitschaft, sich aktiv mit der belastenden Situation auseinanderzusetzen. Im letzteren Falle steigt die Wahrscheinlichkeit, sich selbst fremden Kräften hilflos ausgeliefert zu fühlen. Dann steigt auch die Wahrscheinlichkeit, sich nur passiv mit den momentanen Belastungen auseinanderzusetzen oder gar aufzugeben.

Schlußbemerkung

Der Stil der Auseinandersetzung mit Belastungen oder Streß wird nicht nur von der Persönlichkeit oder von der objektiven Lage, in der sich das Individuum befindet, bestimmt. Ausschlaggebend scheint zusätzlich das Vorhandensein von Hilfsquellen gefühlsbestimmten, intellektuellen, materiellen, ja letzten Endes zwischenmenschlichen Charakters, also solchen der psychoökologischen Umwelt, zu sein. Wie schon angedeutet, hängt eine solche Zugänglichkeit in nicht geringem Maße von der Engagement-Disengagement-Bilanz ab. Dieses Verhältnis von Engagement und Ablösung bis zur Isolierung vom menschlichen Lebensraum gewinnt gerade in den späteren Lebensjahren besondere Bedeutung. Die Bereitschaft und die Fähigkeit, sich mit Belastungen aktiv auseinanderzusetzen, kann in großem Maße als von dieser Bilanz abhängig angesehen werden.

Hans Thomae (30, 31) war einer der ersten, die bereit waren, in den erlebten Belastungen und in der Auseinandersetzung mit diesen einen Kernpunkt im

Aufbau eines psychologischen Belastungsmodells zu sehen. Er war auch unter den ersten, die meinten, daß ein solcher Ansatz die Erfassung und Ordnung einer Reihe von Entwicklungserscheinungen über den gesamten Lebenslauf und besonders im höheren Alter logisch und empirisch erleichtern könnte. In seinem Buch „Alternsstile und Altersschicksale" (29) zeigte Thomae, daß eine Taxonomie der Belastungssituationen wie auch der Techniken ihrer Bewältigung es unter Einbeziehung der Lebenszufriedenheit ermöglicht, Alternsvorgänge nicht nur universell, sondern auch differentiell zu untersuchen und zu beschreiben. Die Alternstypologien, die in den schon erwähnten Jerusalemer Längsschnittuntersuchungen (JESMA) – wenn auch mit anderen Ansätzen und Forschungstechniken – erarbeitet wurden, weisen in die gleiche Richtung. Die Resultate von Thomaes Untersuchungen und die JESMA-Ergebnisse zeigen zudem, daß, abgesehen von kleineren situationsbestimmten Varianten in den Techniken der momentanen Bewältigung, der Stil der Auseinandersetzung bei den meisten Menschen in der zweiten Lebenshälfte auf der Aktivitäts-Passivitäts-Achse ziemlich unverändert bleibt.

Literatur

1. Ackoff, RL, Emery FE (1972) On Purposeful Systems. Tavistock Press, London
2. Adler N, Matthews K (1994) Health Psychology. Ann Rev of Psychol 45:29–259
3. Bartalanffy L v. (1968) General System Theory. G. Braziler, New York
4. Cannon W (1939) The Wisdom of the Body. Norton, New York
5. Dreyfuss F, Shanan J, Sharon M (1966) Some Personality Characteristics of Middle Aged Men with Coronary Heart Disease. Psychother and Psychosom 14:1–6
6. English HB, English AC (1957) A Comprehensive dictionary of Psychological and Psychoanalytical Terms. McKay, New York
7. Erikson EK (1950) Childhood and Society. Norton, New York
8. Goldberger L, Breznitz S (Eds) (1993) Handbook of Stress. 2nd Ed., The Free Press, New York
9. Haan N (1993) The Assessment of Coping, Defense and Stress. In: Goldberger L, Breznitz S (Eds), Handbook of Stress. 2nd Ed., The Free Press, New York, pp 258–273
10. Holmes TH, Rahe RH (1967) The Social Readjustment Rating Scale. J Psychosom Res 11:213–218
11. Holmes TH (1979) Development and Application of a Quantitative Measure of Lifechange Magnitude. In: Barrett JE (Ed) Stress and Mental Disorder. Raven, New York
12. Kagan J (1983) Das Auftreten von Angst in der früheren Kindheit. In: Lehr UM, Weinert FE (Hg) (1983) Entwicklung und Persönlichkeit. Kohlhammer, Stuttgart, S 89–101
13. Kroeber TC (1963) Coping Functions of the Ego Mechanisms. In: White RW (Ed) The Study of Lives. Prentice Hall, New York, pp 178–199
14. Lazarus RS (1993) From Psychological Stress to the Emotions. Ann Rev Psychol:1–21
15. Lazarus RS, Folkman S (1984) Stress, Appraisal, and Coping. Springer, New York
16. Levinson JLW, Darrow N, Klein EB, Levinson MH, McKee B (1978) The Seasons of a Man's Life. A Knopf, New York
17. Magnussen D, Törestad B (1993) A Holistic View of Personality: A Model Revisited. Ann Rev of Psychol 44:427–452
18. Murphy LB (1962) The Widening World of Childhood. Basic Books, New York
19. Murphy LB, Moriarty A (1976) Vulnerability Coping and Growth. Yale University Press, New Haven
20. Rapaport D (1966) Some Metapsychological Considerations Concerning Activity and Passivity. In: Gill MM (Ed) The Collected Papers of David Rapaport. Basic Books, New London, pp 530–568
21. Shanan J (1968) Psychological Changes during the Middle Years. Gon and Grafica, Jerusalem, Hebrew

22. Shanan J (1985) Personality Types and Culture in Later Adulthood. Karger, Basel
23. Shanan J (1990) Coping Styles and Coping Strategies in Later Life. In: Bergener M, Finkel SI (Eds) Clinical and Scientific Psychogeriatrics. Vol. 1, Springer, New York, pp 76–111
24. Shanan J (1993) The Jerusalem Longitudinal Study of Midadulthood and Aging – JESMA. Z Gerontol 26:151–155
25. Shanan J, Brzezinski A, Sulman F, Sharon M (1965) Active Coping Behavior and Cortical Steroid Excretion in the Prediction of Transient Amenorrhea. Beh Science 10:461–465
26. Shanan J, Sharon M (1965) Personality and Cognitive Functioning of Israeli Males During the Middle Years. Human Development 8:2–15
27. Shanan J, Adler H, Adler E (1975) Copingstyle and Rehabilitation. Soc Security 9–10:53–66
28. Shanan J, Kaplan Denour A, Garty I (1976) Effects of Prolonged Stress on Coping Style in Terminal Renal Failure Patients. J Human Stress 2:19–27
29. Thomae H (1983) Alternsstile und Altersschicksale. Huber, Bern
30. Thomae H (1953) Über Daseinstechniken sozial auffälliger Jugendlicher. Psych Forschung 23:11–33
31. Thomae H (1993) The Bonn Longitudinal Study on Aging (BOLSA). Z Gerontol 26:142–150
32. Vaillant GE (1977) Adaptation to Live. Little Brown, Boston
33. Websters Encyclopedic Unabridged Dictionary (1986) Gramercy, New York
34. Wilson JP, Harel Z, Kahana B (1988) Human Adaptation to Extreme Stress. Plenum, New York

Anschrift des Verfassers:
Prof. Dr. J. Shanan
Hebräische Universität zu Jerusalem
The Faculty of Social Sciences
Department of Psychology
Mount Scopus, Jerusalem 91905

Entwicklungsaufgaben und Entwicklungsthemen als Einheiten einer psychologischen Analyse der Persönlichkeit

K.-G. Tismer

Psychologisches Institut, Universität Bonn

Eines der Grundprobleme der Persönlichkeitsforschung besteht in der Frage nach adäquaten Beschreibungseinheiten und Kategorien zur Erfassung des Individuums. Das gilt vor allem für diejenigen Richtungen, welche dem Axiom der „Einzigartigkeit" der Persönlichkeit als Ausgangsbasis für die Theoriebildung sowie empirische Untersuchungen verpflichtet sind, d.h. die „Einmaligkeit" als Schlüsselmerkmal der Persönlichkeit betrachten. Es genügt nicht, auf diesen prinzipiellen Sachverhalt hinzuweisen, vielmehr ist es erforderlich, methodische Ansätze aufzuzeigen, „wie die Beschreibung und das Verständnis jeweils eines Einzelnen zu bewerkstelligen seien" (18). Bei der Deskription der individuellen Persönlichkeit – des „Individuums und seiner Welt" – ergeben sich Schwierigkeiten, speziell im Hinblick auf das damit verbundene Verallgemeinerungsproblem. Zumeist wurde dieses Dilemma in der neueren Psychologie durch die Einführung einer spezifischen Systemsprache zu lösen versucht, häufig einhergehend mit einer zu frühen Reduzierung der ursprünglichen Mannigfaltigkeit des Erlebens und Verhaltens im Forschungsprozeß. Im Rahmen von stärker idiographisch orientierten Konzeptionen, die bei der Erfassung von Prozessen der Persönlichkeitsentwicklung dem Subjekt eine zentrale Position im Geschehen zuschreiben, ist dagegen in der Regel ein intensives Bemühen um solche deskriptiven Kategorien zu registrieren, die nur durch ein geringes Maß an „Systemimmanenz" vorbelastet sind. Ziel ist dabei die theoretisch unvoreingenommene, weitgehend lebensnahe Beschreibung personaler Vorgänge – unter möglichst enger Anlehnung an die Alltagssprache (46, 47).

Zentral bedeutsam für die Persönlichkeitstheorie Thomaes ist die Berücksichtigung des Erfahrungshorizontes des „Menschen auf der Straße". Sie ist wesentlich bestimmt von der Auffassung, daß „nur das Individuum selbst Zeuge seines Verhaltens im natürlichen Ablauf seines Lebens ist". Daraus resultiert als Forderung an eine derart konzipierte Persönlichkeitstheorie die Entwicklung einer „*Psychologischen Biographik*", welche als Bezugsrahmen und „Grundlage für die Erfassung der ‚echten' Einheiten einer Persönlichkeitsbeschreibung dienen kann" (46, S. 111). Dem Gegenstand der Persönlichkeitsforschung am ehesten angemessen dürfte der Vorschlag sein, sich bei der Suche nach solchen Beschreibungseinheiten auf einem „mittleren Abstraktionsniveau" zu bewegen.

Der Frage, inwieweit die Grundbegriffe „Entwicklungsaufgabe" sowie „Lebens- oder Daseinsthema" diesem Kriterium entsprechen, soll in der folgenden Skizze dieser Konzepte nachgegangen werden. Seit längerem werden sie, wenn auch mit unterschiedlicher theoretischer Akzentuierung und Zielsetzung, von Vertretern der Entwicklungs- und Persönlichkeitspsychologie – Havighurst und Erikson sowie Bühler, Murray und Thomae – im Rahmen von Modellen der personalen Veränderung und Strukturierung verwendet.

Zur Konzeption der Entwicklungsaufgaben im Rahmen der Entwicklungs- und Persönlichkeitspsychologie

Der Begriff der *Entwicklungsaufgabe* wurde systematisch zuerst von Robert Havighurst (14, 15) in die entwicklungspsychologische Theoriebildung eingeführt. Dabei handelt es sich um Anforderungen, „mit denen sich das Individuum in einer bestimmten Lebensphase auseinanderzusetzen hat; deren gelungene Bewältigung führt zu Glück („happiness") und Erfolg, Versagen dagegen zur Zurückweisung durch die Gesellschaft und zu Schwierigkeiten bei der Lösung späterer Aufgaben" (14, S. 2). Drei konstitutive Komponenten von Entwicklungsaufgaben werden unterschieden: (a) der physiologisch-biologische Status bzw. die physischen Potentiale einer Person, (b) Erwartungen und kulturelle Normen der Gesellschaft sowie (c) individuelle Wertvorstellungen und Ziele. Havighursts Konzeption der „Developmental Tasks" ist von einer deutlich pädagogisch akzentuierten Intention geprägt; sie versteht sich in hohem Maße als Leitfaden für Eltern und Lehrer. Zudem liegt seinen Annahmen eine an der „puritanistischen Ethik Neu-Englands" (47, S. 54), möglicherweise auch an der Theologie der Methodisten (31) orientierte Haltung zugrunde. Von daher mag eine Dominanz normativer Aspekte bei der Formulierung der Entwicklungsaufgaben zu erklären sein, ebenso eine gewisse Unbefangenheit der Gliederung des menschlichen Lebenslaufs in ein Dekaden-Schema, eine Einteilung, die zu stark vereinfachend wirkt. In einer späteren Studie schränkt Havighurst (1963) den Gültigkeitsbereich der von ihm postulierten Entwicklungsaufgaben insofern ein, als er betont, es gebe keine eindeutig abgrenzbare Anzahl von Stadien; außerdem variierten die in den einzelnen Stufen gestellten Anforderungen je nach sozialem Kontext; ihnen komme eine spezielle Relevanz für die nordamerikanische Mittelschicht zu (15, S. 28). Er verwendet auch nicht mehr den von normativen Konnotationen erfüllten Begriff der „Aufgabe", sondern spricht von „Hauptanliegen" der Lebensführung („dominant concerns of the life cycle"), die er durch sehr globale Aussagen umschreibt, z.B. „Begründung einer unabhängigen Existenz" (0–10 J.), „Wachstum und Werden der eigenständigen Persönlichkeit" (10–20 J.), „Sammlung der eigenen Energien" (30–40 J.) und/oder „Lösung aus dem sozialen Lebenskreis" („Disengagement", 70–80 J.; vgl. 15, S. 28). An anderer Stelle weicht er von der Dekaden-Einteilung ab und unterscheidet z.B. zwischen „mittlerer Kindheit" (6–12 J.) und „Adoleszenz" (12–18 J.); für derartige Altersabschnitte nennt er etwa 8 bis 10 jeweils zu bewältigende Einzelanforderungen. Seither wurden viele Neuformulierungen und Differenzierungen des Entwicklungsaufgaben-Konzepts vorgenommen, häufig für das Jugendalter (z.B. 2, 8, 19, 34) sowie für das mittlere und höhere Erwachsenenalter (z.B. 3, 5, 16, 50), zum Teil auch auf die ganze Lebensspanne bezogen (z.B. 33).

Gegenüber den Vorteilen, die mit der praktisch-pädagogischen Orientierung durch Havighursts Aufgaben-Schema verbunden sind, wurden jedoch bei einem solchen Ansatz naheliegende, bereits seit längerem artikulierte theoretische Vorbehalte weitgehend zurückgestellt (17). Es gibt verschiedene „Täuschungen der

Phaseneinteilungen", so etwa wird das Entwicklungsgeschehen innerhalb der jeweils ausgewählten Lebensabschnitte weit einheitlicher dargestellt als es tatsächlich ist. Insbesondere gilt dies für das mittlere und höhere Erwachsenenalter. Schematische Abstufungen berücksichtigen hier nicht die Vielfältigkeit von Abweichungen der Entwicklungsprozesse und suggerieren dadurch eine nicht vorhandene Geschlossenheit personaler Veränderungen. Thomae hat von dem Ansatz einer „differentiellen Entwicklungspsychologie" ausgehend die Angemessenheit von Phaseneinteilungen für das Erwachsenenalter wiederholt in Frage gestellt, ja explizit eine „anti-stage theory" gefordert. „We question the validity of any kind of stage theory of life-span development" (48, S. 435). Gleichwohl werden immer wieder neue Entwürfe für Stufeneinteilungen des Erwachsenenalters konzipiert (z.B. 13, 24, 33, 50); eine Orientierungsfunktion zur Gliederung des Entwicklungsgeschehens in diesem Lebensabschnitt ist ihnen jedoch nicht abzusprechen.

Kritisch zu diskutieren ist das terminologische Umfeld des Konzepts der Entwicklungsaufgaben, steht es doch in enger Beziehung zu einer Reihe anderer Begriffe, wie z.B. „Konflikt" und „Belastung", „Entwicklungskrisen" sowie „bedeutsamen und/oder kritischen Lebensereignissen". Die präzisesten Definitionskriterien dürften gegenwärtig für den Bereich der „critical life events" vorliegen (Grad der Konkordanz mit dem allgemeinen Entwicklungsablauf bzw. „in-time vs. off-time-Plazierung"; normativ vs. nicht-normativ; Ausmaß der persönlichen Kontrolle usw.). Im Vergleich hierzu sind die Konzepte Entwicklungsaufgabe und Entwicklungskrise weniger exakt umschrieben; insbesondere gilt das für die Bezugnahme auf den Aspekt des „Lebensglücks" im Definitionsvorschlag von Havighurst. In seinem Ansatz werden allerdings einige Schwierigkeiten vermieden, die mit dem Krisen-Theorem verbunden sind; dieses ist primär durch ein negatives Bedeutungsumfeld bestimmt, durch Verlust- und Abbauerfahrungen, weniger durch Erlebnisse des Zugewinns und der Weiterentwicklung. In dem bipolar angelegten Stufenmodell von Erikson (10) war bereits eine nur negative Sicht der Auswirkungen von „Krisen" aufgegeben worden. Vor allem Riegel (37) hat dann später die Bivalenz von Belastungssituationen noch deutlicher hervorgehoben.

Entwicklungsaufgaben regulieren, wie Havighurst betont, auch aufgrund von gesellschaftlichen Normen und Rollenvorschriften das Verhalten und persönliche Zielsetzungen in verschiedenen Lebensbereichen. Rollenvorschriften beinhalten Erwartungen an das Individuum. Angesichts des raschen technologischen und sozialen Wandels in den letzten Jahrzehnten ist von einer permanenten Veränderung derartiger Vorschriften und Normen auszugehen (4). So gesehen ist eine ständige, zeitangemessene Revision der in Gestalt dieser „Aufgaben" formulierten normativen Zielsetzungen zu fordern. Hinzu kommt, daß die Theorie der Entwicklungsaufgaben ohnehin als zu „statisch" angelegt kritisiert wurde. Historisch und soziokulturell bedingte Veränderungen sind jedoch nicht nur hinsichtlich einzelner altersbezogener Anforderungen zu registrieren; durch den gesellschaftlichen Wandel wird insgesamt die Sichtweise von Lebensstufen wie „Kindheit", „Jugend" und „Erwachsenenalter" modifiziert (31, 19). Vor kurzem hat Endepohls (9) die Frage nach möglichen Variationen der etablierten Auffassungen von „Jugend" und „Erwachsenenalter" durch eine inhaltsanalytische Auswertung alltagspsychologischer Vorstellungen zu diesen Lebensabschnitten bei einer Personengruppe zwischen 11 und 91 Jahren untersucht und dabei generationsabhängige Unterschiede festgestellt. Die Konzeption der Entwicklungsaufgaben ist von solchen Ansätzen aus betrachtet denjenigen Modellvorstellungen zuzuordnen, die Entwicklung als Sozialisationsvorgang interpretieren; die Gesellschaft formuliert ihre entwicklungspsychologischen Erkenntnisse in Sozialisationszielen, d.h. in Form von „Aufgaben" für das Individuum.

Die spezifische Sequenz dieser Aufgaben und Statuspassagen über die Lebensspanne wie etwa Schulbesuch, Berufsausbildung, Familiengründung, Aufbau einer beruflichen Position usf. markiert gleichsam die Konturen einer „Durchschnittsbiographie" innerhalb einer gesellschaftlichen Gruppierung oder sozialen Schicht. Darüber hinaus gibt es eine Vielzahl von Anforderungen, die nicht durch äußere Instanzen vorgegeben, sondern durch individuelles Bemühen zu bearbeiten und zu gestalten sind. So werden z.B. subjektive Vorstellungen der Partnerschaftsbeziehung und Kindererziehung zwar auch durch das normative Umfeld definiert; andererseits haben gerade in solchen privaten Lebensbereichen persönliche, von eigenen Wertvorstellungen geleitete Entscheidungen oft längerwährende Auswirkungen, die das Leben des einzelnen Menschen tiefgreifend verändern können. Diese Entscheidungen determinieren somit die vom Individuum selbst ausgelöste Dynamik in der Aufeinanderfolge von Lebensanforderungen und lassen häufig auch den „aleatorischen" Aspekt von Entwicklung zur Geltung kommen.

Havighurst ging bei seiner Konzeption davon aus, daß die erfolgreiche Bewältigung lebenslaufbezogener Anforderungen die Zufriedenheit fördert und die Chancen zur Lösung zukünftiger Aufgaben verbessert; eine theoretisch stringente Begründung dieser globalen Thesen hat er jedoch nicht vorgenommen. Zeitweilig war der Ansatz zu einem „Sammelbecken für vieles" geworden (42). Beachtenswert sind gerade deshalb Weiterentwicklungen in Richtung einer stärkeren theoretischen Fundierung und Kohärenz des Modells (8, 35, 12). Mit Bezugnahme auf Havighurst nennen Dreher und Dreher als formale Charakteristika den Zeitpunkt der Entstehung und des Abschlusses von Entwicklungsaufgaben, deren wechselseitige Interdependenz und soziokulturelle Bedingtheit. Oerter (35) hat sich unter Verwendung verschiedener bewährter Theoriesysteme um eine Elaborierung des Modells gleichsam als Rahmen für eine übergeordnete Theorie bemüht; relevant sind für ihn dabei Kompetenz- und Coping-Ansätze sowie der in der älteren sowjetischen Psychologie für die Beschreibung von Person-Umwelt-Beziehungen bedeutsame Begriff der „Tätigkeit" (39). Zur Ordnung von Entwicklungsaufgaben schlägt Oerter eine Taxonomie aufgrund der Hauptdimensionen „Zeitlicher Umfang" sowie „Inhaltliche Bereichsspezifität" vor. Die Extension des Zeitbezugs einer Aufgabe kann sehr unterschiedlich bemessen sein; sie ist z.B. relativ kurz bei einer universitären Abschlußprüfung oder auch bei einer Schwangerschaft, länger beim gesetzlich vorgeschriebenen Schulbesuch und der Phase der Berufsausbildung; die gesamte Lebensspanne gerät ins Blickfeld, wenn es darum geht, sich um den Erhalt und die Förderung der körperlichen Gesundheit zu bemühen oder ein an den moralischen Standards der eigenen Gruppe ausgerichtetes Verhalten zu verwirklichen. Flammer und Avramakis (12) orientieren sich bei ihrem Klassifikationsvorschlag an folgenden vier Hauptkriterien: (1) Wer ist der „Aufgabensteller"? Das Individuum selbst, Mitglieder naher Bezugsgruppen wie Eltern und Freunde, oder ist es die Gesellschaft, repräsentiert durch die öffentliche Meinung und gesetzliche Regelungen? (2) Verbindlichkeitsgrad der Normen. Sind sie generell einzuhalten wie z.B. bei Anforderungen der Institution Schule? Oder richten sie sich lediglich an eine Einzelperson, etwa wenn Eltern von ihrer Tochter verlangen, eine klassische Gesangsausbildung zu absolvieren? (3) Typen der Aufgabenlösung. Wurden sie erwartungsgemäß oder mit zeitlicher Verzögerung gelöst? Oder wurden sie nicht gelöst, weil die Person sich weigerte oder aber dazu nicht befähigt war? (4) Evaluative Reaktionen. Sie äußern sich bei den unter (1) genannten Personen oder Gruppen z.B. in Form von Emotionen wie Befriedigung und Stolz oder Scham und Mitleid. Mit der empirischen Überprüfung dieser Taxonomie wurde begonnen (12), ebenso wie Dreher und Dreher (8) ihre Konzeption bereits in einer Fragebogenerhebung bei Jugendlichen untersucht haben (s.a. 34).

Bewährt hat sich das Modell der Entwicklungsaufgaben zum einen durch die Bereitstellung von innerhalb der Entwicklungspsychologie häufig verwendeten deskriptiven Kategorien sowie durch seinen beträchtlichen heuristischen Wert. Wie Dreher und Dreher (8) hervorheben, ist es vor allem deshalb positiv zu beurteilen, weil es mit einigen Grundannahmen der heutigen Entwicklungstheorie gut übereinstimmt, und zwar der Lebenslauf-Perspektive, der transaktionalen Beziehung von Individuum-Umwelt-Systemen und einer aktiv-handlungstheoretischen Auffassung von Entwicklung. Auch von Oerter (35) wird dieser Aspekt besonders herausgestellt. Er beurteilt das Modell von Havighurst als ausbaufähig und schreibt ihm für den Aufbau einer sozio-ökologisch orientierten Entwicklungstheorie eine ähnlich zentrale Bedeutung zu wie dem Konzept des „Schemas" bei Piaget.

Lebens- und Daseinsthemen im Rahmen der „Psychologischen Biographik"

In Hinblick auf entwicklungspsychologische Fragestellungen sowie vor allem bei der Erfassung von Prozessen der Persönlichkeitsveränderung ist der Begriff der Entwicklungsaufgaben häufig als Analyseeinheit verwendet worden. In der Motivations- und Persönlichkeitsforschung sind zwei bedeutsame Klassifikationsvorschläge zur Beschreibung motivationaler Vorgänge zu registrieren, zum einen die Konzeptualisierung von Bedürfnissen und Motiven, zum anderen – wenn auch seltener – das Bemühen, derartige Geschehensabläufe durch den Begriff des „Themas" zu erfassen; häufig werden beide Begriffsarten synonym verwendet. Thomae (47, S. 53) definiert „Themen als wiederholt geäußerte Gedanken, Wünsche, Befürchtungen"... und nicht als „aus dem Verhalten erschlossene intrapsychische Konstrukte wie Motive. Sie sind nach eindeutigen Kriterien aus biographischen Dokumenten wie einem Bericht über einen Tageslauf oder über eine biographische Episode ableitbare Inhalte personaler Prozesse, in denen es nicht nur um die kognitive Repräsentation von Situationen, sondern um Art und Ausmaß des Betroffenseins von ihnen, der inneren und äußeren Auseinandersetzung mit ihnen geht." Themen sind das Resultat der Interaktionen zwischen dem Individuum und mannigfachen Umweltkonstellationen, fördernden und belastenden Einwirkungen, mit denen es im Verlauf seines Lebens konfrontiert wurde, und die es auch gegenwärtig noch zu bewältigen gilt; sie führen zu spezifischen Prozessen der „personalen Strukturierung". Synonym mit dem Ausdruck „*Lebensthema*" verwendet Thomae auch heute – wie in dem ersten Entwurf seiner Persönlichkeitstheorie aus dem Jahre 1951 (44) – den Begriff „*Daseinsthema*". Systematisch wurde das Themen-Konzept zuerst von Lersch (23) und Murray (29) als psychologischer Terminus benutzt. Für Lersch handelt es sich dabei um übergreifende, konstante „Vollzugsformen" der Lebensführung (23). Murray beantwortet die Frage nach der motivationspsychologischen Begründung von Verhaltensäußerungen mit den Konzepten „need" und „press", aus deren variantenreichem

Zusammenwirken „Themen" resultieren. Auch für ihn besteht eine wichtige Aufgabenstellung der Psychologie in der Suche nach adäquaten Beschreibungseinheiten für die Erfassung des „Lebensprozesses". Kurze Episoden (proceedings) betrachtet er als grundlegende Kategorien, als signifikante Verhaltensstrukturen (z.B. „morgens Blumen gießen", „mit dem Kollegen sprechen"). Je nach psychologischer Fragestellung kann auch die Wahl längerer Einheiten angezeigt sein; mehrere Episoden werden zu Serien (serials, serial programs) und Anordnungen (ordinations, long units) zusammengefaßt. Die Biographie versteht er als eine durch individuelle Erfahrungen geprägte Abfolge von Themen („an historic route of themas", 29, S. 42).

Fast den gesamten Kanon der in den dreißiger Jahren verfügbaren psychodiagnostischen Instrumente hat Murray eingesetzt, um eine Gruppe von Harvard-Studenten zu untersuchen; der Generalisierbarkeit seiner Befunde sind indes angesichts von nur 50 Versuchspersonen enge Grenzen gesetzt. Durch die gezielte Verwendung biographischen Materials sowie durch die Methode der thematischen Analyse hat er aber einen bedeutsamen Zugang zum Verständnis der Persönlichkeit erschlossen. Ähnlich ist das methodische Vorgehen von Murrays Schüler White (51), der auf der Grundlage von zwei ausführlich dokumentierten Biographien („Chatwell" und „Merrill") versucht, die Ausdifferenzierung und Wandlung eines „Lebensthemas" über einen weitreichenden Zeitraum zu verdeutlichen.

Seit der Publikation der von White herausgegebenen Festschrift für Murray vor mehr als 30 Jahren hatte der psychobiographische Ansatz – „The Study of Lives" – in der angelsächsischen Persönlichkeitsforschung an Einfluß verloren. Um so auffälliger ist die seit einiger Zeit zu beobachtende Renaissance der *Psychobiographik* (z.B. 26, 27); zwar sind es – betrachtet man den Gesamtkontext der Persönlichkeitspsychologie – nur wenige Autoren, die gezielt die biographische Methode einsetzen; seit den 80er Jahren ist ihre Zahl aber deutlich angestiegen. „Back to the basics!" – so umschreiben Wiggins und Pincus (52) diesen Trend. Und McAdams (27, S. 1) fordert pointiert: „Once again, it is okay to study the ‚whole person'." Im Vergleich zur Anfangszeit sei die gegenwärtige Situation in der psychobiographischen Forschung jedoch durch eine größere Stringenz im methodischen Vorgehen sowie einen ausgeprägten Pluralismus in der Konzeptbildung gekennzeichnet.

Stewart und Mitarbeiter (43) haben beispielsweise auf der Basis von Eriksons Theorie ein eindrucksvolles Psychogramm einer englischen Feministin vorgelegt. Rosenberg (38) versuchte eine Annäherung an die Persönlichkeit des Dichters Thomas Wolfe, indem er eine multidimensionale Skalierung der in „Schau heimwärts, Engel" verwendeten Eigenschaftsbegriffe vornahm. Durch eine an der Konzeption Murrays orientierte thematische Analyse haben Winter und Carlson (54) die Leitgedanken und Grundmotive der ersten Regierungserklärung von Richard Nixon untersucht. Auch Alexander (1) benutzte bei einer differenzierten Auseinandersetzung mit den Biographien von Freud, Jung und Sullivan das Verfahren von Murray. Von hier aus gesehen sind allerdings bestimmte Aspekte dieser Wiederbelebung der „Personologie" insofern kritisch zu bewerten, als dabei zum Teil nur Menschen Beachtung finden, die als „famous, enigmatic, or paradigmatic" angesehen werden (27, S. 2). Thomaes Hauptziel war es dagegen immer, Lebenslaufschilderungen von „Durchschnittsmenschen" zu erhalten; weniger galt sein Interesse herausragenden Gestalten aus Geschichte, Kunst oder Wissenschaft wie etwa bei Bühler und Erikson oder gar dem „Who is who?" entnommenen Personenstichproben (30).

Während durch Runyan (40), McAdams (27, 28) und andere Persönlichkeitsforscher der psychobiographische Ansatz in den Vereinigten Staaten gleichsam neu entdeckt wurde – unter anderem wird das belegt durch das Programm „Studying Persons and Lives" im Rahmen der „Henry A. Murray Lecture Series at Michigan State University" (36) –, hat Thomae mit seinem Arbeitskreis diese theoretische Konzeption kontinuierlich weiterentwickelt. Oerter stellt fest (35, S. 262): „The most interesting approach to the task of personality development was presented by Thomae (1968)". Nachdrücklich setzt sich Jüttemann (20) für den weiteren Ausbau der *Psychologischen Biographik* ein, „für eine Psychologie jenseits von Dogma und Mythos". Wie er hervorhebt, ist Thomaes Vorgehen vor allem gekennzeichnet durch eine betonte Zurückhaltung bei der Interpretation von Explorationsaussagen, z.B. über familiäre Beziehungen, gesundheitliches Befinden, Erlebnisse im letzten Jahr, die gegenwärtige Situation sowie über Wünsche und Befürchtungen für die Zukunft. Datenauswertung und inhaltsanalytische Kategorienbildung erfolgen materialnah und sind an einem „Prinzip der Minimalinterpretation" ausgerichtet. Das dem entgegenstehende „Prinzip der Maximalinterpretation" ist dagegen häufig in psychoanalytischen Biographiedeutungen anzutreffen. Im Zentrum des methodischen Vorgehens stehen bei Thomaes Konzeption die Exploration und die „Thematische Analyse" der Persönlichkeit. Der methodische Vorteil liegt dabei vor allem in der Konzentration auf spontane Mitteilungen des Individuums.

Thomae hat in weit größerem Ausmaß als Murray biographisches Material gesammelt und ausgewertet. Während Murray einem relativ eng gefaßten Modell der „Need-Press-Konstellationen" verhaftet blieb, setzte sich Thomae stets für eine weitgehende Offenheit und Unvoreingenommenheit in der theoretischen Grundorientierung ein. Insofern hat er die Theoriebildung und die Diskussion um die methodische Konzeption der Psychologischen Biographik entscheidend weiter geführt. Seit den 50er Jahren sind von ihm und seinem Arbeitskreis eine Reihe umfangreicher, an der „Biographischen Methode" (21, 22) orientierte Einzel- und Längsschnittstudien vor allem bei Personen des mittleren und höheren Erwachsenenalters durchgeführt oder angeregt worden; eine herausragende Position nimmt dabei die 1965 begonnene „Bonner Gerontologische Längsschnittstudie" (BOLSA) ein. Mit Vorrang wurden bei diesen Erhebungen Probleme und Fragen der Persönlichkeitsentwicklung im mittleren und höheren Erwachsenenalter durch das Verfahren der themenzentrierten Analyse zu beantworten versucht. Das theoretische Bezugssystem für diese Studien war durch Thomaes kognitive Persönlichkeitstheorie vorgegeben (11, 46); sie gewinnt durch spezifische Konzeptualisierungen etwa des Selbstkonzepts und des „subjektiven Lebensraums" sowie der „Lebens- oder Daseinsthemen" und der „Daseinstechniken" bzw. „instrumentellen Reaktionsformen" ihre charakteristische Ausprägung. Bei der Beschreibung des durch die Grunddimensionen Konstanz und Variabilität markierten Spannungsgefüges im Rahmen der Persönlichkeitsentwicklung wird von der Annahme ausgegangen, daß zu allen tiefgreifenden, relativ überdauernden Verhaltensänderungen ein Thema gehört, eine feste Größe, die das personale Geschehen in je individueller Weise reguliert und auch zielsetzend lenkt; diese Bedeutung können sowohl verschiedene Einzelthemen, aber auch ein einziges zentrales Thema erlangen. Daseinsthemen und Daseinstechniken beeinflussen einander, es besteht zwischen ihnen eine dynamische Beziehung derart, daß Themen durch instrumentelle Reaktionsformen eine Modifikation erfahren; andererseits kann eine spezielle Daseinstechnik auch an Gewicht gewinnen und das Handeln zunehmend steuern, also zu einem Anliegen werden, das im

Mittelpunkt des Erlebens und Verhaltens steht. Ausweichendes Reagieren, z.B. von einer Person bisher nur selten als Bewältigungsform gewählt, könnte aufgrund verschiedener belastender Erfahrungen zur bevorzugten Verhaltensweise werden und so als relativ konstantes Thema die Lebensführung bestimmen. Thomae (47) hat die Affinität einer derartigen themenzentrierten Persönlichkeitstheorie zu den Modellen von Erikson (10) und Havighurst (14, 15) besonders hervorgehoben. In einer vor kurzem vorgelegten Übersichtsarbeit zur Persönlichkeitsentwicklung wurde von Schneewind (41) das Problem der Abgrenzung potentieller Basismotive für menschliches Handeln auch unter gezielter Verwendung der Konzeptualisierungen von „Grund- bzw. Lebensthemen" aufgegriffen. Er geht bei dieser zentralen Frage der Motivationsforschung von einer dualistischen Konstellation der Grundmotive „Autonomie" und „Verbundenheit" aus, denen nach seiner Auffassung der Rang von „umfassenden Lebensthemen" zuzuschreiben ist (41, S. 212; s.a. 25).

Bereits in frühen Studien hat Thomae (45) als Lebensthemen definierte „Formen der Auseinandersetzung mit Grundsituationen des Daseins" beschrieben, z.B. die Notwendigkeit, die Unvollkommenheit und/oder auch Monotonie des Lebens – dessen „Kompromiß-Charakter" – zu akzeptieren, die Erfahrung des endgültigen Festgelegtseins der eigenen Existenz etwa im familiären oder beruflichen Bereich sowie das Gefühl der entrinnenden Zeit, der Endlichkeit des Daseins. Eine Längsschnittuntersuchung bei männlichen Angestellten im mittleren Erwachsenenalter bildete dabei die empirische Basis (45). Im Rahmen der BOLSA wurde versucht, die Befunde einer clusteranalytischen Auswertung der Informationen von über 200 älteren Männern und Frauen im Hinblick auf eine größere Serie inhaltlich akzentuierter Einzelthemen unter Bezugnahme auf einen von Thomae (46, S. 303–328) entwickelten Katalog von „Basisthemen" zu interpretieren (49). Wie sich dabei insgesamt ergeben hat, wird der Prozeß der Strukturierung derartiger Daseinsthemen, z.B. der „Wunsch nach Ausweitung des Interessenhorizontes", „Aufgreifen und Ausnutzen noch gegebener Möglichkeiten", „Bemühen um die Erhaltung des sozialen Lebenskreises" oder „Bestimmtsein von Enttäuschungen", weniger von Faktoren wie Alter und Geschlechtszugehörigkeit beeinflußt, dagegen vom Ausmaß der subjektiv erlebten Belastung in zentralen Lebensbereichen wie Familie und Beruf, von der finanziellen Lage sowie insbesondere dem gesundheitlichen Befinden. Über die Auswertung der BOLSA-Befunde im Längsschnitt und über Ergebnisse einer Reihe anderer Untersuchungen zur thematischen Analyse bei Personen unterschiedlichen Alters berichtet Thomae selbst ausführlich (47, S. 52–78).

Themenzentrierte Analysen, wie sie im Rahmen der BOLSA vorgenommen wurden, sind mit relativ aufwendigen Auswertungsprozeduren verbunden und sicher nicht zuletzt deshalb nur selten durchgeführt worden; die Realisierbarkeit der untersuchungstechnischen Anforderungen ist demgegenüber bei Studien zum Bewältigungsverhalten zumeist günstiger einzuschätzen. Das mag erklären, warum vergleichsweise häufig bei Personengruppen, deren biographische Situation durch unterschiedliche Formen von Belastungen gekennzeichnet ist, spezifische Profile „instrumenteller Reaktionshierarchien" (47) erfaßt und beschrieben wurden. Dannhäuser (7) und Wilde (53) haben vor kurzem beachtenswerte Untersuchungen dieser Art vorgelegt; sie stellten Varianten des Bewältigungsverhaltens bei so unterschiedlichen Situationen wie „später Mutterschaft" sowie bei durch eine Schwangerschaftsunterbrechung ausgelösten Belastungen eingehend dar. In dieser Form konzipierte Studien umfassen inzwischen ein breites thematisches Spektrum; dabei wurde eine relativ große Zahl von Erhebungen durchgeführt, welche die mit dem biographischen Ansatz in besonderer Weise verbundenen Untersuchungsmöglichkeiten eindrucksvoll belegen.

Schlußbemerkung

Ziel dieses Beitrags war es, den gegenwärtigen Status der Begriffe „Entwicklungsaufgabe" und „Lebens- bzw. Daseinsthema" als entwicklungs- und persönlichkeitspsychologische Beschreibungseinheiten zu skizzieren. Wie dabei gezeigt wurde, hat Thomae durch theoretische Konzeptualisierungen und zahlreiche empirische Untersuchungen wesentliche Impulse zum kontinuierlichen Aufbau und zur Fundierung einer „Psychologischen Biographik" gegeben. Angesichts der neuerdings geforderten Wiederbelebung des „personologischen Erbes" erscheint er in der Rückschau als stetiger Bewahrer dieses Erbes. Das Individuum als Ganzheit und eigenständiges Subjekt stand für ihn immer im Zentrum der Persönlichkeitspsychologie sowie einer Theorie der Persönlichkeitsentwicklung.

Literatur

1. Alexander IE (1990) Personology: Method and content in personality assessment and psychobiography. Duke Univ Press, Durham
2. Ausubel D (1968) Das Jugendalter. Juventa, München
3. Barrett JH (1972) Gerontological psychology. Thomas, Springfield, Ill.
4. Beck U (1986) Risikogesellschaft. Suhrkamp, Frankfurt a. M.
5. Brubaker T (1986) Developmental tasks in later life. Am Behav Scien 29:381–388
6. Bühler Ch (1933) Der menschliche Lebenslauf als psychologisches Problem. Hirzel, Leipzig
7. Dannhäuser U (1994) Späte Mütter. Veränderungen im Erleben und Verhalten von Erstgebärenden jenseits der 30 auf dem Hintergrund ihrer biographischen Entwicklung. Psycholog Diplomarbeit, Universität Bonn
8. Dreher E, Dreher M (1985) Entwicklungsaufgaben im Jugendalter: Bedeutsamkeit und Bewältigungskonzepte. In: Liepman D, Stiksrud A (Hrsg) Entwicklungsaufgaben und Bewältigungsprobleme in der Adoleszenz. Hogrefe, Göttingen, S 56–70
9. Endepohls M (1994) Lebensphasen im Wandel. Phil Diss, Universität Bonn
10. Erikson HE (1950) Growth and crises of the healthy personality. In: Senn M (ed) Symposion on the healthy personality. New York, Macey-Foundation, pp 91–146
11. Fisseni HJ (1984) Persönlichkeitspsychologie. Hogrefe, Göttingen
12. Flammer A, Avramakis, J (1992) Developmental tasks – Where do they come from? In: Cranach M von, Doise W, Mugny G (eds) Social representations and the social bases of knowledge. Hogrefe, Göttingen, pp 56–63
13. Gould RL (1978) Transformations: growth and change in adult life. Simon & Schuster, New York (dt. Lebensstufen. Fischer, Frankfurt a. M. 1986)
14. Havighurst RJ (1948, 1953) Developmental tasks and education. Longmans & Green, New York, (McKay, New York, 1972, 3rd ed)
15. Havighurst RJ (1963) Dominant concerns in the life cycle. In: Schenk-Danzinger L, Thomae H (Hrsg) Gegenwartsprobleme der Entwicklungspsychologie. Festschrift für Charlotte Bühler. Hogrefe, Göttingen, S 25–37
16. Hayslip B, Panek PE (1993) Adult development and aging. Harper, New York
17. Heckhausen H (1974) Entwicklung, psychologisch betrachtet. In: Weinert FE, Graumann CF, Heckhausen H, Hofer M u.a. Pädagogische Psychologie, Bd 1. Fischer, Frankfurt a.M., S 67–99
18. Herrmann Th (1991) Lehrbuch der empirischen Persönlichkeitsforschung (6. Aufl.). Hogrefe, Göttingen

19. Hurrelmann K (1984) Lebensphase Jugend. Juventa, Weinheim
20. Jüttemann G (1992) Psyche und Subjekt. Rowohlt, Reinbeck
21. Kruse A (1989) Psychologie des Alters. In: Kisker K, Lauter H, Meyer J, Strömgren H (Hrsg) Psychiatrie der Gegenwart (Band 8: Alterspsychiatrie). Springer, Heidelberg, S 1–59
22. Kruse, A (1987) Biographische Methode und Exploration. In: Jütteman G, Thomae H (Hrsg) Biographie und Psychologie. Springer, Berlin, S 119–137
23. Lersch Ph (1938) Der Aufbau der Person (1970, 11. Aufl.). Barth, München
24. Levinson DJ (1986) A conception of adult development. Am Psychol 41:3–13
25. Logan RD (1986) A reconceptualization of Erikson's theory: the repetition of existential and instrumental themes. Hum Dev 29:125–136
26. Maddi S (1984) Personology for the 1980s. In: Zucker RA, Aronoff J, Rabin AI (eds) Personality and the prediction of behavior. Academic Press, New York, pp 7–41
27. McAdams DP (1988) Biography, narrative and lives: an introduction. J Pers 56:1–18
28. McAdams DP (1990) The Person: an introduction to personality psychology. Harcourt Brace Jovanovich, San Diego
29. Murray H (1938) Explorations in personality. Oxford Univ Press, New York
30. Neugarten BL (1968) The awareness of middle age. In: Neugarten BL (ed) Middle age and aging. Chicago Univ Press, Chicago, pp 93–98
31. Neugarten BL (1975) Robert J. Havighurst: a pioneer in social gerontology. Z Gerontol 8:81–86
32. Neugarten BL, Neugarten DA (1987) The changing meaning of age. Psychology Today, pp 29–33
33. Newman MB, Newman CR (1975) Development through life. Homewood, Dorsey
34. Nurmi JE (1993) Adolescent development in an age-graded context: the role of personal beliefs, goals, and strategies in the tackling of developmental tasks and standards. Intern J Behav Dev 16:169–189
35. Oerter R (1986) Developmental task through the life span: a new approach to an old concept. In: Baltes PB, Featherman DL, Lerner RM (eds) Life-span development and behavior. Erlbaum, Hillsdale, pp 233–271
36. Rabin AI, Zucker RA, Emmons RA, Frank S (eds) (1990) Studying persons and lives. Springer, New York
37. Riegel KF (1975) Adult life crises. In: Datan N, Reese HW (eds) Life span developmental psychology: dialectical perspectives on experimental research. Academic Press, New York, pp 99–128
38. Rosenberg S (1989) A study of personality in literary autobiography: a study of Thomas Wolfe's „Look Homeward, Angel". J Pers Soc Psychol 56:416–430
39. Rubinstein SL (1977) Sein und Bewußtsein. Akademie Verlag, Berlin
40. Runyan W (1988) Progress in psychobiography. J Pers 56:295–326
41. Schneewind KA (1994) Persönlichkeitsentwicklung im Kontext von Erziehung und Sozialisation. In: Schneewind KA (Hrsg) Erziehungspsychologie. Bd 1 der Serie Pädagogische Psychologie der Enzyklopädie der Psychologie. Hogrefe, Göttingen, S 197–225
42. Schneider HD (1980) Theorie der Entwicklungsaufgaben – Sammelbecken für vieles oder mehr? Act Gerontol 10:535–542
43. Stewart AJ, Franz, C, Layton L (1988) The changing self: using personal documents to study lives. J Pers 56:41–74
44. Thomae H (1951) Persönlichkeit. Eine dynamische Interpretation. Bouvier, Bonn
45. Thomae H (1968) Zur Entwicklungs- und Sozialpsychologie des alternden Menschen. In: Thomae H, Lehr U (Hrsg) Altern – Probleme und Tatsachen. Akademische Verlagsgesellschaft, Frankfurt a.M., S 3–17 (Original 1959)
46. Thomae H (1968) Das Individuum und seine Welt. Hogrefe, Göttingen
47. Thomae H (1988) Das Individuum und seine Welt (2. Aufl.). Hogrefe, Göttingen
48. Thomae H, Lehr, U (1986) Stages, crises, conflicts, and life-span development. In: Soerensen AB, Weinert FE, Sherrod LR (Eds) Human development and the life course: multidisciplinary perspectives. Erlbaum, Hillsdale, pp 429–444
49. Tismer KG (1970) Zur sozialen Lebensthematik im höheren Erwachsenenalter. In: Störmer A (Hrsg) Geroprophylaxe. Beihefte der Zeitschrift für Gerontologie, Bd 4, Steinkopff, Darmstadt, S 89–95
50. Whitbourne SK (1986) Adult development. Praeger, New York (2nd ed)

51. White RW (ed)(1964) The study of lives. Essays in honor of Henry A. Murray. Atherton, New York
52. Wiggins JS, Pincus AL (1992) Personality: structure and assessment. Ann Rev 43:473–504
53. Wilde B (1994) Schwangerschaftsabbruch als kritisches Lebensereignis – Formen der Auseinandersetzung betroffener Frauen und Männer. Psychol. Diplomarbeit, Bonn
54. Winter DG, Carlson, LA (1988) Using motive scores in the biographical study of an individual: The case of Richard Nixon. J Pers 56:75–104

Anschrift des Verfassers:
Dr. K.-G. Tismer
Psychologisches Institut
der Universität Bonn
Römerstr. 164
53117 Bonn

Prozeß und Interaktion in der Persönlichkeits- und Entwicklungspsychologie

E. Olbrich, K. Pöhlmann

Institut für Psychologie, Universität Erlangen-Nürnberg

Manche Themen und manche Theorien wirken fort, auch über Generationen hinweg. Eines dieser Themen ist die Auffassung von Persönlichkeit als Prozeß und von deren diachronem Wandel im Verlauf der Entwicklung. Hans Thomae hat schon 1951 formuliert, „daß fast alles, was Form und geronnene Struktur am menschlichen Charakter ist, einmal Geschehen war, und daß vieles, was jetzt Geschehen ist, einmal Form, Haltung, Bereitschaft, Triebkraft werden kann" (33, S. 1), ein Satz, der immer wieder zitiert und in das Gedächtnis von Persönlichkeits- und Entwicklungspsychologen gerufen wurde (18). Eine prozeßorientierte Sicht von Persönlichkeit ist seiner Behandlung von Entwicklung deutlich zugrunde gelegt (36), und seine Konzepte der Daseinstechniken und Daseinsthemen (34) werden nach wie vor von Copingforschern sehr genau zur Kenntnis genommen, in vieler Hinsicht dem der Copingmechanismen vorgezogen. Und auch die sehr weiten, theoretisch bewußt voraussetzungsfrei zu verstehenden Konzepte der Reaktionsformen und Reaktionshierarchien (37) regten zu einem Verständnis von Persönlichkeit und Entwicklung an, das in seiner anfänglichen Prägnanz, elaboriert aber in seiner hohen Komplexität nach wie vor große Faszination auf Persönlichkeits- und Entwicklungspsychologen ausübt.

Traits: Von Klassifikation und statischen Konstrukten zum Verständnis ihres Wirkens

Viel beachtet und beachtenswert sind in der Psychologie Arbeiten von Trait-Theoretikern, die Verhalten von Personen auf relativ generelle (d.h. übersituativ erkennbare) und konstante (d.h. über die Zeit hin stabile) Dispositionen zurückführen, also auf Konstrukte, die Menschen „haben" (7). Was solche Dispositionen aber „tun", wie sie in Lebenssituationen wirken, wie sie sich unter belastenden Bedingungen oder in Übergangsperioden verändern oder stabilisieren, und wie solche Dispositionen dazu beitragen, daß interindividuelle Differenzen über die Zeit hin und über verschiedene Situationen hinweg verändert werden oder erhalten bleiben, das tritt in der Differentiellen Psychologie oft zurück. Allerdings wird in neuerer Zeit, in Forschungen zu Persönlichkeit und Kognition, der dynamische Aspekt von Traits erneut in den Vordergrund gestellt.

Die Frage nach dem Wirken von Traits rückt von einem Verständnis menschlichen Verhaltens ab, das rein personologischen Konstrukten einen ausschließlichen oder weitgehenden Erklärungswert zuspricht. Situationismus und Interaktionismus haben seit den 60er Jahren gute Argumente für die Bedeutung des Zusammenwirkens von personalen und situativen Komponenten in manifest werdendem Verhalten erbracht. Das schließt die Ableitung von Traits aber nicht grundsätzlich aus. Wohl weist der Beleg situativer Bestimmtheit des Verhaltens auf die Schwierigkeit hin, generelle, also über alle oder sehr viele Situationen erkennbare Traits ableiten zu wollen. Situationsspezifität muß beachtet werden. Dies hat schon Allport (1) erkannt, wenn er beispielsweise auf die einfache, aber grundsätzlich wichtige Beobachtung von Widersprüchlichkeit im Verhalten hinwies. Er nennt das Beispiel eines Lehrers, der manchmal peinlich genau, manchmal nachlässig, ja, schlampig war. Differenzierende Beobachtungen zeigten, daß dieser Lehrer auf seinen eigenen Besitz in der Regel sorgfältig achtete, während er mit Dingen anderer Menschen unordentlich umging. Die Differenzierung der Gegenstände nach Besitzverhältnissen kann als Beleg dafür gelten, daß Ordentlichkeit-Unordentlichkeit nicht etwa nur personologisch bestimmbare Konstrukte sind, sondern erst aus dem Zusammenspiel zwischen einem erschlossenen Merkmal in der Person und umschreibbaren Klassen von Situationen „erklärbar" werden. Trait-Theoretiker haben in der Regel nicht von einem Zusammenspiel oder von Zusammenwirken gesprochen. Sie haben vorsichtiger interpretiert und gleichsam einschränkend und differenzierend festgestellt, daß ein Trait eine Tendenz von Personen „erklärt", in einer bestimmten Klasse von Situationen eine bestimmte Art von Handlung durchzuführen. Das läuft dann auf eine Klassifikation nach zwei Dimensionen – Verhalten und Situationen – hinaus, weniger auf das Verständnis des Zusammenwirkens von Person und Situation. Allports Theorie der Persönlichkeit und der Persönlichkeitskonstrukte versuchte beispielsweise nicht, die Prozesse zu beschreiben, durch die Personen mit ihrer Umgebung zusammenwirken (40). Indem Allport auf situative Spezifität hinwies, erklärte er wenig, er differenzierte nur. Auch im Anschluß an solche Überlegungen zur Situationsspezifität kann die Auffassung bestehen bleiben, ein Trait sei eher erklärungsbedürftig als daß er etwas erkläre.

Oft haben Trait-Theoretiker eine Scheu, Interaktionen zu berücksichtigen, indem sie Konstrukte konzeptualisieren, die ein unlösbares Zusammenspiel von persönlichen und situativen Komponenten ausdrücken. Relativ schlicht läßt sich das an Überlegungen zur Methodik der Testkonstruktion und aus mit der Testung verbundenen Prozessen verdeutlichen. Solche Überlegungen zeigen die geradezu systematische Unterdrückung situativer, individueller und zeitlich variierender Verhaltenskomponenten im Konstrukt Trait und damit seine bloß personologische Statik (28). Einfach nachzuvollziehen sind auch Argumente, die nach Arten von Personvariablen oder besser nach Arten ihrer Operationalisierung differenzieren. Caspi und Bem (9) beispielsweise weisen darauf hin, daß T-Daten – also Daten aus Leistungstests, die Traits messen, ebenso wie Daten aus objektiven Labormessungen oder exakt erhobene Verhaltensstichproben – über längere Zeiträume hinweg selten stabil bleiben. Selbstbeschreibungen und ihre Quantifizierungen durch Selbstratings (S-Daten), sowie O-Daten, die Beschreibungen und ihre Quantifizierungen durch einen Beobachter wiedergeben, sind zeitlich stabiler. Caspi und Bem führen dies darauf zurück, daß Personen bei der Selbstbeschreibung ebenso wie Beobachter, die über andere Personen berichten, wahrscheinlich „situative Störvarianzen" bei quantifizierenden Aussagen über Personen ignorieren, mit anderen Worten, daß sie fokussiert auf dispositionelle Merkmale von Personen abheben und eine situationale Spezifität aus dem Verhalten „herausrechnen". Stabilität wird hier ein Stück weit „konstruiert", Prozessualität des Geschehens selbst ein Stück weit ignoriert.

Ganz ähnliche Prozesse lassen sich aus Beobachtungen von Mischel und Peake (24) erschließen, die neben der Globalität von Indikatoren eines Trait auch die relative Bedeutung von Spezifität und Generalität von Situationen unterschieden, in denen Sorgfalt von Personen erfaßt wurde. Maße der Sorgfalt stiegen hinsichtlich ihrer übersituativen Konsistenz von 0,13 auf 0,74 an, wenn Einzelindikatoren aggregiert wurden, wenn also Formen der Reaktion und situative Gelegenheiten sowie Umgebungsbedingungen immer genereller definiert wurden. Mit anderen Worten: Wenn wir nach möglichst hohen Konsistenzen von Personkonstrukten über Klassen von Situationen und über die Zeit hinweg suchen, dann reduzieren wir üblicherweise die Varianz im Zusammenspiel von Person und Situation. Das ist natürlich legitim. Genauso legitim aber ist der Hinweis auf verlorene Spezifität. Noch wichtiger aber ist die Feststellung, daß trait-orientierte Forschung nur schwer der Tatsache gerecht werden kann, daß ein individuelles und situationsspezifisches Zusammenspiel zwischen der Person und ihrer Lebenssituation stattfindet. Die Aufmerksamkeit wird durch die erwähnten methodischen Operationen geradezu von Prozessen fortgelenkt. Aber nicht nur ein prozessuales Verständnis des Verhaltens wird durch kluge Klassifikationen von Reaktionen (und Situationen) erschwert. Auch die Vielfalt der Personprozesse gerät aus dem Blick.

Allport (1) glaubte, daß den Anpassungsprozessen zwischen Person und Umgebung real existierende neurophysiologische Strukturen zugrunde lägen, die bestimmte Arten des Verhaltens von Personen in Situationen beschreiben und erklären. Wir erkennen bei ihm ein „unidirektionales Wirken" von Traits. Der postulierten Realität von Traits und der Vorstellung von Verursachungen bestimmter Verhaltensformen durch Traits stimmen allerdings Theoretiker wie Buss und Craik (6) nicht zu. Sie geben Traits nur den Status von deskriptiven Konstrukten, die man zusammenfassend und klassifizierend aus Verhaltensweisen erschließen kann, welche über mehrere Situationen hinweg (also relativ generell) auftreten, über mehrere Zeitpunkte hinweg (also relativ konstant) beobachtbar sind, und die bei mehreren Personen (also relativ universell) erkennbar werden. Die „Realität" von Traits liegt nach dieser Auffassung mehr im Kopf des Wissenschaftlers als im Verhalten der beobachteten Personen. So aufgefaßt, erklären Traits nur wenig. Eine dritte Position (31) sieht im Trait eine Disposition zu bestimmtem Verhalten, die durch eine bestimmte Klasse von Situationen ausgelöst werden kann. Sie lädt geradezu dazu ein, sich nach Modellen und Theorien des Zusammenwirkens von Person und Situation zu fragen.

Das Zusammenwirken von Personen und Situationen

Man kann, ähnlich wie Cantor (7) es vorgeschlagen hat, einen Weg des Verständnisses gehen, der von der Konzeptualisierung relativ statischer Konstrukte, die eine Person „hat", mehr und mehr zur Beachtung der Prozesse fortschreitet, die zunächst einmal das beschreiben, was eine Person mit einzelnen oder mit dem Gesamt ihrer Traits „tut". Man kann aber auch weitergehen und versuchen, Prozesse des Zusammenwirkens von Person und Umgebung, von „Individuum und seiner Welt" (34, 37) zu analysieren. Thomae selbst glaubt, seine „letztlich auf Kurt Lewin zurückgehende Persönlichkeitstheorie nicht besser (umschreiben zu können) als durch den Hinweis auf die enge Verbindung zwischen Individuum und Welt" (37, S. V).

Sicher aber ist es in diesem Kontext sinnvoll, sich das breite Spektrum von Theorien der Persönlichkeit und der Persönlichkeitsentwicklung vor Augen zu führen, das aktuell gelehrt wird. McAdams (23) erkennt bei der Mehrzahl von Theoretikern eine Betonung von Prozessen, konkreter: von Prozessen des Zusammenwirkens der Person und ihrer Umgebung. Er verweist zum einen auf die biologischen Dynamisierungen des Verhaltens, die Persönlichkeitspsychologen berücksichtigt haben, also beispielsweise auf Instinkte, die das Überleben der Person sichern, auf Triebe, die Sexualität und Reproduktion beeinflussen, nicht zuletzt auf physische Bedürfnisse, die Verhalten motivieren. Unbewußte Wünsche und Strebungen werden von McAdams zum zweiten erwähnt. Diese haben vor allem psychoanalytisch orientierte Autoren hervorgehoben. In Verbindung mit unbewußter Dynamik wird das oft konflikthafte Interagieren von unbewußten und bewußten Prozessen gesehen. McAdams erwähnt eine dritte Gruppe von Persönlichkeitspsychologen, die kognitive und interpretierende Prozesse hervorheben, die also beispielsweise die Bedeutung von Schemata und Skripten, von handlungsleitenden Überzeugungen oder auch von Wertorientierungen erkennen. Auch sie bieten Möglichkeiten zu einer prozessualen Erklärung von Verhalten. Schließlich erwähnt McAdams Persönlichkeitspsychologen, die interpersonale Beziehungen ins Zentrum der Erklärung von Verhalten stellen.

Als gemeinsames Element bei all diesen Erklärungen von Verhalten erkennen wir ein Überschreiten rein personologischer Grenzen. Verhalten wird nicht allein durch etwas „innerhalb der Haut" erklärt, schon gar nicht durch relativ statische Konstrukte, sondern Verhalten wird durch ein Zusammenspiel zwischen personologischen und Umgebungsvariablen verstehbar. Natürlich können verschiedene Formen und verschiedene Erklärungen des Zusammenwirkens unterschieden werden. Eine grobe Übersicht sei nachfolgend versucht.

▸ Ein einflußreiches Modell aus der Biologie und der Ökologie, das in die Psychologie und in die Anthropologie hineinwirkte, ist das des Funktionskreises von Jakob von Uexküll. Es postuliert eine unlösbare Verbindung zwischen Organismus und Umwelt. Jedes Tier trägt demnach seine Umwelt wie ein „undurchdringliches Gehäuse" mit sich herum, ein Gehäuse, das aufgrund der besonderen Wahrnehmungs-, Verarbeitungs- und Reaktionsprogramme des Tieres und aufgrund ihrer Abgestimmtheit mit einer ihm entsprechenden Umwelt, für die Zecke beispielsweise nur Zeckendinge, für den Spatzen aber nur Spatzendinge, enthält. Natürlich gibt es für von Uexküll auch die objektive oder zumindest objektivierbare Umgebung. Sie soll an dieser Stelle erwähnt werden, kann dann aber unberücksichtigt bleiben. „Jedes Tier ist ein Subjekt, das dank seiner ihm eigentümlichen Bauart aus den allgemeinen Wirkungen der Außenwelt bestimmte Reize auswählt, auf die es in bestimmter Weise antwortet. Diese Antworten bestehen wiederum in bestimmten Wirkungen auf die Außenwelt, und diese beeinflussen ihrerseits die Reize. Dadurch entsteht ein in sich geschlossener Kreislauf, den man den Funktionskreis des Tieres nennen kann" (39, S. 150). Als Kurzform für die mit dem Funktionskreismodell angesprochene Verhaltensdynamik und ihre Beendigung wird häufig der Satz gebraucht: Das Wirkmal löscht das Merkmal aus. Ein hungriges Tier beispielsweise wird mit seinem Merkorgan von einem möglichen Beuteobjekt, besser: von einem Merkmalsträger, angesprochen. War die Jagd erfolgreich, wurden also die Wirkorgane effizient zum Beutemachen und zum Verzehren der Beute eingesetzt, dann ist das Merkmal buchstäblich „vernichtet". Aber selbstverständlich gibt es andere Formen der Auslöschung des Merkmales. Von Uexküll nennt als Beispiel die Kopulation bei der Gottesanbeterin. Deren Vollzug führt zu einer Vernichtung des „erotischen" Merkmales des Männchens im Funktionskreis der Fortpflanzung; gleichzeitig damit kann ein anderer Funktionskreis, nämlich der des Beutemachens aktiviert werden - und das Männchen, das zuvor noch Träger eines „erotischen" Merkmales für die Gottesanbeterin war, wird jetzt mit seinen „gastronomischen" Merkmalen perzipiert und durch die Wirkmale dieses Funktionskreises „ausgelöscht".

Zur Übertragung des Funktionskreismodells auf menschliches Verhalten hat v. Uexküll selbst das Beispiel vom Holzkaufmann und vom Jäger gegeben, die beide zwar den objektiv gleichen Wald betreten haben, jedoch einen für beide subjektiv ganz unterschiedlichen Wald sehen. Der "new look in perception" in der Wahrnehmungspsychologie nimmt ebenso auf v. Uexküll Bezug wie die Motivationspsychologie, vor allem im Kontext biologisch begründeter Triebe und Bedürfnisse. Die Anthropologie von Gehlen (11) setzt sich mit der Modellvorstellung des Funktionskreises auseinander, nicht zuletzt wird v. Uexküll in erkenntnistheoretischen Diskussionen immer wieder angeführt.

▶ Die Psychoanalyse hat Modellvorstellungen vom „Funktionieren" des Menschen entwickelt, die zwar freier von biologischer Bestimmtheit verstanden werden als der Funktionskreis, aber auch sie postulieren eindeutig ein Zusammenwirken zwischen Person und Gegenüber, also zwischen libidinöser Tendenz und Libidoobjekt und von damit möglich werdender ölibidinöser Befriedigung. Menschen besetzen Objekte libidinös und erfahren von ihnen Befriedigung ihrer Strebungen. Das in den Grundzügen sehr einfache Modell wird komplexer, aber auch umfassender, wenn Regulationen durch die unterschiedlichen Instanzen des Es, Ich und Über-Ich beachtet werden. Prozessualität und Transaktionalität aber bleiben Charakteristika psychoanalytischer Aussagen über das „Tun" der Persönlichkeit. Erwähnt werden sollte auch die soziale und therapeutisch wirksame Form des zirkulären Interagierens, nämlich die Prozesse der Übertragung und der Gegenübertragung.

▶ Piaget bezieht sich bei der Erklärung der sensumotorischen Anpassungsleistungen des Kleinkindes eindeutig auf Kreisprozesse. Werden erste Reflexe noch recht ausschließlich auf biologisch vorprogrammierte Verbindungen von Stimulus und Reaktionsmöglichkeit des Organismus zurückgeführt und zunächst nur geübt, so kommen bei primären, sekundären und tertiären Kreisreaktionen zum einen immer mehr Modulationen dieser Programme aufgrund von Erfahrung ins Spiel, zugleich werden Schemata flexibler und auf immer höheren Niveaus der kognitiven Regulation organisiert. Direkt auf das Zusammenwirken von Person und Umgebung bezogen sind die von Piaget beschriebenen Prozesse der Assimilation und der Akkomodation. Eine Integration der unterschiedlichen Funktionen beider Prozesse erfolgt durch Äquilibration. – Ebenso wie bei der Psychoanalyse wird bei Piaget die Entwicklung des Zusammenspiels von Person und Umwelt beschrieben, also die immer weiter fortschreitende aktive Re-Äquilibration nach vorübergehender Disäquilibration.

▶ Haan (12) hat die Vorstellung von einem immer wieder äquilibrierten Assimilieren und Akkomodieren aus dem Bereich der kognitiven in den Bereich der Persönlichkeitsprozesse übertragen. Sie stellt Copingprozesse ins Zentrum ihrer Theorie. Coping ist ein adaptiver Prozeß des Ich, in dem kognitive, motivationale, soziale und wertbezogene Funktionen der Person bei der Auseinandersetzung mit neuen, belastenden oder auch herausfordernden Anforderungen aus der Umwelt (zum Teil aus der Person) ins Spiel kommen. „Coping beinhaltet Absicht, Wahl und flexiblen Wandel, ist einer intersubjektiven Realität und Logik verpflichtet und erlaubt, ja, verstärkt adäquaten Ausdruck von Emotionen" (12, S. 34). Coping ist ausdrücklich auf den Umgang mit Anforderungen bezogen, mehr aber noch: im Copingprozeß wirken kognitive und affektive Prozesse zusammen. Effekte des Coping sieht die Autorin nicht allein in der Bewältigung (oder Nicht-Bewältigung) von Anforderungen, sie sieht auch Auswirkungen auf die Entwicklung von Programmen der Person-Umwelt Verknüpfung.

Lazarus (21) hat ein ganz ausdrücklich transaktionales Modell des Coping entwickelt. In einem unlösbaren Zusammenspiel zwischen Person und Belastung/ Herausforderung wirken beide aufeinander und miteinander. Das Konzept einer kognitiven Transaktion „bietet ein neues Niveau des Diskurses an, in dem getrennte Variablen verlorengehen oder gewandelt sind" (21, S. 37). Lazarus sieht in der kognitiven Repräsentation des Stressors und seiner Bewertung eine Verbindung: „Weil die kognitiv-affektive Bewertung eine Funktion von sowohl situativen als auch persönlichen Variablen ist, drückt diese Einheit die Transaktion zwischen der Person und der Umgebung in kognitiven Prozessen aus, durch die eine bestimmte Person Information über die Umgebung verarbeitet und evaluiert" (20, S. 307). Ein expliziter Entwicklungsaspekt wird von Lazarus für das Coping nicht herausgearbeitet.

Thomae verbindet Persönlichkeitsprozesse mit Entwicklungsprozessen. Prozesse der Persönlichkeit – die durchaus verfestigt werden können, wenn auch „in Richtung auf eine bedachtsamere und methodisch konsequentere Bearbeitung charakterologischer Vorgänge, die nicht bei den Dispositionen beginnt, sondern bei ihnen endet" (33, S. 2) – lassen oft eine Richtung, lassen Orientierung und Bindung erkennen. Anders als Lazarus hat Thomae überwiegend Beobachtungen des Alltagsverhaltens zum Ausgang für seine theoretische Arbeit genommen und weiter als Lazarus bezieht er Entwicklungsvorgänge darin ein. Nach einer bewußt weit getriebenen Annäherung an die individuelle Welt seiner Gesprächspartner, an deren subjektiven Lebensraum, kann er oft eine personale Geschehensordnung entdecken, eine „für eine Person in bestimmten Situationen kennzeichnende bzw. bevorzugte Folge von spezifischen Konturierungen des subjektiven Lebensraumes, von Dominanzverhältnissen unter bedeutsamen Themen der Lebensführung und bestimmte(n) Reaktionshierarchien" (37, S. 187). Bewußt spricht Thomae (37) nicht mehr von Daseinstechniken. Er wählt vielmehr den voraussetzungsfreien Begriff der Reaktionsformen, einen „Oberbegriff für alle instrumentellen und expressiven Antworten auf belastende Situationen, ... der darüber hinaus alle kognitiven wie praktischen, emotionalen wie physischen, „aktiven" und „passiven" Reaktionen einschließt" (37, S. 85). Reaktionshierarchien sind schlicht nach ihrer relativen Stärke geordnete Reaktionsformen einer Person.

Wichtig für die hier behandelte Thematik ist nun, daß Verhalten nie als Ausdruck oder gar als Funktion einer inneren Struktur geschieht, sondern „nur im Kontext der Dynamik zwischen Thematik und subjektivem Lebensraum. Dabei sei daran erinnert, daß dieser subjektive Lebensraum vor allem die kognitive Repräsentation der sozialen Einbettung des Individuums ist" (37, S. 187). Es ist eine sehr komplexe Transaktion, die hier beschrieben wird. Für jetzt genügt es wohl, festzuhalten, daß Thomae eine transaktionale Regulierung von Verhalten schon in seinen frühen Arbeiten erkannt hat. So greift er nicht auf verfestigte oder durch methodische Operationen statisch gewordene Konstrukte zurück, wie sie Trait-Psychologen verwenden. Von 1951 bis heute zieht sich die Auffassung vom Zusammenwirken von Person und Umwelt durch seine Erklärungen. In Thomaes Werk wurden Verfestigung und Verflüssigung von Formen der Regulation persönlichen Geschehens schon diskutiert, bevor kristalline und fluide Prozesse in der Entwicklung der Intelligenz unterschieden und rezipiert wurden.

▶ Wie einflußreich die Auffassungen vom Zusammenwirken zwischen Person und Umwelt über die Zeit hin gewesen sind, und wie klar sie ihre Bedeutung neben den klug klassifizierenden Trait-Theoretikern behauptet haben, ist schon früher zusammengestellt worden (27). Sozialkognitive Theorien ganz unterschiedlicher Autoren basieren – bei aller Eigenart ihrer sonstigen Aussagen – auf einem transaktionalen Paradigma. Schon Lewin (19) prägte das Konzept des subjektiven Lebensraumes, in dem alle kognitiv voneinander abhebbaren Elemente der Person und der Umgebung sowie deren Relationen gemeinsam repräsentiert sind. Er beschreibt Verhalten als Funktion des Lebensraumes, in dem die Person ebenso auf die Umwelt einwirkt wie die Umwelt auf die Person und elaboriert die Dynamik der Verbindungsprozesse. Ähnliche Konzepte finden wir bei Theoretikern, die eine prozessuale Verbindung zwischen Person und Umgebung betonen: wir verweisen auf die kognitiven Strukturen bei Tolman (38), auf Bartletts (3) ebenso wie auf Piagets (30) Konzept des Schemas, auf Kellys (15) persönliche Konstrukte, die Kontrollsysteme nach Hilgard (14), die Bedeutungsstruktur (25), die assumptive Welt (10, 29) oder auch die Rolle (32). Deutlich finden sich in Thomaes kognitiver Theorie der Persönlichkeit und ihrer entwicklungspsychologischen Erweiterung (35) Hinweise auf die Verbindung, ja, die Einheit von personalen Ressourcen und situativen Anforderungen/Chancen auf der Ebene der kognitiven Repräsentationen. Transaktionen werden überwiegend auf der Stimulusseite, vor allem im Prozeß der Assimilation angesprochen. Aber kognitive Sozialisations- und Persönlichkeitstheorien (2, 35) betonen darüber hinaus, daß sich die Verarbeitung einer Anforderung auf eine kognitiv repräsentierte und damit auch durch die Person mitbestimmte Anforderung bezieht. Schließlich können wir auf der Reaktionsseite davon ausgehen, daß jede Reaktion doch in eine bestimmte Umwelt hineinwirkt, also in ihrem Effekt auch stets durch die Umgebung mitbestimmt wird. Zwar ist das Zusammenwirken von Reaktion und Umweltbedingungen seltener analysiert worden als die „Verbindung" zwischen Stimulus und wahrnehmender, kognitiv verarbeitender Person. Doch findet sich in der ökologischen Psychologie gute Evidenz dafür, daß die gleiche Reaktion in unterschiedlichen Umgebungen zu unterschiedlichen Effekten führt. Vor allem ist an die environmental docility Hypothese (17) zu erinnern, die Verhaltenseffizienz in eindeutiger Abhängigkeit vom Zusammenspiel zwischen situativen Anforderungen und persönlichen Potentialen beschreibt.
▶ Neben sozial-kognitive treten in einer ganzen Reihe jüngerer Arbeiten motivationspsychologische Komponenten, die das Zusammenwirken von Person und Umwelt erklären helfen. Gemeint sind Arbeiten über current concerns, commitments (16) und life-tasks (8). In unserer Arbeitsgruppe sind initiiert von Joachim Brunstein mehrere Arbeiten durchgeführt worden, die konzeptuell in den hier behandelten Kontext gehören. Current concerns sind hypothetische Zustände der Zielorientierung, sie reichen von der Bindung an bis zur Ablösung von persönlich bedeutsamen Anreizen. Brunstein (5) meint, current concerns seien Quasi-Bedürfnisse (im Sinne von Kurt Lewin), die aus der Bindung einer Person an angestrebte Zielzustände hervorgehen. Jedenfalls stellen sie „affektgeladene" Einheiten des Zielstrebens dar, deren Preisgabe gar mit depressiven Stimmungen verbunden ist. Ist eine Bindung an einen bestimmten Anreiz geschehen, so hat die Person ein commitment entwickelt. Sie kann dann den daraus hervorgehenden concern nicht mehr ohne weiteres aufgeben – selbst wenn sich seine Realisierung als schwierig oder gar als unmöglich erweist. Das hat Brunstein (4) überzeugend belegt. In der neueren Literatur (5)

wird darauf verwiesen, daß current concerns häufig um Anforderungen kreisen, die eine Person in einer bestimmten Lebensphase oder in einer Übergangsperiode meistern will, um ihr wichtige Ziele zu erreichen. Die individuelle Interpretation und die Bearbeitung der jeweiligen Anforderung – einschließlich der dabei eingesetzten Problemlösestrategien – bezeichnet Cantor (8) als life task. Sie meint damit eine Einheit, bei der individuelle Bedürfnisse der Person mit normativen Anforderungen der jeweiligen Lebenssituation zusammentreffen, bietet also Erklärungen an, die deutlich über die recht statischen und weitgehend eben nur normativen Feststellungen hinausgehen, die Havighurst (13) trifft, wenn er von Entwicklungsaufgaben spricht.

Uns interessieren im Rahmen dieser Forschungen vor allem persönlich formulierte Ziele, die eine Person unter Einbezug der situativen Gelegenheiten für ihre Verwirklichung formuliert. Wir sprechen von persönlichen Anliegen. Das sind idiographisch formulierte und in Bezug auf eine Lebenssituation konkretisierte Ziele, Vorhaben und Pläne, mit denen sich eine Person momentan beschäftigt, und die sie in Zukunft verwirklichen möchte. Sie bringen konkret zum Ausdruck, wonach eine Person strebt, was sie erreichen oder auch vermeiden möchte. Persönliche Anliegen beruhen auf der Bindung an Anreizobjekte, die sich (a) auf die Person selbst (ihre Bedürfnisse, Fähigkeiten, Kompetenzen, Interessen), (b) auf Personen der sozialen Umgebung (Partner, Freunde, Berufskollegen) und (c) auf materielle Lebensbedingungen (Finanzen, Wohnverhältnisse) richten können. Persönliche Anliegen zeigen, wie eine Person diese Bezüge gestalten will.

Persönliche Anliegen beeinflussen – das haben u.a. die Arbeiten von Brunstein belegt – das Denken, Handeln und Fühlen einer Person. Personen entwickeln Pläne, nach denen sie ihre Anliegen verwirklichen wollen. Sie prüfen, in welchem Umfang Situationen Gelegenheit zur Realisierung ihrer Anliegen bieten. Sie führen Handlungen aus, um ihre Anliegen zu verwirklichen. Ihre Befindlichkeit und Lebenszufriedenheit hängen von Fortschritten ab, die sie bei der Realisierung ihrer Anliegen machen. Nicht zuletzt leiten Menschen ihr Selbstwertgefühl und das Erleben der Wirksamkeit, ja, der Sinnhaftigkeit ihres Handelns aus dem Streben nach Erfüllung wichtiger Anliegen ab.

Im Gefüge persönlicher Anliegen konkretisiert sich der Lebensentwurf einer Person. Persönliche Anliegen sind Einheiten, die der individuellen Seite des Menschen Rechnung tragen und sein Streben, bedeutungsvolle Ziele zu verwirklichen, berücksichtigen. Persönliche Anliegen erfüllen eine wichtige Funktion, Motive und Bedürfnisse zu befriedigen. Sie sind aber mit letzteren keineswegs gleichzusetzen. Motive und Bedürfnisse (i. S. von Murray (26)) beinhalten hoch generalisierte Wertungsdispositionen für breite Äquivalenzklassen von Anreizen, oft geordnet nach Macht und Leistung sowie Altruismus, Intimität und Affiliation. Persönliche Anliegen beruhen demgegenüber auf der Bindung an ausgewählte Anreizobjekte. Daher können Personen mit vergleichbaren Motiven je nach Lernerfahrung, Biographie und Lebenssituation ganz verschiedene Anliegen verfolgen. Persönliche Anliegen zeigen nicht nur an, was Menschen grundsätzlich für wertvoll oder wünschenswert erachten. Vielmehr bringen sie zum Ausdruck, was Menschen in ihrem Leben erreichen bzw. was sie aus ihrem Leben machen wollen. Aus diesem Grund stehen persönliche Anliegen in enger Beziehung zur Alltagserfahrung von Menschen. Ein Alltag, der durch das Streben nach persönlichen Anliegen ausgefüllt ist, wird als bedeutungs- und sinnvoll erlebt. Ein Alltag, der wenig Raum für die Verwirklichung von persönlichen Anliegen bietet, wird demgegenüber als leer und entfremdet betrachtet.

In welchem Umfang es gelingt, persönliche Anliegen zu verwirklichen, hängt von mehreren Faktoren ab. Erstens spielt die Entschlossenheit, ein Anliegen zu verwirklichen, eine wichtige Rolle. Das Ausmaß der Entschlossenheit zeigt an, wie sehr sich eine Person mit einem Anliegen identifiziert, und wie sehr sie bereit ist, sich für die Verwirklichung dieses Anliegens einzusetzen.

Zweitens sind günstige Lebensbedingungen (Gelegenheitsstrukturen, affordances) erforderlich, um Anliegen realisieren zu können. Zu diesen Bedingungen gehören persönliche, soziale, materielle und institutionelle Ressourcen, auf die eine Person bei der Verwirklichung ihrer Anliegen zurückgreifen kann. Persönliche Anliegen strukturieren die Interaktionen, die zwischen einer Person und ihrer Umwelt stattfinden. Umweltbedingungen (einschließlich der sozialen Umwelt) werden danach bewertet, in welchem Ausmaß sie für die Verwirklichung von persönlichen Anliegen förderlich oder hinderlich sind. Wenn eine Person mit ihren Lebensbedingungen zufrieden ist, bedeutet dies auch, daß diese Bedingungen günstige Voraussetzungen für die Verwirklichung ihrer Anliegen bieten. Ohne günstige Bedingungen können alle Bemühungen, persönliche Anliegen zu verwirklichen, vergeblich bleiben.

Drittens verfolgen Personen in der Regel eine Vielzahl unterschiedlicher Anliegen. Ein hohes Maß an Differenziertheit – z.B. nach verschiedenen Lebensbereichen – kann für die Lebensplanung vorteilhaft sein, und sei es nur, um Rückschläge bei einzelnen Anliegen zu verkraften. Andererseits können persönliche Anliegen miteinander in Konflikt geraten, z.B. Anliegen im Beruf und Anliegen in der Familie. Unter diesen Umständen behindert die Verwirklichung eines Anliegens die Verwirklichung eines anderen.

Persönlichkeit und Entwicklung: Das Zusammenwirken von aktuellen und diachronen Prozessen

Gerade die zuletzt erwähnten Arbeiten über Anliegen haben verdeutlicht, wie differenziert jetzt eine diachrone Veränderung aktueller Prozesse gesehen werden kann, mit anderen Worten: wie differenziert das Zusammenspiel zwischen Persönlichkeit und Entwicklung ist. Anliegen sind persönlich und situational geprägte Konkretisierungen von Zielen, sie sind also von Erfahrung beeinflußt. Anliegen sind aber auch bestimmt von der prospektiven Ausrichtung der Person. Gehen wir schlicht von der Auffassung aus, Entwicklung sei Veränderung in der Zeit. Sie ist zwar durch die Tatsache charakterisiert, daß Früheres auf Späteres wirkt, dies aber nicht ausschließlich, denn je Aktuelles in der Person und der Situation hat seine Effekte, ebenso haben Ziele ihre Entwicklungseffekte. Drücken nicht Anliegen aktuelle Prozesse des Zusammenspiels zwischen situativen Gelegenheitsstrukturen und persönlichen Zielen aus, ein Zusammenspiel, das zum einen eine gewisse Festigkeit erreicht hat, das – in Heckhausens Begriffen ausgedrückt – volitional geworden ist, das dabei sowohl beeinflußt ist von zurückliegenden Erfahrungen aus der Interaktion zwischen Person und Situation als auch bestimmt wird von prospektiv wirkenden Bedürfnissen und Motiven und deren Bezugnahmen auf zukünftige situative Gelegenheitsstrukturen?

Wir glauben, daß das Zusammenspiel zwischen Früherem, Aktuellem und Zukünftigen mehr Aufmerksamkeit verdient. Wir unterscheiden in diesem Prozeß relativ überdauernde Einflüsse – etwa Ziele, wir erkennen Momente der relativen Verfestigung – etwa im commitment, wir sehen aber vor allem das jeweils fließende aktuelle Zusammenwirken von situativen Gelegenheiten (situational affordances) und kognitiven sowie motivationalen Variablen der Person.

Um noch einmal auf die zuvor angesprochenen prozessualen Sichtweisen von Persönlichkeit zurückzukommen und deren diachrone Veränderung zu diskutieren: Das Funktionskreismodell gibt wohl nur wenig Raum für Entwicklung, sowohl im Sinne des qualitativen Wandels als auch im Sinne des quantitativen Mehr oder Weniger. Bestenfalls Modulationen des fest einprogrammierten Verbindungskreises werden wir erwarten können, es sei denn, wir lösen uns von seiner ausschließlich biologischen Grundlegung.

Die Psychoanalyse kennt zwar ein explizites Entwicklungsmodell. Es beschreibt einerseits eine Abfolge von Phasen der libidinösen Befriedigung, kennt aber auch immer deutlicher Ich-regulierte und sozial beeinflußte Formen der Abstimmung zwischen Person und Umwelt sowie zwischen den Instanzen der Person.

Auch die kognitive Psychologie von Piaget unterscheidet Stadien der Entwicklung, auch hier wird qualitativer Wandel von den sensumotorischen Anpassungsleistungen über die prä-operationalen, konkret-operationalen bis hin zu den formalen Operationen beschrieben. Disäquilibrationen der Prozesse, die Organismus und Umwelt verbinden, sind bei Piaget der Anstoß zu aktiver Entwicklung. Möglicherweise sind post-formale Operationen in ihrer wiederum qualitativen Andersartigkeit noch mehr zu beachten.

Die Entwicklung von Copingprozessen, ganz explizit Prozesse der Transaktion, könnte mit den relativ schlichten Begriffen von Verfestigung und Verflüssigung beschrieben werden: Wenn eine Person wiederholt mit bestimmten Anforderungen konfrontiert wird und effektiv damit umgehen kann, dann könnte eine Verfestigung der Prozesse erfolgen, die adaptiv gewirkt haben. Umgekehrt könnte im Falle neuartiger Anforderungen eine Verflüssigung bislang verfestigter Formen erwartet werden. Dies dürfte nicht losgelöst vom Gefüge bislang entwickelter Copingprozesse geschehen. Eine Interaktion aktueller Verflüssigungen mit zuvor verfestigten Prozessen wäre anzunehmen. – Gegen eine solche einfache Auffassung sprechen allerdings umfangreiche Befunde über die Veränderungen des Gefüges von Reaktionsformen im Lebenslauf, die Thomae (37) berichtet. Nicht nur die situative Spezifität wird hier in ihrer Bedeutung nachgewiesen, auch deren Verflechtung mit historisch-kulturellen Einflüssen und nicht zuletzt mit der Art und Intensität zurückliegender Erfahrungen der Personen.

Die sozial-kognitiven Verknüpfungen zwischen Person und Umwelt bieten eine Fülle von möglichen Erklärungen ihrer diachronen Veränderung. Sie werden noch übertroffen mit der Erweiterung um motivationale Variablen, die bei der Behandlung persönlicher Anliegen benannt wurde.

Hans Thomae meint am Ende der zweiten Auflage des „Individuums und seiner Welt", es sei noch nicht gelungen, den Übergang von aktuellen über temporäre zu chronifizierten thematischen Strukturierungen zu erklären. Vielleicht gelingt es, die entwicklungspsychologischen Konsequenzen einer prozeßorientierten Persönlichkeitspsychologie deutlicher herauszuarbeiten, die neben sozial-kognitiven auch die motivationalen Prozesse berücksichtigt, wie es die zuletzt erwähnte Position versucht, mit der wir weiterarbeiten.

Literatur

1. Allport GW (1937) Personality. A psychological interpretation. Holt, New York
2. Baldwin AL (1969) A cognitive theory of socialization. In: Goslin DA (ed). Handbook of socialization. Theory and research, Rand McNally, Chicago pp 325–345
3. Bartlett F (1932) Remembering. Cambridge University Press, Cambridge
4. Brunstein JC (1993) Personal goals and subjective well-being: A longitudinal study. Journal of Personality and Social Psychology. 51:1173–1182
5. Brunstein JC, Lautenschlager U, Nawroth B, Pöhlmann K, Schultheiß O (1995) Persönliche Anliegen, soziale Motive und emotionales Wohlbefinden. Zeitschrift für Differentielle und Diagnostische Psychologie 16:1–10
6. Buss DM, Craik KH (1984) Acts, dispositions, and personality. In: Maher B (ed) Progress in experimental personality research. Bd. 13. Academic Press, New York, pp 242–301
7. Cantor N (1990) From thought to behavior: „Having" and „doing" in the study of personality and cognition. American Psychologist 45:735–750
8. Cantor N (1994) Life task problem solving: Situational affordances and personal needs. Personality and Social Psychology Bulletin 20:235–243
9. Caspi A, Bem DJ (1990) Personality continuity and change accross the life course. In: Pervin LA (ed) Handbook of Personality. Theory and research. The Guilford Press, New York, pp 549–575
10. Frank J (1961) Persuasion and healing. Johns Hopkins Press, Baltimore
11. Gehlen A (1940) Der Mensch. Seine Natur und seine Stellung in der Welt. Junker und Dünnhaupt, Berlin
12. Haan N (1977) Coping and defending. Academic Press, New York
13. Havighurst RJ (1972) Developmental tasks and education. 3. ed., McKay, New York
14. Hilgard E (1976) Neodissociation theory of multiple cognitive control systems. In: Schwartz G, Shapiro D (eds). Consciousness and self-regulation, Vol. 1. Plenum Press, New York
15. Kelly G (1955) The psychology of personal constructs. Norton, New York
16. Klinger E (1975) Consequences of commitment to and disengagement from incentives. Psychological Review, 82:1–25
17. Lawton MP (1977) The impact of environment on aging and behavior. In: Birren J, Schaie KW (eds). Handbook of the psychology of aging. Van Nostrand Reinhold, New York, pp 276–301
18. Lehr UM, Weinert FE (1975) Entwicklung und Persönlichkeit. Kohlhammer, Stuttgart
19. Lewin K (1935) A dynamic theory of personality. McGraw-Hill, New York
20. Lazarus RS, Averill JR, Opton NE (1974) The psychology of coping: Issues of research and assessment. In: Coelho GV, Hamburg DA, Adams JE (eds) Coping and adaptation. Basic Books, New York, pp 249–315
21. Lazarus RS (1980) The stress and coping paradigm. In: Bond LA, Rosen JC (eds) Competence and coping during adulthood. University Press of New England, Hanover, pp 28–74
22. Magnusson D, Endler NS (1977) Personality at the crossroads: Current issues in interactional psychology. Wiley, New York
23. McAdams DP (1994) The Person. Harcourt Brace, Fort Worth
24. Mischel W, Peake PK (1982) Beyond deja vu in the search for cross-situational consistency. Psychological Review 89:730–755
25. Morris P (1975) Loss and change. Doubleday, Garden City, New York
26. Murray HA et al. (1938) Explorations in personality. Oxford University Press, New York
27. Olbrich E (1990) Methodischer Zugang zur Erfassung von Coping – Fragebogen oder Interview? In: Muthny FA (ed) Krankheitsverarbeitung. Springer, Berlin, 53–77
28. Olbrich E (1994) Persönlichkeitsentwicklung. In: Olbrich E, Sames K, Schramm A (eds) Kompendium der Gerontologie. Ecomed Verlag, Landsberg, 1–28
29. Parkes C (1971) Psychosocial transitions: A field for study. Social Science and Medicine 5:101–115
30. Piaget J (1954) The moral judgment of the child. Free Press, New York
31. Ryle G (1949) The concept of mind. Barnes und Noble, New York
32. Sarbin T, Cole W (1972) Hypnosis: A social psychological analysis of influence communication. Holt, Rinehart & Winston, New York
33. Thomae H (1951) Persönlichkeit, eine dynamsiche Interpretation. Bouvier, Bonn
34. Thomae H (1968) Das Individuum und seine Welt. Hogrefe, Göttingen

Kontinuität und Diskontinuität als Konzepte biographischer Altersforschung

B. Minnemann*, E. Schmitt**

* Institut für Gerontologie, Universität Heidelberg
** Institut für Psychologie, Universität Greifswald

Die Annahme, daß Erleben und Verhalten im Alter durch Erfahrungen, Erwartungen und Bedürfnisse, die sich in früheren Lebensabschnitten entwickelt haben, mitbeeinflußt werden, kann als psychologisches Allgemeingut bezeichnet werden. Inwieweit Entwicklung kontinuierlich oder diskontinuierlich verläuft, wird dagegen kontrovers diskutiert.

Der Anspruch dieses Beitrages kann nicht darin bestehen, diese Kontroverse zu lösen – wir glauben im übrigen auch nicht, daß dies prinzipiell möglich ist. Ebensowenig kann an dieser Stelle ein erschöpfender Überblick über den derzeitigen Forschungsstand zum Thema Kontinuität und Diskontinuität geleistet werden. Es geht uns vielmehr darum, aufzuzeigen, daß die Konzepte Kontinuität und Diskontinuität in der biographischen Altersforschung im Zusammenhang mit unterschiedlichen Fragestellungen verwendet werden. Entsprechend ist dann auch das Verständnis von Kontinuität oder Diskontinuität jeweils ein anderes. Deshalb bildet das Begriffspaar Kontinuität-Diskontinuität – unserer Auffassung zufolge – in der biographischen Altersforschung keinen Gegensatz. In der Betonung von Kontinuität oder Diskontinuität manifestieren sich lediglich unterschiedliche Perspektiven auf den Alternsprozeß.

Der Gliederung des Beitrags liegt eine einfache Unterscheidung zugrunde: Es gibt (1.) einen Prozeß, in dem sich Veränderung oder Entwicklung vollzieht, es gibt (2.) Faktoren, die diesen Prozeß beeinflussen, es gibt (3.) etwas, das sich verändert oder entwickelt, und es gibt (4.) die Person, die ihre Veränderung oder Entwicklung erlebt. Diese Unterscheidung zugrunde legend werden in diesem Beitrag

- Kontinuität und Diskontinuität im Alternsprozeß,
- Kontinuität und Diskontinuität in der Auseinandersetzung mit Belastungen,
- Kontinuität und Diskontinuität in sozialen Beziehungen und
- Kontinuität und Diskontinuität im Lebensrückblick

anhand vorliegender Befunde empirischer Untersuchungen diskutiert.

Kontinuität und Diskontinuität im Alternsprozeß

Die ersten Ansätze, die von kontinuierlichen Veränderungen im Alternsprozeß ausgingen, waren sogenannte Wachstumsmodelle, die ausschließlich quantitative Aspekte von Entwicklung betonen. Nach diesen Modellen, durch die vor allem die physische und kognitive Leistungsfähigkeit abgebildet werden sollte, kann der Alternsprozeß durch eine Kurve dargestellt werden, die zunächst kontinuierlich ansteigt, einen Kulminationspunkt im Erwachsenenalter erreicht (vgl. die Post-Adoleszenz-Maximum-Hypothese in der Intelligenzforschung) und anschließend kontinuierlich abfällt. Die zentralen gerontologischen Aussagen dieser Wachstumsmodelle sind mittlerweile eindeutig widerlegt (zur ausführlichen Kritik siehe unter anderem 4, 22, 27, 35, 38, vgl. auch die Arbeit von Rudinger und Rietz in diesem Band). Zum einen finden sich sowohl in der physischen als auch in der kognitiven Leistungsfähigkeit erhebliche Unterschiede zwischen älteren Menschen; zahlreiche Person-, Situations- und Umweltfaktoren üben Einfluß auf die physische und kognitive Leistungsfähigkeit im Alter aus; Wachstumsmodelle spiegeln die Vielfalt dieser Einflußfaktoren nicht wider. Zum anderen können die im Alter erkennbaren Veränderungen in verschiedene Richtungen weisen: Neben Leistungsrückgängen in der fluiden Intelligenz sind bei einem Menschen möglicherweise Leistungssteigerungen in der kristallisierten (erfahrungsgebundenen) Intelligenz erkennbar, wenn sich dieser auch im Alter um eine kontinuierliche Erweiterung seines Erfahrungshorizontes bemüht. In einem von Sternberg und Wagner herausgegebenen Buch zur Entwicklung der „praktischen Intelligenz" (44) finden sich zahlreiche Arbeiten, in denen die Annahme aufgestellt und empirisch begründet wird, daß Menschen im Lebenslauf sehr differenzierte Wissenssysteme und effektive kognitive Strategien entwickeln können, die sie im Erwachsenenalter und Alter zu „Experten" in bezug auf die Lösung bestimmter beruflicher und/oder alltagspraktischer Anforderungen werden lassen. Diese Wissenssysteme und Strategien können sich auch im Alter weiter differenzieren: ein Beispiel für die Möglichkeit positiver, kompetenzfördernder Veränderungen im Alternsprozeß.

Im Unterschied zu Wachstumsmodellen gehen Phasen- oder Stufenmodelle eher von einem diskontinuierlichen Verlauf des Alternsprozesses aus. Sie postulieren kritische Übergänge im Lebenslauf, die Menschen mit neuen Aufgaben und Anforderungen konfrontieren, deren erfolgreiche Bewältigung zu einer qualitativen Weiterentwicklung, zur Erreichung einer neuen „Entwicklungsstufe" führen (vgl. 9, 10, 12, 13). Ein Scheitern bei der Bewältigung dieser Aufgaben und Anforderungen behindert dagegen eine Weiterentwicklung der Person. Die auf der Grundlage von Phasen- und Stufenmodellen postulierte Gliederung des Lebenslaufes in eine „normative" Sequenz von Entwicklungskrisen, -stufen oder -aufgaben, die alle Menschen in ihrer Entwicklung gleichermaßen durchlaufen und bewältigen müssen, muß auf der Grundlage biographischer Forschungsarbeiten zurückgewiesen werden. Lehr und Thomae (28) konnten in Analysen von 1311 Biographien zeigen, daß die Zäsuren, die Personen in den Schilderungen ihres Lebenslaufs setzen, nur zu einem geringen Teil mit Gliederungen übereinstimmen, wie sie unter Gesichtspunkten der biologischen Entwicklung oder von Rollenveränderungen im Lebenszyklus zu erwarten wären. Individuelle Erfahrungen und persönliche Erlebnisse, wie Auseinandersetzungen mit den Eltern, soziale Bindungen, Freundschaften oder spezifische Erfahrungen mit Mitarbeitern und Vorgesetzten im Berufsleben, stellten mehr als ein Drittel der erlebten markanten Einschnitte, Zäsuren oder „Wendepunkte" dar. Auch zeitgeschichtliche Ereignisse hatten eine große Bedeutung (18% der Nennungen) für die Gliederung des eigenen Lebenslaufs (vgl. auch 37).

Auch Arbeiten zur Bedeutung zeitgeschichtlicher Ereignisse für den Verlauf des Alternsprozesses in unterschiedlichen Kohorten betonen vor allem Diskontinuität. Elder geht in seiner Theorie des „situativen Imperativs" (7, 8) davon aus, daß zeitgeschichtliche Ereignisse zu einer Verdichtung belastender Situationen führen können, die die psychische und soziale Situation der Personen einer Kohorte in einer Weise beeinflußt, die – relativ unabhängig von den individuellen Voraussetzungen – zu sehr ähnlichen Veränderungen im Erleben und Verhalten führt. Insofern können Veränderungen der Lebenssituation einen „imperativen Charakter" aufweisen. Caspi und Elder verwenden die Theorie des situativen Imperativs für die Interpretation von Kohortenunterschieden, die in der Berkeley-Längsschnittstudie ermittelt wurden: Die wirtschaftliche Depression von 1929 hat sich danach nachhaltig auf die 1928 geborene Kohorte ausgewirkt. In den wirtschaftlich betroffenen Familien zeigten sich nach Caspi und Elder bei den Vätern sowohl Unterschiede im Verhalten gegenüber den Kindern, als auch im Verhalten in der Partnerschaft. Die 1928 geborenen Kinder der betroffenen Familien hätten vermehrt „deprivierende Erfahrungen" gemacht, die auch in späteren Jahren nicht ausgeglichen werden konnten. Bei den Kindern habe deshalb in späteren Jahren eine Tendenz, in persönlich nicht zufriedenstellenden beruflichen und familiären Verhältnissen zu verbleiben, bestanden. Aus diesem Grunde habe sich auch eine frühe Einberufung zum Wehrdienst in dieser Kohorte besonders günstig ausgewirkt (vgl. 8).

Einen anderen Beleg für die Bedeutung historischer Ereignisse liefern die von Lehr und Thomae (28) vorgenommenen Analysen der Biographien von Frauen und Männern der Geburtsjahrgänge 1895–1935. Die Autoren untersuchten die Ausprägung von erlebten Konflikten und Belastungen in Zusammenhang mit dem Lebensalter, in dem bestimmte historische Ereignisse (wie z.B. Krieg, Inflation, Nationalsozialismus, Flucht und Vertreibung) auf das Leben dieser Personen einwirkten. Belastungskumulationen traten hier nach der Veränderung der historischen Lage wieder deutlich zurück. Obgleich viele der (als existenzbedrohend) erlebten Situationen einen „imperativen Charakter" aufweisen, zeigt diese Studie, daß krisenhafte Zustände, die nur zeitlich begrenzt wirken, in der Mehrzahl der Fälle nicht zu einer dauerhaften Veränderung der psychischen Struktur (wie dies die Ergebnisse der Berkeley-Studie nahelegen) führen (48). Lebensalter und Dauer der Belastung spielen eine wesentliche Rolle für die Prognose langfristiger Wirkungen. Es ist daher notwendig, zu beachten, in welchem Lebensalter und in welcher Lebenssituation eine Person bestimmte zeitgeschichtliche Ereignisse erlebt.

Kontinuität und Diskontinuität in der Auseinandersetzung mit Belastungen

Diesen Ergebnissen zufolge scheint sich Entwicklung im Lebenslauf eher diskontinuierlich zu vollziehen. Damit ist nicht gesagt, daß sich Erfahrungen, Erlebnisse und Ereignisse in früheren Lebensabschnitten nicht auf den Alternsprozeß auswirken. Den bislang dargestellten Ansätzen ist die Annahme gemeinsam, daß psychische, physische und soziale Entwicklung im Alter an frühere Entwicklung anschließt und durch diese (durch deren „Ergebnis") beeinflußt wird: In aufgaben- oder krisenorientierten Ansätzen geht man davon aus, daß mit der Bewältigung (oder Nicht-Bewältigung) von Anforderungen eine Entscheidung über den weiteren Lebenslauf der Person gefallen ist. Die Bewältigung von Aufgaben oder Krisen führt dazu, daß die Person einen bestimmten „Entwicklungsstand" erreicht, hinter den sie nicht mehr zurückfallen kann. Andererseits führt das Scheitern an spezifischen Aufgaben oder Krisen zu einer erheblichen Verzögerung oder zur Stagnation von Entwicklung.

Den Ansätzen biographischer Alternsforschung ist die Annahme gemeinsam, daß Menschen mit ihren persönlichen Erfahrungen, ihren Auffassungen von sich und der sozialen Welt, ihren Formen der Auseinandersetzung mit Aufgaben und Belastungen – die sich in früheren Lebensabschnitten gebildet haben –, ihren Lebenslauf trotz bestehender sozial oder historisch definierter Notwendigkeiten selbst mitgestalten (36).

Die Annahme, daß sich Entwicklung in der Interaktion zwischen Person und Situation vollzieht (30, 33, 47), bildete einen theoretischen Ausgangspunkt der Bonner Gerontologischen Längsschnittstudie (29, 43, 45, 46). In dieser wurden vier Lebensbereiche („Situationen") unterschieden, für die zum einen der Grad subjektiv erlebter Belastung, zum anderen die Art der Auseinandersetzung mit Belastungen erfaßt wurde:

▸ Familie,
▸ Gesundheit,
▸ materielle Situation,
▸ Wohnsituation.

Die Bonner Gerontologische Längsschnittstudie lief über einen Zeitraum von 18 Jahren (1965 bis 1983), in dem acht Erhebungen stattfanden. Die longitudinalen Analysen ermöglichen Aussagen zur Kontinuität oder Diskontinuität in der Auseinandersetzung mit Aufgaben und Belastungen über einen längeren Zeitraum. Die Ergebnisse dieser Analysen hat Thomae (47) wie folgt zusammengefaßt:

▸ Die Art der Auseinandersetzung mit Belastungen variierte zwischen den untersuchten Bereichen erheblich.
▸ Diese Unterschiede blieben über den gesamten Beobachtungszeitraum bestehen.
▸ Innerhalb der vier untersuchten Lebensbereiche veränderte sich die Art der Auseinandersetzung nur geringfügig. „Auch wo Veränderung im menschlichen Verhalten als Funktion der Zeit zu beobachten ist, geschieht diese in der Form allmählicher Übergänge, nicht in jener des abrupten Wechsels" (S. 143).

Allerdings wurde auch deutlich, daß tiefgreifende Veränderungen in einem Lebensbereich eher zu Veränderungen in der Art der Auseinandersetzung mit Belastungen führen. Denn im Bereich „Gesundheit" nahmen „depressive Reaktionen" sowie „aktiver Widerstand gegen ärztliche Empfehlungen" als Reaktionen auf Belastungen zu. Dieser Befund kann dahingehend gedeutet werden, daß im Alter vor allem chronische Erkrankungen (nicht selten verbunden mit chronischen Schmerzen) auftreten, die zu bleibenden psychischen Belastungen führen. Solche Belastungen können die im Lebenslauf ausgebildeten Formen der Auseinandersetzung überlagern; die frühere Kontinuität in diesem Lebensbereich wird also nach einschneidenden Veränderungen nicht mehr beibehalten.

Aus einer Follow-up-Studie zum Erleben der eigenen Endlichkeit bei Sterbenden berichtet Kruse (16, 19, siehe auch die Arbeit von Kruse und Schmitz-Scherzer in diesem Band) ähnliche Befunde. Zum ersten Meßzeitpunkt dieser Untersuchung wurde eine ausführliche biographische Exploration durchgeführt (17), auf deren Grundlage die Frage beantwortet werden sollte, wie sich die Patienten in früheren Lebensabschnitten mit Belastungen auseinandergesetzt hatten. Die Patienten wurden darum gebeten, die als belastend erlebten Situationen sowie ihre Art der Auseinandersetzung mit diesen möglichst differenziert zu schildern. Kruse versuchte nun, die in der längsschnittlichen Analyse ermittelten Formen der Auseinandersetzung mit den von den Patienten in der Retrospektive geschilderten Formen der Auseinandersetzung in Beziehung zu setzen. Diese Analyse erbrachte folgendes Ergebnis: Jene Patienten, denen es in früheren Lebensabschnitten gelungen war, belastende Situationen zu verarbeiten und in diesen Situationen zu einer neuen, tragfähigen Orientierung zu finden, waren auch eher in der Lage, die eigene Endlichkeit zu akzeptieren und in der verbleibenden Lebenszeit persönlich bedeutsame Anliegen und Ziele zu verwirklichen. Bei Patienten, die unter chronischen Schmerzen litten, war die Kontinuität in der Auseinandersetzung mit Belastungen deutlich geringer. Bei diesen traten mit höherer Wahrscheinlichkeit depressive oder resignative Reaktionen auf. Kruse (21) interpretiert diese Ergebnisse wie folgt: Auch die Konfrontation mit der eigenen Endlichkeit hebt die im Lebenslauf ausgebildeten Formen der Auseinandersetzung nicht notwendigerweise auf. Doch können im Prozeß des Sterbens die Belastungen so stark zunehmen (unter diesen Belastungen kommt den Schmerzen besondere Bedeutung zu), daß sie die „psychischen Ressourcen" des Patienten übersteigen – in diesem Falle ist die Art der Auseinandersetzung mit Belastungen stärker von den situativen Gegebenheiten als von der Entwicklung im Lebenslauf bestimmt.

Kontinuität und Diskontinuität in sozialen Beziehungen

Lebensveränderungen im Alter gehen häufig einher mit Veränderungen der sozialen Netzwerke und der Möglichkeiten, Kontakte zu knüpfen und zu pflegen. Soziale Beziehungen reichen vielfach in frühere Lebensphasen zurück. Die Mehrzahl aktueller Ansätze zu sozialen Netzwerken und sozialer Unterstützung vernachlässigt die Entwicklung sozialer Beziehungen im Lebenslauf. Eine Ausnahme stellt dabei das Modell des „social convoy" von Kahn und Antonucci (1, 15) dar. Besonders für die Analyse unterstützender sozialer Beziehungen ist es notwendig, deren „Geschichte" zu kennen. Kahn und Antonucci gehen in ihrem an der Austausch-Theorie orientierten Modell der „support-bank" davon aus, daß ein Ungleichgewicht zwischen Geben und Nehmen in den aktuellen Beziehungen durch einen Rückgriff auf in der Vergangenheit geleistete Unterstützung verringert werden kann. In der Vergangenheit gegebene Unterstützung bildet demnach ein „Polster" (auf dem Unterstützungskonto), auf das in späteren Zeiten, wenn durch Einschränkungen der Rüstigkeit die eigenen Unterstützungsmöglichkeiten geringer geworden sind, zurückgegriffen werden kann. In einer Untersuchung von Minnemann (31, 32) zeigte sich, daß die in der Vergangenheit gegebene und erhaltene Unterstützung nur geringe Bedeutung für den aktuellen Austausch von Unterstützung sowie für die subjektive Bewertung dieses Austausches besaß. Jene Untersuchungsteilnehmer, die in ihrer Alltagskompetenz eingeschränkt und aus diesem Grunde in einzelnen Beziehungen einseitig Hilfeempfangende waren, gaben in anderen Beziehungen vermehrt Hilfe und Unterstützung; damit konnten sie – im Sinne der von Austin und Walster (3) beschriebenen „equity with the world" – eine persönlich zufriedenstellende Bilanz in den Beziehungen herstellen. Diese kognitiven Umstrukturierungsprozesse bei der Bewertung sozialer Beziehungen können als Hinweis auf die Plastizität in der Anpassung an die bestehenden Einschränkungen verstanden werden. Das Erleben der Nähe einer Beziehung ist vor allem durch (gemeinsame) biographische Faktoren mitbedingt. In der Vergangenheit erhaltene Hilfe und Unterstützung wird als Zeichen von Wertschätzung und Zuneigung interpretiert (im Sinne einer Vertiefung der Beziehung), führt jedoch selten zu dem Eindruck, dem anderen etwas schuldig zu sein bzw. ein „Guthaben" zu haben. Es zeigte sich vielmehr, daß die „biographische Nähe", die durch lange Jahre gemeinsamen Lebensweges entsteht, für ältere Menschen von hoher Bedeutung ist. Untersuchungsteilnehmer, die aufgrund von Flucht oder Vertreibung ihre Heimat verlassen mußten, betonen die Bedeutsamkeit von Kontakten zu Personen, die verstehen können, „wo man herkommt", und mit denen es Freude macht, über die Heimat und gemeinsame Erinnerungen zu sprechen. Dabei wird jedoch betont, daß Verluste nahestehender Personen – die ein langes Stück der Biographie mitgegangen sind – schwerlich durch neue Personen ersetzt werden können.

Auch aus den Ergebnissen von Studien, die sich mit den Beziehungen zwischen Eltern und erwachsenen Kindern beschäftigen werden biographische Einflüsse auf die Gestaltung und das Erleben sozialer beziehungen deutlich: Mütter setzen sich mit dem Auszug des letzten Kindes aus dem Elternhaus in verschiedenartiger Weise auseinander, sie unterscheiden sich auch im Grad subjektiver Belastung, der mit diesem Lebensereignis verbunden ist. Für diese Unterschiede werden Faktoren der vergangenen und gegenwärtigen Lebenssituation verantwortlich gemacht (siehe dazu 11, 26, 34). Einige Faktoren seien im folgenden genannt. Jene Mütter, die sich bereits vor dem Auszug des letzten Kindes bewußt auf diese Veränderung ihrer persönlichen Lebenssituation eingestellt hatten, bewerteten dieses Ereignis positiver als Mütter, die sich nicht auf diese Veränderung eingestellt hatten. Der Auszug des letzten Kindes wurde von jenen Müttern als belastender erlebt, die ein eher traditionelles Verständnis der weiblichen Geschlechtsrolle vertraten, die eine starke Familienorientierung und eine intensive Bindung an ihre Kinder zeigten, deren außerfamiliäre Interessen gering waren, deren Zukunftspläne vorwiegend die Familie betrafen. Die biographischen Interviews machten zudem deutlich, daß diese Mütter auch in früheren Lebensabschnitten Schwierigkeiten gehabt hatten, den Wunsch ihrer Kinder nach Autonomie zu respektieren.

Die „Geschichte" der Beziehungen zwischen Eltern und Kindern bestimmt mit, wie erwachsene Kinder die Hilfsbedürftigkeit ihrer betagten Eltern erleben und zu verarbeiten versuchen. Blenkner (5) stellt die These auf, daß die Hilfsbedürftigkeit der Eltern bei erwachsenen Kindern zu einer „filialen Krise" führt. Der Verlauf dieser „Krise" werde vor allem durch das Ausmaß bestimmt, in dem die Kinder in früheren Lebensabschnitten zur Selbständigkeit gefunden haben, und in dem es der Familie gelungen ist, zwischenmenschliche Konflikte in konstruktiver Weise zu lösen. Ergebnisse aus Untersuchungen zur psychischen Situation pflegender Angehöriger (6, 20, 49) zeigen, daß nicht gelöste Konflikte die Beziehung zu pflegebedürftigen Eltern erheblich belasten.

Kontinuität und Diskontinuität im Lebensrückblick

Nach Erikson ist Entwicklung vor allem als Entwicklung psychosozialer Identität zu kennzeichnen. Unter „Identität" versteht Erikson „die im Laufe der Entwicklung wachsende Fähigkeit, sich trotz ständiger Veränderungen sowohl als in Übereinstimmung mit seinem früheren Selbst (self-sameness), als auch in Übereinstimmung mit dem Bild, das sich andere von einem machen, zu erleben" (10). Nach Atchley (2) ist die Wahrnehmung von Kontinuität im Erleben und Verhalten zentral für den persönlich zufriedenstellenden Umgang mit Anforderungen im Alter. In der gerontologischen Forschung geht man allgemein davon aus, daß die Aufrechterhaltung oder Wiederherstellung einer persönlich zufriedenstellenden Lebensperspektive im Alter eine „kognitive Umstrukturierung" erfordert. Diese werde angesichts der sich im Alter vollziehenden Veränderungen in sozialen Rollen und der stärkeren Bewußtwerdung eigener Endlichkeit notwendig. Ziel dieser Umstrukturierung ist die Herstellung von Kontinuität.

In einer Untersuchung von Schmitt (vgl. 40, 41, 42) wurde die Entwicklung der persönlichen und sozialen Identität (ehemaliger) jüdischer Emigranten im Lebensrückblick analysiert.

In der Zeit des Nationalsozialismus war eine Kontinuität im Erleben und Verhalten eher selten anzutreffen, sehr viel häufiger hingegen Diskontinuität. Dies hatte vor allem mit zwei Gründen zu tun: Zum einen mit der Bedrohung des eigenen Lebens, der Beleidigung und Verletzung durch andere Menschen, dem Miterleben gewalttätiger Handlungen gegen andere Juden. Zum anderen mit der Diskriminierung der Juden durch die nationalsozialistische Propaganda. Unter „Diskontinuität" verstehen wir in diesem Zusammenhang das Auftreten neuer Erlebens- und Verhaltensformen (in der Zeit des Nationalsozialismus waren dies vor allem Panik- und Fluchtreaktionen) sowie Veränderungen in der sozialen Identität (im Nationalsozialismus betrafen diese Veränderungen vorwiegend das abnehmende Zugehörigkeitsgefühl zur Gruppe der „Deutschen").

Folgt man den Schilderungen der Erlebnisse und Erfahrungen in der Emigration, so ist festzustellen, daß sich ein deutlich höheres Maß an Kontinuität im Erleben und Verhalten sowie in den Lebensstilen und Lebensformen entwickelte. Alle befragten Emigranten betonten, daß sie sich allmählich an die Lebensbedingungen im Zielland der Emigration und die besonderen Anforderungen an ihre Fähigkeiten und Fertigkeiten gewöhnt hätten und die Tatsache der Emigration für sie nach und nach weniger problematisch gewesen sei. Die Schaffung einer neuen Lebensgrundlage, der zunehmende Freundes- und Bekanntenkreis sind häufig genannte Beispiele für die wachsende Integration. In der Emigration hat sich vermutlich beim größten Teil der befragten Emigranten eine gewisse Kontinuität im Erleben und Verhalten wiederherstellen können. Die Rückkehr nach Deutschland hat bei einem Teil der ehemaligen Emigranten diese Kontinuität durchbrochen oder doch wenigstens in Frage gestellt. Die Erinnerung an frühere antisemitische Äußerungen und Handlungen, die durch heute zu beobachtende Tendenzen von Rechtsradikalismus verstärkt wird, läßt noch einmal Unsicherheiten und Ängste wach werden, die überwunden erschienen. Wir haben es hier einerseits mit einem Merkmal der Diskontinuität zu tun; bei tieferer Analyse wird aber deutlich, daß auch diese Unsicherheiten und Ängste als Ausdruck einer Kontinuität verstanden werden können, denn traumatische Erlebnisse und Erfahrungen scheinen nicht vergessen zu werden, sie wirken – wenn auch nicht in bewußter Form – in den Personen fort. Auch jene Emigranten, die über diese Unsicherheiten und Ängste berichteten, bemühten sich um die Aufrechterhaltung früherer Interessen, Lebensstile und Lebensformen; in diesem Bemühen kommt das Verlangen nach Kontinuität deutlich zum Ausdruck. Speziell in jenen Fällen, in denen man sich durch wiederauflebenden Rassismus und Antisemitismus bedroht sah und sich nicht traute, die früheren Lebensformen auch in der Gegenwart zu verwirklichen, konnte diese Kontinuität nicht hergestellt werden – ein Aspekt, der von den betreffenden Personen als belastend erlebt wurde (vgl. 23).

Die Befunde zur rückblickenden Bewertung persönlich bedeutsamer Erlebnisse und Erfahrungen stimmen mit den von Lehr (25) berichteten überein: Im Rückblick können ehemals belastende Erlebnisse und Erfahrungen neu bewertet werden, so zum Beispiel als besondere Herausforderungen. Vor allem die Anforderungen, die die Emigration in ein fremdes Land an die Menschen gestellt hatte, wurden im Rückblick nicht mehr nur als Belastung, sondern auch als eine besondere Herausforderung, die man schließlich gemeistert hat, geschildert. Bezogen auf die persönliche Identität heißt dies: Sie ist auch durch die Erfahrung konstituiert, mit Grenzsituationen auf produktive Weise umgehen zu können.

Abschluß

Wir haben keine Schwierigkeiten, uns auf alten Photos zu erkennen; wir wachen morgens auf und haben nicht das Gefühl, ein anderer zu sein; wenn wir uns mit Personen verabreden, verschwenden wir keinen Gedanken daran, daß sich diese bis zu unserem Treffen grundlegend verändern könnten. Wir wissen, daß wir Zeit unseres Lebens die Kinder derselben Eltern (gewesen) sein werden, daß wir so lange wir leben aus bestimmten sozialen Verhältnissen stammen, eine bestimmte Schulbildung absolviert, einen bestimmten Beruf ausgeübt, bestimmte Freunde gehabt haben.

Es gibt ein einheitsstiftendes Moment in der Biographie, das nicht Gegenstand, sondern Voraussetzung biographischer Alternsforschung ist: die Person. Auch wenn sich die Person, deren Lebensweg im konkreten Fall nachgezeichnet und verstanden werden soll, verändert, müssen wir dennoch davon ausgehen (und haben damit im übrigen auch keinerlei Probleme), daß es sich in früheren und späteren Lebensabschnitten um ein und dieselbe Person handelt. Ob diese Voraussetzung gerechtfertigt ist oder nicht, ist – wenn überhaupt – eine ontologische, keinesfalls aber eine psychologische Frage. Daraus ergibt sich unmittelbar, daß Kontinuität und Diskontinuität keine einander ausschließenden Konzepte für eine allgemeine Beschreibung des Alternsprozesses sein können: eine erste Art von Kontinuität ist immer schon vorausgesetzt. Sie sind lediglich Ausdruck einer Perspektive, unter der bestimmte Aspekte des Alternsprozesses betrachtet werden.

In diesem Beitrag haben wir vier Bereiche biographischer Alternsforschung unterschieden, in denen die Konzepte Kontinuität und Diskontinuität verwendet werden. In jedem dieser Bereiche ist die Frage nach Kontinuität oder Diskontinuität eine andere:

▸ Vollziehen sich Veränderungen im Lebenslauf kontinuierlich oder eher diskontinuierlich?
▸ Werden Reaktionsformen auf Belastungen, die in früheren Abschnitten das Leben geprägt haben, auch im späteren Lebensabschnitten kontinuierlich beibehalten?
▸ Wie lassen sich Veränderungsprozesse von Personen in Beziehung zu ihrer sozialen Umwelt beschreiben? Bleiben „Unterstützungsreserven" in sozialen Beziehungen kontinuierlich erhalten und können diese zu späteren Zeiten „abgerufen" werden?
▸ Inwieweit erleben Personen ihre Biographie als kontinuierlich oder diskontinuierlich?

Die exemplarisch angeführten Befunde aus empirischen Untersuchungen zeigen, daß die genannten Fragen eine differenzierte Beantwortung erfordern.

▸ Entwicklung ist sicherlich nicht allein als biologisch-physiologischer Reifungsprozeß des Organismus zu verstehen, die inter- und intraindividuellen Unter-

schiede sind erheblich, intervenierende Variablen und Kompensationsmöglichkeiten dürfen nicht übersehen werden.
- Formen der Auseinandersetzung mit Aufgaben und Belastungen weisen eine relativ hohe Konstanz über den Lebenslauf auf und ermöglichen zum Teil Prognosen, inwieweit Personen die Auseinandersetzung mit neuen Aufgaben gelingen wird. Situationen, die aufgrund der Verdichtung ihrer belastenden Momente einen „imperativen Charakter" aufweisen, scheinen eher zu einheitlicheren Reaktionen auf die Veränderungen zu führen.
- Die Vorstellung, biographische Entwicklung sozialer Beziehungen in Analogie zu einem Bankkonto zu begreifen, auf dem man ein Guthaben anhäuft, dessen man sich zu einem späteren Zeitpunkt bedienen kann, greift in ihrer (eher naiven) Einfachheit zu kurz. Ein solches Konzept verengt die Dynamik sozialer Beziehungen auf den Austausch von sozialer Unterstützung und unterschätzt qualitative Aspekte wie z.B. die erlebte biographische Nähe sowie die Möglichkeit von Weiterentwicklung im Alter.
- Schließlich widerspricht die Annahme, das Erleben von Kontinuität begünstige den persönlich zufriedenstellenden Umgang mit Anforderungen im Alter und die Erfahrung von „Identität", empirischen Befunden (und dem gesunden Menschenverstand?). Personen wissen im allgemeinen, daß sie sich im Laufe ihres Lebens verändert haben und verändern. Wir sehen keinen Grund, warum sich Personen im Alter nicht differenziert mit dieser Erfahrung auseinandersetzen sollen (dürfen?).

Literatur

1. Antonucci TC, Akiyama H (1987) Social networks in adult life and a preliminary examination of the convoy model. Journal of Gerontology 48:133–143
2. Atchley RC (1989) Continuity theory of normal aging. Gerontologist 29:183–190
3. Austin W, Walster E (1974) Reactions to confirmations and disconfirmations of expectancies of equity and inequity. Journal of Personality and Social Psychology 30:208–216.
4. Baltes P, Baltes M (1992) Gerontologie: Begriff, Herausforderungen und Brennpunkte. In: Baltes P, Mittelstraß J (Hrsg) Zukunft des Alterns und gesellschaftliche Entwicklung. de Gruyter, Berlin, S 1–34
5. Blenkner M (1965) Social work and family relationships in later life. In: Shanas E, Streib GF (eds). Social structure and the family. Prentice Hall, New York 46–59
6. Bruder J (1988) Filiale Reife – ein wichtiges Konzept für die familiäre Versorgung, insbesondere dementer alter Menschen. Zeitschrift für Gerontopsychologie und Gerontopsychiatrie 1: 95–101
7. Caspi A, Elder GH (1988) Childhood precursors of the life course. In: Hetherington EM, Lerner RM, Perlmutter M (eds) Child development in life-span perspective. Erlbaum, Hillsdale, pp 115–142
8. Elder GH (1986) Military times and turning points in men's lives. Developmental Psychology 22:233–245
9. Erikson EH (1979) Identität und Lebenszyklus. Suhrkamp, Frankfurt/M
10. Erikson EH, Erikson JM, Kivnick HQ (1986) Vital involvement in old age. Norton & Company, New York
11. Fahrenberg B (1985) Frauen nach der Familienphase. Psychosoziale Bedingungen, Entwicklung und Evaluation eines Förderprogramms. Phil Diss. Universität Bonn
12. Havighurst RJ (1963) Dominant concerns of the life-cycle. In: Thomae H, Schenk-Danzinger L (Hrsg) Gegenwartsprobleme der Entwicklungspsychologie. Hogrefe, Göttingen, S 27–37
13. Havighurst RJ (1972) Developmental tasks and education. Mc Kay, New York

14. Jüttemann G, Thomae H (Hrsg) (1987) Biographie und Psychologie. Springer, Heidelberg
15. Kahn RL, Antonucci TC (1980) Convoys over the life course: attachment, roles, and social support. In: Baltes PB, Brim OG (eds) Life-span development and behavior, Academic Press, New York pp 253–286
16. Kruse A (1987) Coping with chronical disease, dying and death. A contribution to competence in old age. Comprehensive Gerontology 1:1–11
17. Kruse A (1987) Biographische Methode und Exploration. In: Jüttemann G, Thomae H (Hrsg). Biographie und Psychologie. Springer, Heidelberg, S 119–137
18. Kruse A (1989) Psychologie des Alters. In: Kisker K, Lauter H, Meyer J, Müller C, Strömgren E (Hrsg) Psychiatrie der Gegenwart (Band 8). Springer, Heidelberg, S 1–51
19. Kruse A (1992) Sterbende begleiten. In R Schmitz-Scherzer (Hrsg) Altern und Sterben. Huber, Bern, S 63–105
20. Kruse A (1994) Zur psychischen und sozialen Situation pflegender Frauen. Ergebnisse aus empirischen Untersuchungen. Zeitschrift für Gerontologie, 27:234–242
21. Kruse A (1995) Die psychosoziale Situation Schwerkranker und Sterbender sowie der sie pflegendenn Angehörigen. In: Keseberg A, Schrömbgens HH (Hrsg) Hausärztliche Betreuung des Schwerkranken und Sterbenden. Hippokrates, Stuttgart, S 21–44
22. Kruse A, Lehr U (1989) Intelligenz, Lernen und Gedächtnis im Alter. In: Platt D, Oesterreich K (Hrsg) Handbuch der Gerontologie (Band 5). Fischer, New York, S 168–214
23. Kruse A, Schmitt E, Bergener M, Lohmann R (1995) The psychological status of former Jewish emigrants – life review, future perspectives and current coping strategies. International Psychogeriatrics 6 (im Druck)
24. Kruse A, Schmitz-Scherzer R (1995) Sterben und Sterbebegleitung. (In diesem Band)
25. Lehr U (1980) Die Bedeutung der Lebenslaufpsychologie für die Gerontologie. Aktuelle Gerontologie 10:257–269
26. Lehr U (1982) Familie in der Krise? Olzog, München
27. Lehr U (1991) Psychologie des Alterns. Quelle & Meyer, Heidelberg
28. Lehr U, Thomae H (1965) Konflikt, seelische Belastung und Lebensalter. Westdeutsche Verlagsanstalt, Opladen
29. Lehr U, Thomae H (Hrsg) (1987) Formen seelischen Alterns. Enke, Stuttgart
30. Magnusson D (1984) Persons in situations: Some comments on a current issue. In: Bonarius H, van Heck G, Smid N (eds) Personality Psychology in Europe, 1. Erlbaum, London, pp 85–104
31. Minnemann E (1994) Die Bedeutung sozialer Beziehungen für Lebenszufriedenheit im Alter. Roderer. Regensburg
32. Minnemann E (1994) Geschlechtsspezifische Unterschiede der Gestaltung sozialer Beziehungen im Alter – Ergebnisse einer empirischen Untersuchung. Zeitschrift für Gerontologie, 27:33–41
33. Mischel W (1968) Personality and Assessment. Wiley, New York
34. Mudrich B (1978) Der Wegzug des letzten Kindes aus dem Elternhaus im Erleben der Mutter. Diplomarbeit, Universität Bonn
35. Oerter R (Hrsg) (1978) Entwicklung als lebenslanger Prozeß. Hoffmann & Campe, Hamburg
36. Paul S (1987) Die Entwicklung der biographischen Methode in der Soziologie. In: Jüttemann G, Thomae H (Hrsg). Biographie und Psychologie. Springer, Heidelberg, S 26–35
37. Robrecht J (1994) Auseinandersetzung mit Konflikten und Belastungen in verschiedenen Lebensaltern. Zeitschrift für Gerontologie, 27:96–102
38. Rosenmayr L (Hrsg) (1978) Die menschlichen Lebensalter. Piper, München
39. Rudinger G, Rietz Ch (1995) Intelligenz – neuere Ergebnisse aus der Bonner Gerontologischen Längsschnittstudie des Alterns (BOLSA). (In diesem Band)
40. Schmitt E (1993) Soziale Identität und Lebensrückblick jüdischer Emigranten in Deutschland und Argentinien. Phil Diss, Universität Greifswald
41. Schmitt E (1994) Holocaust und biographische Verarbeitung: Zusammenhänge zwischen dem Holocaust und der sozialen Identität. In: Wessel KF (Hrsg) Herkunft, Krise und Wandlung der modernen Medizin. Kulturgeschichhtliche, wissenschaftsphilosophische und anthropologische Aspekte. Kleine Verlag, Bielefeld, S 289–301
42. Schmitt E, Kruse A (1995) Soziale Identität und Lebensrückblick jüdischer Emigranten in Deutschland und Argentinien. In: Heuft G, Kruse A, Nehen HG, Radebold H (Hrsg) Interdisziplinäre Gerontopsychosomatik. MMV Medizin Verlag, München, S 43–54

43. Schmitz-Scherzer R, Thomae H (1983) Constancy and change of behavior in old age: Findings from the Bonn Longitudinal Study on Aging. In: Schaie KW (ed) Longitudinal studies of adult psychological development. Guilford, New York, pp 191–221
44. Sternberg R, Wagner R (eds) Practical intelligence. Nature and origins of competence in the every day world. Cambridge University Press, Cambridge
45. Thomae H (Hrsg) (1976) Patterns of aging. Karger, Basel
46. Thomae H (1983) Alernsstile und Altersschicksale. Huber, Bern
47. Thomae H (1988) Das Individuum und seine Welt. Hogrefe, Göttingen
48. Thomae H (1990) Entwicklung und Plastizität der Person. In: Schmitz-Scherzer R, Kruse A, Olbrich E (Hrsg) Altern – ein lebenslanger Prozeß der sozialen Interaktion. Steinkopff, Darmstadt, S 177–185
49. Wand-Niehaus E (1986) Intergenerationelle Beziehungen und ihre Korrelate – Töchter im 6. und 7. Lebensjahrzehnt und ihre alten Eltern. Phil Diss, Universität Bonn

Für die Verfasser:
Dr. E. Minnemann
Universität Heidelberg
Institut für Gerontologie
Bergheimerstraße 20
69115 Heidelberg

Entwicklungsprozesse und Entwicklungsaufgaben in verschiedenen Lebensaltern

Anfänge der Persönlichkeitsentwicklung in der frühen Kindheit[1) 2)]

H. Rauh, S. Dillmann, B. Müller, U. Ziegenhain

Institut für Psychologie, Fachbereich Erziehungs- und
Unterrichtswissenschaften, Freie Universität Berlin

Frühkindliche Entwicklung im Gesamt des Lebenslaufes

Thomaes pessimistische Analyse der Entwicklungspsychologie und seine Prognose ihres weiteren Trends aus dem Jahre 1979 (35, 36) hat sich, möglicherweise auch durch den nachhaltigen Einfluß seines Werkes und Wirkens, in der von ihm befürchteten Weise glücklicherweise nicht generell bestätigt. Sicherlich werden auch weiterhin primär allgemeinpsychochologische und differentielle Forschungsfragen, sofern sie nur an Kindern überprüft wurden, der Entwicklungspsychologie zugeordnet. Anderseits finden aber entwicklungspsychologische Konzepte und Ergebnisse ihrerseits zunehmend Eingang in die anderen psychologischen Disziplinen. Zwar gibt es auch heute noch viele Vertreter und Vertreterinnen der Entwicklungspsychologie, die sich eng auf einen Teilbereich eines Lebensabschnittes spezialisieren und den Zusammenhang im Insgesamt des Lebenslaufes nicht erkennen oder nicht wahrnehmen wollen; andererseits hat sich zumindest in Deutschland weitgehend eine Vorstellung von Entwicklungspsychologie durchgesetzt, die den gesamten Lebenslauf umfaßt. Inzwischen gibt es hier sogar mehr Forschung in der Gerontologie als in der frühen Kindheit, einem Lebensabschnitt, in dem der praktische Forschungszugang in Deutschland immer noch sehr schwierig ist. Längsschnittstudien, die in den 60er, 70er und 80er Jahren begonnen haben (nicht nur in den USA, sondern auch in Deutschland und anderen europäischen Ländern), tragen wesentlich dazu bei, die klassischen Altersabschnitte zu überschreiten, man denke nur an die Kauai-Studie von Honzik und Werner (39), die Längsschnittstudien von Magnusson (19) und von Pulkkinen (23), die Rostocker Längsschnittstudie (22) und die beiden Längsschnittgruppen der Grossmanns (14). Zwangsläufig wurden Kleinstkindforscher zu Jugendforschern und Spezialisten für das Schulalter zu Erforschern des frühen Erwachsenenalters. In meinem Fall war der Zugang eher umgekehrt: mit einer fundierten Ausbildung auch in Aspekten der Gerontologie sowie ersten eigenen längsschnittlichen Erfahrungen mit Kindern im Schulalter (24) und, durch die

---

[1)] Die diesem Artikel zugrundeliegende Längsschnittstudie wurde von der Deutschen Forschungsgemeinschaft unter RA 373/5-1 bis 5-3 gefördert.
[2)] Außer den Autorinnen und dem Autor haben an den Erhebungen und Auswertungen als wiss. Mitarbeiter/innen mitgewirkt: Dr. U. Rottmann-Wolff, Dipl. Päd. A. Pohl, Dipl.Psych. S. Scholz, Dipl Psych. Th. Thiel, sowie als studentische Mitarbeiter/innen: C. Baltscheid, B. Derksen, R. Dreisörner, S. Friedrich, U. Klopfer und W. Stang. Die „Fremden Situationen" wurden extern ausgewertet von Dr. K. Grossmann, Regensburg, und Dr. T. Jacobsen, Chicago.

„Bonner Schule" beeinflußt, mit einem großen Interesse an dynamischen Aspekten der Persönlichkeitsentwicklung, habe ich mich mit meinen Berliner Mitarbeiterinnen und Mitarbeitern der Persönlichkeitsentwicklung in der frühen Kindheit zugewandt. Dabei sind uns Konzepte aus späteren Lebensabschnitten, einschließlich der Gerontologie, auch bei der Beschreibung der Entwicklung in ihren frühesten Anfängen ausgesprochen hilfreich gewesen.

Ein weiteres Desiderat von Lehr und Thomae (18), nämlich die Entwicklung des Kindes bereits in den ersten Lebensjahren im Alltagskontext zu beachten, ohne dabei in das andere Extrem einer unkritischen und naiven Alltagsbeschreibung zu verfallen, wird in verschiedenen Längsschnittstudien verwirklicht; auch wir haben dies in unserer Berliner Längsschnittstudie zu beachten versucht. Zudem werden Begriffe aus der Persönlichkeitspsychologie, die die subjektive Erlebensseite des Individuums und seine aktive Auseinandersetzung mit der Umwelt hypostasieren, immer häufiger selbst auf die jüngsten Säuglinge angewandt (4, 8, 12, 26). Jedoch lassen sich Begriffe wie beispielsweise „Stress" und „Coping" mit ihren kognitiven, beurteilenden und bewertenden Komponenten nicht ohne weiteres auf Kleinstkinder umdefinieren, selbst wenn ihr beobachtbares Verhalten die Konzeption eines autonom und aktiv handelnden Individuums nahelegt. Daher stellt sich die theoretische und empirische Frage nach vor-kognitiven Entwicklungsvorläufern für diese Verhaltensklassen. Gesteht man bereits seit 25 Jahren dem kleinen Säugling „Kompetenzen" zu, so zögern doch noch viele Forscher, ihm ebenso frühzeitig auch subjektives Erleben und eine aktive Regulation des eigenen Verhaltens zuzuerkennen und diese theoretisch zu fassen. Allerdings ist auch hier eine Wende erkennbar, sogar in einer Domäne der Reifungstheoretiker, der motorischen Entwicklung. Die Entwicklung des Greifens und des Laufenlernens wird von prominenten Forschern inzwischen als „Problemlöseprozeß" konzipiert (15, 33). Auch in der Erforschung der emotionalen Entwicklung findet das Konzept der „Emotionsregulation" zunehmend Raum (8, 13, 37). Es scheint, als verändere sich die Forschungssichtweise von einer distanziert objektivierenden Perspektive auf das Kleinkind allmählich in eine, die auch die mögliche Perspektive des Kindes berücksichtigt. Dabei wird neben Verhaltensprodukten und Verhaltensstrukturen zunehmend auch Prozessen und Verläufen Beachtung geschenkt, eine Sichtweise, die ich als „dynamische Sichtweise" bezeichnen möchte (sie entspricht weitgehend der „funktionale Sichtweise" von Campos und Mitautoren (8)). Im Bereich der Persönlichkeitsentwicklung erlaubt eine solche dynamische Sichtweise, den Blick von starren Stabilitäten in Persönlichkeitsmerkmalen auf flexible Kontinuitäten zu lenken und, trotz oberflächlicher allgemeiner Ähnlichkeiten frühkindlicher Entwicklungsverläufe, individuelle Verlaufsmuster („diachrone Zusammenhangsmuster" (25)) zu erwarten und zu erfassen.

In unserer Berliner Längsschnittstudie „Frühkindliche Anpassung" versuchen wir, diese Sichtweise umzusetzen, und fühlen uns dabei auch der Thomae'schen Forschungstradition verpflichtet.

Die Berliner Längsschnittstudie „Frühkindliche Anpassung"

Ziel unserer Berliner Längsschnittstudie „Frühkindliche Anpassung" (29) war es, das Entstehen und die Chronifizierung von Verhaltenstendenzen bei Kleinkindern von der Geburt bis zunächst zum Ende des zweiten Lebensjahres zu verfolgen. Dabei orientierten wir uns an zwei Modellen, dem Entwicklungsmodell der Anpassungssysteme von Als (3) und Brazelton (7) und der Klassifikation von Bindungsqualitäten nach Bowlby (6) und Ainsworth (1).

Das Entwicklungsmodell der Anpassungssysteme (3, 7) erschien uns besonders geeignet zur Erfassung von Bewältigungstendenzen in der frühen Kindheit. Nach Als (3) und Brazelton (7) entwickeln sich gegen Ende der vorgeburtlichen und in der Neugeborenenzeit die biopsychischen Anpassungsverhaltensweisen in teilweise voneinander unabhängigen dynamischen Systemen („Basissystemen"). Als erstes System erlangt das autonome System der physiologischen Funktionen (Atmung, Kreislauf, Körpertemperatur, Verdauungssystem) eine gewisse Stabilität und Differenziertheit, gefolgt vom motorischen System (Muskeltonus, Tonusbalance und motorische Koordination), dem System der Erregungs- und Wachheitsniveaus (States) und dem Aufmerksamkeitssystem. Diesen vier Basissystemen schließt sich in der frühen Säuglingszeit das System der sozialen und emotionalen Kommunikation an. Wache Zuwendung zur Umwelt und Offenheit für Stimuli ist danach nur möglich, wenn die in der Hierarchie darunter befindlichen Systeme ein Minimum an Stabilität und Integration aufweisen. Umgekehrt stellt dieses Modell zugleich ein Streßmodell dar: bei zunehmender Belastung reagiert zuerst das Kommunikationssystem; dann wird die Aufmerksamkeit eingeschränkt, das Erregungsniveau gerät außer Balance wie auch schließlich die Motorik und das autonome physiologische System. Allerdings reagieren manche Kinder in einigen der Teilsysteme sensibler als in anderen, so daß es auch zu individuell typischen Reaktionen kommen kann.

Mithilfe von Beobachtungskategorien, die wir aus diesem Anpassungs-/Streßmodell ableiteten, versuchten wir, in regelmäßigen mehrmonatigen Zeitabständen das Verhalten von Kleinstkindern in alltäglichen Situationen zu erfassen, um das Entwicklungsmodell empirisch nachzuweisen. Außerdem haben wir die Kinder in unvertrauten und daher emotional für sie belastenden Situationen beobachtet, um das Streßmodell zu überprüfen. Bisher ungeklärt ist nämlich die Frage, welche der beiden Arten von Situationen diagnostisch valider sich verfestigende persönlichkeitsspezifische Verhaltenstendenzen anzeigt.

Unsere wichtigste „vertraute" Beobachtungssituation war die „alltägliche" Wickel- und anschließende Interaktionssituation in der häuslichen Umwelt. Sie wurde im ersten Lebensjahr mit 3, 6, 9, 12 und 18 Monaten über 30 Minuten videographiert und beinhaltete in 21 fortlaufenden Minuten (für Auswertungszwecke unterteilt in 7 drei Minuten dauernde Einheiten) das vollständige Aus- und Ankleiden einschließlich Wickeln des Kindes mit anschließender freier Interaktion von Mutter und Kind; daran schlossen sich zwei Aufgaben an die Mütter. Als „unvertraute" Situation im Alter der Kinder von 12 Monaten diente uns die „Fremde Situation" nach Ainsworth (2). Unser Auswertungssystem für die Videoaufnahmen (ISACS = Infant Stress and Coping Scales (40), s. Tabelle 1) bildet in fünf fünfstufigen Skalen die vier Basissysteme und mit zwei weiteren Skalen die Kommunikation des Kindes über Blickaustausch und Vokalisation ab, in drei Skalen wird außerdem die jeweilige emotionale Befindlichkeit des Kindes (freundlich/ärgerlich, fröhlich/traurig, sicher/ängstlich) erfaßt. Diese insgesamt 10 Skalen sind so angelegt, daß die Werte 1 und 2 hohe Belastetheit bzw. bei den Emotionen die negativen Pole anzeigen, der mittlere Wert 3 ein einigermaßen stabilisiertes oder neutrales Niveau repräsentiert, und die Werte 4 und 5 die Bereitschaft zu Umweltzuwendung bzw. positive Emotionen ausdrücken. Die intrasituative Variabilität oder den Verhaltensablauf in einer Situation erfassen wir, indem wir diese 10 Skalen auf jeden Drei-Minuten-Abschnitt anwenden. In ähn-

Tabelle 1. Infant Stress and Coping Scales (ISACS)

	Physiologische Reaktion	Motorische Reaktion	Motorische Selbstregulation	Offenheit für Stimuli
5	positiv angeregt	gut modulierter Tonus, motorisch kompetent	aktive motorische Annäherung	aktiv, interessiert, einladend
4	keine sichtbaren physiologischen Reaktionen	guter Tonus, überwiegend gut organisiert	zögernde motorische Annäherung	wach, offen, aufmerksam
3	leichte physiologische Streßreaktionen	überwiegend guter Tonus, mäßig organisiert	abwehrende und regulierende Motorik	wachsam, zurückgezogen
2	mäßig physiologische Streßreaktionen	ungleicher, wechselhafter Tonus	abwehrende Haltung und Gestik	kaum zugänglich
1	ausgeprägte physiologische Streßreaktionen	schlaff, kein Tonus	lustlos, apathisch, rigide	unzugänglich, nicht ansprechbar
	Emotionale Stabilität/Irritabilität	Fröhlichkeit/Traurigkeit	Freundlichkeit/Ärger	Vertrauen/Ängstlichkeit
5	stabil, widerstandsfähig	angeregt, fröhlich	durchgängig freundlich	vertrauensvoll, sicher, zuversichtlich
4	emotional ausgeglichen	überwiegend heiter	freundlich, gelegentliches Schmollen	entspannt, nicht ängstlich
3	brüchige Balance	neutral	etwas ärgerlich	vorsichtig, zögerlich, gehemmt
2	irritabel, weinerlich	traurig	gereizt, angespannt	ängstlich
1	wimmert, schreit, weint	depressiv, ausdruckslos	unmodulierter unangemessener Ärger	sehr ängstlich, panisch
		Blickkontakt	Vokalisation	
5		differenzierte Blickdialoge	soziale Vokalisation	
4		häufiger Blickaustausch	spielerische Vokalisation, lautliche Ansprache	
3		gelegentlicher Blickaustausch	egozentrische Vokalisation	
2		flüchtiger Blickaustausch	vereinzelte und verzögerte vokale Reaktion	
1		Vermeiden, Abwenden, Ignorieren	Schweigen, keine Vokalisation	

licher Weise haben wir auch das mütterliche Verhalten in diesen Situationen kodiert, allerdings über 13 Skalen (41), wobei wir parallel zu den Basissystemen des Kindes die Angebote der Mütter zur Strukturierung, Regulierung und Stimulation des Verhaltens des Kindes beurteilt und bei den Emotionsskalen die Mimik, den sprachlichen Ausdruck und die Körperhaltung unterschieden haben (30). Das Interaktionsverhalten der Mütter stellt, in Thomaes Terminologie, einen wesentlichen Anteil der „Grundqualitäten des Lebensraumes" der Kleinkinder dar.

Unsere Forschungsbemühungen gingen weiterhin der Frage nach, ab wann sich im Entwicklungsverlauf des Kindes „thematische Strukturierungen" (34) zu verfestigen beginnen. Als frühe „thematische Strukturierung" lassen sich die Typen der Bindungsqualität (1, 20, 9) fassen. Ihre Verfestigungstendenzen sollten sich in spezifischen Konstellationen von Anpassungs- und Belastungsreaktionen der Kinder in den ISACS-Skalen erkennen lassen.

Die Beurteilung der Bindungsqualität zwischen Kind und Mutter erfolgte mit 12 Monaten anhand des Verhaltens des Kindes in der „Fremden Situation" nach Ainsworth und Wittig (2). Hierbei handelt es sich um eine standardisierte Abfolge von sieben dreiminütigen Szenen mit zunehmender Belastungsanforderung an Kind und Mutter: beide betreten einen (freundlichen) fremden Raum (Videostudio des Instituts für Psychologie der Freien Universität Berlin) mit Spielzeug in der Raummitte und je einem Stuhl für die Mutter und eine Fremde am Rande. Die Fremde betritt den Raum; sie nimmt mit dem Kind Kontakt auf, während die Mutter unauffällig den Raum verläßt; sobald die Mutter zurückkehrt, geht die Fremde; schließlich läßt die Mutter das Kind kurz allein; statt der Mutter betritt dann zunächst die Fremde den Raum und versucht, falls nötig, das Kind zu trösten; erst danach kehrt die Mutter zurück. Diese gestuften Belastungen schränken die möglichen Bedeutungen der Situation für das Kind auf zunächst Erkundung und Umgang mit Unvertrautem und schließlich auf das Thema der Verläßlichkeit der Mutter und der Sicherheit der Beziehung zur ihr ein. Sie ist für Kinder in diesem Entwicklungsalter von hoher Bedeutsamkeit (11) und fordert vom Kind und von der Mutter einen nicht unerheblichen „Bewältigungsaufwand". In der Auswertung nach Bindungsqualität wird überwiegend das „Begrüßungsverhalten" des Kindes bei der Rückkehr der Mutter (also in den Szenen 5 und 8) berücksichtigt.

Die Beschreibung nach den verschiedenen Typen der Bindungsqualität (1, 20, 9) bündelt die beim Kind in diesen Szenen beobachteten Verhaltensweisen nach ihrem subjektiven Bedeutungszusammenhang für das Kind. Danach erlebt das „sicher gebundene" Kind (Typ B) die Mutter als in kritischen Situationen verläßlich: in ungefährlichen Situationen respektiert sie die Erkundungs- und Autonomiebestrebungen des Kindes; sie ist aber physisch und emotional erreichbar, wenn sie vom Kind gebraucht wird; der Kommunikationsaustausch zwischen beiden ist daher direkt und einfach. Die thematische Strukturierung der Kindes des „unsicher-vermeidenden Bindungstyps A" kreist offenbar um das Problem einer frühzeitigen überhöhten Anforderung an die Autonomie des Kindes selbst in kritischen Situationen sowie die Schwierigkeit seitens der Mutter, mit dem emotionalen Ausdrucksverhalten des Kindes umzugehen. Das Kind ist daher unsicher, ob die Mutter erreichbar sein und zudem Sicherheit und Trost spenden wird. Es versucht zunächst, trotz deutlicher Belastetheit (32), erst einmal allein mit sich und dem Problem fertig zu werden, und minimiert den Ausdruck seiner Not-und Kontaktsignale zur Mutter (21). Kinder des „unsicher-ambivalenten Bindungstyps C" scheinen im Gegensatz dazu anzunehmen, daß ihre Mütter zwar Schutz und emotionale Zuwendung geben können, aber weitgehend unabhängig von der konkreten Bedürfnissituation des Kindes; sie versuchen daher durch heftigen und z.T. übertriebenen Emotionsausdruck von Not, sich der mütterlichen Zuwendung zu versichern, wobei sich auch Ärger über das mütterliche Verhalten in das kindliche Bindungsverhalten mischt. Neben diesen Basismustern der Bindung oder kombiniert mit ihnen können selbst auf diesem frühen Entwicklungsniveau Verhaltensweisen auftauchen, die als vom Kind noch nicht beherrschte Versuche der Emotionsmaskierung interpretiert werden könnten (21). Das Verhalten dieser Kinder wirkt z.T. bizarr und skurril, weswegen sie von Main und Solomon (20) einer Gruppe „D" (disorganized/disoriented) zugeordnet werden. Diese Zuordnung kann eine vorübergehende Konfliktsituation anzeigen, aber auch einen noch nicht integrierten kognitiven Entwicklungsschub; sie kann allerdings auch auf künftige größere und dauerhaftere Persönlichkeitsprobleme verweisen.

In unserer Berliner Längsschnittstudie gingen wir der Frage nach, ob sich diese thematischen Strukturierungen der zwölfmonatigen Kinder auch in ihren Belastungsreaktionen in den übrigen Szenen der „Fremden Situation", die üblicherweise nicht zur Bindungsklassifikation herangezogen werden, erkennen lassen, ob sie zudem in der vertrauten häuslichen Situation ein bis drei Tage vor der „Fremden Situation" (F-S-T) ein Pendant finden und ob sie möglicherweise bereits in der frühen Interaktion (mit drei Monaten) mit der Mutter in der Wickelsituation vorstrukturiert sind. Zur Analyse haben wir die von getrennten Teams ausgewerteten Verhaltensweisen der Kinder und der Mütter herangezogen. Die von uns entwickelten Skalen erwiesen sich über zwei unabhängige Beurteilerinnen als ausreichend reliabel; sie interkorrelierten positiv, jedoch mäßig, und versprachen somit eine differenzierte Erfassung des kindlichen (bzw. mütterlichen) Verhaltens.

Unsere 76 Berliner Projektfamilien entstammen überwiegend der unteren und mittleren Mittelschicht. In unserer Studie nutzten wir eine konkrete Lebenssituation als „natürliche" experimentelle Situation; denn alle Mütter hatten noch kurz vor der Geburt des Kindes geplant, ihr Kind im Laufe des ersten Lebensjahres (überwiegend halbtags) in die Obhut einer Krippe zu geben. Dies war 1988 wegen der politischen und demographischen Situation von Berlin-West durchaus verbreitet (viele junge Eltern hatten keine nahen Verwandten in räumlicher Nähe, auf die sie hätten zurückgreifen können). Das Engagement von Kleinkindpädagogen (Beller, 1987) hatte dazu geführt, daß die Stadt für über 20% aller Kinder unter drei Jahren ein durchaus auch pädagogisch vorzeigbares Angebot an Krippenplätzen bereitstellte. Nicht alle Eltern nahmen dies Angebot letztlich wahr. Ihre gleichgerichtete Ausgangsmotivation erlaubt es uns aber, den Krippenbesuch als einschneidendes „Lebensereignis" des Kindes mit hohen Anpassungsanforderungen zu berücksichtigen. Die folgenden Ergebnisse stellen einen Ausschnitt aus der umfangreichen Untersuchung dar.

Entwicklung und Chronifizierung von Verhaltenstendenzen im ersten Lebensjahr

Die Entwicklungsveränderungen in der Zeit von 3 auf 12 Monate in der vertrauten Wickelsituation zu Hause veranschaulicht Abbildung 1. Sie gibt, auf der Basis der Zeitsegmente (N = 76 Kinder × 7 Zeitsegmente = 532 Werte pro Skala pro Termin), dieMittelwerte pro Skala für jeden der drei Erhebungstermine wieder. Über verschiedene parametrische und nicht-parametrische statistische Methoden ließ sich ein sehr deutlicher Alterseffekt in den vier Basissystemvariablen (Physiologische Reaktion, Motorische Organisation, Motorische Regulation, Offenheit für Stimuli) sowie in Vertrauen/Ängstlichkeit und in der Qualität der Vokalisation absichern, aber kaum in den Emotionsvariablen (Emotionale Stabilität/Irritabilität, Fröhlichkeit/Traurigkeit, Freundlichkeit/Ärgerlichkeit); die Häufigkeit des Blickkontaktes nahm sogar eher ab. Die letztgenannten Skalen reagierten jedoch auf den Settingwechsel der zwölfmonatigen Kinder: in allen Emotions-, aber auch in den Basissystemskalen sanken die Werte von der Situation zu Hause zum F-S-T; nur der Blickkontakt („social referencing") nahm zu. Eine Analyse des Situationsverlaufes über die jeweils sieben Zeitsegmente zeigt darüber hinaus bei den dreimonatigen Kindern leicht absinkende Werte (selbst die „vertraute" Situation war für sie anstrengend und belastend, besonders übrigens der Übergang zum freien Spiel); mit 12 Monaten zu Hause blieben die Werte eher stabil. In der „Fremden Situation" zeigten die Kinder jedoch sehr markante Reaktionen auf die jeweiligen Episoden, wie beispielhaft die Abbildungen 2a und 2b zu den Skalen „Offenheit" und „Vertrauen/Ängstlichkeit" veranschaulichen.

In einem zweiten Analyseschritt untersuchten wir die mit unseren Skalen erfaßte Struktur des kindlichen Verhaltens.

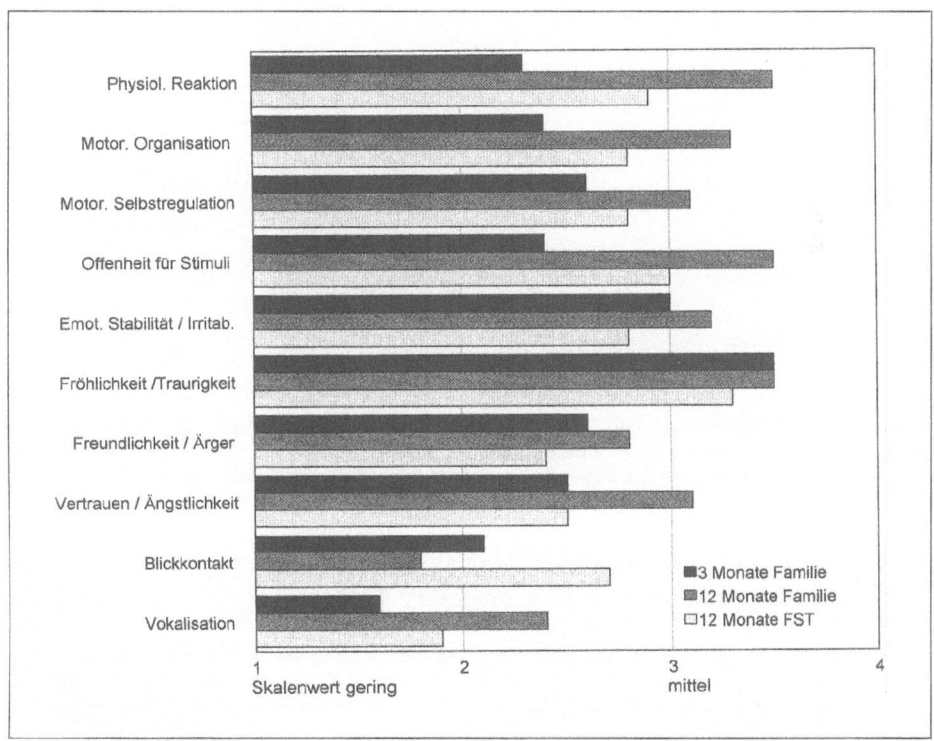

Abb. 1. Die Mittelwerte der einzelnen ISACS-Skalen, getrennt nach den drei Erhebungszeitpunkten

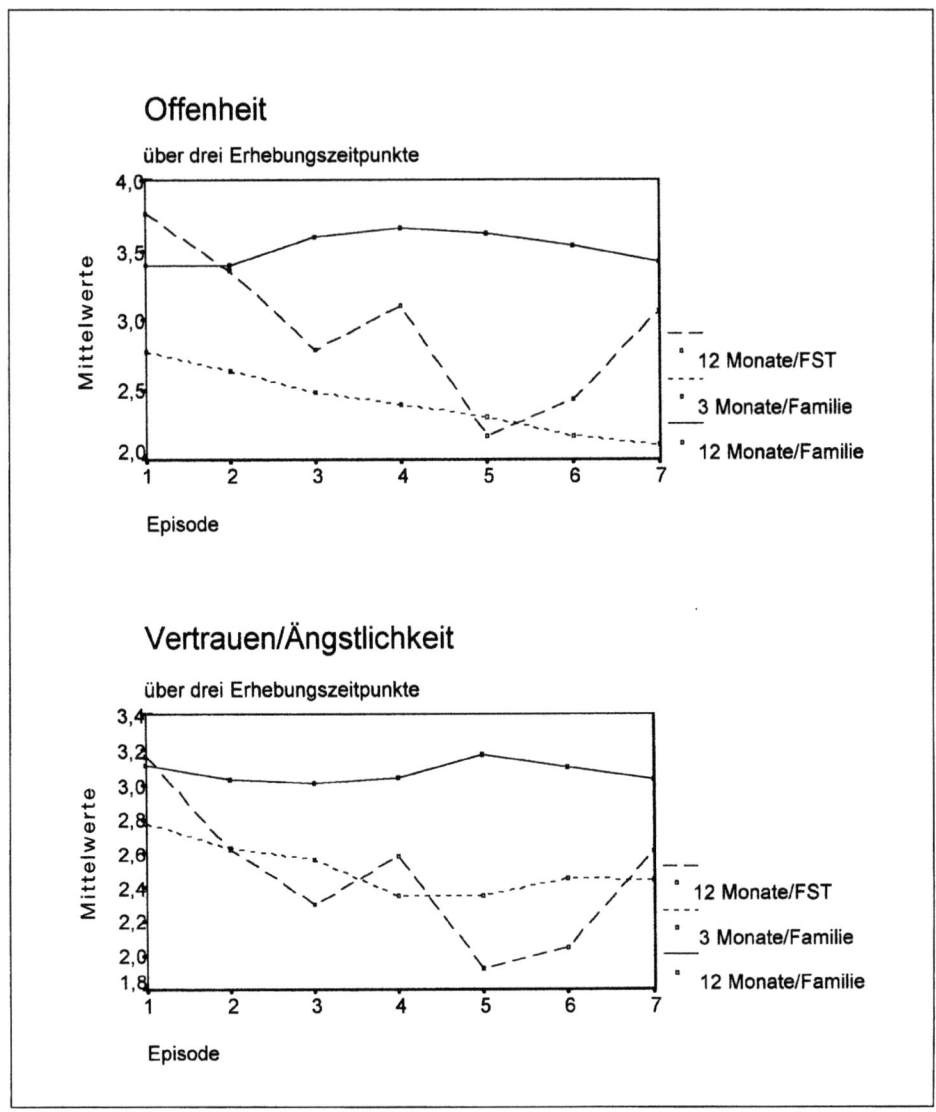

Abb. 2a und 2b. Mittelwerte von 2 ISACS-Skalen über alle Episoden und drei Erhebungszeitpunkte (3 Monate/Familie, 12 Monate/Familie, 12 Monate/FST)
Anm.: Im FST entsprechen den Episodennummern 1 bis 7 die Episoden 2 bis 8.

Getrennt nach Erhebungsalter (3 und 12 Monate) und Setting (zu Hause und in der „Fremden Situation") vorgenommene Faktorenanalysen (auf der Basis der Zeitsegmente als Grundeinheiten) bestätigten weitgehend unsere inhaltliche Skalengruppierung, allerdings mit einigen interessanten Korrekturen. Bei den dreimonatigen Kindern bildete bei einer Zwei-Faktoren-Lösung (58% Varianzaufklärung) das kommunikative Verhalten (Vokalisation und Blickkontakt) zusammen mit Vertrauen/Ängstlichkeit und den Basissystemvariablen einen gemeinsamen ersten Faktor der „Streßfreiheit und Offenheit", der sich von einem zweiten Faktor der „relativen emotionalen Stabilität" abgrenzen ließ; bei einer ebenfalls zurechtfertigenden Drei-Faktorenlösung (74% Varianzaufklärung) kristallisierte sich die „Kommunikation" als zusätzlicher eigener, allerdings erst dritter Faktor heraus. Im Alter von 12 Monaten lösten sich dagegen bereits im Zwei-Faktoren-Falle die „Kommunikationsverhaltensweisen", angeführt von der „vokalen Kommunikation", als zweiter Faktor von den nun zusammengehenden übrigen Skalen; erst bei drei extrahierten Faktoren (64% Varianzaufklärung) differenzierte sich, allerdings nur als dritter Faktor, ein eigener „Streßfaktor" aus dem ursprünglich ersten Faktor heraus. Dies galt für beide Settings, Familie und „Fremde Situation".

Bei den dreimonatigen Säuglingen steht danach das kommunikative Verhalten (Blickkontakt und Vokalisation) im wesentlichen im Dienste des Ausdrucks von Belastetheit/Unbelastetheit, und selbst täglich mehrfach erfahrene Pflege-Interaktionen mit der Mutter können ihr psychophysisches Gefüge an Belastbarkeitsgrenzen bringen. Den Kindern fehlt in diesem Alter noch die kognitive Möglichkeit, selbst kleinere sich wiederholende Verhaltenssequenzen vorherzusehen; somit sind sie nahezu ständig Situationen ausgesetzt, auf die sie jeweils „neu" und unvorbereitet reagieren müssen. Entsprechend erschöpft sind sie nach bereits einer halben Stunde. Im Unterschied dazu haben die Kinder mit zwölf Monaten nicht nur mehr wiederholte Erfahrungen und verfügen über stabilere physische Möglichkeiten; auch kognitiv sind sie nun in der Lage, kleinere Verhaltenssequenzen als „gleich" wiederzuerkennen und gar zu erwarten. Dies entlastet ihr „Orientierungsverhalten". Blickkontakt und Vokalisation haben nun kommunikative Qualität erhalten, wobei ihnen der Emotionsausdruck in Mimik und Stimme der Mutter hilft, die „Gefährlichkeit" bzw. „Erkundungszugänglichkeit" einer Situation einzuschätzen. Die Verschiebung in der Gewichtung des Stress- und des Kommunikationsfaktors im ersten Lebensjahr in unseren ISACS-Skalen bildet diesen Entwicklungsfortschritt angemessen ab.

Um die Kinder auch individuell und in der Variabilität ihres Verhaltens charakterisieren zu können, bildeten wir pro Skala zwei (statt 7) Werte: einen „positiven Score" (Summe der Zeitsegmente mit Ratingwerten 4 und 5, im Falle der Kommunikationsskalen einschließlich der Werte 3) und einen „negativen Score" (Summe der Zeitsegmente mit Ratingwerten 1 und 2). Auch in diesen Werten zeigte sich ein interessanter Alters- und Settingtrend: nur wenige dreimonatige Kinder erhielten Werte auf den „positiven Skalen", umgekehrt boten sich bei

Tabelle 2. Interkorrelation der Faktorscores der „positiven" und „negativen Skalen" des kindlichen Verhaltens (ISACS) in der „Fremden Situation"

	Faktor 1: vertrauensvolle motorische Erkundung	Faktor 2: spielerische vokale Kommunikation	Faktor 3: physiologische Angeregtheit
▶ Faktor 1: depressive Belastetheit	−0,50ss	−0,18	−0,32s
▶ Faktor 2: ängstliche Abwendung	−0,21s	−0,57ss	−0,37ss
▶ Faktor 3: hohe Irritabilität	0,02	0,23s	−0,15

den zwölfmonatigen Kindern im Setting Familie fast nur die „positiven Scores" zur Weiterverarbeitung an. In der Fremden Situation (F-S-T) jedoch erwiesen sich beide Scores als sinnvoll. Faktorenanalysen über diese neuen (aggregierten) Skalen (jeweils Drei-Faktoren-Lösungen) repräsentieren, im Unterschied zu denen auf der Zeitsegmentbasis) so etwas wie bevorzugte individuelle Strategien der Kinder in den jeweiligen Situationen.

Die interindividuellen Unterschiede der Kinder in den Faktorscores waren, längsschnittlich von drei Monaten (Setting Familie) auf 12 Monate (Setting F-S-T) betrachtet, in den „negativen Skalen" wenig stabil und nur in einem Falle signifikant: Kinder, die mit drei Monaten in der Interaktion mit der Mutter ängstlicher und belasteter wirkten, fielen auch im F-S-T häufiger durch erhöhte ängstliche Abwehr auf ($r = 0,22$). Mit 12 Monaten waren die Unterschiede in den positiven Verhaltensausprägungen dagegen signifikant situationsstabil (s. Tabelle 1): Kinder die zu Hause in freundlicher Stimmung motorisch erkundeten, zeigten auch im F-S-T vergleichsweise mehr vertrauensvolles motorisches Erkunden ($r = 0,21$); ähnliches gilt für spielerische vokale Kommunikation ($r = 0,23$) und physiologische Angeregtheit ($r = 0,20$) in beiden Settings. Weiterhin reagierten Kinder, die sich zu Hause offen sozial zugewandt zeigten, auch in der „Fremden Situation" seltener und weniger mit ängstlicher Abwendung ($r = -0,29$).

Die Interkorrelationen der Faktorscores aus den positiven und aus den negativen Skalenwerten in der „Fremden Situation" korrespondieren dabei in erstaunlicher Weise mit dem Bindungskonzept. Während Kinder mit hohen Werten in „ängstlicher Abwendung" in allen drei positiven Faktorscores entsprechend geringe Werte zeigten und Kinder mit hohen Werten in depressiver Belastetheit offenbar weniger erkundeten, wies die Tatsache, ob Kinder in der Fremden Situation sehr irritiert waren oder gar weinten, entweder gar keine Beziehung zu ihren Werten auf den positiven Skalen auf oder korrelierte sogar positiv mit aktiverer, differenzierterer vokaler Kommunikation. Letzteres dürfte vor allem für etliche der „sicher gebundenen" Kinder zugetroffen haben.

Anfänge einer thematischen Strukturierung des kindlichen Verhaltens

Wir haben das Konzept der Bindungsqualität nach Bowlby (6) und Ainsworth (1) als Konkretisierung von „thematischer Strukturierung" im Sinne von Thomae (34) eingeführt. In der Tat scheint uns der Begriff der „thematischen Strukturierung" übergeordnet die Konzepte der Bindungsqualität bzw. der „Arbeitsmodelle" (6) zu implizieren. Im ersten Lebensjahr gewinnt das Kind seinen Zugang zur Welt im wesentlichen über die Mutter(Eltern)-Kind-Interaktion. Wenn auch beide Partner an der Strukturierung teilhaben, hat die Situation für sie jeweils unterschiedliche Bedeutung. Für das Kind steht, wegen seiner körperlichen und kognitiven Unreife, die Verläßlichkeit und Sicherheit des Partners zunächst im Vordergrund, gefolgt, in der zweiten Hälfte des ersten Jahres, von der Frage des Autonomierahmens für eigenständige Erkundungen, den es ohne Gefahr erproben kann. Um dies tun zu können, bedarf es einerseits der Sicherheit, daß die schutzgewährende Bindungsperson verläßlich erreichbar ist, und andererseits einer einfachen und klaren Kommunikation. Das Lesen des Emotionsausdrucks der Mutter („social referencing") und die eigene Kommunikation über Emotionsausdruck, Vokalisation und Aufmerksamkeitsbeeinflussung (z. B. auch über Blickaustausch) stehen dem noch vorsprachlichen Kinde bereits zur Verfügung.

Themen, die im zweiten Lebensjahr folgen, sind z.B. das eigene Leistungserleben und das Vertrauen in die eigenen Kompetenzen. Die sich am Ende des ersten Lebensjahres ausbildenden „Arbeitsmodelle" (6) stellen innerhalb dieser Themen spezifische Verfestigungen von Erwartungen an die Personen in der Umwelt des Kindes dar.

Bevor wir allerdings der Frage nachgehen, wie sich im Verhalten der Kinder die Qualität der sich entwickelnden sozial-emotionalen Bindungsbeziehung zur Mutter als thematische Strukturierung abbildet, sollen einige mögliche weitere Einflußvariablen auf das kindliche und das mütterliche Verhalten überprüft werden. Als solche wurden Kompetenz und Erfahrung der Mutter in der Versorgung eines kleinen Kindes und spezifische Erfahrungen der Kindes in seiner bisherigen kurzen Biographie berücksichtigt.

Als Merkmale der Kompetenz der Mutter überprüften wir ihren Bildungsgrad und ihre Vorerfahrungen mit einem weiteren Kind. Der Bildungsgrad der Mutter (Hauptschulabschluß oder mehr) erwies sich allerdings nur in den beiden Skalen zum Kommunikationsverhalten (Blickkontakt und Vokalisation) als von Einfluß auf das kindliche Verhalten: Mütter mit Gymnasialabschluß kommunizierten selbst differenzierter mit ihrem Baby und hatten auch Kinder mit relativ höherer Kommunikationskompetenz.

Bedeutsamer war, ob das Zielkind das erstgeborene Kind war oder mindestens ein älteres Geschwister hatte. Erstaunlicherweise machte sich diese Variable weniger in der frühen Säuglingszeit, sondern am deutlichsten in der „Fremden Situation" bemerkbar. Dort wirkte sie sich jedoch kaum in den Emotionsausprägungen des Kindes aus als vielmehr in seinen belastungssensiblen Basissystemmerkmalen, und zwar zugunsten der erstgeborenen Kinder. Erstgeborene erhielten anscheinend vor allem in kritischen Situationen mehr ungeteilte Aufmerksamkeit und Regulationshilfe von ihren Müttern.

Auf seiten der Kinder wurden zwei Einflußvariablen überprüft, Geschlecht und Krippenerfahrung. Geschlechtsunterschiede deuteten sich früh an, und zwar vorwiegend in den Basissystemmerkmalen und zugunsten der Mädchen: in der familiären Wickelsituation schienen sie weniger mit Streßmerkmalen zu reagieren als die Jungen. In der „Fremden Situation" verschwanden diese Unterschiede jedoch nicht nur, sie kehrten sich sogar teilweise zugunsten der kleinen Jungen um: nun war bei den kleinen Mädchen ihre Belastetheit deutlicher im Verhalten abzulesen.

Frühe Krippenerfahrung scheint für das von uns beobachtete Verhalten der Kinder allerdings entweder ohne Bedeutung zu sein oder, wie systematische Paarvergleiche von Kindern mit sehr frühem Krippeneintritt (mit 3 Monaten) und Krippeneintritt nach 12 Monaten ergaben (28, 42), eher zugunsten der Kinder mit frühem Krippeneintritt auszufallen. Für die Bindungsqualität am Ende des ersten Lebensjahres scheint vorwiegend die Erfahrung in der Interaktion mit der Mutter, ihre Sensitivität im Umgang mit dem Kinde, von Bedeutung zu sein; für Kinder, die erst Ende des ersten Lebensjahres in die Krippe kommen, ist aber offenbar zusätzlich die Art ihres Krippeneintrittserlebnisses von Bedeutung für ihre Beziehung zu ihrer Mutter. Kinder mit abruptem Krippeneintritt scheinen diese unerfreuliche Erfahrung ihren Müttern (nicht übrigens den Erzieherinnen) „anzulasten". (42)

Weiterhin überprüften wir die Frage, ob die „thematische Strukturierung" im Sinne der Bindungsqualität bereits durch möglicherweise angeborene Verhaltenstendenzen des Kindes vorgezeichnet ist. Die Kinder waren im ersten Lebensmonat dreimal mit den Neonatal Behavioral Assessment Scales von Brazelton

(7) untersucht wurden, wobei die trainierte Untersucherin, nicht die Mutter, der Interaktionspartner des Kindes war. Verschiedene Aggregationen der Ergebnisse in diesen Skalen lassen jedoch kaum systematische Zusammenhänge mit dem Verhalten der Kinder in den drei mit den ISACS-Skalen erfaßten Situationen oder mit der Bindungsqualität der Kinder am Ende des ersten Lebensjahres erkennen. Es liegt daher nahe, die Verhaltensunterschiede der Kinder in den von uns beobachteten Situationen primär auf ihre konkreten Interaktionserfahrungen mit ihren Müttern zu beziehen.

Die Bindungsklassifikation des Kindes wurde von uns als „subjektive Bewertung" des mütterlichen Verhaltens seitens des Kindes interpretiert. „Thematische Strukturierung" bedeutet dann, daß das Verhalten des Kindes nicht nur eine Antwort auf die jeweilige konkrete Situation darstellt, sondern zugleich seine verallgemeinerten Erfahrungen und subjektiven Interpretationen ausdrückt. Unsere Ergebnisse stützen eine solche Sichtweise.

Das Verhalten der Kinder unterschied sich am deutlichsten bindungsspezifisch gar nicht einmal in der „Fremden Situation", obwohl sie doch die Informationsgrundlage für die Bindungsklassifikation lieferte, sondern bereits im Alter von drei Monaten. Dies gilt übrigens auch für das mütterliche Verhalten. Ganz gleich, ob die Kinder nach sicher/unsicher oder entsprechend der vier Bindungsklassen von Main (A, B, C und D) eingeteilt wurden: im Alter von drei Monaten zeigten die später als „sicher gebunden" klassifizierten Kinder durchweg die positiveren Verhaltensweisen, und zwar in allen Skalen außer in der Vokalisation, am markantesten aber in den Basissystemskalen und im Ausdruck von Vertrauen/Ängstlichkeit. Dieses eindeutige Ergebnis bestätigte sich auch in den individuellen positiven und negativen Summenwerten: die später als sicher klassifizierten Kinder zeigten im Alter von drei Monaten durchgängig höhere Werte auf den positiven Skalen und niedrigere Werte auf den negativen Skalen. Im Alter von 12 Monaten in der vertrauten häuslichen Situation waren diese Unterschiede zwar noch erkennbar, aber mit wenigen Ausnahmen nicht mehr statistisch signifikant. Kinder mit sicherer Bindung waren jedoch immer noch freundlicher, vertrauensvoller und weniger ängstlich. Unterteilte man die Kinder aber differenzierter nach den vier Bindungsqualitäten, dann traten mit 12 Monaten wieder mehr signifikante bindungsspezifische Unterschiede auf sowie einige Interaktionen mit dem Geschlecht der Kinder und mit dem Bildungsgrad der Mütter. Die schlichte Unterteilung nach sicher/unsicher entsprach wohl nicht mehr der Situationsinterpretation der Kinder, sondern die Art der unsicheren Bindung beeinflußte ihre emotionale Befindlichkeit und belastende Reibungsverluste in der Interaktion mit der Mutter.

Die Ergebnisse aus der Fremden Situation scheinen auf den ersten Blick der Bindungstheorie direkt zu widersprechen: bei einer dichotomen Unterteilung nach sicher/unsicher erschienen ausgerechnet die bindungsunsicheren Kinder als emotional stabiler und weniger irritabel, während die bindungssicheren Kinder die anderen Kinder nur noch an Freundlichkeit übertrafen. Wiederum lohnte sich eine genauere Differenzierung nach den vier Bindungstypen und den Episoden der „Fremden Situation". Außer in Freundlichkeit und Blickkontakt erwiesen sich nun die Kinder mit unsicher-vermeidender Bindung (Typ A) als die belastungsstabilsten; sie erhielten im Verlaufe der Episoden (außer der letzten, also der zweiten Wiederkehr der Mutter) auch in Angeregtheit und Stimmungslage die besten Werte; jedoch vermieden sie am intensivsten den Blickkontakt mit der Mutter oder der Fremden. Fast umgekehrt war das Verhaltensmuster der (allerdings wenigen) Kindern mit ambivalent-unsicherer Bindung (Typ C): sie waren anfangs in relativ positiver Stimmungslage und kommunikationsfreudig, aber sehr frühzeitig, schon bei Eintritt der Fremden, sank ihre Stimmung deutlich ab, versicherten sie sich mit viel Blickkontakt und Vokalisation der Aufmerksamkeit der Erwachsenen, reagierten aber auch am intensivsten von allen Kindern mit Belastungszeichen wie Irritation, Kummer, Ängstlichkeit sowie Unzugänglichkeit für Stimulation, besonders, als sie ganz allein waren (Episode 6) und als die Fremde statt der Mutter zurückkehrte. Die Kinder mit sicherer Bindung und die mit desorganisiert-unsicherer Bindung bildeten meistens die Mittelgruppe; die sicheren Kinder blieben allerdings durchgängig die freundlichsten und reagierten auf die zunehmende Belastung vor allem mit vermehrter Schweigsamkeit. Sie fallen allerdings dadurch auf, daß sie sich bei dem letzten Wiedereintreffen der Mutter am schnellsten erholen und dies vor allem in ihrem Annäherungsverhalten und ihrer Offenheit ausdrückten. Nur für die Kinder mit Einstufung als desorganisiert/desorientiert in ihrem Bindungsverhalten läßt sich bislang kein klares Verhaltensmuster ermitteln.

Bedeutung der Mutter-Kind-Interaktion für die thematische Strukturierung frühkindlichen Verhaltens

Aus den Befunden unserer Längsschnittstudie läßt sich schließen, daß sich eine thematische Strukturierung der Mutter-Kind-Interaktion im Sinne von Sicherheit/Unsicherheit in der Beziehung zur Mutter bereits im Alter von drei Monaten im Verhalten der Kinder ankündigt. In dieser frühen Entwicklungsphase dürfte das Verhalten des Kindes das offene Interaktionsverhalten oder die Sensitivität der Mutter noch direkt reflektieren, wie die Befunde von Isabella (16), aber auch unsere eigenen Analysen des mütterlichen Verhaltens zeigen. Das Verhalten der Mütter haben wir zwar erst für 44 von 76 Dyaden ausgewertet, aber die bisherigen Ergebnisse bestätigen, daß sich auch die Mütter in ihrem Interaktionsverhalten am eindeutigsten bindungsspezifisch unterschieden, als die Kinder erst drei Monate alt waren. In allen 13 mütterlichen Verhaltensskalen erhielten die Mütter der später sicher gebundenen Kinder die besten Werte. Innerhalb der Dyaden mit später unsicher gebundenen Kindern zeigten allerdings die Mütter mit später desorganisiert/desorientiert-unsicher gebundenen Kindern (Typ D) durchgängig die ungünstigsten Werte und Mütter mit später unsichervermeidend gebundenen Kindern (Typ A) lagen dazwischen. Bei der Analyse des kindlichen Verhaltens mit den ISACS zeigten im Alter von drei Monaten dagegen die späteren A-Kinder die niedrigsten Werte; sie verbesserten sich aber im Verlaufe des Jahres, relativ gesehen, so sehr, daß sie schließlich im „Fremde-Situations-Test" am besten abschnitten.

Das Bild des mütterlichen Verhaltens blieb im wesentlichen auch mit 12 Monaten erhalten. Das Verhalten der Mütter war dabei über die Zeit und über Situationen hinweg konsistenter mit der Bindungsklassifikation der Kinder im Alter von 12 Monaten verknüpft als das Verhalten der Kinder selbst. Besonders deutlich zeigten sich die bindungsspezifischen Unterschiede des mütterlichen Verhaltens in belastenden Situationen (17, 30). Mütter sicher gebundener Kinder erhöhten im Fremde-Situations-Test ihre Sensitivität im Umgang mit dem Kind, drückten zugleich in Worten und Mimik ihre Mitgefühl mit dem Kind aus und verminderten ihr Anregungsangebot. Mütter unsicher-gebundener Kinder dagegen versuchten unter Belastung, das Kind mit vermehrtem Stimulationsangebot oder aufgesetzter Fröhlichkeit aufzumuntern, wobei den Eltern der Kinder des unsicher-vermeidenden Typs (A) eher die Strukturierung der Situation entglitt, während die Mütter des ambivalenten (C) oder des desorganisierten Typs (D) schließlich ihre Gereiztheit nicht mehr verhehlen konnten.

Unsere Befunde bei den Müttern entsprechen in vielerlei Hinsicht denen von Isabella (16) und das von uns beobachtete Emotionsverhalten der Kinder von Malatesta (20, 38). Daher läßt sich mit aller Vorsicht darauf schließen, daß die Mutter-Kind-Interaktion schon früh im ersten Lebensjahr eine thematische Strukturierung erhält. Diese mag seitens des Kindes zunächst noch sehr situationsgebunden sein und sich überwiegend am emotionalen Ausdrucksverhalten der Mutter und ihrer Kompetenz zur feinfühligen Interaktion orientieren. Die Mütter ihrerseits scheinen in dieser frühen Phase in ihrer Interaktion mit dem Kind ihre Einstellung zum Kind (und zu sich selbst) auszudrücken. Diese Einstellung bildet den insgesamt stabileren Rahmen, innerhalb dessen jedes Kind, je nach Geschlecht, Temperament und individuellen Erfahrungen, seinen Verhaltensstil entwickelt und bereits am Ende des ersten Lebensjahres nicht mehr nur auf das konkrete Verhalten seiner Mutter reagiert, sondern auf seine über viele Situationserfahrungen gebildete (emotionale) Interpretation der Verläßlichkeit der Mutter. Diese thematische Strukturierung scheint eindeutiger durch das Verhalten des erwachsenen Partners als durch das des Kindes bestimmt zu sein. Dies schließt nicht aus, daß im zweiten Lebensjahr andere Verhaltensweisen des erwachsenen Interaktionspartners für die Ausdifferenzierung der kindlichen Verhaltensstile bedeutsam werden (10). Es spricht aber einiges dafür, daß in der frühen Entwicklungsphase bereits richtungweisende Grundlagen für dynamische Aspekte der Persönlichkeitsentwicklung gelegt werden (26), die zwar die weitere Entwicklung nicht determinieren, aber einige der grundlegenden formalen Verhaltensqualitäten und Reaktionsformen wahrscheinlicher machen (36).

Literatur

1. Ainsworth MDS, Blehar MC, Waters E, Wall SN (1978) Patterns of attachment: A psychological study of the strange situation. Erlbaum, Hillsdale, NJ
2. Ainsworth MDS, Wittig BA (1969) Attachment and the exploratory behavior of one-year-olds in a strange situation. In: Foss BM (ed) Determinants of infant behavior, Methuen, London, 4:113–136
3. Als H (1982) Towards a synactive theory of development: Promise for the assessment of infant individuality. Infant Mental Health Journal 3:229–243
4. Barrett KC, Campos JJ (1987) Perspectives on emotional development: A functionalist approach to emotions. In: Osofsky JD (ed) Handbook of infant development (2nd ed.), Wiley, New York, pp 555–578
5. Beller KE, (1987) Intervention in der frühen Kindheit. In: Montada L, Oerter R (Hrsg) Entwicklungspsychologie. Ein Lehrbuch, 2. Aufl., Psychologie Verlags Union, München, Weinheim, S 789–813
6. Bowlby J (1984, orig. 1969) Bindung. Fischer, Frankfurt/Main
7. Brazelton BT (1984) Neonatal Behavioral Assessment Scale, 2nd ed., Blackwell Scientific Publications Ltd., London
8. Campos JJ, Campos RG, Barrett KC (1989) Emergent themes in the study of emotional development and emotion regulation. Developmental Psychology 25:394–402
9. Crittenden PM (1992) Quality of attachment in the preschool years. Development and Psychopathology 4:409–441
10. Fagot BI, Kavanagh K (1993) Parenting in the second year: Effects of children's age, sex, and attachment classification. Child Development 64:258–271

11. Feger H (1995) Existentielle Entscheidungen – ihre Position in einem allgemeinen Modell der Konfliktformen (in diesem Band)
12. Field TM, Fox NA (1985) Social perception in infants. Ablex, Norwood, NJ
13. Fox NA. (ed) (1994) The development of emotion regulation: Biological and behavioral considerations. Monographs of the Society for Research in Child Development 59 (3), Serial No 240
14. Grossmann K, Grossmann KE, Spangler G, Süss G, Unzner L (1985) Maternal sensitivity and newborn's orientation responses as related to quallity of attachment in Northern Germany. In: Bretherton I, Waters E (eds) Growing points in attachment theory and research. Monographs of the Society for Research in child Development 50, Serial No.209, pp 233–278
15. Hofsten C v (1989) Motor development as the development of systems: Comments on the special section. Developmental Psychology 25:950–953
16. Isabella RA (1993) Origins of attachment: Maternal interactive behavior across the first year. Child Development 64:605–621
17. Klopfer UE (1993) Mütterliches Verhalten in der Fremden Sitatuion. Ein empirischer Beitrag zur Bindungstheorie. Institut für Psychologie, Freie Universität Berlin
18. Lehr UM, Thomae H (1991) Alltagspsychologie. Wissenschaftliche Buchgesellschaft, Darmstadt
19. Magnusson D (1988) Individual development from an interactional perspective: A longitudinal study. Erlbaum, Hillsdale, NJ
20. Main M, Solomon J (1990) Procedures for identifying infants as disorganized/disoriented during the Ainsworth Strange Situation. In: Greenberg MT, Cummings EM (eds) Attachment in the preschool years. University of Chicago Press, Chicago, pp 121–160
21. Malatesta CZ, Culver C, Tesman JR, Shepard B (1989) The development of emotion expression during the first two years of life. Monographs of the Society for Research in Child Development 54 (1–2), Serial No. 219
22. Meyer-Probst B, Teichmann H (1991) Das Selbstkonzept Jugendlicher im Entwicklungsverlauf. In: Teichmann H, Meyer-Probst B, Roether D (Hrsg) Risikobewältigung in der lebenslangen psychischen Entwicklung. Verlag Gesundheit, Berlin, S 147–171
23. Pulkkinen L (1992) Life-styles in personality development. European Journal of Personality 6:139–155
24. Rauh H (1975) Kognitive Entwicklung während der Grundschulzeit im Längsschnitt. In: Lehr UM, Weinert FE (Hrsg) Entwicklung und Persönlichkeit. Beiträge zur Psychologie intra- und interindividueller Unterschiede. Kohlhammer, Stuttgart, S 102–112
25. Rauh H (1979) Zusammenhangsmuster in der frühkindlichen Entwicklung. In: Montada L (Hrsg) Brennpunkte der Entwicklungspsychologie. Kohlhammer, Stuttgart, S 119–143
26. Rauh H (1989) The meaning of risk and protective factors in infancy. European Journal of Psychology of Education 4:161–173
27. Rauh H (1993) Frühkindliche Bedingungen der Entwicklung. In: Markefka M, Nauck B (Hrsg) Handbuch der Kindheitsforschung. Luchterhand, Neuwied, S 221–238
28. Rauh H, Müller B, Ziegenhain U (1994) Anpassungsleistungen von Kleinkindern an neue Settings in den ersten beiden Lebensjahren. Ergebnisbericht an die DFG. Institut für Psychologie, Freie Universität, Berlin
29. Rauh H, Rottmann U, Ziegenhain U (1987, 1990) Anpassung von Kleinkindern an neue Settings im ersten Lebensjahr. DFG-Projektantrag „Frühkindliche Anpassung" (Ra 373/5-1 bis 5-3). Institut für Psychologie, Freie Universität, Berlin
30. Rauh H, Ziegenhain U (1994) Nonverbale Kommunikation von Befindlichkeit bei Kleinkindern. In: Wessel KF, Naumann F (Hrsg) Kommunikation und Humanontogenese. Kleine Verlag, Bielefeld, S 172–218
31. Rauh H, Ziegenhain U, Müller B (1995) Stability and change in mother-infant attachment in the second year of life: A study with infants of varying degrees of day-care experience. In: Crittenden P (ed) Relations among maternal roles: A cross-cultural, cross-contextual, and developmental perspective. (in prep.)
32. Spangler G, Schieche M, Ilg U, Maier U, Ackermann C (1995) Maternal sensitivity as an external organizer from biobehavioral regulation in infancy. Developmental Psychology (in press)
33. Thelen E, Corbetta D, Kamm K, Spencer JP, Schneider K, Zernicke RF (1993) The transition to reaching: Mapping intention and intrinsic dynamics. Child Development 64:1058–1098

34. Thomae H (1968) Das Individuum und seine Welt. Verlag für Psychologie Dr. C. J. Hogrefe, Göttingen
35. Thomae H (1979) 50 Jahre Längsschnittforschung: Ein Beitrag zur Trendanalyse der Entwicklungspsychologie. In: Montada L (Hrsg) Brennpunkte der Entwicklungspsychologie. Kohlhammer, Stuttgart, S 31–41
36. Thomae H (1985) Dynamik des menschlichen Handelns. Ausgewählte Schriften zur Psychologie 1944–1984, herausgegeben von Lehr UM, Weinert FE, Bouvier, Bonn
37. Thompson R A (1993) Socioemotional development: Enduring issues and new challenges. Developmental Review 13:372–402
38. Weinberg M K, Tronick EZ (1994) Beyond the face: An empirical study of infant affective configurations of facial, vocal, gestural, and regulatory behaviors. Child Development 65:1503–1515
39. Werner EE (1990) Antecedents and consequences of deviant behavior. K Hurrelmann, F Lösel (ed), Health hazards in adolescence, de Gruyter, Berlin, pp 19–23
40. Ziegenhain U, Hayes A, Rauh H (1991) Infant Stress and Coping Scales (ISACS). Unveröffentlichtes Manual. Institut für Psychologie, Freie Universität, Berlin
41. Ziegenhain U, Klopfer UE, Dreisörner R, Rauh H (1991) Skalen zum emotionalen und kommunikativen mütterlichen Verhalten (MUSKA). Unveröff. Manual. Institut für Psychologie, Freie Universität, Berlin
42. Ziegenhain U, Rauh H, Müller B (1995) Emotionale Anpassung von Kleinkindern an die Krippenbetreuung. In: Ahnert L, Keller H (Hrsg) Tagesbetreuung für Kinder unter 3 – Theorien, Tatsachen. Hogrefe, Göttingen (in Druck)

Für die Verfasser:
Prof. Dr. H. Rauh
Universität Potsdam
Institut für Psychologie
Lehrstuhl Entwicklungspsychologie
Am Neuen Palais 10
14469 Potsdam

Die Persönlichkeit des Kindes im Lichte der Beschreibung von Eltern

A. Angleitner

Fakultät für Psychologie und Sportwissenschaft, Universität Bielefeld

Die Auffindung bedeutsamer Persönlichkeitseigenschaften ist für die Persönlichkeitspsychologie seit ihren Anfängen ein vieldiskutiertes Thema. In den letzten Jahren ist zumindest ein zunehmender Konsens zu erkennen, daß die bedeutsamsten Persönlichkeitseigenschaften durch ein Modell mit fünf orthogonalen Faktoren annähernd vollständig und genau beschrieben werden können. Diese fünf bipolaren Faktoren werden in der Regel wie folgt bezeichnet:
I: Extraversion (Surgency, E), II: Verträglichkeit (Agreeableness, A), III: Gewissenhaftigkeit (Conscientiousness, C), IV: Emotionale Stabilität (Neuroticism, N), V: Kultur, auch Intellekt oder Offenheit für Erfahrung (Culture, Intellect, Openness, O).
Die Belege für dieses Fünffaktorenmodell (FFM) stammen aus faktorenanalytischen Untersuchungen von Selbst- und Fremdbeurteilungen auf der Basis repräsentativ ausgewählter, für die Persönlichkeitsbeschreibung relevanter Adjektivlisten. Ausgangspunkt für die Erstellung solcher Adjektivlisten bildeten lexikographische Studien, in denen Wörterbücher nach persönlichkeitsbeschreibenden Begriffen durchgesehen wurden. Solche taxonomischen Studien liegen für das amerikanische Englisch (begonnen mit Allport und Odbert (1) und weitergeführt durch Cattell (5), Norman (29) und Goldberg (18)), für die holländische Sprache (4,21) und für die deutsche Sprache (2, 3, 30) vor. Das FFM ist auf der Basis dieser Eigenschaftstaxonomien entstanden. Es liegt ihm die vor ca. 50 Jahren aufgestellte Sedimentationshypothese zugrunde. Goldberg (17) hat diese folgendermaßen skizziert: „Those individual differences that are of the most significance in the daily transactions of persons with each other will eventually become encoded into their language. The more important is such a difference, the more will people notice it and wish to talk of it, with the result that eventually they will invent a word for it" (S. 141–142). Während das FFM für Erwachsene relativ gut bestätigt ist (14, 18, 26, 30), sind die Belege für seine Eignung zur Beschreibung von Persönlichkeitsmerkmalen bei Kindern eher spärlich. In frühen Studien wurden Lehrern Adjektivlisten zur Beurteilung von Kindern vorgelegt (6, 11–13, 15, 32). In einigen Studien wurden auch Eltern als Beurteiler eingesetzt (7, 31). Entsprechend Cattells Hypothesen wurden mehr als fünf Faktoren als bedeutsam extrahiert und interpretiert. In der Diskussion der von Digman und Inouye (16) durchgeführten Studie, in denen wiederum Lehrer Kinder beurteilten, findet sich erstmals der später oftmals zitierte Satz „If a large number of rating scales is used, and if the scope of the scales is very broad, the domain of personality descriptors is almost completely accounted for by five robust factors" (S. 116).
In einer neuen Studie von Mervielde, Buyst und De Fruyt (28) wurden für das FFM 25 bipolare Adjektivskalen ausgewählt, und 2.240 Kinder im Alter von 4–12 Jahren durch die Klassenlehrer bzw. Kindergartenbetreuer beurteilt. Die Analy-

sen wurden getrennt für 4 Altersgruppen durchgeführt. Während die Faktoren Extraversion, Verträglichkeit und emotionale Stabilität über die Altersgruppen als unabhängige Faktoren klar hervortraten, ergab sich für die Betreuereinschätzungen der Kindergartenkinder, daß die Faktoren Gewissenhaftigkeit und Intellekt (Offenheit) nicht separierbar waren und einen breiten gemeinsamen Faktor markierten. In einer weiteren Studie von Mervielde (27) wurden Lehrer gebeten, über ihre Schüler nachzudenken und auffallende Merkmale, die auf Unterschiede zwischen Schülern hinweisen, aufzulisten. Es wurde dabei Wert darauf gelegt, daß die genannten Merkmale Unterschiede in Temperament und Persönlichkeit anzeigen und als Eigenschaften formulierbar sind. Auf diese Weise wurden 3.265 Konstrukte von Lehrern generiert (durchschnittlich 14,5 pro Lehrer). Diese genannten Eigenschaften wurden dann gemäß der holländischen Version des alternativen Circumplex-Modells der Fünf Faktoren (9, 10, 22) kategorisiert. Es konnte gezeigt werden, daß die von den Lehrern aufgelisteten Konstrukte den fünf Faktoren zugeordnet werden können. Verträglichkeit war über alle Altersstufen von 4 bis 12 Jahren der am häufigsten genannte Bereich. Damit ist diese Studie eine der ersten, bei der nicht auf vorgegebene Instrumente zurückgegriffen wurde. Die zentrale Frage in diesem Zusammenhang ist, ob sich diese fünf Faktoren auch in freien Beschreibungen der Persönlichkeits- und Temperamentsmerkmale von Kindern durch ihre Eltern finden lassen. Studien, die freie Beschreibungen benutzen, werden zwar gefordert (24), sind aber dennoch selten. John und Chaplin (23, 24) untersuchten freie Selbstbeschreibungen von Studenten. Die am häufigsten genannten Beschreibungsmerkmale wurden dann in eine Fragebogenform gebracht und einer neuen Stichprobe vorgelegt. Die faktorisierten Beschreibungen erbrachten eine Bestätigung für das FFM. In einer anderen Studie ließen Church und Katigback (8) Interviews mit 41 philippinischen Studenten durchführen. Diese Studenten sollten freie Beschreibungen von psychisch gesunden und psychisch labilen Personen abgeben. 1.516 nicht-redundante Beschreibungen wurden dann in 54 semantische Kategorien gruppiert, die sich wiederum überwiegend in das FFM einordnen ließen.

Der mangelnde Konsens und die Unstimmigkeiten über die grundlegenden Persönlichkeitsdimensionen bei Kindern haben entwicklungspsychologisch orientierte Forscher veranlaßt, ein internationales Forschungsprojekt zur Sammlung freier Beschreibungen charakteristischer Merkmale von Kindern zu starten. Als Informanten dienen die elterlichen Bezugspersonen der Kinder, überwiegend die Mütter. Die Initiatoren dieses Projektes sind Kohnstamm (Holland), Mervielde (Belgien) und Halverson (USA). Dieses Forscherteam hat einen umfangreichen Kodierplan zur Kategorisierung freier Beschreibungen der Merkmale von Kindern erarbeitet. Der Kodierplan (19, 20) umfaßt 14 Hauptkategorien, wobei die ersten 5 Kategorien dem FFM zugeordnet sind. Die restlichen Kategorien leiten sich aus Themen der Temperamentsforschung und aus entwicklungspsychologischen Befunden ab. Das Forscherteam ist sich bewußt, daß die Beschreibungen auch abbilden können, was Eltern aufgrund der Familiengeschichte zu finden erwarten, und daß genannte Eigenschaften ferner von der Meinung der Eltern, welche Eigenschaften in einer Kultur wichtig sind, abhängen können.

Bislang untersuchte Stichproben stammen aus den USA, Holland, Belgien und Surinam. In diesen Ländern wurden 10–20minütige Interviews mit Müttern oder Vätern 3–12jähriger auf Tonband aufgezeichnet. Die Instruktion lautete: „Erzählen Sie bitte, was typisch ist für Ihr Kind". Die Interviews wurden verbatim transkribiert und in Einzeleinheiten unterteilt. Einzeleinheiten bestanden aus Adjektiven, Verben, Substantiven oder Phrasen, die sich auf eine Verhaltensbeschrei-

bung beziehen ließen. Die Erläuterung eines Merkmals durch Beispiele wurde dabei als *eine Einzeleinheit* gezählt. Wiederholungen wurden nicht berücksichtigt. Die Interrater-Übereinstimmung konnte durch Training sichergestellt werden. Die bisherigen Befunde lassen sich wie folgt zusammenfassen (25):
(1) In die FFM-Kategorien [I–V] ließen sich 77% (Belgien) bis 81% (USA) der Elternäußerungen gruppieren, (2) die durchschnittliche Anzahl von Beschreibungen variierte beträchtlich: sie war am höchsten in Belgien, am niedrigsten in den USA, (3) es zeigten sich keine geschlechtsspezifischen Effekte, (4) für jüngere Kinder (3- und 6-jährige) waren die Kategorien I (Extraversion) und II (Verträglichkeit) stärker besetzt als für ältere Kinder. Für letztere zeigte sich eine Zunahme in der Kategorie III (Gewissenhaftigkeit). Hieraus ergibt sich, daß die Faktoren des FFM diejenigen Bereiche gut abdecken, die Eltern wichtig sind, wenn sie frei über ihre Kinder und deren typische Merkmale berichten. Die jetzt zu berichtende Studie überprüft erstmals für den deutschen Sprachraum die Befunde mit freien Elternbeschreibungen von Kindern.

Methode

Zehn Studenten wurden in die Methode des freien Interviews eingeführt und trainiert. Die Altersgruppen der Kinder war auf 3, 6, 9 oder 12 Jahre festgesetzt. In den Interviews wurden 58 Kinder (32 Mädchen und 26 Jungen) durch einen Elternteil beschrieben. Das Durchschnittsalter der Kinder lag bei 7,5 Jahren. Für 12 der 58 Kinder wurden zusätzlich freie Beschreibungen des anderen Elternteils eingeholt. Insgesamt wurden 70 Interviews, davon 56 mit Müttern und 14 mit Vätern, durchgeführt. Die Interviews wurden mit der Frage „Können Sie mir beschreiben, was typisch ist für …?" (Name des Kindes) eröffnet. Nach der Transkription der 70 Interviews wurde jedes Protokoll in codierbare Einzelsegmente unterteilt. Für diese Segmentierung wurden die Studenten in 2 Gruppen zu 5 Personen eingeteilt. Auf der Grundlage von Mehrheitsentscheidungen wurden 2.448 Einzelaussagen unterschieden. Im Durchschnitt entfielen damit auf eine Elternbeschreibung 35 Einzelaussagen. Für die Kodierung dieser Aussagen wurde das umfangreiche englischsprachige Manual (20) benutzt. Eine Äußerung wurde dann einer der 14 Kategorien zugeordnet, wenn mindestens drei der fünf Beurteiler unabhängig voneinander diese Äußerung der Kategorie zuordneten. Die Beurteilerübereinstimmung ist über alle 2.448 Segmente mit 85% sehr hoch.

Ergebnisse

71% der Äußerungen beziehen sich auf die ersten 5 Kategorien des Kategorisierungssystems, die die Faktoren des FFM umschreiben. Im einzelnen entfallen auf I (Extraversion) 25%, II (Verträglichkeit) 18%, III (Gewissenhaftigkeit) 7%, IV (Emotionale Stabilität) 8%, V (Offenheit für Erfahrungen) 13%.
Die restlichen 8 Kategorien sind kaum repräsentiert und füllen 0,1% (Kategorie IX: Rhythmizität) bis 5,8% (Kategorie XIII: Beziehungen zu Geschwistern und Eltern), wenn man von Kategorie XIV (mehrdeutige und nicht kodierbare Äußerungen) absieht. Detailliertere Befunde sind den Tabellen 1 und 2 zu ent-

Tabelle 1. Anteile der Beschreibungen der Kinder durch die Eltern für die ersten fünf Kategorien des Klassifikationssystems

Land Sprache	USA Englisch	Belgien Flämisch	Holland Holländisch	Surinam Holländisch	Deutschland Deutsch
Alter der Kinder	3–12	3–12	3–12	6–10	3–12
Prozentzahl der interviewten Väter	35	18	41	0	25
N der beschriebenen Kinder	711	427	324	120	58
Kategorien	%	%	%	%	%
▸ I Extraversion	32	27	28	25	25
▸ II Verträglichkeit	20	19	19	24	18
▸ III Gewissenhaftigkeit	6	8	7	7	7
▸ IV Emotionale Labilität	6	9	11	6	8
▸ V Intellekt, Kultur, Offenheit für Erfahrungen	17	13	13	14	13
Gesamt I bis V	81	76	78	76	71
N der den Kategorien zugeordneten Aussagen (unter Ausschluß von Wiederholungen)	8667	9607	6672	2102	2448
Durchschnittliche Anzahl der Aussagen pro Interview (unter Ausschluß von Wiederholungen)	12	23	21	18	35

Anmerkung: Die Befunde zu den nicht-deutschen Stichproben sind aus der Arbeit von Kohnstamm, Halverson, Havill und Mervielde (im Druck, Tabellen 1 und 2) übernommen

Tabelle 2. Anteile der Beschreibungen der Kinder durch die Eltern für die acht zusätzlichen Kategorien des Klassifikationssystems

Land Sprache	USA Englisch	Belgien Flämisch	Holland Holländisch	Surinam Holländisch	Deutschland Deutsch
Alter der Kinder	3–12	3–12	3–12	6–10	3–12
Kategorien	%	%	%	%	%
▸ VI Unabhängigkeit	1,1	3,5	3,7	2,5	2,8
▸ VII Entwicklungsstand	1,5	2,4	3,1	1,7	1,6
▸ VIII Gesundheit/Krankheit	0,7	0,6	0,9	0,7	0,4
▸ IX Rhythmizität	0,2	0,9	1,0	2,0	0,1
▸ X Geschlechtsrollenverhalten/Attraktivität	2,2	0,9	1,3	1,2	2,0
▸ XI Schulleistungen	3,1	4,0	3,2	7,1	1,9
▸ XII Kuschelverhalten	0,4	1,7	1,1	0,9	1,8
▸ XIII Beziehung zu Familienmitgliedern	3,3	4,3	3,6	3,8	5,8
▸ XIV Mehrdeutige und nichtklassifizierbare Aussagen	5,0	4,5	5,4	4,1	12,1

nehmen, in denen die Ergebnisse der deutschen Studie den Befunden der bislang vorliegenden Studien gegenübergestellt sind.

Diskussion

Die Analyse freier elterlicher Beschreibungen von typischen Merkmalen ihrer Kinder liefert für verschiedene Länder und Sprachen relativ ähnliche Befunde. Über 70% aller Äußerungen lassen sich zuverlässig den Faktoren des FFM zuordnen. Die relative Bedeutung der Proportionen der einzelnen Kategorien in den verschiedenen Studien zeigte eine hohe Ähnlichkeit. Extraversion, Verträglichkeit und Offenheit für Erfahrungen scheinen für Eltern die salientesten Merkmale bei der Beschreibung der Persönlichkeit ihrer Kinder darzustellen. In den faktorenanalytischen Untersuchungen persönlichkeitsrelevanter deutscher Adjektive sind für Selbst- und Fremdbeurteilungen die Faktoren II (Verträglichkeit) und V (Intellekt) die varianzstärksten Faktoren (30). Für diese Dimensionen liefert unsere Sprache eine Vielzahl von Adjektiven. Dem Faktor Extraversion können die meisten Elternäußerungen zugeordnet werden, obgleich es für diese Dimension, zumindest in der deutschen Sprache, weniger Adjektive als für Verträglichkeit und Intellekt gibt. Insgesamt verweisen die Ergebnisse auf die Brauchbarkeit des FFM bei der Klassifizierung elterlicher Beschreibungen. Die vorliegende Untersuchung klärt nicht, wie diese Beurteilungen zustande kommen, von welchen Faktoren sie mitbedingt werden, wie treffend oder unzutreffend sie sein können – dazu hat Thomae (33) ausführlich Stellung genommen.

Auch die Kategorisierung der Eigenschaften, die Studenten für die Beschreibung von zwei Kindern, die bei der Bearbeitung eines Entwicklungstests gefilmt worden waren, verwenden, belegt, daß sich die Mehrzahl der verwendeten Eigenschaftsbegriffe den Dimensionen des FFM zuordnen läßt.

Für die bei Thomae (33, S.18) am häufigsten genannten Eigenschaften ergaben die Urteile von drei unabhängigen Experten folgende Zuordnungen: I (Extraversion) 20%, II (Verträglichkeit) 27%, III (Gewissenhaftigkeit) 23%, IV (Emotionale Stabilität) 1%, V (Offenheit für Erfahrungen) 19%. Insgesamt ließen sich also auch für diese Eindrücke der Beobachter 90% der genannten Adjektive bei hoher Beobachterübereinstimmung in das FFM einordnen. Der vergleichsweise höhere Prozentsatz für die Kategorie Gewissenhaftigkeit deutet auf den spezifischen Aufgabencharakter, in dem diese Beobachtungen erfolgten. Die bislang vorliegenden Befunde belegen, daß das FFM offensichtlich die in unserer Sprache wichtigsten Unterscheidungen interindividueller Differenzen von Persönlichkeitsmerkmalen abbildet.

Literatur

1. Allport GW, Odbert HS (1936) Trait names: A psycholexical study. Psychological Monographs, 47, Whole No 211
2. Angleitner A, Ostendorf F, John OP (1990) Towards a taxonomy of personality descriptors in German: A psycho-lexical study. European Journal of Personality 4:89–118
3. Angleitner A, Ostendorf F (1994) Von aalglatt bis zynisch: Merkmale persönlichkeitsbeschreibender Begriffe. In: Hager W, Hasselhorn M (Hrsg) Handbuch deutschsprachiger Wortnormen. Hogrefe, Göttingen, S 340–375

4. Brokken FB (1978) The language of personality. Meppel, Krips
5. Cattell RB (1946) Description and measurement of personality. World Book, New York
6. Cattell RB, Coan RW (1957) Child personality structure as revealed by teachers' rating. Journal of Clinical Psychology 13:315–327
7. Cattell RB, Coan RW (1957) Personality factors in middle childhood as revealed in parents' ratings. Child Development 28:439–458
8. Church AT, Katigback MS (1989) Internal, external, and self- reward structure of personality in non-Western cultures: An investigation of cross-language and cross-cultural generalizability. Journal of Personality and Social Psychology 57:857–872
9. DeRaad B, Hendriks AAJ, Hofstee WKB (1994) Towards a refined structure of personality. European Journal of Personality 6:301–319
10. DeRaad B, Hendriks AAJ, Hofstee WKB (1994) The Big Five: A tip of the iceberg of individual differences. In: Halverson CF, Kohnstamm GA, Martin RP (Eds) The developing structure of temperament and personality from infancy to adulthood. Erlbaum, Hillsdale (NJ), pp 91–109
11. Digman JM (1963) Principal dimensions of child personality as inferred from teacher's judgments. Child Development 34:43–60
12. Digman JM (1965) Child behavior ratings: Further evidence for a multiple-factor model of child personality. Educational and Psychological Measurement 25:787–799
13. Digman JM (1972) The structure of child personality as seen in behavior ratings. In: Dreger RM (Ed) Multivariate personality research. Claitor Press, New Orleans
14. Digman JM (1990) Personality structure: Emergence of the five-factor model. Annual Review of Psychology 41:417–440
15. Digman JM (1994) Child personality and temperament: Does the five-factor model embrace both domains? In: Halverson CF, Kohnstamm GA, Martin RP (Eds) The developing structure of temperament and personality from infancy to adulthood. Erlbaum, Hillsdale (NJ), pp 323–338
16. Digman JM, Inouye J (1986) Further specification of the five robust factors of personality. Journal of Personality and Social Psychology 50:116–123
17. Goldberg LR (1981) Language and individual differences: The search for universals in personality lexicons. In: Wheeler L (Ed) Review of Personality and Social Psychology (Vol.2). Sage, Beverly Hills (CA), pp 141–165
18. Goldberg LR (1990) An alternative „description of personality": The Big-Five factor structure. Journal of Personality and Social Psychology 59:1216–1229
19. Havill V, Allen K, Halverson CF, Kohnstamm GA (1994) Parents' use of Big Five categories in their natural language descriptions of children. In: Halverson CF, Kohnstamm GA, Martin RP (Eds) The developing structure of temperament and personality from infancy to adulthood. Erlbaum, Hillsdale (NJ), pp 371–386
20. Havill V, Halverson CF, Allen K, Duke H (1992) Coding manual for parental descriptions of children's personality. Unpublished manuscript, University of Georgia
21. Hofstee WKB, Brokken FB, Land H (1981) Constructie van een Standaard-Persoonlijkheids-Eigenschappenlijst (S.P.E.L.)'. [Construction of a Standard Personality Trait List]. Nederlands Tijdschrift voor de Psychologie 36:443–452
22. Hofstee WKB, DeRaad B (1991) Persoonlijkheidsstructuur: De AB5C-taxonomie van Nederlandse eigenschapstermen [Personality structure: The AB5C-taxonomy of Dutch trait terms]. Nederlands Tijdschrift voor de Psychologie 46:262–274
23. John OP (1989) Towards a taxonomy of personality descriptors. In: Buss DM, Cantor D (Eds) Personality Psychology: Recent trends and emerging directions. Springer, New York, pp 261–271
24. John OP (1990) The „Big Five" factor taxonomy: Dimensions of personality in the natural language and in questionnaires. In: Pervin LA (Ed) Handbook of Personality: Theory and research. Guilford, New York, pp 66–100
25. Kohnstamm GA, Halverson CF, Havill VL, Mervielde I Parents' free descriptions of child characteristics: A cross-cultural search for the roots of the Big Five. In: Harkness S, Super ChM (Eds) Parents' cultural belief systems: Cultural origins and developmental consequences. Guilford, New York (in press)
26. McCrae RR, Costa PT (Jr) (1987) Validation of the five-factor model of personality across instruments and observers. Journal of Personality and Social Psychology 52:81–90

27. Mervielde I (1994) A five-factor model classification of teachers' constructs on individual differences among children ages 4 to 12. In: Halverson CF, Kohnstamm GA, Martin RP (Eds) The developing structure of temperament and personality from infancy to adulthood. Erlbaum, Hillsdale (NJ), pp 387–397
28. Mervielde I, Buyst V, De Fruit F (1994) The validity of the Big Five as a model for individual differences among children aged 4 to 12. Unpublished manuscript. University of Gent
29. Norman WT (1967) 2.800 personality trait descriptors: Normative operating characteristics for a university population. Department of Psychology, University of Michigan
30. Ostendorf F (1990) Sprache und Persönlichkeitsstruktur: Zur Validität des Fünf-Faktoren-Modells der Persönlickeit. Roderer, Regensburg
31. Peterson DR, Cattell RB (1958) Personality factors in nursery school children as derived from parent ratings. Journal of Consulting and Clinical Psychology 14:346–355
32. Peterson DR, Cattell RB (1959) Personality factors in nursery school children as derived from teacher ratings. Journal of Consulting and Clinical Psychology 23:562
33. Thomae H (1971) Beobachtung und Beurteilung von Kindern und Jugendlichen. Karger, Basel

Anschrift des Verfassers:
Prof. Dr. Alois Angleitner
Universität Bielefeld
Fakultät für Psychologie und Sportwissenschaft
Postfach 100131
33501 Bielefeld

Zur psychischen Situation Jugendlicher in den neuen Bundesländern – erste Ergebnisse eines Forschungsprojekts

A. Kruse, E. Schmitt

Institut für Psychologie, Universität Greifswald

Der Beitrag beschäftigt sich mit der psychischen Situation Jugendlicher in den neuen Bundesländern. Es werden die folgenden psychologischen Bereiche beschrieben und diskutiert:
- Ausprägung einzelner Persönlichkeitsdimensionen, die mit dem FPI-R (3) erfaßt wurden. Dabei wird auch nach Zusammenhängen zwischen Persönlichkeitsdimensionen und Merkmalen der sozialen Umwelt – wie diese von den Jugendlichen bewertet werden – gefragt (zu diesen Merkmalen gehören: Verhältnis zu den Eltern, Geschwistern, Freunden und Mitschülern, Bewertung elterlichen Erziehungsverhaltens, Zufriedenheit mit Freizeitangeboten).
- Werte, die mit dem Speyerer Werteerfassungsinstrumentarium (10) erhoben wurden.
- Freuden und Sorgen, über die Jugendliche in halbstrukturierten Interviews berichtet haben.
- Zukunftsperspektive, die ebenfalls auf der Grundlage halbstrukturierter Interviews erfaßt wurde. Dabei interessiert uns vor allem die Frage, wie Jugendliche ihre berufliche Zukunft einschätzen (diese Frage ist angesichts der unsicheren Ausbildungs- und Berufssituation in den neuen Bundesländern aktuell) und in welchem Maße sie ihre persönliche wie berufliche Zukunft als „gestaltbar" wahrnehmen.

Die berichteten Ergebnisse stammen aus einem Forschungsprojekt zum Thema „Förderung familiärer Beziehungen und der Integration Jugendlicher und ihrer Eltern in Neubaugebieten", das vom Thüringer Ministerium für Soziales in Auftrag gegeben wurde (12). Im ersten Kapitel des folgenden Beitrags gehen wir auf die Zielsetzungen dieses Forschungsprojekts ein; im zweiten Kapitel berichten wir kurz über die Stichprobe und die Methodik des Forschungsprojekts; in den nachfolgenden Kapiteln werden Ergebnisse aus den genannten psychologischen Bereichen dargestellt und diskutiert.

Zielsetzungen des Forschungsprojekts

Dieses Forschungsprojekt setzte sich drei Ziele:
- Es sollte herausgearbeitet werden, wie Jugendliche ihre aktuelle Situation – differenziert nach den Bereichen „persönliche Situation", „Familie", „Freunde und Bekannte", „Schule und Ausbildung" – erleben, was ihnen Freude, was ihnen Sorge bereitet, wie sie ihren Alltag gestalten, welche Werte und Interessen bei ihnen bestehen, wie sie die inner- und außerfamiliären Beziehungen

erleben und gestalten, welche Zukunftspläne im persönlichen, schulischen und beruflichen Bereich vorliegen. Des weiteren sollten Aussagen zum Selbstbild und zur psychischen Stabilität der Jugendlichen getroffen werden; in diesem Zusammenhang wurde auch nach dem Alkohol-, Zigaretten- und Drogenkonsum sowie nach spezifischen Situationen gefragt, in denen (vermehrt) Alkohol, Zigaretten oder Drogen konsumiert werden. Dieses breite Spektrum untersuchter psychologischer Merkmale wurde ausgewählt, um die psychische und soziale Situation Jugendlicher in den neuen Bundesländern möglichst differenziert und lebensnah zu beschreiben. Bei der Auswahl der untersuchten Bereiche orientierten wir uns an Studien zum Jugendalter, in denen ebenfalls ein umfassender psychologischer Untersuchungsansatz gewählt wurde (siehe zum Beispiel 1, 6, 7).

▸ Da angenommen wurde, daß die genannten psychologischen Merkmale Jugendlicher von der persönlichen und beruflichen Situation ihrer Eltern beeinflußt sind (5, 9, 14), sollten auch Aussagen zur psychischen Situation der Eltern getroffen werden. Der Schwerpunkt der Untersuchung lag hier auf der Erfassung der persönlichen, familiären und beruflichen Situation – wie diese von den Eltern erlebt wurde –, der Zukunftsperspektive im persönlichen und beruflichen Bereich, der Erziehungsstile, des Grades psychischer Stabilität.

▸ Die Untersuchung konzentrierte sich auf Familien, die in einem sogenannten Neubaugebiet (in den alten Bundesländern hat sich anstelle von „Neubaugebiet" die Bezeichnung „Plattenbausiedlung" eingebürgert) leben. Zum einen sollte herausgearbeitet werden, wie Jugendliche und ihre Eltern die räumliche Umwelt sowie die Wohnbedingungen erleben. Zum anderen galt das Interesse der Untersuchung möglichen inner- und außerfamiliären Konflikten, die durch das Wohnen in einem Ballungsgebiet hervorgerufen werden. In ökopsychologischen Arbeiten werden Einflüsse der – objektiv gegebenen und subjektiv erlebten – Wohnumwelt auf die Gestaltung sozialer Beziehungen, die Entstehung interpersonaler Konflikte und den Umgang mit diesen Konflikten hervorgehoben (2, 4, 8). Uns interessierte die Frage, ob diese Einflüsse auch in Neubaugebieten beobachtet werden können. -- Allerdings ist zu berücksichtigen, daß Ballungsgebiete in den alten Bundesländern nicht mit sogenannten Neubaugebieten in den neuen Bundesländern gleichgesetzt werden dürfen. Während das Wohnen in Ballungsgebieten in den alten Bundesländern nur eine von vielen Wohnformen bildet – die zudem eher für untere als für mittlere oder höhere soziale Schichten charakteristisch ist –, lebt in den neuen Bundesländern – relativ unabhängig von der Zugehörigkeit zu bestimmten sozialen Schichten – ein sehr hoher Anteil von Personen in sogenannten Neubaugebieten.

Stichprobe und Methodik der Untersuchung

Stichprobe

In diesem Beitrag beschränken wir uns auf Ergebnisse der Untersuchung Jugendlicher (für eine Darstellung von Ergebnissen der Elternbefragung vgl. 12). Aus diesem Grunde wird nur die Stichprobe Jugendlicher beschrieben.

An der Untersuchung haben 109 Jugendliche, 57 Mädchen und 52 Jungen, im Alter zwischen 15 und 19 Jahren teilgenommen. Die genaue Altersverteilung zeigt Tabelle 1.

Tabelle 1. Alter der Jugendlichen zum Zeitpunkt der Untersuchung

Alter	Anzahl	Prozent
15	11	10,1
16	30	27,5
17	22	20,2
18	23	21,1
19	23	21,1

Tabelle 2. Berufstätigkeit der Eltern

Väter, Stiefväter			Mütter, Stiefmütter		
	Anzahl	Prozent		Anzahl	Prozent
	91	100		109	100
berufstätig	66	72,5	berufstätig	52	47,5
			Hausfrau	37	33,9
arbeitslos	13	14,3	arbeitslos	15	14,0
Umschulung	7	7,7	Umschulung	5	4,6
Vorruhestand	4	4,4			
Frührente	1	1,1			

39 Jugendliche gehen noch zur Schule, 64 stehen in der Ausbildung, 6 besuchen einen Förderlehrgang (mit dem Ziel der Vorbereitung auf die Berufsausbildung). Von den 39 Schülern und Schülerinnen besuchen 6 eine Hauptschule, 22 eine Realschule und 11 ein Gymnasium. Von den 70 Jugendlichen, die nicht mehr zur Schule gehen, hatten 41 einen Hauptschulabschluß, 21 einen Realschulabschluß und 8 keinen Schulabschluß.

Zum Zeitpunkt der Befragung waren bei 65 der 109 Jugendlichen beide Elternteile miteinander verheiratet. Bei 30 Jugendlichen waren die Eltern geschieden, bei 9 Jugendlichen hatten die Eltern nicht geheiratet, bei 5 Jugendlichen war ein Elternteil verstorben.

In unserer Untersuchung wurde auch nach der aktuellen Berufstätigkeit des Vaters/Stiefvaters und der Mutter/Stiefmutter gefragt (da 18 Jugendliche nur mit der Mutter zusammenlebten, beläuft sich die Anzahl der in Tabelle 2 unter der Berufstätigkeit der Väter/Stiefväter genannten Jugendlichen auf n = 91).

19 der 109 Haushalte lebten zum Zeitpunkt der Untersuchung ausschließlich von staatlicher Unterstützung (Arbeitslosengeld, Arbeitslosenhilfe, Sozialhilfe). In sieben dieser 19 Haushalte waren beide Elternteile arbeitslos.

Methodik

Da es unser Ziel war, die psychische und soziale Situation Jugendlicher aus deren eigener Perspektive zu beschreiben, wählten wir als zentrales Untersuchungsinstrument die Methode der Exploration. -- Der größte Teil des Leitfadens umfaßte halbstrukturierte Fragen, um die Jugendlichen zu einer möglichst differenzierten Schilderung ihrer Situation anzuregen; den Untersuchungsteilnehmern wurden also nicht bestimmte Antwort-Alternativen vorgegeben (zur Methode vgl. 11, 15). Die Kategorien zur Auswertung der Antworten wurden in einer Pilotstudie geprüft und – sofern sich dies bei der Auswertung der Explorationen aus der Pilotstudie als notwendig erwies – modifiziert. -- In einzelnen Teilen umfaßte der Leitfaden geschlossene Fragen; hier wurden den Untersuchungsteilnehmern Antwort-Alternativen vorgegeben, zwischen denen ausgewählt werden sollte. Auch diese vorgegebenen Antwort-Alternativen sind in der Pilotstudie geprüft und – sofern dies notwendig wurde – modifiziert worden.

Die beiden psychologischen Untersuchungsleiter haben unabhängig voneinander die in der Pilotstudie durchgeführten Explorationen (n = 20) sowie einen Teil der Explorationen aus der Hauptuntersuchung (n = 30) ausgewertet; der Vergleich dieser Auswertungen läßt Aussagen über die Qualität des Kategoriensystems zu. In allen Abschnitten des Leitfadens wurde eine hohe Übereinstimmung zwischen den Auswertungen der Untersuchungsleiter festgestellt, so daß das Kategoriensystem als zuverlässig (reliabel) einzustufen ist.

Zusätzlich zu den Explorationen – die Durchführung dauerte im Durchschnitt etwa 2 Stunden – wurden den Jugendlichen vier Fragebögen vorgelegt:

▶ Freiburger Persönlichkeitsinventar (FPI-R),
▶ Fragebogen zur direktiven Einstellung (FDE),
▶ Fragebogen zur Erfassung allgemeiner Kontrollüberzeugungen (AK),
▶ Speyerer Werteerfassungsinstrumentarium.

Ergebnisse

Befunde zur Persönlichkeit

Tabelle 3 zeigt die Werte der jugendlichen Untersuchungsteilnehmer auf den 12 Persönlichkeitsdimensionen im FPI-R. Zusätzlich sind die von Fahrenberg, Ham-

Tabelle 3. Werte der Untersuchungsteilnehmer und Standardwerte für die FPI-R-Skalen (getrennt für männliche und weibliche Untersuchungsteilnehmer)

	männlich				weiblich			
	Stichprobe		Normwerte		Stichprobe		Normwerte	
	M	S	M	S	M	S	M	S
Lebenszufriedenheit	6,62	2,84	6,60	3,02	5,68	2,42	6,22	3,17
Soziale Orientierung	6,27	2,22	5,84	2,67	7,22	2,37	6,90	2,60
Leistungsorientierung	6,97	2,75	7,02	2,75	5,54	2,95	6,01	2,68
Gehemmtheit	5,54	2,23	4,15	2,87*	6,78	2,24	5,63	3,18*
Erregbarkeit	5,62	2,66	5,10	2,96	6,37	2,84	6,13	3,16
Aggressivität	6,78	2,57	5,44	3,27*	6,17	2,74	4,33	2,88*
Beanspruchung	5,65	2,87	5,00	3,24	6,32	2,98	5,37	3,43*
Körperliche Beschwerden	2,73	2,65	2,11	1,83	4,80	2,72	3,45	2,51*
Gesundheitssorgen	4,11	2,30	3,45	2,37	5,54	2,50	4,34	2,76*
Offenheit	7,14	2,07	7,60	2,61	6,95	2,44	7,02	2,74
Extraversion	8,76	2,41	8,71	3,42	7,51	2,86	7,56	3,20
Emotionalität	6,49	2,91	5,59	3,30	8,10	3,01	6,90	3,38*

M = Mittelwert; S = Standardabweichung; * = $p<0,05$

Tabelle 4. Interkorrelationsmatrix der 12 FPI-R-Dimensionen

	LZ	SO	LO	GH	ER	AG	BA	KB	GS	OH	EX	EM
Lebenszufriedenheit	1,0000	-0,0245	0,4037**	-0,4874**	-0,4513**	-0,0213	-0,4127**	-0,3704**	0,0616	-0,2607	0,2816*	-0,4890**
Soziale Orientierung	-0,0245	1,0000	0,0530	0,2204	-0,1363	-0,0621	-0,0266	0,0984	-0,0168	-0,0426	0,1249	0,0018
Leistungsorientierung	0,4037	0,0530	1,0000	-0,3500**	-0,2840*	0,2783	-0,2422	-0,1838	0,0717	-0,1739	0,5320**	-0,2974**
Gehemmtheit	-0,4874**	0,2204	-0,3500**	1,0000	0,2173	-0,0020	0,4363**	0,4192**	0,1356	0,1680	-0,2483	0,5365**
Erregbarkeit	-0,4513**	-0,1363	-0,2840*	0,2173	1,0000	0,3291	0,5309**	0,3277	0,0398	0,4718**	-0,1527	0,6019**
Aggressivität	-0,0213	-0,0621	0,2783*	-0,0020	0,3291*	1,0000	0,3050*	0,1301	-0,0292	0,2498	0,4653**	0,3075*
Beanspruchung	-0,4127**	-0,0266	-0,2422	0,4363**	0,5309**	0,3050*	1,0000	0,6372**	0,2898	0,3947**	-0,1686	0,8042**
Körperl. Beschwerden	-0,3704**	0,0984	-0,1838	0,4192**	0,3277	0,1301	0,6372**	1,0000	0,2214	0,1494	-0,1781	0,6228**
Gesundheitssorgen	0,0616	-0,0168	0,0717	0,1356	0,0398	-0,0292	0,2898	0,2214	1,0000	-0,0405	-0,1458	0,3526*
Offenheit	-0,2607	-0,0426	-0,1739	0,1680	0,4718**	0,2498	0,3947**	0,1494	-0,0405	1,0000	0,0609	0,4478**
Extraversion	0,2816*	0,1249	0,5320**	-0,2483	-0,1527	0,4653**	-0,1686	-0,1781	-0,1458	0,0609	1,0000	-0,2009
Emotionalität	0,4890**	0,0018	-0,2974*	0,5365**	0,6019**	0,3075	0,8042**	0,6228**	0,3526*	0,4478**	-0,2009	1,0000

* = $p<0,01$; ** = $p<0,001$

Tabelle 5. Zusammenhänge zwischen Persönlichkeitsdimensionen und Merkmalen der gegenwärtigen Lebenssituation Jugendlicher

		Lebens-zufriedenheit		Aggressivität		Gehemmtheit		soziale Orientierung		Beanspruchung	
gering (n =)		21		18		26		14		26	
hoch (n =)		45		50		28		47		46	
		M	S	M	S	M	S	M	S	M	S
▶ Soziale Beziehungen											
Verhältnis zu Eltern	gering	3,10	1,64	2,50	1,10	1,77	0,91	2,70	0,96	2,04	1,00
(1=sehr gut; 6=ungenügend)	hoch	2,33	1,24	2,52	1,49	2,68	1,61*	2,66	1,40	2,76	1,54*
Verhältnis zu Geschwistern	gering	2,17	1,20	2,31	1,03	2,32	1,20	2,18	0,87	2,38	1,16
(1=sehr gut; 6=ungenügend)	hoch	2,27	1,20	2,13	1,16	2,33	1,09	2,19	1,01	2,08	1,11
Zufriedenheit mit Freundeskreis	gering	1,81	0,75	2,00	1,10	1,69	0,62	1,93	0,83	2,04	0,60
(1=sehr gut; 6=ungenügend)	hoch	1,84	0,67	1,86	0,70	1,93	0,90	1,91	0,72	1,93	0,85
Verhältnis zu Mitschülern	gering	2,76	1,26	2,00	0,77	2,23	0,71	2,08	0,76	2,04	0,81
(1=sehr gut; 6=ungenügend)	hoch	2,40	1,12	2,65	1,18*	2,51	1,12	2,58	1,18	2,58	1,20*
▶ Konsum von Rausch- und Genußmitteln											
Konsum von Nikotin	gering	66,6%		66,9%		69,2%		78,6%		65,4%	
	hoch	75,6%		74,0%		73,8%		70,2%		73,9%	
Anzahl der Zigaretten pro Tag	gering	15,64	9,27	10,50	5,10	12,60	6,03	13,00	8,36	13,29	6,47
	hoch	11,76	6,30	14,46	8,94	15,50	10,9	12,06	7,62	13,12	8,10
Konsum von Cannabis	gering	19,0%		15,6%		21,2%		21,4%		23,1%	
	hoch	17,8%		24,0%*		20,0%		17,9%		19,6%	
Konsum von Alkohol je Woche	gering	1,11	1,80	0,59	1,01	2,58	3,80	2,07	3,91	2,03	3,38
(in L)	hoch	2,09	3,93	2,33	4,42*	1,16	3,09	1,45	3,56	2,04	4,56
▶ Wahrnehmung elterlichen Erziehungsverhaltens											
Erziehung früher (1=verstehend, einfühlsam, partnerschaftlich; 4=autoritär und ungerecht)	gering	2,14	1,28	2,00	1,24	2,27	1,25	2,71	1,27	2,42	1,24
	hoch	2,42	1,19	2,56	1,16	1,86	1,11	2,57	1,18	2,48	1,11
Erziehung heute (1=verstehend, einfühlsam, partnerschaftlich; 4=autoritär und ungerecht)	gering	2,00	1,23	1,50	0,924	1,73	0,92	2,00	0,88	1,77	0,99
	hoch	2,07	1,18	2,12	1,22*	1,78	1,17	2,09	1,21	2,20	1,17

Zur psychischen Situation Jugendlicher in den neuen Bundesländern

		M	S	M	S	M	S	M	S	M	S
▶ Zufriedenheit mit Freizeitangeboten											
Zufriedenheit mit Freizeitangeboten (1 = sehr gut; 6 = ungenügend)	gering	3,81	1,12	3,83	1,15	4,23	1,07	4,23	1,17	3,92	1,08
	hoch	4,00	1,23	4,10	1,25	3,82	1,22	4,04	1,22	4,13	1,29
▶ Peer-group											
Einstellung der Eltern zur Peer-group (1 = positiv; 3 = negativ)	gering	1,53	0,70	1,78	0,73	1,70	0,71	1,92	0,76	1,69	0,79
	hoch	1,74	0,73	1,74	0,77	1,75	0,80	1,68	0,71	1,73	0,66
Einstellung anderer zur Peer-group (1 = positiv; 3 = negativ)	gering	2,00	0,58	1,58	0,73	2,04	0,61	2,08	0,49	1,88	0,77
	hoch	2,02	0,67	2,43	0,68*	1,88	0,65	1,95	0,71	2,06	0,63
Umgehen mit Meinungsverschiedenheiten (1 = autoritär; 4 = demokratisch)	gering	2,58	1,02	2,56	0,92	2,60	1,00	2,67	1,16	2,08	0,63
	hoch	2,33	0,98	2,43	1,04	2,42	0,91	2,41	1,00	2,39	1,10
Legitimation der Gruppe, Gewalt einzusetzen (1 = starke Befürwortung; 6 = starke Ablehnung)	gering	4,67	1,56	4,88	1,44	4,08	1,65	4,21	1,72	4,81	1,44
	hoch	4,62	1,53	4,02	1,81*	4,86	1,69	4,60	1,69	4,52	1,63
▶ Politische Einstellung											
Einstellung zu politischen Parteien (1 = eher positiv; 3 = eher negativ)	gering	2,57	0,87	2,94	0,24	2,85	0,46	2,86	0,36	2,92	0,27
	hoch	2,80	0,46	2,76	0,52*	2,71	0,71	2,81	0,45	2,76	0,52
▶ Zukunftsperspektive											
Tönung der Zukunft (1 = sehr positiv; 5 = sehr negativ)	gering	3,19	1,21	2,78	1,22	2,28	0,94	2,64	1,08	2,22	1,14
	hoch	2,49	0,97*	2,66	1,08	2,98	1,10*	2,64	1,15	2,67	1,14
Gestaltbarkeit/Veränderbarkeit (1 = sehr hoch; 5 = sehr gering)	gering	3,00	1,30	2,56	1,20	2,30	1,01	2,71	1,59	2,42	0,99
	hoch	2,51	1,24	2,60	1,31	2,68	1,19	2,66	1,27	2,65	1,32
berufliche Zukunft (1 = sehr positiv; 5 = sehr negativ)	gering	2,90	1,14	2,22	1,31	1,92	0,89	1,86	0,95	2,04	1,15
	hoch	2,36	1,28	2,60	1,29	2,58	1,03*	2,55	1,36*	2,63	1,29*

In der ersten Zeile sind jeweils die Mittelwerte (M) und Standardabweichungen (S) der Personen mit geringen Werten auf den Persönlichkeitsdimensionen dargestellt, darunter Mittelwerte (M) und Standardabweichungen (S) der Personen mit hohen Werten; * = $p < 0{,}05$

pel und Selg (3) angegebenen Normwerte (für 16–24Jährige aus den alten Bundesländern – differenziert nach Geschlecht) aufgeführt.

Vergleicht man die Werte der jugendlichen Untersuchungsteilnehmer mit den im FPI-R angegebenen Normwerten, so zeigen sich statistisch bedeutsame Unterschiede auf sechs der zwölf FPI-R-Dimensionen (bestimmt auf der Grundlage von t-Tests).

Auf den Dimensionen „Gehemmtheit" und „Aggressivität" wiesen die untersuchten Jugendlichen im Vergleich zur Normstichprobe erhöhte Werte auf.

Auf den Dimensionen „Beanspruchung", „Körperliche Beschwerden", „Gesundheitssorgen" und „Emotionalität" waren die Werte der weiblichen Jugendlichen gegenüber den Werten der Normstichprobe signifikant erhöht.

Um die Bedeutung der beiden Dimensionen „Aggressivität" und „Gehemmtheit" – in denen sich unsere Stichprobe signifikant von der Normstichprobe des FPI-R unterscheidet – klarer herausarbeiten zu können, wurden Korrelationen zwischen den FPI-R-Dimensionen berechnet; die ermittelte Korrelationsmatrix (siehe Tabelle 4) wurde mit jener der im FPI-R angegebenen verglichen. In einem weiteren Schritt wurde die Frage untersucht, inwieweit extreme Werte auf den Dimensionen Lebenszufriedenheit, Aggressivität, Gehemmtheit, Soziale Orientierung und Beanspruchung mit ausgewählten Merkmalen der persönlich erlebten Lebenssituation zusammenhängen (siehe Tabelle 5). Die Extremgruppen wurden auf der Grundlage von Standardwerten (vgl. 3) gebildet. Eine „geringe" Ausprägung der Persönlichkeitsdimensionen ist im folgenden gleichzusetzen mit einem Standardwert von 3 oder geringer, eine „hohe" Ausprägung mit einem Standardwert von 7 oder höher. Personen mit Standardwerten zwischen 4 und 6 werden in diesen Analysen nicht berücksichtigt.

Wie aus der Korrelationsmatrix hervorgeht, besteht ein enger Zusammenhang zwischen „Aggressivität" und „Extraversion" (.47, $p < 0{,}01$). Den von Fahrenberg, Hampel, Selg (3, S. 39) berichteten Korrelationen zufolge wäre nur ein schwacher Zusammenhang zwischen diesen beiden Dimensionen zu erwarten gewesen.

„Gehemmtheit" weist enge Zusammenhänge mit den Dimensionen „Emotionalität" (.54, $p < .01$), „Lebenszufriedenheit" (-.49, $p < .01$), „Beanspruchung" (.44, $p < .01$) und „körperliche Beschwerden" (.42, $p < .01$) auf. Fahrenberg, Hampel und Selg (3, S. 38f) berichten Zusammenhänge lediglich zur Dimension „körperliche Beschwerden".

Aggressivität – Folge einer hohen Identifikation mit Bezugsnormen der Peer-group?

Den engen Zusammenhang zwischen „Aggressivität" und „Extraversion" interpretieren wir dahingehend, daß die extravertierten Jugendlichen in unserer Stichprobe eher eine Orientierung an den Bezugsnormen der für sie bedeutsamen Peer-group zeigen, und zugleich in dieser Peer-group eine höhere Bereitschaft besteht, anderen Personen oder Gruppen gegenüber mit aggressiven Verhaltensweisen zu reagieren, wenn man sich von diesen angegriffen fühlt (reaktive Aggression). Für diese Interpretation spricht der in Tabelle 5 aufgeführte Zusammenhang zwischen „Aggressivität" und den Merkmalen „Einstellung anderer Personen zur Peer-group" sowie „Legitimation der Gruppe, Gewalt einzusetzen". Der mit t-Test vorgenommene Vergleich zwischen den Jugendlichen mit „niedriger" und „hoher Aggressivität" erbrachte signifikante Zusammenhänge zu den beiden genannten Merkmalen („Einstellung anderer Personen zur Peer-group", „Legitimation der Gruppe, Gewalt einzusetzen"). Sollte sich in weiteren Studien dieser Zusammenhang bestätigen, so wäre erhöhte Aggressivität auch als Folge der Orientierung an Normen der Peer-group zu interpretieren, die Gewalt als legitime Reaktion auf erfahrene oder befürchtete Angriffe wertet.

Gehemmtheit – Zusammenhänge mit psychischen Belastungen

Die engen Zusammenhänge zwischen „Gehemmtheit" und den Dimensionen „Emotionalität", „Lebenszufriedenheit", „Beanspruchung", „körperliche Beschwerden" legen die Annahme nahe, daß bei gehemmten Menschen höhere psychische Belastungen bestehen. Da uns die Frage interessierte, ob sich diese Belastungen näher spezifizieren lassen, wurden auf der Grundlage von FPI-R-Werten für „Gehemmtheit" Extremgruppen gebildet (Jugendliche mit „geringer" vs. „hoher Gehemmtheit"); mit t-Tests wurde bestimmt, in welchen psychologischen Merkmalen sich diese Extremgruppen unterscheiden. Wie aus Tabelle 5 hervorgeht, fanden sich zwischen den Extremgruppen signifikante Unterschiede in der Bewertung des Verhältnisses zu den Eltern – dieses wird von Jugendlichen mit hohen Werten für Gehemmtheit schlechter bewertet – und in der Zukunftsperspektive – Jugendliche mit hohen Werten für Gehemmtheit zeigen eine pessimistischere Zukunftsperspektive, sie bewerten die berufliche Zukunft negativer. Konflikte in der Beziehung zu den Eltern – die den Aussagen der Jugendlichen zufolge vor allem auf das „geringe Verständnis" der Eltern für die persönliche Lebenssituation zurückgehen – und eine „unsichere" Zukunft sind jene Belastungen, die in unserer Stichprobe enge Zusammenhänge mit Gehemmtheit aufweisen.

Befunde zu Werten

Mit dem Speyerer Werteerfassungsinstrumentarium wurde die persönliche Wichtigkeit von 24 allgemeinen Werteorientierungen erfaßt. In Tabelle 6 sind die Mittelwerte (M) und Standardabweichungen (S) aufgeführt.

Es fällt die hohe Bedeutung von Partnerschaft, Freundschaft, Familie und Kontaktfreude auf. Dieser Befund spricht dafür, daß das Engagement der Jugendlichen in sozialen Rollen (sowohl in innerfamiliären wie in außerfamiliären Rollen) hoch ist. Aus diesem Grunde muß der relativ hohe Wert für Hedonismus vorsichtig interpretiert werden. Wenn zwischenmenschlichen Beziehungen sehr hohe Bedeutung beigemessen wird – und dies geht eindeutig aus Tabelle 6 hervor -, dann ist mit der „Durchsetzung eigener Bedürfnisse gegen andere" (in dieser Weise wird „Hedonismus" von Klages und Mitarbeitern operationalisiert) wahrscheinlich weniger Hedonismus im üblichen Sinne, sondern eher ein Vertreten legitimer Interessen gemeint.

Der Wunsch nach zunehmender Selbstverantwortung bei der Gestaltung des eigenen Lebens – ein für die Identitätsfindung wichtiges Merkmal – ist in der untersuchten Gruppe Jugendlicher ebenfalls deutlich ausgeprägt (siehe die Werte: Unabhängigkeit, Eigenverantwortung, Kreativität).

Unter den aufgeführten Werten sind „politisches Engagement" und vor allem „Religiosität" für die Jugendlichen unwichtig. Auch aus den Interviews ging ein-

Tabelle 6. Werte für die 24 Dimensionen des Speyerer Werteerfassungsinstrumentariums

	M	S
Gesetzesakzeptanz	4,93	1,90
Lebensstandard	4,85	1,82
Macht	3,41	1,92
Kreativität	5,51	1,88
Sicherheitsorientierung	5,40	1,88
Soziale Hilfsbereitschaft	4,94	1,86
Individualismus	4,85	1,84
Konventionelle Leistungsethik	5,37	1,66
Toleranz	4,70	1,95
Politisches Engagement	3,00	1,78
Hedonismus	→6,05	1,66
Eigenverantwortung	5,80	1,75
Konformismus	2,69	1,54
Konservatismus	2,62	1,37
Familie	→6,31	1,46
Nationalstolz	2,98	1,89
Partnerschaft	→6,59	1,40
Freundschaft	→6,48	1,49
Kontaktfreude	→6,10	1,62
Gesundheit	5,57	1,54
Emotionalität	5,56	1,50
Unabhängigkeit	5,83	1,68
Umweltbewußtsein	5,64	1,65
Religiosität	1,81	1,59

M = Mittelwert; S = Standardabweichung; 1 = persönlich ganz unwichtig; 7 = persönlich sehr wichtig; Werte, die innerhalb der Gruppe Jugendlicher eine besonders wichtige Stellung einnehmen, sind mit → markiert worden

deutig hervor, daß sich die Jugendlichen weder durch politische Parteien, noch durch die Kirche in ihren Interessen vertreten sehen.

Die psychische Situation der Jugendlichen – Freuden, Sorgen, Lebenszufriedenheit und Zukunftsperspektiven

Die psychische Situation wurde in der vorliegenden Studie zunächst dadurch erfaßt, daß wir die Jugendlichen aufforderten, uns frei zu schildern, was ihnen derzeit besondere Freude bereitet und über welche Dinge oder Entwicklungen sie derzeit besorgt sind. Die Aussagen wurden in Bereiche zusammengefaßt, deren Auftretenshäufigkeit in Tabelle 7 wiedergegeben ist.

Es fällt auf, daß von zwei Dritteln der Jugendlichen der Interessen- und Freizeitbereich positiv bewertet wird, obwohl das institutionelle Freizeitangebot in jener Stadt, in der die Untersuchung durchgeführt wurde, eher unzureichend ist. Es ist weiterhin bemerkenswert, daß der Bereich Schule/Ausbildung nur von ca. einem Zehntel der Jugendlichen im Zusammenhang mit erlebten Freuden genannt wird. Dieser Befund deutet darauf hin, daß mit Schule und Ausbildung eher Konflikte und Belastungen verbunden sind – eine Annahme, die in mehreren Abschnitten der Untersuchung bestätigt wurde.

Tabelle 7. Berichtete Freuden und Sorgen in der gegenwärtigen Lebenssituation (Mehrfachnennungen waren zugelassen)

	Personen	%	Sorgen	Personen	%
Interessen/Freizeit	74	(67,9)	Schule/Ausbildung	34	(40,4)
Freundschaften	40	(36,7)	Finanzielle Situation	19	(17,4)
Partnerschaft	24	(22,0)	Rechtsradikalismus	15	(13,8)
Schule/Ausbildung	13	(11,9)	Beruf	13	(11,9)
Familiäre Beziehungen	5	(4,6)	Arbeitslosigkeit	13	(11,9)
Finanzielle Situation	3	(2,8)	Zukunftsperspektiven	13	(11,9)
gesellschaftlich-politische Situation	1	(0,9)	Familiäre Beziehungen	12	(11,0)
			Partnerschaft	12	(11,0)
Beruf	1	(0,9)	Umwelt	11	(10,1)
			gesellschaftlich-politische Situation	9	(8,3)
			Gesundheit von Familienangehörigen	8	(7,3)
			Interessen/Freizeit	6	(5,5)
			eigene Gesundheit	6	(5,5)
			Freundschaften	5	(4,6)
			Ausländer	5	(4,6)
			Linksradikalismus	5	(4,6)

Tabelle 8. Allgemeine Zufriedenheit mit der Lebenssituation

		%
sehr gut	10	(9,2)
gut	48	(44,0)
befriedigend	34	(31,2)
ausreichend	15	(13,8)
mangelhaft	1	(0,9)
ungenügend	1	(0,9)

Der Überblick über die berichteten Sorgen weist auf die mit der Schule/Ausbildung verbundenen Konflikte und Belastungen hin. In den Interviews wurden vor allem Konflikte mit den Lehrern/Ausbildern (aufgrund mangelnder Akzeptanz von Lehrmethoden) genannt. Unter den Hauptschülern dominierte die Sorge, einen Schultypus zu besuchen, der nur geringe berufliche Perspektiven eröffne und von anderen Menschen abgewertet werde. Da die wenigsten Jugendlichen kurz vor dem Eintritt in das Berufsleben standen, sind die Sorgen im Zusammenhang mit Beruf und Arbeitslosigkeit in unserer Stichprobe gering. Erlebte Unsicherheiten hinsichtlich der künftigen Berufstätigkeit wurden in der Regel zusammen mit den Konflikten und Belastungen im Bereich Schule/Ausbildung genannt. Hier schienen sie vor allem in Form von subjektiv eingeschränkten Perspektiven auf.

Gegen Ende der Exploration baten wir die befragten Jugendlichen, auf einer 6-stufigen Skala ihre Zufriedenheit mit der gegenwärtigen Lebenssituation einzuschätzen. Das Ergebnis dieser Einschätzung zeigt Tabelle 8.

Tabelle 9. Merkmale der persönlichen Zukunftsperspektive

Merkmal	Personen	%
▸ Erlebte Gestaltbarkeit der Zukunft		
sehr hoch	19	(17,4)
eher hoch	47	(43,2)
weder/noch	19	(17,4)
eher gering	12	(11,0)
sehr gering	12	(11,0)
▸ Emotionale Tönung des Zukunftserlebens		
sehr optimistisch	13	(11,9)
eher optimistisch	40	(36,8)
ambivalent	30	(27,5)
eher pessimistisch	18	(16,5)
sehr pessimistisch	8	(7,3)
▸ Einschätzung der beruflichen Zukunft		
sehr optimistisch	25	(22,9)
eher optimistisch	47	(43,1)
ambivalent	16	(14,7)
eher pessimistisch	12	(11,0)
sehr pessimistisch	9	(8,3)
▸ Einschätzung zukünftiger Verdienstmöglichkeiten		
sehr optimistisch	11	(10,2)
eher optimistisch	48	(44,0)
ambivalent	37	(33,9)
eher pessimistisch	8	(7,3)
sehr pessimistisch	5	(4,6)

Es ist hervorzuheben, daß die Zufriedenheit mit der gegenwärtigen Lebenssituation recht hoch ist. 53.2% der Jugendlichen weisen eine sehr hohe oder hohe Lebenszufriedenheit auf, bei weiteren 31.2% liegt diese im mittleren Bereich. Nur bei 15.6% der Jugendlichen ist die Lebenszufriedenheit eher gering oder gering. Dieser Befund ist bei der Interpretation der erhöhten psychischen Belastungen, die wir im Freiburger Persönlichkeitsinventar gefunden haben, zu berücksichtigen. Folgt man nämlich der Verteilung der Zufriedenheitswerte, so ist die Annahme gerechtfertigt, daß es nicht wenigen Jugendlichen gelungen ist, mit den erlebten Belastungen recht gut fertig zu werden.

Zur Analyse der psychischen Situation gehörten weiterhin Fragen nach der persönlichen Zukunftsperspektive. Bei der Auswertung der Antworten auf diese Fragen konzentrierten wir uns auf folgende Bereiche:

▸ In welchem Maße wird die persönliche Zukunft als gestaltbar erlebt?
▸ Wie optimistisch/pessimistisch blicken Jugendliche in die Zukunft?
▸ Wie beurteilen die Jugendlichen ihre berufliche Zukunft?
▸ Wie schätzen die Jugendlichen ihre zukünftigen Verdienstmöglichkeiten ein?

Die Analyse der Merkmale der persönlichen Zukunftsperspektive ergibt ein differenziertes Bild (vgl. Tabelle 9): Bei fast zwei Dritteln der Jugendlichen ist die erlebte Gestaltbarkeit der Zukunft eher hoch oder sogar sehr hoch. Bei 22% der Jugendlichen ist sie eher gering oder sogar sehr gering. -- Nur 48,7% blicken optimistisch in die Zukunft, bei 23,8% ist eine pessimistische Sicht der persönlichen Zukunft erkennbar, bei weiteren 27,5% eine ambivalente Sicht. Diese Ergebnisse zeigen, daß in unserer Stichprobe Zukunftssorgen deutlich erkennbar sind, wobei sich der größere Teil der Jugendlichen die Bewältigung erwarteter Schwierigkeiten durchaus zutraut.

Diskussion

Die Ergebnisse dieser Untersuchung bestätigen Befunde anderer Untersuchungen zur psychischen Situation Jugendlicher (1, 7) in zweifacher Hinsicht:

▸ Der größere Teil der Jugendlichen ist psychisch stabil, bewertet die persönliche Situation eher positiv, sieht die eigene Zukunft als gestaltbar an, ist mit den innerfamiliären und außerfamiliären Kontakten zufrieden.
▸ Diese generalisierende Aussage soll jedoch nicht die großen interindividuellen Unterschiede in der psychischen Situation Jugendlicher überdecken. In unserer Untersuchung trafen wir auch auf Jugendliche, die psychisch hoch-belastet sind, die ihre persönliche Lebenssituation kritisch bewerten, die pessimistisch in die Zukunft blicken. Auch wenn diese in unserer Stichprobe eher eine Minderheit bilden, so heißt dies nicht, daß auf die Entwicklung psychologischer und sozialer Interventionsansätze verzichtet werden könnte.

Wir hatten bei der Planung der Untersuchung die Annahme aufgestellt, daß Jugendliche aus den neuen Bundesländern – verglichen mit Jugendlichen aus den alten Bundesländern – eine höhere psychische Belastung, geringere Zufriedenheit und eine pessimistischere Zukunftsperspektive zeigen. Dies aus folgenden Gründen: Nach der „Wende" sind in den neuen Bundesländern viele organisierte Freizeitangebote fortgefallen, ohne daß neue Freizeitangebote in ausreichendem Maße an deren Stelle getreten wären. Dadurch sind die Möglichkeiten zu einer persönlich ansprechenden Freizeitgestaltung verringert. Die „Wende" hat in den neuen Bundesländern zu einer erhöhten (strukturellen) Arbeitslosigkeit geführt, die die Jugendlichen in zweifacher Hinsicht betrifft: Zum einen haben viele Jugendliche erlebt, daß ihre Eltern arbeitslos geworden sind – eine Erfahrung, die sich unseren Annahmen zufolge negativ auf die eigene berufliche Zukunftsperspektive auswirken kann. Zum anderen sind aufgrund der unsicheren Arbeitsmarktlage ihre Chancen, einen Arbeitsplatz zu finden, verringert. Des weiteren ist zu beachten, daß die mit der „Wende" verbundenen gesellschaftlichen, kulturellen und politischen Veränderungen bei einem Teil der Bezugspersonen Jugendlicher (Eltern, Lehrer, Ausbilder) zu Verunsicherungen geführt haben. Wurden diese nicht überwunden, so können sie sich auf Jugendliche übertragen und zu Spannungen in den Beziehungen führen (vgl. 6).

Folgt man den Ergebnissen unserer Untersuchung, so läßt sich feststellen, daß der Großteil der Jugendlichen die mit der „Wende" einhergehenden Veränderungen in persönlich zufriedenstellender und sozial konstruktiver Weise bewältigt hat. Dies zeigt sich in den von Jugendlichen vertretenen Werten, in den persönlichen Zukunftsperspektiven, in ihrer Bewertung der aktuellen Situation. Besondere Beachtung verdient der Befund, wonach „Interessen und Freizeit" von ca. 68% der befragten Jugendlichen als Bereich genannt wurde, der derzeit besondere Freude bereitet. Denn das Freizeitangebot ist in jener Stadt, in der die Untersuchung durchgeführt wurde, eher unzureichend – eine Aussage, die auch von Mitarbeitern kommunaler Einrichtungen bestätigt wurde. Dem größeren Teil der Jugendlichen scheint es also zu gelingen, unabhängig von institutionellen Angeboten zu einer persönlich zufriedenstellenden Freizeitgestaltung zu finden.

Auf der anderen Seite sind auch Hinweise auf Verunsicherungen erkennbar: die erhöhten Werte für Aggressivität und Gehemmtheit (in der Gesamtgruppe), für Beanspruchung, Emotionalität, körperliche Beschwerden und Gesundheitssorgen (in der Gruppe der weiblichen Jugendlichen), die von ca. 40% der Jugendlichen berichteten Sorgen im Bereich Schule und Ausbildung sowie die bei ca. 20% der Jugendlichen bestehende pessimistische Einschätzung der beruflichen Zukunft weisen auf diese Verunsicherungen hin.

Überraschend war für uns der hohe Anteil von Jugendlichen, die im FPI-R hohe Aggressivitätswerte zeigen. Es wurde bereits darauf hingewiesen, daß wir diesen Befund eher im Sinne reaktiver Aggressionen deuten, die auch auf die Identifikation mit Normen der Peer-group zurückgehen. Möglicherweise ist die erhöhte Bereitschaft, auf erlebte oder befürchtete Gewalt mit Aggressionen zu antworten, ein besonderes Merkmal des Wohnens in einem sogenannten Neubaugebiet. Auch wenn die meisten Jugendlichen mit ihrer Wohnsituation zufrieden waren, so berichteten sie in den Interviews doch von zahlreichen – zum Teil aggressiv geführten – Auseinandersetzungen zwischen Gruppen in ihrem Wohnumfeld. Da im untersuchten Neubaugebiet Freizeit-, Kultur- und Sportangebote weitgehend fehlten, sind die Möglichkeiten zur Kooperation innerhalb der Gruppe sowie zum Ausdruck von Emotionen und Affekten verringert. Es ist zu erwarten, daß unter diesen Bedingungen Aggressivität und Gewaltbereitschaft zunehmen (vgl. 13, 14).

Literatur

1. Engel U, Hurrelmann K (1993) Was Jugendliche wagen. Juventa Verlag, Weinheim
2. Evans G W, Cohen S (1987) Environmental stress. In: Stokols D, Altman E (Eds) Handbook of environmental psychology. Wiley, New York, pp 571–610
3. Fahrenberg J, Hampel R, Selg H (1984) Das Freiburger Persönlichkeitsinventar FPI. Revidierte Fassung FPI-R und teilweise geänderte Fassung FPI-A1. Hogrefe, Göttingen
4. Greif S (1987) Zur Architektur im Massenwohnungsbau. In: Institut Wohnen und Umwelt (Hrsg) Wohnungspolitik am Ende? Analysen und Perspektiven. Westdeutscher Verlag, Opladen, 98–118
5. Hansell L, Mechanic D (1990) Parent and peer effects on adolescent health behavior. In: Hurrelmann K, Lösel F (Eds) Health hazards in adolescence. de Gruyter, Berlin, pp 43–66
6. Hennig W (Hrsg) (1991) Jugend in der DDR: Daten und Ergebnisse der Jugendforschung vor der Wende. Juventa, Weinheim.
7. Jugendwerk der Deutschen Shell (Hrsg) (1992) Jugendliche und Erwachsene '92. Leske & Budrich, Opladen
8. Kaminski G (1987) Cognitive basis of situation processing and behavior-setting participation. In: Semin G R, Krahe B (Eds) Issues in contemporary German social psychology. History, theories, and applications. Sage, London, pp 218–240
9. Kazdin A E (1989) Developmental psychopathology. Current research, issues and directions. American Psychologist, 44:180–187
10. Klages H (1992) Die gegenwärtige Situation der Wert- und Wertwandelforschung – Probleme und Perspektiven. In: Klages H, Hippler HJ, Herbert W (Hrsg) Werte und Wandel. Ergebnisse einer Forschungstradition. Campus, Frankfurt/Main, S 1–19
11. Kruse A (1987) Biographische Methode und Exploration. In: Jüttemann G, Thomae H (Hrsg) Biographie und Psychologie. Springer, Heidelberg, S 119–137
12. Kruse A, Schmitt E, Kreyher V (1994) Die psychische und soziale Situation Jugendlicher und ihrer Eltern in einem Neubaugebiet. Forschungsbericht an das Thüringer Ministerium für Soziales
13. Miller R (1991) Störungen im System Gemeinde: Intervention. In: Perrez M, Baumann U (Hrsg) Klinische Psychologie – Intervention. Huber, Bern, S 408–420

14. Petermann F (1991) Verhaltens- und Entwicklungsstörungen bei Kindern und Jugendlichen. In: Perrez M, Baumann U (Hrsg) Klinische Psychologie – Intervention. Huber, Bern, S 335–354
15. Thomae H (1988) Das Individuum und seine Welt. Hogrefe, Göttingen

Für die Verfasser:
Prof. Dr. phil. A. Kruse
Lehrstuhl für Entwicklungspsychologie
der Lebensspanne/Pädagogische Psychologie
Institut für Psychologie
der Ernst-Moritz-Arndt-Universität
Franz-Mehring-Straße 47
17489 Greifswald

Zeiterleben und Lebensalter[1]

H.-J. Fisseni

Psychologisches Institut, Universität Bonn

Zeit und Raum bezeichnen Grunderfahrungen menschlichen Erlebens und Verhaltens, sie dienen aber auch als Beschreibungskategorien eben dieses Erlebens und Verhaltens. Unter welcher Sicht gehören beide Angaben zusammen? Aus der Erfahrung konkreten Verhaltens abstrahieren wir Beschreibungskategorien: Zeit als Begriff für die Ausdehnung eines Nacheinanders, Raum als Begriff für die Ausdehnung eines Nebeneinanders.

Was jedoch „Nacheinander" oder „Nebeneinander" bedeuten, sagt uns nur die Erfahrung: Der begrifflichen Fassung von Raum und Zeit geht das unmittelbare Erleben von Raum und Zeit voraus – eine Erfahrung, in der wir das Nach- und Nebeneinander unterscheiden, aber nicht voneinander trennen und auch nicht ineinander überführen können.

„Zeiterleben" in strengem Sinne (Erleben als Vollzug) ist an die Gegenwart gebunden. Vergangenheit erinnern wir, Zukunft antizipieren wir, nur Gegenwart erleben wir unmittelbar im „ungetrennten Jetzt-Hier" der „personalen Gegenwart" (15, S. 130). Die Gegenwart ist gleichsam real gegeben, die Vergangenheit und die Zukunft jedoch nur „mental gegenwärtig gesetzt" – in der kognitiven Repräsentanz.

Zeiterleben hängt ab von dem Entwicklungsstand eines Menschen.

Zeiterleben und Lebensphasen

Von einer reinen Gegenwartsbezogenheit gliedern Kinder das Zeiterleben in mannigfache Unterscheidungen auf, die Vergangenheit, Gegenwart und Zukunft ordnen. Dabei leitet die Differenzierung der Sprache ein Kind dazu an, abstraktere Zeitbegriffe auszubilden (etwa die drei Zeitzonen „gestern", „heute", „morgen") und die neuen Begriffe in immer neuen Anwendungen zu erproben (9, 12).

Jugendliche orientieren sich vorrangig an der Gegenwart – weniger an der Vergangenheit, sehr wohl aber an einer nahen, gleichsam schon greifbaren Zukunft (7, 20).

Im Erwachsenenalter scheint sich das Zeiterleben ab dem 40. Lebensjahr umzukehren: die Lebenszeit wird nicht mehr bemessen an der Spanne, die seit der Geburt verstrichen ist, sondern an der Frist, die noch bis zum Tode bleibt (7).

---

[1] Ich danke den Diplompsychologinnen Frau Iris Harms, Frau Angelika Kollia und Frau Andrea Menda: Sie haben die Daten zur Verfügung gestellt, die sie für ihre Diplomarbeiten erhoben haben (vgl. 5, 8, 10).

Doch bezieht sich die Zeitperspektive in hohem Maße auf die aktuelle Lebenssituation und ihre Bewertung (3, 6, 11).

„Die Auffassung, ältere Menschen lebten vorwiegend in der Vergangenheit, ist fester Bestandteil des etablierten Altersstereotyps", aber empirisch nicht begründet (21, S. 239). Auch im Alter bleibt ein „hoher Grad von temporaler Kompetenz" (19, S. 63), es fehlen Hinweise auf „dramatische Veränderungen der Zeitperspektive im Übergang vom mittleren zum höheren Erwachsenenalter" (19, S. 65). Die gesamte Zeitspanne des Lebens wird vielfältig und differenziert wahrgenommen und bewertet. „Die Zeitperspektive im höheren Alter erscheint als Resultante einer kontinuierlichen, jedoch nicht einschneidenden Veränderung und Anpassung an die jeweilige Lebenssituation während des ganzen Lebens" (19, S. 58). Die Variabilität dieser Veränderung und Anpassung ist so groß, daß ihr nur eine differentialpsychologische Sichtweise gerecht wird.

Resümee: Die Beurteilung einzelner Lebensphasen hängt wesentlich von der individuellen Lebensgeschichte ab (19, S. 61). Gefühle hoher Sicherheit, das Ausmaß individueller Aktivität, der Grad der Zufriedenheit mit der aktuellen Situation, die Intensität von Hoffnungen oder Befürchtungen, die sich auf die persönliche Zukunft richten: Einflußgrößen wie diese – also Einstellungen, Kompetenzen, Reaktionsformen – bestimmen die Zeitperspektive des Einzelnen erheblich mit (1, 2, 4, 13, 14, 17).

Zeiterleben und Persönlichkeitsmodell

Wenn Zeit und Raum zur Grunderfahrung und zur Grundbeschreibung menschlichen Verhaltens gehören, dann muß – dann müßte – jedes Persönlichkeitsmodell diese Grunddimensionen aufnehmen.

In Thomaes Persönlichkeitsmodell ist eine zentrale Ordnungskategorie vorgesehen, welche die Zeit- und Raumdimension aufnimmt: das Konstrukt des subjektiven Lebensraumes, „die Gesamtheit der in einem bestimmten Augenblick für ein Individuum gegebenen kognitiven Repräsentationen seiner Lebenssituation" (18, S. 23–24; vgl. 16, S. 224). Dieses Konstrukt bezieht sich sowohl auf Raum- und Zeiterfahrung wie auch auf Raum- und Zeitbegriffe, es bezeichnet den „Zeit-Ort" für die Einheit des Erlebens und Handelns.

Fragestellung und Methode der Untersuchung

Die Studie, über die berichtet wird, sollte die zeitliche Extension des subjektiven Lebensraumes untersuchen. Geprüft wurde, ob Menschen, die sich im subjektiven Zeiterleben unterscheiden, auch Unterschiede in anderer Hinsicht aufweisen.

Mit diesem Ziel wurden drei Gruppen gebildet, die sich unterscheiden in der Dominanz, die sie einer der drei Zeitzonen zuerkennen: Teilgruppe A gab an, sie beschäftige sich am häufigsten mit der Vergangenheit. Teilgruppe B sagte, sie befasse sich am intensivsten mit Dingen der Gegenwart. Teilgruppe C äußerte, sie wende sich vor allem der Zukunft zu.

Die Daten wurden mit einem halbstrukturierten Fragebogen erhoben. Die Ergebnisse, die hier referiert werden, beruhen auf geschlossenen Fragen und Antworten.

Stichprobe

Die Stichprobe bestand aus 100 Probanden, Angaben von 86 Personen waren verwendbar für diese Studie. Es handelt sich um mehr Frauen als Männer, die meisten verheiratet, die meisten auch mit eigenem Haushalt. Die Altersspanne reichte von 30 bis 91 Jahre (Tab. 1).
Von den 86 Probanden sagten

- zweiundzwanzig Personen, daß sie mehr an die Vergangenheit dächten: Teilgruppe A,
- zweiunddreißig Personen, daß sie sich vorrangig an der Zukunft orientierten: Teilgruppe B, und
- weitere zweiunddreißig Personen, daß sie sich am meisten an der Gegenwart orientierten: Teilgruppe C.

Tabelle 1. Stichprobe

Teilgruppe Zeitzonendominanz	A Vergangenheit		B Gegenwart		C Zukunft		
	M	SD	M	SD	M	SD	
Alter: Gesamt	71,2	17,6	66,6	19,1	47,1	19,1	
Altersgruppen Jahre:	N		N		N		N
30–40	4		11		18		
41–50	–		2		3		
51–60	–		–		–		
61–70	1		10		3		
71–80	8		5		7		
81–	9		4		1		
Summe	22		32		32		86
Geschlecht							
Weiblich	17		20		18		55
Männlich	5		12		14		31
Summe	22		32		32		86
Familienstand							
Ledig	3		3		5		11
Verheiratet	6		20		22		48
Verwitwet	11		7		4		22
Geschieden	2		2		1		5
Wohnform							
Eigener Haushalt	15		29		28		72
Altenheim	7		3		4		14
Schulabschluß							
Hauptschule	11		16		14		41
Realschule	4		9		9		22
Abitur	7		7		9		23

N: Häufigkeiten; M: Mittelwert; SD: Standardabweichung

Ergebnisse

Die Fragebogen-Daten, über die hier berichtet wird, ordnen wir fünf Ergebnisklassen zu:

- Zeitzonendominanz und soziokulturelle Faktoren,
- Zeitzonendominanz und Bewertung der Zeitzonen,
- Zeitzonendominanz und Zuwendung zur Vergangenheit,
- Zeitzonendominanz und Zuwendung zur Gegenwart,
- Zeitzonendominanz und Zuwendung zur Zukunft.

Wie weit sich die drei Teilgruppen A, B und C in diesen fünf Ergebnisklassen unterscheiden, wollen wir in zwei Schritten verdeutlichen: Zuerst legen wir Einzelergebnisse in ihrer Vielfalt dar. Dann fassen wir Hauptergebnisse zusammen und interpretieren sie.

Einzelergebnisse

Wir schildern die Eigenart jeder Teilgruppe A, B, C, indem wir die Daten vergleichsweise deskriptiv auslegen. – Zuerst gehen wir auf vier soziokulturelle Merkmale ein.

Zeitzonendominanz und soziokulturelle Faktoren

Einbezogen wurden vier soziokulturelle Merkmale: Alter, Geschlecht, Familienstand und Wohnform (Tab. 1). Die Frage lautete: Inwieweit finden sich Zusammenhänge zwischen den soziokulturellen Merkmalen und dem Zeiterleben in den drei Teilgruppen?

Alter: Die drei Gruppen unterscheiden sich erheblich in ihrem Alter:

- Die Gruppe, die sagte, sie wende sich vorrangig der Vergangenheit zu – Teilgruppe A –, hatte ein Durchschnittsalter von 71.
- Die Gruppe, die angab, sie orientiere sich vorrangig an der Gegenwart – Teilgruppe B –, war im Durchschnitt 56 Jahre alt.
- In der Gruppe, die von sich sagte, sie befasse sich vor allem mit der Zukunft – Teilgruppe C –, lag das Durchschnittsalter bei 47 Jahren.

Doch ist in allen drei Teilgruppen die Varianz sehr groß: Zu allen drei Gruppen gehören sowohl ältere als auch jüngere Probanden (Tab. 1). Beispielsweise ist in der Teilgruppe A der jüngste Proband 34, der älteste 91 Jahre alt. In der Teilgruppe B ist der jüngste Proband 30, der älteste 83 Jahre alt. Der Jüngste in der Zukunft-Gruppe ist 30, der Älteste ist 85 Jahre alt. Das Alter hat einen erheblichen Einfluß auf die Zeitzonendominanz, aber es legt sie nicht allein fest.

Familienstand: Zu Teilgruppe B und C gehören mehr Verheiratete, zu Teilgruppe A mehr Geschiedene und Verwitwete (Tab. 1). – Was demnach die Zeitzonendominanz „beeinflußt", ist nicht das Alter als numerische Größe, sondern der Status, der mit dem Alter verbunden ist: das subjektiv interpretierte Alter, der Erhalt oder Verlust der ehelichen Partnerschaft.

Wohnform und *Geschlecht:* Analoges gilt für Wohnform und Geschlecht, wenn sie auch weniger „einflußreich" sind als Alter und Familienstand. In allen drei Gruppen sind die Frauen in der Mehrzahl, in allen drei Gruppen auch die Probanden mit eigenem Haushalt. Doch ist in Teilgruppe B und C der Anteil der

Männer und der Probanden mit eigenem Haushalt größer. – Auch Wohnform und Geschlecht bestimmen demnach die Zeitzonendominanz mit.

Zeitzonendominanz und Bewertung der Zeitzonen

Die drei Teilgruppen bewerten die drei Zeitzonen höchst unterschiedlich (Tab. 2):
Teilgruppe A (Dominanz der Vergangenheit) ordnet allen drei Zeitzonen einen vergleichsweise niedrigen Wert zu. (Die Skala reicht von 1 bis 4.) Den niedrigsten Wert attribuiert Gruppe A der Zukunft, den höchsten der Gegenwart. Inhaltlich besagt dies, daß sie die Zukunft als „unerfreulich, langweilig, bedrohlich" kennzeichnet, die Gegenwart dagegen als „erfreulich, aufregend, anziehend".
Teilgruppe B (Dominanz der Gegenwart) bewertet am höchsten die Zukunft, am niedrigsten die Vergangenheit. Zwischen beiden Bewertungen ordnet sie die Gegenwart ein.
In Teilgruppe C (Dominanz der Zukunft) liegen die Bewertungen aller drei Zeitzonen am höchsten. Die Gegenwart wird höher bewertet als die Vergangenheit und Zukunft.

Zeitzonendominanz und Zuwendung zur Vergangenheit

Zwei Variablen kennzeichnen den Rückblick auf die Vergangenheit (Tab. 3). In beiden Angaben treten erhebliche Unterschiede zutage.
Erheblich unterscheiden sich die drei Gruppen in der Antwort auf die Frage, wie weit Ereignisse der Vergangenheit sie noch heute beschäftigen:

▸ Am meisten Nachklang finden vergangene Ereignisse in Teilgruppe A; diese Angabe korrespondiert mit ihrer Grundorientierung an der Vergangenheit.
▸ Mit Ereignissen der Vergangenheit beschäftigt sich am seltensten Teilgruppe C; auch diese Aussage wird nachvollziehbar aus der Grundorientierung an der Zukunft.

Erheblich unterscheiden sich die drei Stichproben auch, wenn sie gebeten werden zu sagen, an welche Lebensphase sie am häufigsten zurückdenken: an die Phase der „Kindheit" oder an die der „Jugend", an die Zeit der „Familiengründung", des „Berufslebens" oder des „Ruhestandes". Die Antworten der drei Gruppen lassen sich in einer Rangreihe anordnen:

Tabelle 2. Bewertung der drei Zeitzonen

Teilgruppe Zeitzonendominanz	A Vergangenheit		B Gegenwart		C Zukunft	
	M	SD	M	SD	M	SD
▸ Vergangenheit	2,93	0,69	2,86	0,67	3,15	0,38
▸ Gegenwart	2,99	0,46	3,18	0,59	3,25	0,57
▸ Zukunft	2,57	0,61	3,24	0,44	3,17	0,49

M: Mittelwert; SD: Standardabweichung / Skala: 1–4 [1: Geringe Ausprägung]

Tabelle 3. Zuwendung zur Vergangenheit

Teilgruppe Zeitzonendominanz	A Vergangenheit		B Gegenwart		C Zukunft	
	M	SD	M	SD	M	SD
Ereignisse meiner *Vergangenheit* beschäftigen mich heute noch lebhaft.	3,62	0,67	2,72	0,85	2,81	0,86
Ich denke zurück ▸ an meine Kindheit (kodiert mit 1) ▸ an meine Jugend (kodiert mit 2) ▸ an die Familiengründung (kodiert mit 3) ▸ an den Beruf (kodiert mit 4) ▸ an den Ruhestand (kodiert mit 5)	3,54	2,41	3,21	1,99	2,28	0,85

M: Mittelwert; SD: Standardabweichung / Skala: 1–4 [1: Geringe Ausprägung]

Tabelle 4. Zuwendung zur Gegenwart

Teilgruppe Zeitzonendominanz	A Vergangenheit		B Gegenwart		C Zukunft	
	M	SD	M	SD	M	SD
▸ Meine *Gegenwart* beeinflußt meine Zukunft nachdrücklich.	2,50	1,06	2,94	0,96	3,16	1,08
▸ Ich habe *Zeit genug* für die Dinge, die ich tun will.	3,55	0,74	2,78	0,91	2,44	1,08
▸ Ich *plane* die Dinge sehr genau voraus, die ich nächste oder übernächste Woche erledigen will.	1,91	0,97	2,50	0,88	2,66	0,94

M: Mittelwert; SD: Standardabweichung / Skala: 1–4 [1: Geringe Ausprägung]

▸ Am weitesten zurück denkt Teilgruppe C, ihre Gedanken wenden sich vor allem der Jugendzeit zu.
▸ Nicht so weit zurück schaut Teilgruppe B, sie befaßt sich vor allem mit der Zeit der Familiengründung.
▸ Der Gegenwart am nächsten bleiben die Gedanken der Teilgruppe A, sie denkt zurück an die Zeitspanne (der Familiengründung und) des Berufslebens.

Zeitzonendominanz und Zuwendung zur Gegenwart

Drei Variablen erfassen die Zuwendung zur Gegenwart. Es geht:
▸ um den Einfluß, welcher der Gegenwart auf die Zukunft zuerkannt wird,
▸ um das Planen in der unmittelbaren Gegenwart,
▸ um das Gefühl, über genügend Zeit zu verfügen, Dinge tun zu können, die man tun möchte.

Einfluß der Gegenwart: Die Gegenwart in die Zukunft hinein fortzusetzen und ihr in der Zukunft Einfluß zu verschaffen, diese Kraft traut sich am ehesten Teilgruppe C, am wenigsten die Teilgruppe A zu. Die Aussagen der Teilgruppe B liegen zwischen den Angaben von A und C.

Planen: Daß sie ihre Dinge für die unmittelbare Gegenwart genau regeln könne: diese Fähigkeit schreibt sich wiederum am nachdrücklichsten Teilgruppe C zu, am wenigsten Teilgruppe A. Teilgruppe B nähert sich den Aussagen der Teilgruppe C.

Zeit genug haben: Teilgruppe A betont am nachdrücklichsten, daß sie Zeit genug habe, die Dinge zu tun, die sie erledigen möchte. Am wenigsten spricht davon Teilgruppe C. Teilgruppe B liegt mit ihren Angaben näher der Teilgruppe C als der Teilgruppe A.

Zeitzonendominanz und Zuwendung zur Zukunft

Fünf Variablen umschreiben die Zukunftsperspektive (Tab. 5):
- Ausdehnung der subjektiven Zeit (in Jahren),
- Zukunftsinteressen,
- Vorsätze für die nähere und
- Vorsätze für die fernere Zukunft, schließlich
- Zuversicht, zu verwirklichen, was man sich vorgenommen hat.

Zukunftsspanne in Jahren: In Teilgruppe A ist die individuelle Zukunft am kürzesten bemessen; sie umfaßt rund vier Jahre. – Nicht viel ausgedehnter ist sie in Teilgruppe C: viereinhalb Jahre. (Dies Ergebnis muß erstaunen; denn die Gruppe, die sich nach eigener Auskunft am meisten mit der Zukunft befaßt, definiert nur eine vergleichsweise kurze Zeitspanne als ihre Zukunft.) – In Teilgruppe B ist die Zeitspanne der Zukunft am längsten, sie umfaßt sechseinhalb Jahre.

Tabelle 5. Zuwendung zur Zukunft

Teilgruppe Zeitzonendominanz	A Vergangenheit		B Gegenwart		C Zukunft	
	M	SD	M	SD	M	SD
▸ Meine Zukunftsinteresse gilt						
der Familie	1,68	0,72	2,66	0,97	2,41	1,04
den Freunden	2,41	1,18	2,87	0,91	2,97	0,74
der Freizeit	2,50	0,56	3,16	0,86	3,12	0,79
der Weiterbildung	1,41	0,89	2,31	1,18	2,25	1,14
der Gesundheit	2,91	1,02	3,13	0,98	2,69	0,90
der Politik	1,90	1,18	2,56	1,08	2,41	1,10
▸ Ich habe mir viel *vorgenommen:*						
für die *nächste* Zukunft.	2,09	1,11	3,09	0,78	2,91	1,03
▸ Ich habe mir viel *vorgenommen:*						
für die *ferne* Zukunft.	2,09	1,23	3,16	0,85	2,75	1,16
▸ Für mich dehnt sich die *Zukunft*						
aus in ... *Jahren*	4,09	7,42	6,69	8,20	4,59	3,92
▸ Ich *verwirkliche*, was ich mir						
vorgenommen habe.	3,11	1,05	3,33	0,71	3,42	0,72

M: Mittelwert; SD: Standardabweichung / Skala: 1–4 [1: Geringe Ausprägung]

Die Zukunftsspanne variiert allerdings erheblich – vor allem in den Teilgruppen A und B. In beiden Gruppen gibt es sowohl Probanden, welche ihre Zukunft kurz bemessen, als auch solche, welche sie als eine „lange Zeit" definieren.

Vielfalt der Zukunftspläne: Das Ausmaß der Pläne, welche die Zeit ausfüllen, die Zukunftsdichte also, ist am größten in Teilgruppe B – nicht, wie man erwarten könnte, in Teilgruppe C. Am „dünnsten" ist sie in Teilgruppe A.

Inhaltliche Zukunftspläne: Was die Inhalte der Zukunftspläne betrifft, so gibt es Auffälligkeiten:

▶ Die Triade der wichtigsten Pläne ist in den drei Teilgruppen gleich; als wichtig gelten Gesundheit, Freizeit, Freunde.
▶ Auch die Triade der unwichtigsten Interessen ist gleich; sie umfaßt Familie, Weiterbildung, Politik.

Geht man allerdings in jeder Gruppe die Rangfolge durch, die den Plänen zukommt, dann fallen charakteristische Unterschiede auf. Die Rangfolge der wichtigsten Interessen heißt:

▶ in Teilgruppe A: Gesundheit, Freizeit, Freunde,
▶ in Teilgruppe B: Freizeit, Gesundheit, Freunde,
▶ in Teilgruppe C: Freizeit, Freunde, Gesundheit.

Den ersten Rangplatz hat die „Gesundheit" inne in Teilgruppe A, der ältesten Gruppe; den dritten Rangplatz erhält sie in Teilgruppe C, der jüngsten Gruppe. Bei den „unwichtigen" Interessen hat in allen drei Gruppen die Familie den obersten Rangplatz inne. Verwunderlich, entgegen der Erwartung, dürfte es sein, daß in allen drei Gruppen die Familie einen vergleichsweise niedrigen Rangplatz erhält.

Verwirklichung von Plänen: Alle drei Teilgruppen sagen von sich, daß sie von dem, was sie als ihre Interessen betrachten, viel verwirklichen können. Am deutlichsten äußert sich diese Zuversicht in Teilgruppe C (hier schlägt ihre Charakteristik durch: Dominanz der Zukunft), am undeutlichsten in Teilgruppe A (insofern schlägt auch ihre Eigenart durch: Dominanz der Vergangenheit).

Hauptergebnisse: Zusammenfassung und Interpretation

Die Hauptergebnisse seien im folgenden dargestellt. Zwischen allen drei Teilgruppen trennen am schärfsten vier Merkmale: Bewertung der Zukunft, Familienstand, wahrgenommener Einfluß der Gegenwart auf die Zukunft, selbstattribuierte Planungskompetenz. Betrachtet man die zugehörigen Zentralwerte, so grenzen diese Angaben die erste Gruppe (A) von den beiden anderen (B und C) ab. Eine Diskriminanzanalyse mit den vier Variablen ordnet allerdings nur 53 Prozent der Probanden richtig ihren Gruppen zu (Tab. 6).

Zweifellos zeigen sich in den vier Merkmalen subjektive Urteile und Einstellungen. Wenn für Teilgruppe A die Zukunft weniger attraktiv ist, so heißt dies, daß der subjektive Lebensraum in seiner zeitlichen Extension für sie verkürzt erscheint. – Für diese „Verkürzung" liefern die Angaben zum Familienstand gleichsam einen Erklärungszusammenhang. In dem Unvermögen, die vorausliegende Zeit effektiv zu gestalten, dürfte das Erlebnis des Partnerverlustes anklingen und nachwirken, so daß die Zukunft in einem spezifischen Sinne verarmt erscheint. – Wenn diese Interpretation zutrifft, wird verständlich, daß der Gegenwart wenig Einfluß auf die Zukunft zuerkannt wird, und für die subjektive Vor-

Tabelle 6. Multiple Regression und Diskriminanzanalyse. Vergleich aller Teilgruppen

	Diskriminanzanalyse	Multiple Regression
	Standardisierte Diskriminationskoeffizienten	β-Koeffizienten
Merkmale		
▸ Bewertung der Zukunft	0,80	0,30
▸ Familienstand	−0,48	−0,33
▸ Meine Gegenwart beeinflußt meine Zukunft nachdrücklich	−0,44	−0,016
▸ Ich plane die Dinge sehr genau voraus, die ich in nächster oder in ferner Zukunft erledigen will	0,46	0,17
	Richtige Zuordnungen: 53 Prozent	R = 0,52

R: Multipler Korrelationskoeffizient

Tabelle 7. Multiple Regression und Diskriminanzanalyse. Vergleich der Teilgruppen A und B

	Diskriminanzanalyse	Multiple Regression
	Standardisierte Diskriminationskoeffizienten	β-Koeffizienten
Merkmale		
▸ Bewertung der Zukunft	0,90	0,52
▸ Familienstand	−0,56	−0,28
▸ Bewertung der Vergangenheit	−0,50	−0,24
Mein Zukunftsinteresse gilt		
▸ der Freizeit	0,36	0,18
▸ der Familie	0,31	0,17
▸ den Freunden	−0,27	−0,11
	Richtige Zuordnungen: 85 Prozent	R = 0,72

R: Multipler Korrelationskoeffizient

stellung das Planen gleichsam bedeutungslos geworden ist. – Die Zukunft erweist sich für das Verständnis der Selbstdefinition aller drei Gruppen als eine Schlüsseldimension.

Zwischen Teilgruppe A und B unterscheiden sechs Merkmale: Familienstand, Bewertung der Zukunft und der Vergangenheit, Interesse an Freizeit, Familie und Freunden. Eine Diskriminanzanalyse mit den sechs Variablen ordnet 85 Prozent der Probanden richtig ihren Gruppen zu (Tab. 7).

Die Interpretation greift als einzigen Punkt die unterschiedliche Interessenlage auf. Daß Teilgruppe A sich mehr auf Freunde angewiesen sieht, dürfte sich erklären aus ihrer Partnersituation. Insofern wird auch verständlich, warum ihre Suche nach Freunden das Interesse für Familie und Freizeit übersteigt.

Tabelle 8. Multiple Regression und Diskriminanzanalyse. Vergleich der Teilgruppen A und C

	Diskriminanzanalyse	Multiple Regression
	Standardisierte Diskriminationskoeffizienten	β-Koeffizienten
Merkmale		
▸ Ich habe Zeit genug für die Dinge, die ich tun will.	0,82	−0,53
▸ Bewertung der Zukunft	−0,68	0,44
▸ Für mich dehnt sich die Zukunft aus in ... Jahren.	0,50	−0,23
▸ Ich plane die Dinge sehr genau voraus, die ich nächste oder übernächste Woche erledigen will.	−0,38	0,18
▸ Ich habe mir viel vorgenommen für die fernere Zukunft	0,34	−0,13
▸ Ich denke zurück an meine Kindheit an meine Jugend an die Familiengründung an den Beruf an den Ruhestand	0,30	−0,017
	Richtige Zuordnungen: 89 Prozent	R = 0,71

R: Multipler Korrelationskoeffizient

Die Teilgruppen A und C unterscheiden sich deutlich in sechs Merkmalen: Zukunftsbewertung, Zukunftsspanne, Vorsätze für die Zukunft, Planungskompetenz, verfügbare freie Zeit, die in die Vergangenheit wandernden Gedanken. Eine Diskriminanzanalyse mit den sechs Variablen ordnet 89 Prozent der Probanden richtig ihren Gruppen zu (Tab. 8).

In diesen Merkmalen manifestiert sich die Bedeutsamkeit der zeitlichen Extension der Zukunft für die Selbstdefinition der Probanden. Fast alle prägnanten Unterschiede haben zu tun mit der in Teilgruppe A und C kontrastierenden Einstellung zur Zukunft.

Wenn die Mitglieder der Teilgruppe A über größere Anteile an freier Zeit verfügen, so dürfte dies sich so deuten lassen, daß sich diese Probanden gleichsam mehr „freigestellt" fühlen (vielleicht sogar mitbestimmt von dem Gefühl, „nicht mehr gebraucht" zu werden).

Die Teilgruppen B und C unterscheiden sich in sechs Aussagen: Verfügung über freie Zeit, Bewertung der Vergangenheit, Bemessung der subjektiven Zukunftsspanne, Interesse für Familie und für Freunde, vergangenheitsbezogene Gedanken. Eine Diskriminanzanalyse mit den sechs Variablen ordnet 80 Prozent der Probanden richtig ihren Gruppen zu: (Tab. 9). Doch heben sich Teilgruppe B und C nicht so markant voneinander ab wie beide zusammen von Teilgruppe A.

Teilgruppe C bewertet jede der drei Zeitzonen hoch, sie fühlt sich – um den Befund so zu deuten – in jeder der drei Zeitzonen wohl. Sie hat weniger freie Zeit, sie konstruiert eine kürzere Zukunftsspanne. Warum? Weil sie sich intensiv

Tabelle 9. Multiple Regression und Diskriminanzanalyse. Vergleich der Teilgruppen B und C

	Diskriminanzanalyse	Multiple Regression
	Standardisierte Diskriminationskoeffizienten	β-Koeffizienten
Merkmale		
▸ Ich habe Zeit genug für die Dinge, die ich tun will.	0,89	−0,52
▸ Bewertung der Vergangenheit	−0,75	0,32
Ich denke zurück	0,71	−0,40
▸ an meine Kindheit		
▸ an meine Jugend		
▸ an die Familiengründung		
▸ an den Ruhestand		
Mein Zukunftsinteresse gilt:		
▸ der Familie	0,63	−0,30
▸ den Freunden	−0,30	0,15
▸ Ereignisse der Vergangenheit beschäftigen mich heute noch lebhaft	−0,53	0,34
▸ Für mich dehnt sich die Zukunft aus in ... Jahren	0,43	−0,27
	Richtige Zuordnungen: 80 Prozent	$R = 0{,}62$

R: Multipler Korrelationskoeffizient

und effektiv einspannt oder eingespannt erlebt in einen umfassenden Geschehensablauf, beispielsweise den des Berufslebens und seiner Anforderungen?

Daß Teilgruppe B ihre Zukunftsspanne als lang ansetzt, daß sie über viel freie Zeit verfügt und hohes Interesse bekundet für die Familie: diese Angaben dürften sich als „korrespondierend" verstehen lassen, wenn man sie interpretiert als Auslegung der Zeitzonendominanz dieser Gruppe. Sie kann sich vorrangig mit der Gegenwart befassen, weil sie – in einer Bilanzierung – ihre Lebensleistung in der unmittelbaren Gegenwart als erreicht ansieht und annehmen darf, ihre Aufgaben fortsetzen zu können in der unmittelbaren, vergleichsweise lang definierten persönlichen Zukunft.

Resümee: Zeit und Raum bestimmen mit, wie der subjektive Lebensraum eines Menschen gestaltet ist. Diese Aussage läßt sich in einem doppelten Sinne verstehen: Erstens gilt, daß räumliche und zeitliche Vorgaben mitbestimmen, wie ein Mensch seinen subjektiven Lebensraum definiert. Zweitens gilt umgekehrt: Welche Gestalt ein Individuum dem subjektiven Lebensraum gibt, äußert sich auch in seiner zeitlichen und räumlichen Perspektive.

In dieser Studie haben wir – bei drei Teilgruppen – die zeitliche Extension des subjektiven Lebensraumes betrachtet. Ausgangsdatum war die Zeitzonendominanz, die in den drei Teilgruppen unterschiedlich ausfiel. Der Vorrang, der einer Zeitzone zuerkannt wurde, erwies sich als einbezogen in ein Netz anderer subjektiver Reaktionsformen, zwischen denen jeweils eine Art stimmiger Korrespondenz erkennbar wurde.

Eine der Größen, welche die drei Teilgruppen unterschied, war das Alter. Was die Zeitzonen-Orientierung mitbestimmte, war in unseren Teilgruppen nicht das meßbare und zählbare Alter allein, sondern seine subjektive Brechung: seine Abbildung als Zeiterleben im subjektiven Lebensraum.

Literatur

1. Bühler Ch (1969). Die Entwicklungsstruktur von Zielsetzungen in Gruppen- und Einzeluntersuchungen. In: Bühler Chr, Massarik F (Hrsg) Lebenslauf und Lebensziele. Gustav Fischer, Stuttgart, S 23–45
2. Cameron P (1972) The generation gap: Time orientation. Gerontologist 12:117–120
3. Chiriboga DA (1978) Evaluated time: A life course perspective. Journal of Gerontology 33:388–393
4. Fraisse P (1985) Psychologie der Zeit. Reinhard, München
5. Harms I (1991) Beziehungen der Zukunftsdichte zu Teilen der Zeitperspektive und des Zeiterlebens. Unveröffentliche Diplomarbeit, Bonn
6. Havighurst RJ, Glasser R (1972) An exploratory study of reminiscence. Journal of Gerontology 27:245–253
7. Kastenbaum R, Durkee N (1964) Young people view old age. In: Kastenbaum R (ed) New thoughts on old age. Springer, New York, pp 237–249
8. Kollia A (1991) Perspektiven des Zeiterlebens. Unveröffentliche Diplomarbeit, Bonn
9. Lewin K (1963) Feldtheorie in den Sozialwissenschaften. In: Ausgewählte theoretische Schriften. Herausgegeben von D. Cartwright. Huber, Bern
10. Menda A (1991) Zeitperspektive und Zeiterleben in zwei Altersgruppen. Unveröffentliche Diplomarbeit, Bonn
11. Nuttin JR, Grommen R (1975) Zukunftsperspektive bei Erwachsenen und älteren Menschen aus drei sozio-ökonomischen Gruppen. In: Lehr U, Weinert FE (Hrsg) Entwicklung und Persönlichkeit. Kohlhammer, Stuttgart, S 183–197
12. Piaget J (1974) Die Bildung des Zeitbegriffs beim Kinde. Suhrkamp, Frankfurt
13. Schneider W-F (1987) Die psychische und soziale Situation von Hochbetagten. In: Lehr U, Thomae H (Hrsg) Formen seelischen Alterns. Enke, Stuttgart, S 196–227
14. Schreiner M (1969) Zur zukunftsbezogenen Zeitperspektive älterer Menschen. Dissertation, Bonn
15. Stern W (1950) Allgemeine Psychologie auf personalistischer Grundlage (2. Auflage) Martinus Nijhoff, Den Haag
16. Thomae H (1968) Das Individuum und seine Welt. Hogrefe, Göttingen
17. Thomae H (1981) Future time perspective and the problem of cognition/motivation interaction. In: G d' Ydewalle, W Lens (eds) Cognition in human motivation and learning. Festschrift for J. Nuttin. Leuwen, University Press, pp 261–274
18. Thomae H (1988) Das Individuum und seine Welt (2., völlig neu bearbeitete Auflage) Hogrefe, Göttingen
19. Thomae H (1989) Veränderungen der Zeitperspektive im höheren Alter. Zeitschrift für Gerontologie 22:58–66
20. Tismer KG (1987) Psychological aspects of temporal dominance during adolescence. Psychological Reports 61:647–654
21. Tismer KG (1990) Interindividuelle Unterschiede der Zeitperspektive im mittleren undhöheren Erwachsenenalter. In: Schmitz-Scherzer R, Kruse A, Olbrich E (Hrsg) Altern – Ein lebenslanger Prozeß der sozialen Interaktion. Steinkopff, Darmstadt, S 233–242

Anschrift des Verfassers:
Prof. Dr. H.-J. Fisseni
Psychologisches Institut
Philosophische Fakultät der
Universität Bonn
Römerstraße 164
53117 Bonn

Konflikt und Lebensalter

J. Robrecht

Todtmoos-Rütte

Vorbemerkungen

Die Bedeutsamkeit von Krisen und Konflikten im Lebenslauf steht im Vordergrund einiger älterer entwicklungspsychologischer Ansätze zur Gliederung des Lebenslaufs und der in ihm wesentlichen Entwicklungsfaktoren. Eriksons (4-7) Konzept der psychosozialen Krisen legt eine Aufteilung des Lebenablaufs in spezifische Phasen und Abschnitte nahe. In jeder der sieben Phasen ereignen sich Krisen und Konflikte; jede Stufe ist eine Zeit der Unterscheidung („krisis") zwischen einem positiv-fortschreitenden oder einem negativ-fixierenden Entwicklungsmoment. Obwohl Havighurst (11) sich mit seinem Modell der „developmental tasks" von Erikson unterscheidet, kennt auch er eine Reihe von typischen, mehr oder weniger universalen (normativen) Themen und Aufgaben, denen sich das Individuum im Entwicklungsverlauf gegenübersieht und deren Übergänge „kritisch" sind.

In Abgrenzung zu jeglichen Phasen- oder Stufenmodellen betonen andere, auf breiter empirischer Basis ruhende Untersuchungen die inter- und intraindividuellen Unterschiede im Lebenslauf und die Unzulässigkeit von vorschnellen Generalisierungen einiger weniger exemplarischer Einzelfälle. Die Forschungsergebnisse der den gesamten Lebensverlauf als Entwicklung einbeziehenden Betrachtungsweise haben eine Einteilung des Lebenslaufs unter chronologischen Altersaspekten bzw. anhand stufentheoretischer Konzeptionen immer fragwürdiger werden lassen (16-18, 22, 31). Insbesondere können die Auseinandersetzungen mit Konflikten und Belastungen nicht als notwendige bzw. hinreichende Voraussetzungen für den Wechsel von einer Entwicklungsstufe zur nächsthöheren angesehen werden; generelle Aussagen über den Einfluß der Altersvariable beispielsweise im Sinn einer mit zunehmendem Alter abnehmenden Auseinandersetzungskompetenz) erscheinen unzulässig (1, 17-21, 26, 28, 31). Auch lassen sich keine altersbedingten Konfliktkumulationen beispielsweise in höheren Lebensjahren auffinden. Zwar ist einige Evidenz für die Gültigkeit von altersspezifischen Entwicklungsaufgaben anzuführen (vgl. die Konzepte 5, 6, 11, 31), aber die Universalität eines Stufen- oder Phasenmodells der Entwicklung bricht sich an den empirischen Belegen der Lebenslaufpsychologie für die hohe interindividuelle Variabilität in der subjektiven Wahrnehmung des Lebensverlaufs. Weniger sind es also die Zäsuren aufgrund biologischer Bedingtheiten, des Rollenwechsels oder des Lebenszyklus, die eine Gliederung des Lebenslaufs ermöglichen, als vielmehr die subjektive Plazierung von Erfahrungen und Auseinandersetzungen mit Ereignissen, die zu persönlichen Wendepunkten und Marksteinen geworden sind.

Somit kann auch bei der Frage nach den Einflüssen auf bzw. nach den erklärenden Anstößen für Entwicklungsprozesse nicht mehr nur von endogen bedingten oder biologisch gesteuerten Einflüssen ausgegangen werden. Auch können

Sozialisationseffekte, Umweltabhängigkeiten oder Selbstverwirklichungsbestrebungen nicht länger monokausal als „Verursacher" angesehen werden. Als wesentlich für Entwicklung hat sich die Interaktion von Organismus, Persönlichkeit (Biographie) und sozialer Situation herausarbeiten lassen, innerhalb derer das Individuum mit subjektiv bedeutsamen Lebensereignissen konfrontiert ist (2, 17, 27, 28, 32). Solchen subjektiv relevanten Ereignissen kann sich die Person auf verschiedenen „Achsen" gegenübergestellt sehen (Dreifaktorenmodell der Entwicklungseinflüsse): (a) Einflüsse und Ereignisse, die mit dem chronologischen Alter in Verbindung stehen und das „Hineinwachsen" in verschiedene, biologisch definierte bzw. sozial normierte Rollen beinhalten; (b) des weiteren solche, die auf die historisch-kulturelle Einbindung des Individuums zurückgehen und für bestimmte Kohortenunterschiede kennzeichnend sind (vgl. 13). Schließlich lassen sich (c) sogenannte non-normative Ereignisse benennen, die im Lebenslauf eintreten können, aber nicht unbedingt jedes Individuum betreffen müssen[1] (2, 3, 24). Unter Konflikt sei das Resultat von zwei gleichwertigen, aber miteinander unvereinbaren Reaktionstendenzen verstanden (8, 9, 26, 29, 31, 33); mit dieser Definition wird deutlich, daß ein Konflikt ein interaktional-dynamisches Geschehen zwischen Person und Situation ist: Die Person beeinflußt die Situation und wird wiederum von ihr geprägt (vgl. auch 14, 15, 23). An der Weise, wie die Person handelt (denkt, fühlt, bewertet etc.), ist einerseits erkennbar, welche Wünsche, Ziele, Erfahrungen, „Themen" für sie bedeutsam sind; darüber hinaus zeigt sich auch die Weise, wie sie versucht, mit Konflikten fertig zu werden, d. h. welche „Techniken" sie einsetzt (29).

Analysen biographischer Konflikte

Bezogen auf konflikthafte Belastungssituationen haben Thomae und Lehr (22, 30) zu Beginn der 60er Jahre bei Personen des 3. bis 7. Lebensjahrzehnts untersucht, wie häufig Konfliktsituationen in verschiedenen Lebensaltern vorkommen und welche Themen der Belastung benannt werden. Ihre Studie diente auch einer kritischen Auseinandersetzung mit Stufen- oder Phasenmodellen des Lebenslaufs, die den Verlauf der Entwicklung (und darin aufkommender konflikthafter Verdichtungen) an biologisch orientierten Rhythmen bzw. Reifungsprozessen anlehnen. Stattdessen nominieren die Autoren aufgrund ihrer Ergebnisse eine Fülle von sozialen, biographischen und zeitgeschichtlichen Konstellationen, die bei der Konfliktauslösung bzw. -formung im Vordergrund stehen. An vielen Beispielen verdeutlichen sie die Konfrontation bestimmter personbezogener „Grundtendenzen" mit konfliktträchtigen Konstellationen. Im Mittelpunkt der seelischen Entwicklung – dies ist eine der zentralen Erkenntnisse – kommen in der gesamten Lebensspanne spezifische, typische Aufgaben auf das Individuum zu, welches sich mit einer Bearbeitung bzw. Lösung derselben befaßt. Die Autoren hatten 326 Männer und Frauen, unterteilt in vier Lebensalters-Gruppen „3.",

---

[1] Dem hier angeführten Gebrauch des Begriffs „non-normativ" steht jener bei Haan (10) und – im Gefolge – bei Olbrich (24) gegenüber: Sie charakterisieren non-normative Ereignisse als jene, die im Veränderungs- und Anforderungsprozeß die Ressourcen eines Individuums überfordern, somit bedrohlich-überkritisch sind und nicht innerhalb der „Norm" des Bewältigungspotentials liegen.

Tabelle 1. Konflikt- und Belastungssituationen

‣ eigene Eltern	‣ Berufswahl
‣ eigene Kinder	‣ beruflicher Bereich
‣ Verwandte	‣ politischer Kontext
‣ sonst. sozialer Bereich	‣ religiöser Bereich
‣ Wahl des (Ehe-)Partners	‣ eigene Persönlichkeit
‣ Partnerschaftsverhältnis	‣ Gesundheit
‣ Schule und Ausbildung	‣ sonstige Konflikte

„4.", „5." und „6./7. Lebensjahrzehnt", exploriert und die Ergebnisse auf die Fragestellung hin interpretiert, „inwieweit sich in der Erinnerung von Menschen verschiedener Lebensalter bestimmte Phasen ihres Lebens als generell belastet von Schwierigkeiten und Konflikten darstellen und inwieweit diese Charakteristik solcher Phasen für alle Altersstufen zutreffend ist. Daneben drängt sich naturgemäß die Frage nach der Art der Konflikte und Belastungen auf, die in bestimmten Phasen für bestimmte Altersgruppen besonders hervortreten" (22, S. 8).

Insgesamt wurden von Lehr und Thomae 13.316 Konflikt- und Belastungssituationen gezählt, die jeweils einem der nachfolgenden Themen zugeordnet werden konnten (Tabelle 1).

In einer Wiederholungsstudie (25) legten wir uns dieselbe Fragestellung vor und untersuchten, wieviele Konfliktsituationen und welche Konfliktthemen von 20- bis 70-jährigen Männern und Frauen aus ihren Lebensläufen berichtet werden und wie sich diese auf die unterschiedlichen Lebensabschnitte verteilen. Im methodischen Rahmen der biographischen Exploration (z.B. 12, 28) wurden 96 Untersuchungspersonen (48 Männer, 48 Frauen) zwischen 20 und 70 Jahren anhand eines in einer Voruntersuchung mit weiteren fünf Probanden erprobten Interviewleitfadens exploriert; im Vordergrund standen dabei die bisherige Lebensgeschichte, die gegenwärtige Situation und die Zukunftperspektive.

Analog zur Erststudie (23) entstammten die Teilnehmer den vier Lebensalters-Gruppen (LA-Gruppen) des „3.", „4.", „5." und „6./7. Lebensjahrzehnts"; die Schilderungen ihrer Lebensgeschichten wurden in elf Bezugsalters-Gruppen (BA-Gruppen) gegliedert: „BA 0–4", „BA 5–9", „BA 10–14"... „BA 50–54". Dabei wurden die Biographien der dem 3. Lebensjahrzehnt zugehörenden Untersuchungspersonen bis zur Mitte der 3. Lebensdekade (= bis 25) ausgewertet, diejenigen der dem 4. Lebensjahrzehnt zugehörenden bis zur Mitte der 4. Dekade (= bis 35), beim 5. Lebensjahrzehnt bis zur Mitte der 5. Dekade (= bis 45) und bei den Teilnehmern des 6./7. Lebensjahrzehnts bis zum 55. Lebensjahr.

40 der 96 Explorationsauswertungen wurden von einem unabhängigen, psychologisch geschulten Auswerter gegengeratet. Die Übereinstimmung – ausgedrückt in den Interrater-Reliabilitätskoeffizienten – liegt zwischen 0,77 und 0,85; sie ist damit zufriedenstellend bis hoch.

Vergleichende Gegenüberstellung der Konflikthäufigkeiten

Tabelle 2 zeigt die thesenartigen Ergebnissätze und die in ihnen enthaltenen Gemeinsamkeiten und Unterschiede im Hinblick auf subjektiv erlebte Konflikt- und Belastungssituationen in verschiedenen Lebensjahren, die sich bei der Analyse von Lebensbeschreibungen ergeben, wie sie Anfang der 60er Jahre (22, 30)

Tabelle 2. Die Häufigkeit biographischer Konflikt- und Belastungssituationen im Vergleich zwischen älteren (Lehr und Thomae 1965) und jüngeren Kohorten (Robrecht 1994)

Folgerungen	
Gemeinsamkeiten	Unterschiede
▸ Die „Reifezeit" (15.–19. Lebensjahr) ist nach wie vor der mit den meisten Belastungen erlebte Lebensabschnitt.	▸ In heutigen Lebensbeschreibungen werden mehr konfliktreiche und belastende Erinnerungen berichtet als früher.
▸ Auch der heute junge Erwachsene im Alter zwischen 20 und 30 erlebt nach anfänglich etwas schwierigen Jahren eine unbelastetere Zeit.	▸ Männer schildern in ihren Lebensbeschreibungen heute deutlich mehr Konflikte und Belastungen als Männer vor 30 Jahren, so daß der in der Erststudie vorgefundene geschlechtsbezogene Quantitätsunterschied zwischen Männern und Frauen entfällt.
▸ Das 30. bis 40. Lebensjahr ist von relativer Stabilität geprägt.	
	▸ Es besteht eine generelle Tendenz zur „Verjüngung" der Konfliktsituationen, d.h. höhere Lebensjahre werden im Vergleich zu jüngeren weniger belastet erlebt als noch vor 30 Jahren.
	▸ Die früher noch erlebten konfliktarmen Kindheits- und relativ sorgenfreien Jugendjahre sind vorbei: Die ersten 5 Lebensjahre werden in den neueren Biographien als ausgesprochen konfliktreich geschildert.
	▸ Das mittlere und spätere Erwachsenenalter (40–55) zählt heute zu den konfliktärmsten Lebensjahren.

und Anfang der 90er Jahre (25) von 20 – 69jährigen Männern und Frauen geschildert wurden.[2] Die Biographien der älteren Kohorten begannen um die Jahrhundertwende und endeten in den Jahren des Wiederaufbaus nach dem Zweiten Weltkrieg; diejenigen der jüngeren Kohorten beginnen mit dem Aufkommen des Nationalsozialismus und enden im Zeitalter der Atomenergie sowie der Computer- und Gentechnologie.

Die Anzahl der Konfliktsituationen liegt in der Wiederholungsstudie um mehr als 30% höher, insbesondere aufgrund der Zunahme bei den männlichen Untersuchungspersonen. Berichteten in der Erststudie die Frauen signifikant mehr biographische Konflikte, so entfielen diese geschlechtsspezifischen Unterschiede in den Anfang der 90er Jahre erhobenen Lebensläufen. Die insgesamt deutlich höhere Belastungsquote signalisiert, daß die befragten Teilnehmer subjektiv empfinden, in ihrer heutigen Zeit ein schwierigeres Leben zu führen und mit mehr Widrigkeiten und Hindernissen, Problemen und Auseinandersetzungen kämpfen zu müssen. Ist ein solches Erleben einzig ein eben „subjektives", ist es

---

[2] Im Rahmen des vorliegenden Beitrags müssen wir uns auf einige Interpretationsandeutungen beschränken; bzgl. der ausführlichen Darstellung der statistischen Berechnungen und der sich aus ihnen ergebenden Ergebnisdiskussion sei auf Robrecht (25) verwiesen.

also das „Problem" der Befragten, daß sie ihr Leben konfliktbeladener empfinden? Die Explorationen legen die Überlegung nahe, inwieweit die historisch gegenwärtige Epoche vielleicht doch ein größeres latentes Konfliktpotential enthält. Entgegen den unübersehbar zahlreichen Neuerungen, Erweiterungen und Verbesserungen in nahezu allen Lebensbereichen schildern die Befragten ihren bisherigen biographischen Weg als belasteter im Vergleich zu früher; deutet sich hier an, daß das Konfliktpotential der Gegenwart weniger in äußeren Bereichen (in der Erststudie standen vielfach Krieg, Hungersnot, Vertreibung etc. im Mittelpunkt der Biographien), sondern verstärkt in „inneren Gebieten" zu finden ist? Probleme, Schwierigkeiten, Sorgen, über die man sich vor 30 Jahren vielleicht noch gar keine Gedanken machte, sind heute vermutlich in viel stärkerem Ausmaß akut: Einsamkeit, zwischenmenschliche Beziehungsnöte, Alltagsüberforderung, Lebensfurcht, Unsicherheiten, fehlende Lebensorientierung, Sinnfragen; kurz: Seelische Nöte scheinen dem Menschen in heutiger Zeit mehr Konflikte und Belastungen zu bereiten und deuten darauf hin, daß seine objektiven Lebenssituationen auf diese Schwierigkeiten nur wenige Antworten geben können bzw. zum Entstehen derselben nicht unerheblich beigetragen haben.

Eine weitere kohortenvergleichende Beobachtung ist, daß in den neueren Biographien die Kindheitsjahre erheblich konfliktbelasteter geschildert werden, wobei hier zahlreiche Konflikte mit den eigenen Eltern im Vordergrund stehen. Die Ursachen liegen unter anderem in den Veränderungsprozessen der gesellschaftlichen und familiären Erziehungskonzepte sowie in den emanzipatorischen Bewegungen, z.B. dem Rollenverständnis von Mann und Frau – einschließlich der Auswirkung der elterlichen Funktionen auf das Kind, die nicht mehr nur von einem traditionellen Familienverständnis her definiert bleiben. Mit dem Wandel der Erziehungsideologien verbunden ist auch ein sich änderndes Verhältnis der Kinder untereinander, das von zunehmenden Problemen innerhalb der Soziabilität gekennzeichnet ist; auch hierauf beziehen sich belastende Erinnerungen der Befragten.

An der „Konfliktballung der Reifezeit" (15. – 19. Lebensjahr) hat sich auch nach 30 Jahren nichts geändert; sie gilt auch in den Kohorten der Wiederholungsstudie als die subjektiv belastetste Lebenszeit. In der kohortenvergleichenden Betrachtung bestätigt sich die bei Lehr und Thomae für die Lebensjahre zwischen 15 und 20 formulierte entwicklungspsychologische Erkenntnis, „daß man für diesen Altersabschnitt den epochalpsychologischen Einflüssen (nur) eine geringere Bedeutung zumessen (kann), vielmehr scheint die besondere Belastbarkeit dieser Lebensjahre weitgehend entwicklungsbedingt zu sein" (22, S. 20). „Die besondere Konfliktbelastung der Lebensjahre zwischen 15 – 20 scheint nun einmal in der menschlichen Entwicklung ... bzw. in den in diesem Lebensalter zu lösenden Aufgaben und Problemen ihren Ursprung zu haben" (22, S. 25).

Trotz aller Wandlung beispielsweise des historischen Kontextes und über alle situative Bedingtheit von Konflikten und Belastungen hinweg ist in diesen Jugendjahren latent eine gesteigerte „Auseinandersetzungsbrisanz" vorhanden; der kritische Geist der heranwachsenden Generation setzt sich gegen vermeintliche und/oder tatsächliche Ungerechtigkeiten und Mißstände in familiären, sozialen und politischen Bereichen zur Wehr. Jedoch müssen negative objektive Veränderungen sich nicht unbedingt auch im subjektiven Erleben der jungen Menschen abgebildet haben; hier wie in anderen Lebensabschnitte ist die individuelle Art und Weise der Auseinandersetzung mit Ereignissen entscheidend für die Bewertung und das Erleben derselben.

Das junge bzw. jüngere Erwachsenenalter (20 bis ca. 40) zeigt sich sowohl in der Erst- wie auch in der Wiederholungsstudie als relativ stabile Lebenszeit. Zwar sind die ersten Jahre noch geprägt von „Etablierungsnöten" und „Gründungskonflikten" unterschiedlichster Art, sei es im beruflichen Bereich, in dem man sich um die finanzielle Absicherung einer eigenständigen Existenz müht, sei es im familiären Kontext, der die weitere Ablösung vom Elternhaus und die Begründung einer eigenen Partner- und Familiensituation „erfragt", oder sei es in gesellschaftlicher Hinsicht, in der von dem bzw. der jungen Erwachsenen ein Beitrag zur Übernahme, Sicherung oder Weiterentwicklung politisch-gesellschaftlicher Strukturen eingefordert wird; schließlich sind in persönlicher Hinsicht die Suche nach Identität und das Bestreben nach einer langfristig konzipierten, sinnerfüllten Lebensführung vorrangig. In den darauffolgenden Jahren weisen die Biographien einen sich mehr und mehr stabilisierenden Lebensduktus auf; nach wie vor werden auch hier Konflikte und Belastungssituationen berichtet, jedoch treten sie quantitativ eher in den Hintergrund gegenüber den Schilderungen von gelingenden Plänen, erfolgreichen Bemühungen und positiv erlebten Ereignissen. Die vierte Lebensdekade (BA 30 – 39) ist insgesamt noch belastungsfreier; Männer wie Frauen berichten von der Stabilisierung ihrer inneren wie äußeren Lebenverhältnisse, von der Freude über das Heranwachsen der Kinder, über berufliche Erfolge, über einen Lebensstandard, der neben Arbeit auch hinreichend Erholung und Urlaubsfahrten ermöglicht und über einen eher erfüllenden Ablauf des alltäglichen Lebens; die anfallenden Konflikte und Belastungen werden überwiegend als Herausforderung erlebt, an der man wachsen und sich weiterentwickeln kann, die aber auch – je nach Situation und Konstitution der persönlichen Möglichkeiten – weitreichende Beeinträchtigungen und Belastungen mit sich bringen.

Bemerkenswert ist, daß das mittlere und höhere Erwachsenenalter (40–55) heute, d. h. bei 30 Jahre jüngeren Kohorten, zu den konfliktärmsten Lebensjahren zählt. Die vor 30 Jahren befragten Probanden berichteten mit Beginn ihres 5. Lebensjahrzehnts annähernd eine Verdoppelung der Konfliktsituationen; ausschlaggebend waren hier vor allem die Schilderungen der Frauen. Grundsätzlich war für den Belastungsanstieg in diesen Jahren von Lehr und Thomae auch ein methodisch bedingter Faktor in der Tendenz einiger Teilnehmer benannt worden, die dem augenblicklichen Alter vorausgehende Zeit in besonderer Weise als belastet zu erleben, um im Rahmen der wissenschaftlichen Untersuchung psychologisch-kompetenten Rat erhalten zu können. Im Besonderen aber war für die Situation der Frauen zu Beginn der 5. Lebensdekade eine Konfliktverdichtung akut geworden, wie sie sich aus der Überschneidung unterschiedlicher familialer und sozialer Rollenfunktionen ergab: Das zeitgleiche Dasein als Mutter der eigenen Kinder, als Schwiegermutter und Großmutter, als Tochter der eigenen, alternden Eltern, als Ehefrau, als Berufstätige und als sozial Engagierte führte nicht selten zu einer Kollision der oft gegensätzlichen Rollenanforderungen (vgl. 22, S. 21).

Ähnliche Probleme ergeben sich für die Untersuchungsteilnehmer Anfang der 90er Jahre nur noch selten. Zwar stehen auch sie nach Überschreitung des 40. Lebensjahres in teilweise gänzlich unterschiedlichen „Positionen", aus denen heraus vergleichbare Erwartungen an sie herangetragen werden; allerdings begegnen sie diesen mit einer vermutlich modifizierteren Bereitschaftshaltung. Immer wieder ist in den Biographien zu lesen, daß Männer und Frauen in diesem Alter bemüht sind, sich von zu hohen Anforderungen, die an sie gerichtet werden, abzugrenzen – sei es im Bereich der Familie, des Berufs, des Bekanntenkreises oder der Vereinstätigkeiten. Die frühzeitige Verdeutlichung der eigenen Kräfte und Möglichkeiten sowie die Verweigerung von selbstaufopfernder Überlastung, aus der man langfristig nur Unzufriedenheit und auch negative gesundheitliche Konsequenzen befürchtet, verhindern, daß Rollenanforderungen in diesem Lebensabschnitt (40–50) zu vergleichbaren Konflikthäufigkeiten führen wie in den älteren Kohorten. Jenseits des 50. Lebensjahres stellt sich zu beiden Untersuchungszeitpunkten eine eher konfliktarme Phase ein, die in den jüngeren Kohorten gegenüber den davorliegenden Jahren bei den Männern jedoch eine leichte Zunahme erbringt. Hier sind es vordringlich Situationen im beruflichen Bereich, die den männlichen Befragten Sorgen bereiten: Wie wird es bei der schwieriger werdenden Arbeitsmarktlage weitergehen? Einige Teilnehmer beschäftigen sich antizipatorisch mit Fragen des vorgezogenen Ruhestandes, der nicht allen ohne weiteres willkommen erscheint. Im Insgesamt der Belastungshäufigkeiten kann jedoch für die gesamte Lebensspanne zwischen 40 – 55 bei den jüngeren Kohorten eine relativ konfliktarme Zeit konstatiert werden, die – untergliedert in die einzelnen Jahrfünfte – sogar die früheste Kindheit (BA 0–4) noch unterschreitet.

Vergleichende Gegenüberstellung der Konfliktinhalte

Tabelle 3 gibt einen ersten Überblick, welche Konfliktbereiche in den beiden Studien in welcher Rangfolge von den Untersuchungsteilnehmern benannt waren.[3] Hier ist zu erkennen, daß in den Anfang der 90er Jahre erhobenen Biographien Probleme mit der Durchsetzung eigener persönlicher Interessen den ersten Rangplatz einnehmen, vor 30 Jahren hingegen erst den vierten. Besonders bedeutsam zeigten sich sowohl früher als auch heute Konflikte und Belastungen

Tabelle 3. Prozentuale Besetzung der Konfliktbereiche im Vergleich

Lehr und Thomae (1965, n=326)		Robrecht (1994, n=96)	
Eltern	15,5	Person/Interessen	17,1
beruflicher Bereich	14,0	Eltern	15,7
Partnerschaft	13,4	sozialer Bereich	14,1
Person/Interessen	9,4	Schule/Ausbildung	11,8
Kinder	7,3	Partnerschaft	8,7
sozialer Bereich	6,8	Gesundheit	6,5
Verwandte	6,0	beruflicher Bereich	5,6
Schule/Ausbildung	6,0	Verwandte	5,0
politische Situation	4,9	Berufswahl	4,1
Berufswahl	4,2	politische Situation	3,7
religiöser Bereich	3,7	religiöser Bereich	2,9
Partnerwahl	3,5	Kinder	1,3
sonstige Konflikte	5,3	Partnerwahl	1,2
		sonstige Konflikte	2,3

---

[3] Es sei darauf hingewiesen, daß der Bereich „Gesundheit" in der Studie von Lehr und Thomae (22) zwar definiert wird, in der weiteren Auswertung allerdings entfällt und keine numerischen Angaben zum Vergleich vorliegen.

im Verhältnis zu den eigenen Eltern, während z. B. Konflikte mit den eigenen Kindern heute erst auf Platz 12 erscheinen, früher auf Platz 5 der Nennungen rangierten. Auch der berufliche Bereich wird heutzutage weniger als Belastung erlebt, als dies vor 30 Jahren noch der Fall war.

In Tabelle 4 sind diejenigen Folgerungen thesenartig zusammengestellt, die sich aus der genauen Analyse der Konfliktthemen in den einzelnen Lebensaltern ergeben. Konflikte und Spannungen mit den eigenen Eltern sind demnach so-

Tabelle 4. Die Inhalte biographischer Konflikt- und Belastungssituationen im Vergleich zwischen älteren (Lehr und Thomae, 1965) und jüngeren Kohorten (Robrecht, 1994)

Folgerungen
▶ Bei der Konfliktbereichs-Gewichtung treten signifikante geschlechtsspezifische Unterschiede in den jüngeren Kohorten nicht mehr in Erscheinung.
▶ Der früher berufsbezogene Konfliktschwerpunkt hat sich heute – zeitlich – auf die vorberufliche Phase (Schule/Ausbildung) „verlagert".
▶ Die innerfamiliären Konflikte (Partnerschaft und Kinder) haben sich verringert, die außerfamiliären (sozialer Bereich) und die individuellen (Personen/eigene Interessen) sind gewachsen – letztere kontinuierlich mit zunehmendem Lebensalter.
▶ In den ersten 15 Lebensjahren der älteren Kohorte waren neben Konflikten mit den Eltern vor allem schulische Probleme zentral. Heute stehen in den ersten 10 Jahren nach Konflikten mit den Eltern Auseinandersetzungen im sozialen Bereich stärker im Vordergrund. Der schulische Bereich wird erst etwas später konfliktreicher (10–15), ebenso die Schwierigkeiten bezüglich der eigenen Person.
▶ Die Konflikte mit den Eltern bilden auch in den „Reifejahren" (15–19) einen Hauptanteil. Darüber hinaus war in den früheren Generationen das Thema „Beruf" (Berufswahl, Arbeitsplatz) zentral; heute hingegen sind Schule und Ausbildung sowie Selbstwertprobleme belastender.
▶ Im frühen Erwachsenenalter (20–30) haben – gegenüber früher – peronenbezogene Probleme erheblich zugenommen; partnerschaftliche und berufliche Schwierigkeiten bilden nach wie vor (d.h. in beiden Kohortengruppen) wesentliche Konflikte. Die früher bedeutenden Konflikte mit den Eltern, im Zusammenhang mit der Partnerwahl und mit den eigenen Kindern haben in den jüngeren Kohorten ihre zentrale Stellung eingebüßt; stattdessen sind – insbesondere zu Beginn des 3. Dezenniums – Konflikte im sozialen Bereich sowie in Schule und Ausbildung und bezüglich der Berufswahl stärker akzentuiert.
▶ Im jüngeren Erwachsenenalter (30–40) werden die vordringlichsten Konfliktanteile auch heute im Beruf und in der Partnerschaft erlebt. Während ein dritter großer Problemkomplex früher – vor allem für Frauen – die eigenen Kinder waren, ist an seine Stelle heute das Selbstverständnis getreten.
▶ Im mittleren Erwachsenenalter (40–50) zeigt sich ein ähnliches thematisches Bild wie im jüngeren Erwachsenenalter – mit etwas variierten Intensitäten. In den jüngeren Kohorten treten gesundheitliche Belastungen hinzu, die z.T. mit psychischen Konstellationen in Verbindung gebracht werden (Somatisierung).
▶ Im höheren Erwachsenenalter (50–54) hatten die Befragten der älteren Kohorten die meisten Schwierigkeiten mit den eigenen Kindern; unmittelbar nachgeordnet rangierten Konflikte im Beruf (vordringlich bei Männern) und in der Partnerschaft. In den neueren Biographien bewegen am stärksten Konflikte bezüglich der eigenen Person (besonders die Frauen) und im Beruf (vor allem die Männer); auch partnerschaftliche Auseinandersetzungen sind akzentuiert (verstärkt bei Frauen).

wohl in den älteren Kohorten (22) wie auch in den jüngeren (25) ein vordringliches Thema der Kindheit und Jugendjahre. Aus der Sicht des Kindes sind die Eltern immer wieder Anlaß zu diversen Konflikten und Auseinandersetzungen. Jedes Kind hat seine Eltern zu irgendeinem Zeitpunkt als problematisch erlebt, selbst wenn sich die Eltern noch so intensiv bemüht haben mögen, ihren Kindern eine positive, möglichst konfliktarme Kindheit zu ermöglichen. Während heutzutage schulische Probleme im Vergleich zu früher erst etwas später akut werden, sind die zugenommenen Spannungen im allgemeinen sozialen Bereich auffallend. Es ist bemerkenswert, wieviel Ärger, Streit, Belastungen in dieser Hinsicht von den Befragten der jüngeren Kohorten bereits aus frühen Kindertagen berichtet werden. Aus den Biographien ergibt sich der Eindruck eines heute deutlich gewachsenen Konfliktbrennpunktes des sozialen Miteinanders bzw. „Gegeneinanders", der in seinen Anfängen auch von Kindern und Jugendlichen erlebt bzw. konstelliert wird.

Berufliche und partnerschaftliche Belastungen sind zwei bedeutsame Konfliktthemen im Erwachsenenalter – damals wie heute, wobei selbstverständlich die beruflichen Schwierigkeiten in concreto für einen 20jährigen anders aussehen als für einen 50jährigen, zusätzlich differieren sie noch in Abhängigkeit vom jeweiligen historischen Kontext. Im Gesamtvergleich der Konfliktthemen sind jedoch die Bereiche „Beruf", „Partnerschaft", „eigene Kinder" deutlich zurückgetreten im Gegensatz zu den in den neueren Biographien erheblich gestiegenen Konflikten mit der eigenen Person, mit persönlichen Interessen.

Insbesondere die letztgenannte Beobachtung gehört zu den zentralsten Unterscheidungsmomenten zwischen den Erhebungen Anfang der 60er (22) und Anfang der 90er Jahre (25). Der Freiheitsraum individueller Gestaltungsvariationen und subjektiver Bedürfnisverwirklichungen ist in den zurückliegenden Jahrzehnten um ein Vielfaches gestiegen, so daß sich in manchen Lebenssituationen Fragen nach dem einzuschlagenden Weg, nach der zu ergreifenden Möglichkeit auftun, die vor einigen Jahrzehnten insoweit fraglos waren, als so gut wie keine Alternative zu dem von außen Vorgegebenen existierte. Mit anderen Worten: Die Chance, daß sich „die Aufforderung der ‚Auswahl' zwischen verschiedenen Verhaltensweisen" (22, S. 10) ergibt, ist in den neueren Biographien offensichtlich ausgeweiteter, als dies für die Befragten der älteren Kohortengruppe der Fall war. Gerade im persönlichen Bereich ergeben sich damit oftmals nicht zu unterschätzende Belastungssituationen, die einer subjektiven Unsicherheit entspringen, nicht zu wissen, „was nun für mich das Richtige ist, wofür ich mich entscheiden soll". Einige Beispiele aus den Explorationen seien ausgewählt: Schon die Frage, ob man als Kind in den Kindergarten wollte oder nicht, war für manche Untersuchungsteilnehmer eine früh erinnerte Belastung im persönlichen Bereich, weil man mit dem Angebot zu dieser Möglichkeit z. T. erhebliche Divergenzen bzw. Ambivalenzen in sich selbst erlebte (das Zusammenkommen mit anderen Kindern versus die Geborgenheit zu Hause). Noch vor 30 Jahren waren Probleme dieser Art eher gering ausgeprägt: Mitunter gab es gar keinen Kindergarten oder die Eltern konnten den Besuch eines solchen nicht bezahlen und die Arbeitskraft des Kindes (z. B. beim Kartoffeln lesen auf dem Feld) wurde gebraucht. Ein anderer Bereich ist die Schule: Früher war es mehr oder weniger selbstverständlich, daß diejenige Volksschule besucht wurde, zu deren Einzugsgebiet die Familie durch ihren Wohnsitz gehörte. In den neueren Biographien ist wiederholt von inneren Konflikten zu hören, die sich den Untersuchungsteilnehmern darüber bereiteten, daß sie von ihren Eltern gefragt wurden, in welche Schule sie denn gern gehen möchten, da sich die Möglichkeit zur Wahl einer bestimmten Schule stellte. Ihre Fortsetzung finden diese „Lebenslinien" in den Fragen nach den weiterführenden Schulen: Soll/will man auf die Realschule, das Gymnasium, soll/will man sich mit dem Hauptschulabschluß „begnügen", weil man anschließend eine Lehre absolvieren möchte? Späterhin: Welche Lehr- bzw. Ausbildungsstelle, welches Studium möchte man ergreifen, welches entspricht den eigenen Neigungen am ehesten? Viele Fragen, die man beinahe als die „Kehrseite der gewonnenen Freiheiten" bezeichnen könnte, tun sich auf und bereiten zahlreiche intrapersonale Konflikte, vor deren Lösungsnotwendigkeit die Generationen vor einem Dritteljahrhundert noch nicht gestellt waren.[4] Der Wegfall äußerer Behinderungen, wie sie manchmal durch geschichtliche oder persönliche Bedingtheiten früher noch gegeben waren bzw. sich durch die alternativlose Eindeutigkeit der Situation ergeben hatten, führt unweigerlich zu einem neuen Freiheits- und Entscheidungsraum und damit auch zur Suche nach neuen Kriterien und Kategorien, anhand derer die rechte „Auswahl" getroffen werden kann. Vielleicht liegt eine Ursache in der Fragwürdigkeit von äußeren Orientierungspunkten – durch die Biographien unserer Untersuchung ziehen sich zahlreiche Situationen, in denen sich die Teilnehmer nur auf sich selbst beziehen konnten, d. h. in denen sie sich fragen durften (und mußten), was sie wollten, welche Variante sie favorisierten. Für viele sind solche Situationen in belastender Erinnerung, da sie mit ihnen ein inneres Nicht-Wissen schildern, eine manchmal qualvolle Zeit der Unentschlossenheit und eine Angst vor einer eventuell falschen Entscheidung, die man später bereuen würde. Auch in höheren Lebensjahren stellen sich personbezogene Konflikte in verschiedenen Lebenssituationen (bzw. ausgelöst durch dieselben) ein. Neben den auch hier vorfindlichen Entscheidungsmöglichkeiten und -notwendigkeiten, die einerseits als Freiheit gebend, andererseits auch als Belastung und innere Auseinandersetzung bereitend erlebt werden, entstehen intrapersonale Konflikte verstärkt durch eine subjektive Gegenüberstellung von einem „Soll"- und einem „Ist"-Zustand des persönlichen Lebensalltags. Die hier gemeinten Untersuchungspersonen fragen sich, ob die Weise, in der sie zum momentanen Zeitpunkt ihr Leben führen, mit ihren innersten Bedürfnissen, Vorstellungen, Wünschen, Entwürfen, Gefühlen übereinstimmt. Eine fehlende Stimmigkeit kann sich dabei auf mehrere Lebensbereiche erstrecken: Man kann feststellen, daß es z. B. „nicht mehr stimmt, in einer solch' kleinen Wohnung zu bleiben", „an diesem schwierigen Arbeitsplatz weiterzumachen", „diese komplizierte Beziehung aufrechtzuerhalten". Diesen Beispielen gemeinsam ist, daß sie sich auf „im Außen" konkretisierbare Konfliktfelder beziehen (Wohnung, Beruf, Partnerschaft usf.). Anders jedoch verhält es sich, wenn die intrapersonale Konflikterfahrung auf keine externe Attribuierung zielen kann, vielmehr die äußeren Lebensumstände zum Auslöser für innere Divergenzen werden. In diesen (hier gemeinten) Fällen sind in den Biographien eher vage anmutende Formulierungen zu vernehmen: „Ich hatte das Gefühl, ich gehe an mir selbst vorbei"; „ich war mitten unter Menschen und hatte doch das Gefühl, mit niemandem zusammenzusein"; „wenn ich mein Leben, so wie ich es bisher geführt hatte, betrachtete, spürte ich eine gewisse innere Leere"; „obwohl ich viel erreicht hatte, war etwas tief in mir doch sehr schal geblie-

---

[4] Derartige Äußerungen sind selbstverständlich nicht als „revanchistische" Attitüden zu verstehen. Vielmehr wollen sie auf einen oftmals nicht recht wahrgenommenen Widerhall (notwendigst) erreichter Freiheiten hinweisen, wie er in unserem Explorationsmaterial zu vernehmen ist.

ben". In diesen und ähnlichen Situationen steht die einzelne Person mit den eigenen Interessen im Zentrum der konflikthaften Auseinandersetzung, die primär nicht mit einem anderen Menschen, auch nicht mit äußeren Umständen, sondern mit sich selbst geführt wird. Dieses selbstbezogene Konfliktmoment kann Ausdruck jener zunehmenden Individualisierung und „Privatisierung"[5] der Alltagsgestaltung sein, wie sie für die Gegenwart charakteristisch erscheint.

Literatur

1. Aldwin CM (1991) Does age affect the stress and coping process? Implications of age differences in perseived control. Journals of Gerontology 46:174–180
2. Baltes PB (1979) Einige Beobachtungen und Überlegungen zur Verknüpfung von Geschichte und Theorie der Entwicklungspsychologie der Lebensspanne. Klett, Stuttgart, S 13–33
3. Baltes PB (1990) Entwicklungspsychologie der Lebensspanne: Theoretische Leitsätze. Psychologische Rundschau 41:1–24
4. Erikson EH (1966) Identität und Lebenszyklus. Frankfurt am Main: Suhrkamp
5. Erikson EH (1970) Jugend und Krise. Klett, Stuttgart
6. Erikson EH (1982) The life cycle completed. Norton & Company, New York London
7. Erikson EH (1991) Kindheit und Gesellschaft. 10. Auflage, Klett-Cotta, Stuttgart
8. Feger H (1978) Konflikterleben und Konfliktverhalten. Psychologische Untersuchungen zu alltäglichen Entscheidungen. Huber, Bern
9. Feger H, Sorembe V (1983) Konflikt und Entscheidung. In: Thomae H (Hrsg) Theorien und Formen der Motivation. Enzyklopädie der Psychologie, C IV, Bd. 1. Hogrefe, Göttingen, S 536–711
10. Haan N (1977) Coping and defending. Processes of self-environment organization. Academic Press, New York
11. Havighurst RJ (1963) Dominant concerns in the life cycle. In: Schenk-Danzinger L, Thomae H (Hrsg) Gegenwartsprobleme der Entwicklungspsychologie. Hogrefe, Göttingen, S 27–37
12. Kruse A (1987) Biographische Methode und Exploration. In: Jüttemann G, Thomae H (Hrsg) Biographie und Psychologie. Springer, Berlin Heidelberg, S 120–137
13. Kruse A, Thomae H (1992) Menschliche Entwicklung im historischen Wandel. Empirischpsychologische Beiträge zur Zeitgeschichte. Asanger, Heidelberg
14. Laux L, Weber H (1987) Person-centred coping research. European Journal of Personality 1:193–214
15. Lazarus, R. S. (1990) Streß und Streßbewältigung – Ein Paradigma. In: Filipp, S.-H. (Hrsg.) Kritische Lebensereignisse (2., erw. Auflage). München: Psychologie-Verlags-Union, S 198–232
16. Lehr, U. (1976) Zur Frage der Gliederung des menschlichen Lebensablaufs. Actuelle Gerontologie, 6:337–345
17. Lehr U (1978) Das mittlere Erwachsenenalter – ein vernachläßigtes Gebiet der Entwicklungspsychologie. In: Oerter R (Hrsg.) Entwicklung als lebenslanger Prozeß. Hoffmann & Campe, Hamburg, S 147–177
18. Lehr U (1978) Kontinuität und Diskontinuität im Lebenslauf. In: Rosenmayr L (Hrsg) Die menschlichen Lebensalter: Kontinuität und Krisen. Piper, München, S 315–339
19. Lehr U (1980) Die Bedeutung der Lebenslaufpsychologie für die Gerontologie. Actuelle Gerontologie 10:257–269
20. Lehr U (1987) Erträgnisse biographischer Forschung in der Entwicklungspsychologie. In: Jüttemann G, Thomae H (Hrsg) Biographie und Psychologie. Springer, Berlin S 217–248

---

[5] Wir setzen diesen Terminus in Anführungszeichen, weil er hier nicht mit wirtschaftsbezogener Konnotation gebraucht ist, sondern im Sinne des lateinischen „privatus": „die Einzelperson meinende".

21. Lehr U (1991) Psychologie des Alterns (7., erw. Auflage). Quelle & Meyer, Heidelberg
22. Lehr U, Thomae H (1965) Konflikt, seelische Belastung und Lebensalter. Westdeutscher Verlag, Köln
23. Mischel W (1977) The interaction of person and situation. In: Magnusson D, Endler NS (eds) Personality at the crossroads. Erlbaum, Hillsdale, NJ, pp 333–352
24. Olbrich E (1990) Normative Übergänge im menschlichen Lebenslauf: Entwicklungskrisen oder Herausforderungen? In: Filipp S-H (Hrsg) Kritische Lebensereignisse. 2., erw. Auflage, Psychologie-Verlags-Union, München, S 123–138
25. Robrecht J (1994) Konflikte, Auseinandersetzungsformen und Lebensalter. Phil Diss Univ. Greifswald
26. Thomae H (1974) Vergleichende Psychologie der Lebensalter. Zeitschrift für Gerontologie 7:313–322
27. Thomae H (1983) Alternsstile und Altersschicksale. Huber, Bern
28. Thomae H (1985) Dynamik des menschlichen Handelns. Bouvier, Bonn
29. Thomae H (1988) Das Individuum und seine Welt. Hogrefe, Göttingen
30. Thomae H, Lehr U (1963) Konflikt und Lebensalter. In: Schenk-Danzinger L, Thomae H (Hrsg) Gegenwartsprobleme der Entwicklungspsychologie. Hogrefe, Göttingen, S 48–62
31. Thomae H, Lehr U (1986) Stages, crises, conflicts, and life-span development. In: Sørensen AB, Weinert FE, Sherrod L (eds) Human development and the life course. Erlbaum, Hillsdale, NJ, pp 429–444
32. Wahl HW, Baltes MM (1990) Die soziale Umwelt alter Menschen: Entwicklungsanregende oder -hemmende Pflegeinteraktionen? Zeitschrift für Entwicklungspsychologie und Pädagogische Psychologie 22:266–283
33. Zuschlag B, Thielke W (1992) Konfliktsituationen im Alltag. 2., erw. Auflage, Verlag für Angewandte Psychologie, Stuttgart

Anschrift des Verfassers:
Dipl.-Psych. Dipl.-Theol. Dr. phil. J. Robrecht
Graf-Dürckheim-Weg 12
79682 Todtmoos-Rütte

Aspekte der menschlichen Entwicklung in der zweiten Lebenshälfte: Entwicklungskrisen, Entwicklungsaufgaben und Entwicklungsthemen

R. Schmitz-Scherzer

FB Sozialwesen, Universität GH Kassel

Einige Anmerkungen zum Entwicklungsbegriff und zur biographischen Methode in der Gerontologie

Seit dem Beginn der Betrachtung des menschlichen Alterns in der Antike und schon in den ersten wissenschaftlichen Arbeiten der Gerontologie wird Altern als Prozeß verstanden. Die wörtliche Übersetzung des Stammwortes aus dem Lateinischen deutet auf die deutschen Wörter Vorgang, Hergang, Ablauf, Verlauf, Verfahren und Geschehen hin, das Verb „procedere" wird gemeinhin mit „voranschreiten" übersetzt. Ziele dieses Voranschreitens oder dieses Prozesses werden zumindest im Wort „Prozeß" selbst nicht formuliert und schienen deshalb mit einer gewissen Beliebigkeit setzbar. Dies zeigt schon der erste Blick auf Ansätze einer Betrachtung des menschlichen Lebenslaufs von der Antike bis in unser Jahrhundert hinein, wenn etwa in verschiedenen Stufen- oder Phasenlehren das Alter qualitativ sehr unterschiedliche Gewichtungen und Einschätzungen erfährt. So z. B. bei Platon, bei dem das Alter eine eher positive Gesamtwertung erfährt, oder bei Aristoteles, der das Alter – als Lebensstufe – einer Krankheit verwandt sieht. Auffallend ist, daß die Stufen- oder Phasenmodelle des Alterns über die Jahrhunderte hinweg zumeist die Dynamik eines Lebenslaufs in der relativ festgelegten Abfolge von Stufen oder Phasen betonten und damit dem Prozeßcharakter des menschlichen Lebenslaufs nicht den Raum zuwiesen, der ihm heute von der Entwicklungspsychologie zugesprochen wird. Dies trifft auch auf die Modelle von Bühler (1) und Moers (13) zu.

Dies änderte sich erst mit dem zunehmenden Interesse der Entwicklungspsychologie für Alternsvorgänge. Erst jetzt kam der prozessuale Aspekt bei der Untersuchung von Biographien und biographischen Berichten stärker zur Geltung. In diesem Zusammenhang ist es interessant zu sehen, daß sich die Sichtweise vom menschlichen Leben anders akzentuierte, zunehmend die Auffassung vom prozessualen Charakter des menschlichen Alterns zu finden ist, auch immer häufiger von Entwicklung im Lebenslauf gesprochen wird. Nicht selten werden dabei die Termini Entwicklung und Prozeß synonym gebraucht. Dies hat Konsequenzen, die im vorliegenden Beitrag aufgewiesen werden.

Da im Entwicklungsbegriff nach der heute gängigen Auffassung eine Zieldimension implizit vorhanden ist – Entwicklung benennt gemeinhin ein Woher und ein Wohin –, die Benennung von allgemeinen Zielen der menschlichen Entwicklung jedoch eher in die Gebiete der Theologie, der Philosophie, der Pädagogik und anderer Wissenschaften fällt, und Ziele der menschlichen Entwicklung zudem nach den Ergebnissen der differentiellen Gerontologie intra- und interindividuell sehr verschieden sein dürften, definiert Thomae (16) Entwicklung in diesem Zusammenhang als lebenslange Veränderung und stellt damit den Entwicklungsbegriff in die unmittelbare Nähe des Begriffes Prozeß. Dies ist möglich, da sich Thomae in dieser Definition einer Zielbestimmung der menschlichen Entwicklung enthält. Weiter ist gerade an dieser Definition wichtig zu sehen, daß das zeitliche Kontinuum des menschlichen Lebenslaufs nur an den Abläufen von Geschehnissen und Ereignissen über die Lebenszeit hinweg erkannt werden kann (2).

Jedenfalls wird Entwicklung zum „Inbegriff der Geschehnisse" im menschlichen Leben (18, S. 7) und umfaßt „die ganze Fülle von Erscheinungen..., welche sich in einem menschlichen Lebenslauf als innere Begleiterscheinungen des Übergangs von Zustand zu Zustand" (18, S. 10) darstellen. Menschliche Entwicklung zeigt sich demnach in einer „Reihe von miteinander zusammenhängenden Veränderungen, die bestimmten Orten des zeitlichen Kontinuums eines individuellen Lebenslaufes zuzuordnen sind"(18, S. 10), oder als „Inbegriff einer zum Sinngebilde der Individualität integrierten Reihe von Ablaufgestalten oder Prozessen" (16, S. VIII). Damit kann Entwicklung sowohl zu einer weiteren Differenzierung als auch zu einer Entdifferenzierung, sowohl zu einem „Entwicklungsgewinn" als auch zu einem „Entwicklungsverlust" führen.

Entwicklung als Begriff umfaßt die Vergangenheit, die Gegenwart und die Zukunft. In vielen Lebenslaufstudien aber wird Entwicklung reduziert auf die zu beobachtende Entwicklung im bislang gelebten Leben und damit auf die Vergangenheit (bis zu den Entwicklungsresultaten, die in der Gegenwart zu beobachten sind). Die Orientierung auf die Vergangenheit bedingt die Analyse der Lebensgeschichte, wie sie berichtet wird. Erzählte (und auch schriftliche) Berichte von der Person selbst rekonstruieren die Lebensgeschichte, sind jedoch nicht in der Lage, die faktischen Geschehnisse oder Ereignisse so darzustellen, wie sie „tatsächlich" abliefen. Mit anderen Worten: Biographie, bezogen auf die (bislang) gelebte Entwicklung im Lebenslauf, ist eine Rekonstruktion, die nicht frei von subjektiven Einflüssen ist – was nicht heißt, daß nicht auch diese Rekonstruktion wesentliche Aussagen gestattet. Nur ist es eben nicht die „objektive" Lebensgeschichte, die analysiert wird, sondern deren Rekonstruktion zu einem Zeitpunkt des Lebenslaufes. Auch dann, wenn Berichte über die gegenwärtige Situation in Forschungen einbezogen werden – etwa in Tageslaufstudien –, gelten diese Anmerkungen. Insofern bestehen zwischen den Konzepten von Entwicklung und der biographischen Methode gewisse Diskrepanzen – selbst wenn die biographische Methode als die angemessenste Form zur Erfassung von Entwicklungsverläufen eingeschätzt wird (17, 20).

Zunehmend wurde die Methode der biographischen – oder lebensgeschichtlichen – Analyse eine wichtige Methode der gerontologischen Forschung, wenngleich gerade die Erstellung und Auswertung von Biographien in der abendländischen Kultur – wie bereits angedeutet – eine Jahrtausende alte Geschichte hat. Allerdings geschahen diese Betrachtungen und Analysen in historischen Zeiten meist zu pädagogischen und historischen Zwecken und waren deshalb eher auf herausragende Persönlichkeiten aus dem Adel, der Geistlichkeit oder – später – des Bürgertums bezogen. Das Interesse an der Lebensbeschreibung „einfacher" Leute ist eher neueren Datums und keineswegs allein auf die Gerontologie beschränkt. Sozial- und Kulturwissenschaften, aber auch die Geschichtswissenschaft, wenden diese Methode mittlerweile an.

In Deutschland ist innerhalb der Entwicklungspsychologie und der Gerontologie die Einführung der biographischen Methode untrennbar auch mit dem Namen von Hans Thomae verbunden. 1952 publizierte Thomae (17) einen Aufsatz mit dem Titel „Die biographische Methode in den anthropologischen Wissenschaften" und formulierte dort Beobachtungen und Überlegungen sowie Erfahrungen zum Einsatz dieser Methode in der Persönlichkeits- und Entwicklungspsychologie. 1963 legten Thomae und Lehr (19) eine Untersuchung vor, die versuchte, in Explorationen berichtete Konflikte in eine lebenslaufbezogene Perspektive zu integrieren. In dieser Arbeit wurde nicht nur deutlich gemacht, daß sich Konflikte in bestimmten Altersmargen in der individuellen Lebensgeschichte häufen. Ohne auf weitere Details einzugehen, kann gerade auf dieser Studie fußend festgestellt werden, daß Thomae und Lehr (19) Konflikte im Lebenslauf und die Auseinandersetzung mit ihnen als den gesamten Lebenslauf strukturierende Elemente aufgefaßt haben. Dabei wurde deutlich, daß die in dieser und anderen Lebenslaufstudien von Thomae entwickelten Themen und Techniken zur Bewältigung der jeweiligen Lebenssituation nicht nur im Individuum und den von diesem erfahrenen und geleisteten Lernprozessen begründet sind, sondern daß eine „Thematik samt den zugehörigen Techniken aus den Gegebenheiten der allgemeinen kulturellen und sozialen Situation erwächst"(16, S. 163).

Entwicklungsphasen und Entwicklungsstufen als Konzepte in der Gerontologie

Der Begriff der Entwicklung scheint so allgemein, daß er nicht ohne weiteres einer wissenschaftlichen Analyse zugrunde gelegt werden kann. Es galt Konstrukte zu entwickeln, die es erlaubten, den „Entwicklungsfluß" faßbarer, übersichtlicher zu sehen. Dieser Erfordernis versuchen in den letzten Jahrzehnten zwei Forschungsrichtungen zu entsprechen: die eine unterlegt dem Entwicklungsbegriff weitere Konzepte und arbeitet an der Erforschung von Kompetenzen und Potentialen für eine Entwicklung selbst im höchsten Alter (10), während die zweite versucht, die Dynamik der Entwicklung selbst zu begreifen, indem sie nach formalen und inhaltlichen Elementen in der Entwicklung des Menschen sucht und diese so faßbarer zu machen hofft. Innerhalb der zuletzt genannten Forschungsrichtung wurden zuerst die formalen Konzepte der Entwicklungsphasen und Entwicklungsstufen und später die der Entwicklungskrisen, der Entwicklungsaufgaben und der Themen aufgegriffen bzw. begründet und inhaltlich bestimmt.

Entwicklungskrisen

Erikson entwarf ein Modell der menschlichen Entwicklung über die gesamte Biographie hinweg, indem er auf einigen Grundideen der schon in der Antike bekannten und später in der Entwicklungspsychologie der Kindheit und des Jugendalters entwickelten Phasen- oder Stufenlehren zur Beschreibung und Analyse des menschlichen Lebenslaufs Bezug nahm (3, 4, 5, 6). Zwar war sein Modell zunächst auf die Kindheit bezogen, doch weitete es der Autor später bis in das Alter aus.

Erikson ist – wie bereits gesagt – dem Phasen- oder Stufenmodell vom menschlichen Leben verpflichtet. Diesem zufolge verläuft das Leben in einer Abfolge von Stufen oder Phasen, die insofern aufeinander bezogen sind, als das „erfolgreiche" Durchlaufen früherer Phasen oder Stufen notwendig ist zum Erreichen der jeweils nächsten. Dabei werden die Übergänge von ihm und anderen Autoren als Krisen oder Lebensaufgaben (9) gesehen.

Erikson entwickelte keine Theorie im wissenschaftstheoretischen Sinn. Das scheint auch nicht sein Ziel gewesen zu sein, wenngleich er den Terminus hier und dort benutzt. Vielmehr versucht er die Bewahrung und Erhaltung sowie die Entwicklung der Persönlichkeit – er spricht auch von Identität – als eigentliches Ziel der menschlichen Entwicklung in das Zentrum seiner Betrachtung zu stellen. Dies geschieht in einem eher ganzheitlichen Ansatz und zumindest in seinen späteren Arbeiten im Blick auf die gesamte Biographie. Zwar ist er der Position von Freud verpflichtet, doch sieht er anders als dieser keinen strukturellen Gegensatz zwischen Persönlichkeit und Umwelt, sondern vielmehr die Möglichkeit einer konfliktarmen und in diesem Sinne erfolgreichen Anpassung des Individuums an die Gesellschaft. Es fällt allerdings auf, daß Erikson in nahezu allen seinen Arbeiten mit seinem Identitätskonzept an dem Modell des aktiven, leistungsfähigen und unabhängigen männlichen Vertreters der US-amerikanischen Mittelschicht orientiert ist. Dennoch ist sein Konzept von Entwicklungskrisen und deren Bewältigung als eigentlichen „Organisatoren" der menschlichen Entwicklung beachtenswert, da es viel Spielräume für individuelle Entwicklungen läßt.

Für eine gerontologische Betrachtung brauchen im vorliegenden Zusammenhang nur die Entwicklungsstufen herangezogen zu werden, die Erikson dem Erwachsenenalter und dem Alter zuordnet. Es sind dies die 7., die es zwischen 25 und 65 Jahren zu lösen gilt, und die 8., die jenseits des 65. Lebensjahres ansteht: „Generativity versus Self-Absorption and Stagnation" und „Ego Integrity versus Despair". Eigentlich meint „Generativity" die Entwicklung zur Geschlechtsreife, gemeint ist bei Erikson aber mehr seelische Reife versus mit sich selbst (ausschließlich) beschäftigt sein, Stau, Stocken, Verlangsamung. Es geht also bei diesen Aufgaben – Erikson spricht von „stages" – um die Entwicklung bzw. Erhaltung von Möglichkeiten und Fähigkeiten, anderen Menschen zu helfen, die eigene Produktivität zu bewahren und zu entfalten, und die Fähigkeit, die eigenen Bedürfnisse, die erfüllt werden müssen, wahrzunehmen, um die Selbstentwicklung zu ermöglichen. Sonst droht Stagnation auf der Ebene des bislang Erreichten und damit die Unmöglichkeit oder Verlangsamung einer weiteren Entwicklung der eigenen Persönlichkeit. Die Alterskrise in der 8. Entwicklungsstufe beinhaltet das Erringen der Akzeptanz des im eigenen Leben Erreichten, Verfehlten und Versäumten und damit auch die Integration der Fehlschläge und Fehlentwicklungen, der nicht erreichten Ziele und der unerfüllt gebliebenen Träume. Also die vollständige Akzeptanz des bisher gelebten Lebens. Sonst drohen Kummer und Verzweiflung über falsche oder nicht getroffene Entscheidungen und über das Fehlen neuer Entscheidungsmöglichkeiten und Lebenschancen.

Erikson sieht die menschliche Entwicklung als eine – „festgelegte" – Abfolge von Auseinandersetzungen mit lebensphasen- oder lebensstufenspezifischen Themen. Die Krisen, die aus diesen Auseinandersetzungen entstehen, müssen gelöst und gemeistert werden, bevor eine angemessene Auseinandersetzung mit dem nächsten Thema der folgenden Stufe oder Phase beginnen kann. Ist dies nicht möglich, stagniert diese Entwicklung mit allen denkbaren Konsequenzen: Leid, rigide Festgelegtheit etc.

Gegen dieses Modell ist viel Kritik vorgebracht worden. Insbesondere wurden Bedenken gegen seine epigenetische Grundstruktur und seine implizite Aussage einer universellen, d. h. von der Kultur und der Geschichte unabhängigen menschlichen Entwicklung geäußert. Dennoch besitzt es großen heuristischen Wert für die Bemühungen um die Erforschung des Erwachsenenalters und des Alters (7).

Entwicklungsaufgaben

In gewisser Weise hat Havighurst (9), ein Vertreter der pädagogischen Psychologie, das Modell der menschlichen Entwicklung von Erikson trotz aller Ähnlichkeiten weiterentwickelt. Im Gegensatz zu Erikson sieht er aber nicht einen Hauptkonflikt, den es in jeder Stufe im Rahmen einer psychosozialen Krise zu lösen gilt, sondern Aufgaben, Entwicklungsaufgaben („developmental tasks") in einem sehr konkreten Sinn. Diese sind als Anforderungen an das sich entwickelnde Individuum gestellt und von ihm zu bewältigen. Auch diese folgen in einer bestimmten Reihenfolge aufeinander, auch deren Lösungen machen bereit zu der Bearbeitung der folgenden Entwicklungsaufgaben. Das Modell vom menschlichen Lebenslauf von Havighurst ist von größerer Konkretheit geprägt als das von Erikson. Dennoch sind auch hier vergleichsweise ähnliche Kritiken vorzubringen: die deutliche Orientiertheit an der (US-amerikanischen) Mittelschicht, die implizite Aussage von einer Universalität der menschlichen Entwicklung und seine epigenetische Grundstruktur, die sich deutlich an der Festgelegtheit der Entwicklungsphasen in diesem Ansatz erkennen läßt.

Die Entwicklungsaufgaben, die Havighurst konzipierte, entsprechen den Erwartungen, die die (US-amerikanische) Gesellschaft zum Beispiel an eines ihrer erwachsenen Mitglieder aus dem Mittelstand heranträgt: Partnerwahl, Ehe und Familiengründung, Berufsfindung und Karriere, Erziehung der Kinder, soziales und politisches Engagement, Anpassung an den Ruhestand und an ein Nachlassen der körperlichen Kräfte, sowie an den Tod des Ehepartners.

Auch wenn Havighurst mehr als Bühler (1), Moers (13) und Erikson (3, 4, 5, 6) die konkretere Ebene in der Formulierung von Entwicklungsaufgaben sucht, ja wahrscheinlich auch deshalb den Terminus der Entwicklungsaufgabe in die wissenschaftliche Diskussion einführt, bleiben seine diesbezüglichen Ausführungen seltsam normativ und vordergründig, z. T. auch allgemein und theorielos. Aber auch hier gilt es trotz aller berechtigten Kritik, die Anregungen, die von diesem Modell für die weitere Forschung ausgingen, nicht zu unterschätzen.

Entwicklungsthemen

Modelle, die der Phasen- oder Stufenlehre verpflichtet sind – wie die zuvor beispielhaft skizzierten Modelle von Erikson (3, 4, 5, 6) und Havighurst (8, 9) –, werden gerade wegen ihrer Bezogenheit auf eine festgelegte Reihe von Phasen oder Stufen zu Recht kritisiert. Sie sind nicht in der Lage, die Aktivität in der menschlichen Entwicklung, die vor allem auf der Interaktion zwischen dem Individuum und seiner Umgebung (auch der kulturellen, sozialen, gesellschaftlichen und epochalen) beruht, hinreichend zu beschreiben, geschweige denn zu erklären.

Thomae (20) hat mit seinem Konzept der Themen und der Techniken einen anderen Weg beschritten. Aufbauend auf zahlreichen Untersuchungen an unterschiedlichen Personengruppen seit den 50er Jahren bezog Thomae schließlich die Erfahrungen seiner Lebenslaufforschung auch auf das Erwachsenenalter und das Alter. Dabei fanden sich z. T. sehr differenzierte Kategorienschemata der einzelnen Themen und Techniken.

Alle Resultate der vorgelegten Analysen zeigten auf den ersten Blick einen vergleichsweise eher geringen Einfluß des chronologischen Alters auf die Konstituierung von Themen im Lebenslauf und die Aktivierung von Techniken. Vielmehr waren u. a. epochale Einflüsse, der soziale Status und der Gesundheitszustand von größerem Einfluß. Allerdings muß bei solchen Resultaten gesehen werden, daß das chronologische Alter eine unterschiedlich „gesättigte" Variable sein kann, in der auch epochale, gesundheitliche und eine Vielzahl anderer Momente repräsentiert sein können. Darüber hinaus fanden sich in den Resultaten der Studien von Thomae Hinweise auf eine Veränderung von Themen, die auf eine Auseinandersetzung des älteren Menschen mit sich selbst und seinem Alter rückführbar sind.

Im Grunde bietet Thomae (20) mit seinem Ansatz eine Möglichkeit zur differenzierten Betrachtung des gesamten Lebenslaufs, ohne die Nachteile von Phasen- oder Stufenmodellen hinnehmen zu müssen. Zudem wird in seinem Modell die Aktivität des Individuums in der Auseinandersetzung mit seiner Umwelt und seiner Lebenssituation konkret beschrieben und damit analysierbar. Die Dynamik, die einer Entwicklung auch im Alter innewohnt, denkt Thomae als „Dynamik von Themen und Techniken". Dabei könne die „eigentliche Thematik dem Subjekt nicht bekannt oder formulierbar", aber „als propulsiver Drang, Gestimmtheit oder diffuse Gerichtetheit" dem Individuum bemerkbar, dem Beobachter deutlich sein (16, S. 163). So gesehen wird die „Lebensgeschichte nicht einfach zu einer Abfolge formaler Strukturen, sondern zur Geschichte eines Themas und seiner Varianten" (16, S. 203), zu einem auch inhaltlich bestimmbaren Veränderungsgeschehen.

Die Phänomenologie des thematischen Ansatzes zur Beschreibung und Analyse der Veränderungen im menschlichen Lebenslauf ist bestechend und gestattet seine Verwendung für die praktische Arbeit mit und für alte Menschen immer dann, wenn „Verstehen" fremdseelischen Verhaltens notwendig und wichtig wird. Dies trotz der nicht zur vollen Zufriedenheit gelösten methodischen und konzeptionellen Probleme und der noch nicht vollständig geklärten Frage nach Konstanz und Variabilität diesbezüglicher Kategorien im Lebenslauf.

Entwicklungskrisen, Entwicklungsaufgaben und Entwicklungsthemen als Entwicklungskonstrukte

Doch sind diese Daseinsthemen und Daseinstechniken auch Entwicklungsthemen und -techniken? Sind die Krisen des Konzeptes von Erikson Entwicklungskrisen? Handelt es sich bei Havighurst tatsächlich um Entwicklungsaufgaben? Die gesamten Untersuchungen scheinen diese Fragen auf der Basis eines nicht klar und eindeutig ausformulierten Entwicklungsbegriffes zu belegen. In der Regel wird das jeweilige Konzept als Entwicklungskonzept gesetzt und nicht weiter ausformuliert.

Altern ist als Veränderungsgeschehen multidimensional und multidirektional bestimmbar (15). Das heißt, daß Alternsveränderungen auf verschiedenen Ebenen unterschiedlich ausgeprägt sind – dies auch bei derselben Person. Zudem können diese Veränderungen unterschiedlich gerichtet sein – etwa wie schon angedeutet, im Sinne von „Entwicklungsgewinnen" oder „Entwicklungsverlusten". Defizitäre Veränderungen können neben solchen, die auf eine weitere Differenzierung schließen lassen, beobachtbar werden. Deshalb kann der Entwicklungsbegriff, der eher unidirektionale Veränderungen bezeichnet, in diesem Zusammenhang zu Mißverständnissen führen und sollte durch den der Alternsveränderung in der Gerontologie ersetzt werden. Gleiches gilt – wenn auch abgeschwächt

– für den Begriff des Alternsprozesses. Auch dieser bezeichnet eher unidirektionale Veränderungen – was auch dem Wortsinn nach der Fall ist. Die Gerontologie stellt im Alternsvorgang (Alterns-)Veränderungen fest. Von diesen können freilich durchaus einige als Entwicklung im eigentlichen Sinn festgestellt und gesehen werden, andere allerdings scheinen eher auf Verluste hinzuweisen. Mit dieser Sichtweise von Alternsveränderungen ist keinesfalls eine solche der Definition des Alterns als defizitärer Vorgang verbunden. Vielmehr ist diese Sichtweise klarer und realistischer und weist auf die Fähigkeiten des alternden Menschen hin, Veränderungen anzustreben, sich mit Veränderungen auseinanderzusetzen und ggf. negativ erfahrene und erlebte Veränderungen zu kompensieren und/oder zu bearbeiten.

Im Übrigen kann von dieser Position aus auch besser untersucht werden, ob nun die Konzepte der Entwicklungskrisen, der Entwicklungsaufgaben und der Entwicklungsthemen als Entwicklungskonstrukte in einer lebenslaufbezogenen Sichtweise fungieren können. Allen drei ist gemeinsam, daß sie nicht nur für eine Untersuchung von Alternsprozessen entwickelt wurden. Vielmehr handelt es sich um lebenslaufbezogene Konzepte, also um solche, die Veränderungen über die gesamte Lebensspanne hinweg beschreiben und „erklären" können. Die Konzepte der Krise i. S. von Erikson und der Entwicklungsaufgaben nach Havighurst bergen allerdings normative Elemente, das von Thomae dem ursprünglichen Ansatz nach hingegen kaum. Implizit nehmen Erikson und Havighurst Entwicklungspotentiale (10) im Individuum selbst an, die die Auseinandersetzung und Bearbeitung von Krisen und Entwicklungsaufgaben ermöglichen. Implizit sind auch für beide Autoren im Falle der Nicht- oder Fehlbearbeitung anstehender Krisen oder Entwicklungsaufgaben stagnierende oder „rückwärtsgewandte" Entwicklungsverläufe möglich. Dies ist im Konzept der Entwicklungsthemen nach Thomae anscheinend nicht der Fall. In diesem geht es mehr um die Entwicklung inhaltlich bestimmbarer Kategorien der Art und Weise des „In-der-Welt-Seins", der Art und Weise interaktiver Auseinandersetzung zwischen dem Einzelnen und seiner Umwelt, um die Entwicklung von Lebensthemen oder Daseinsthemen (21). Sie sind nach Thomae (20) in der Nähe der Daseinstechniken anzusiedeln, obwohl letztere im Gegensatz zu den Daseinsthemen eher einen instrumentellen Charakter haben. Den oben ausgeführten Bemerkungen entspräche auch hier natürlich die Vermeidung des Terminus Entwicklung. Dies scheint auch Havighurst angestrebt zu haben, als er nicht mehr von Entwicklungsaufgabe, sondern von „dominant concern" – übersetzt: Hauptthema – sprach (8).

So bergen die Konzepte der Krise, der Aufgabe und des Themas einerseits manches Gemeinsame, andererseits aber auch Verschiedenes. Sie können deshalb nicht synonym verwandt werden. Lehr (11) schlägt deshalb vor, diese Begriffe auf einem Kontinuum anzuordnen, welches von der geringen Beherrschbarkeit der Situation bis zu deren Beherrschbarkeit reicht. In Richtung zunehmender Beherrschbarkeit wären diesem Kontinuum dann zuerst der Begriff der Krise, gefolgt von denen des Themas und der Aufgabe zuzuordnen.

Abschließende Bemerkung

Es ist sicher kein unangemessener Ansatz, wenn die theoretischen Perspektiven der gerontologischen Forschung auch unter dem Aspekt ihrer Aussagefähigkeit bei der Analyse konkreter Fragen und Probleme in der praktischen Arbeit mit alten und für alte Menschen befragt werden. Ebenso darf und muß gerade im jetzigen Stadium der Entwicklung der Gerontologie gefragt werden, ob und inwieweit theoretische Konstrukte – auch wenn sie empirisch unterlegt wurden – in der Lage sind, mehr zu leisten, als nur die Ergebnisse gerontologischer „Mainstreamforschung" zu integrieren. Unter den Ansätzen, die in der vorliegenden Arbeit exemplarisch angesprochen wurden, ist dies vor allem der thematische Ansatz. Er gestattet die Beschreibung konkreten Verhaltens und Erlebens in den verschiedenen Lebenssituationen und stellt somit ein notwendiges Pendant gegenüber sicherlich wichtigen und notwendigen kognitiv ausgerichteten Ansätzen in der Gerontologie dar.

Literatur

1. Bühler Ch (1959) Der menschliche Lebenslauf als psychologisches Problem, 2. Auf., Verlag für Psychologie, Göttingen
2. Ciompi L (1988) Außenwelt – Innenwelt. Sammlung Vandenhoeck, Göttingen
3. Erikson EH (1965) Childhood and society. Penguin, Harmondsworth (Erstpublikation 1950)
4. Erikson EH (1978) Reflections on Dr. Berg's life cycle. In: Erikson EH (Ed) Adulthood. Norton, New York
5. Erikson EH (1982) The life cycle completed: A review. Norton, New York
6. Erikson EH, Erikson JM, Kivnik HQ (1986) Vital Involvement in old age experience in our time. Norton, New York
7. Faltermaier T, Mayring P, Saup S, Strehmel P (1992) Entwicklungspsychologie des Erwachsenenalters. Kohlhammer, Stuttgart
8. Havighurst R J (1963) Dominant concerns in the life circle. In: Schenk-Danzinger L, Thomae H (Hrsg) Gegenwartsprobleme der Entwicklungspsychologie. Verlag für Psychologie, Göttingen, S 27–37
9. Havighurst R J (1954) Developmental tasks and education. McKay, New York
10. Kruse A (1991) Zum Verständnis des Alternsprozesses aus psychologischer Sicht . In: Oswald WD, Lehr U (Hrsg) Altern, Veränderung und Bewältigung. Huber, Bern, S 149–170
11. Lehr U (1987) Erträgnisse biographischer Forschung in der Entwicklungspsychologie. In: Jüttemann G, Thomae H (Hrsg) Biographie und Psychologie. Springer, Heidelberg, S 217–248
12. Mayring P, Saup S (1990) Entwicklungsprozesse im Alter. Kohlhammer, Stuttgart
13. Moers M (1953) Die Entwicklungsphasen des menschlichen Lebens. Henn, Ratingen
14. Olbrich E (1994) Konstanz und Veränderung der Persönlichkeit im Alter. Z Gerontol 27:83–95
15. Saup W (1991) Konstruktives Altern. Hogrefe, Göttingen
16. Thomae H (1951) Persönlichkeit. Bouvier, Bonn
17. Thomae H (1952) Die biographische Methode in den anthropologischen Wissenschaften. Studium Generale 5:163–177
18. Thomae H (1959) Entwicklungsbegriff und Entwicklungstheorie. In: Lersch P, Sander F, Thomae, Wilde K (Hrsg) Handbuch der Psychologie, Bd. 3: Entwicklungspsychologie. Verlag für Psychologie, Göttingen, S 3–20
19. Thomae H, Lehr U (1963) Konflikt und Lebensalter. In: Schenck-Danzinger L, Thomae H (Hrsg) Gegenwartsprobleme der Entwicklungspsychologie. Hogrefe, Göttingen, S 48–62
20. Thomae H (1988) Das Individuum und seine Welt. Hogrefe, Göttingen
21. Tismer KG (1969) Untersuchungen zur Lebensthematik älterer Menschen. Phil Diss, Bonn

Anschrift des Verfassers:
Prof. Dr. R. Schmitz-Scherzer
Lehrstuhl für Soziale Gerontologie im
Fachbereich Sozialwesen der Universität GH Kassel
Arnold-Bode-Straße 10
34127 Kassel

Die Bedeutung der kognitiven Persönlichkeitstheorie für die Forensische Psychologie am Beispiel familiengerichtlicher Fragestellungen

B. Schade

Gesellschaftswissenschaften, Universität Dortmund

Die Erkenntnis, „daß die Art, in der das Individuum seine Welt erlebt, sein Verhalten bestimmt" (10, S. 226), sowie die Feststellung, daß Kognitionen nicht immer Emotionen regulieren, sondern Emotionen und Motivationen auch Inhalt, Form und Dynamik kognitiver Systeme beeinflussen (11, S. 5), wird besonders in Lebenssituationen und Lebenskrisen deutlich, wenn Menschen vor Gericht stehen. Das Verhalten eines Menschen durch die „kognitiven Repräsentationen seiner Lebenssituation" (11, S. 24) zu verstehen und zu erklären, ist eine unabdingbare Forderung an jene, die sich z.B. in der Rolle des psychologischen Sachverständigen von der Analyse und Beschreibung des subjektiven Lebensraumes eines Menschen ein differenziertes Verständnis seines Erlebens und Verhaltens (im Zusammenhang mit dem zu untersuchenden Sachverhalt) erhoffen (vgl. 8, S. 1135; 16). Sie haben es mit Menschen zu tun, die nicht selten unter hohem psychischen und sozialen Druck stehen und sich in kritischen Lebenssituationen befinden. Kognitive Prozesse, z.B. die Einsicht in das Unabänderliche, und motivationale Prozesse, z.B. Widerstand gegen diese Einsicht im Sinne von Reaktanz, lösen einander in der Verhaltenssteuerung ab und beeinflussen sich gegenseitig (10, 12).
Die Praxis der Auseinandersetzung mit Menschen und ihrem Verhalten vor Gericht sieht jedoch anders aus: An die Stelle der Analyse und Beschreibung ihres Erlebens und Verhaltens durch Berücksichtigung der kognitiven Repräsentationen ihrer Lebenssituation treten häufig allgemeine, normative Vorstellungen vom menschlichen Verhalten sowie Unverständnis für jene Verhaltensweisen, die davon abweichen, bzw. sogar die Tendenz, sie mit Hilfe psychologisch-klinischer Begriffe zu bewerten. Solche Annäherungsweisen an Betroffene finden sich durchaus nicht nur bei Juristen, denen gegenüber man aufgrund ihrer Prägung durch eine normative Wissenschaft Nachsicht üben sollte, sondern auch bei psychologisch vorgebildeten Vertretern von Institutionen, wie z.B. Beratungsstellen und Jugendämtern (2). Sie sind auch bei Fachkollegen nicht auszuschließen. Bei diesen besteht der Verdacht, daß sie in ihrer theoretischen Orientierung über kognitive Psychologie jene Reduktion vorgenommen haben, die von Thomae als Beispiel für „kognitivistische Verirrungen in der gegenwärtigen Psychologie" (11, S. 52) kritisiert worden ist, „weil motivationale durch kognitive Begriffe ersetzt wurden" (4). Demgegenüber stellt Thomae heraus, daß in Wirklichkeit stets von einem Wechsel zwischen kognitiven und motivationalen Prozessen auszugehen ist (12, S. 85), wodurch Erleben und Verhalten eines Menschen in seiner alltäglichen Lebenswirklichkeit, bei kritischen Lebensereignissen und deren Bewältigung verständlich und erklärbar werden (11, S. 15).

Die folgenden Anwendungsbeispiele einer so verstandenen komplexen kognitiven Persönlichkeitstheorie in der Forensischen Psychologie beziehen sich auf Untersuchungen der Arbeitsstelle für Forensische Psychologie der Universität Dortmund auf dem Gebiet familiengerichtlicher Fragestellungen. Sie lassen die Priorität kognitiver Systeme und die Verflechtung zwischen motivationalen, emotionalen und kognitiven Prozessen zum Verständnis und Erklären des Erlebens und Verhaltens der betroffenen Menschen besonders gut erkennen.

Die Auseinandersetzung mit der Frage des Sorgerechts für die gemeinsamen Kinder bei Trennung oder Ehescheidung

Bei 10 bis 15% der Scheidungsfamilien erfolgt eine Regelung des Sorgerechts für die Kinder nicht aufgrund eines gemeinsamen Vorschlages der Eltern, sondern muß – oft mit Hilfe eines Sachverständigengutachtens – in einem familiengerichtlichen Verfahren mit Beteiligung von Jugendamt, Beratungsstellen, Rechtsanwalt, Familiengericht und Sachverständigen entschieden werden (6, 7).
Die Behandlung, die Eltern während des gerichtlichen Verfahrens durch die Institutionen, aber auch durch Fachkollegen in der Rolle des Sachverständigen zuteil wird, geht häufig von allgemeinen Modellen und Vorstellungen über menschliches Verhalten aus oder von der Analyse und Beschreibung der Lebensverhältnisse der Betroffenen aus der Sicht der Beurteiler. Beides steht im Widerspruch zu einer Annäherung an die kritische Lebenssituation über die kognitive Repräsentation der Betroffenen von ihrer Lebenssituation und hat zur Folge, daß Beurteiler und Berater gegenüber den Eltern in eine Besserwisser-Haltung über die „richtige" Sichtweise der Problematik geraten. Diese sollen die betroffenen Eltern sich zu eigen machen. Wenn sie es nicht tun, laufen sie Gefahr, daß ihr „guter Wille" infrage gestellt wird mit der Androhung von Konsequenzen. Wenn sie es nicht können, wird womöglich die psychische Integrität ihrer Persönlichkeit angezweifelt (6, S. 5).
Besonders belastend für die Eltern sind in diesem Zusammenhang die von normativen Vorstellungen und Parteilichkeit geprägten Beiträge der Prozeßbevollmächtigten, d.h. der Rechtsanwälte (9), und die oft von allgemeinen und naiv psychologischen Verhaltensmodellen ausgehenden normativen Erwartungen an die Eltern durch Vertreter der Jugendämter, die in familiengerichtlichen Verfahren erhebliche Machtbefugnisse haben (2). Die Mißachtung der kognitiven Repräsentationen der Eltern in einer für sie äußerst belastenden und bedrückenden Situation des Auseinanderbrechens der Familie führt erstens zu einer Fehleinschätzung der Bedingungen und Ursachen ihres Verhaltens und zweitens bei ihnen zu einem extrem psychischen Streß, da sie sich vollständig mißverstanden fühlen und zu Recht die Verständnislosigkeit der beteiligten Institutionen beklagen (2, 9). Die Diskrepanz zwischen den kognitiven Repräsentationen betroffener Eltern und den oft ganz anderen Annäherungsweisen an ihr Verhalten durch die am Verfahren Beteiligten offenbart sich besonders bei den Bemühungen der Eltern zur Erlangung des Sorgerechts für die gemeinsamen Kinder und den Unterstellungen und Mutmaßungen über die psychologischen Bedingungen und Motivationen der Eltern.
Ohne Zweifel steuern zentrale motivationale und emotionale Prozesse (z. B. Eltern-Kind-Bindungen) in besonderem Maße die Bemühungen um das Sorgerecht, jedoch spielen von Anfang an auch kognitive Prozesse und Systeme, wie

z. B. Vorstellungen und Überzeugungen über Entwicklungschancen und die zukünftige Erziehung der Kinder eine ganz maßgebliche Rolle. Dabei zeigt sich, daß neben der selbstverständlichen Bindung an die Kinder die Überzeugung, daß diese in der eigenen Obhut die bessere Erziehung genießen und die günstigeren Rahmenbedingungen für ihre weitere Entwicklung haben, die wichtigste motivationale Basis für die Bemühungen um das Sorgerecht bildet.

Diese Überzeugung ist die kognitive Voraussetzung für Widerstände gegen eine gerichtliche Regelung des Sorgerechts zugunsten des ehemaligen Partners. Die mit dem Begriff „Kampf ums Kind" umschriebene Vorstellung der Auseinandersetzung zwischen den Eltern um das Sorgerecht basiert auf einem Mißverständnis hinsichtlich der Motive der Eltern und resultiert aus der Mißachtung oder Vernachlässigung der kognitiven Repräsentation ihrer Lebenssituation. Eltern in strittigen Sorgerechtsverfahren sind letztlich überzeugt, daß ihr Kind nach der Scheidung bei ihnen besser aufgehoben ist als beim ehemaligen Partner. Aus der Arbeitsstelle für Forensische Psychologie der Universität Dortmund sind seit 1992 auf der Grundlage von über 200 Sachverständigengutachten nicht einmal fünf Fälle bekannt geworden, in denen die Auseinandersetzung um das Sorgerecht jene Formen angenommen hätte, wie sie mit dem Begriff „Kampf ums Kind" umschrieben werden. Inwieweit die Überzeugungen der Eltern hinsichtlich zukünftiger Entwicklungschancen ihrer Kinder mehr oder minder weit entfernt sind von einer „objektiven Wirklichkeit", an die sich eventuell der psychologische Sachverständige versucht hat anzunähern, ist eine ganz andere Frage. In jenen Fällen, in denen auch bei verständnisvoller und unvoreingenommener Betrachtung durch den Sachverständigen die Diskrepanz zwischen seiner Auffassung und der eines Elternteils über die Entwicklungschancen der betroffenen Kinder besonders groß ist, liegt es nahe, anzunehmen, daß erhebliche motivationale und emotionale Prozesse zu einer Bedrohungsorientierung und einer „Einengung aller kognitiven Prozesse" (12, S. 87) beigetragen haben.

Die Auseinandersetzung um Sorgerecht und Umgangsregelung im Anschluß an den Beschluß des Familiengerichtes

Aus kognitiver Sicht ist die Situation verschieden von jener in der Trennungsphase. Entsprechend der Theorie der kognitiven Dissonanz ist für die persönliche Situation nach der Trennung typisch, daß sie positiver gesehen wird, um damit die Dissonanz zwischen den Erwartungen an die Situation und der Wirklichkeit zu reduzieren (11, S. 40).

Der Beschluß des Familiengerichtes als fremdbestimmtes Ereignis führt zu einer psychologischen Situation, in der kognitive Dissonanz deswegen nicht entstehen kann, weil die Situation weder selbst gewählt noch selbst verantwortet ist (3). Im Vordergrund stehen daher Formen der Auseinandersetzung der Eltern mit dem Gerichtsbeschluß. Dabei konnte Rösner (6, S. 46 ff. und 126 ff.) grundsätzliche Unterschiede feststellen zwischen der Sichtweise sorgeberechtigter und nicht-sorgeberechtigter Eltern. Sorgeberechtigte Eltern fassen den Beschluß des Familiengerichtes als eine Bestätigung des eigenen Standpunktes auf, und zwar in bezug auf die negative Beurteilung des ehemaligen Partners, die negative Bewertung von Besuchskontakten und die vermutete ambivalente Einschätzung dieser Besuchskontakte durch die Kinder. Die häufig geäußerte Annahme, daß sorgeberechtigte Eltern nach dem Beschluß des Familiengerichtes aus der Position der Sicherheit geneigter seien, an der Organisation von Besuchskontakten zwischen dem anderen Elternteil und den Kindern mitzuwirken, ist empirisch nicht belegt und auch theoretisch nicht begründet. Lediglich ihre Angst vor solchen Besuchskontakten hat abgenommen. Bei den nicht-sorgeberechtigten Eltern dagegen führt der Beschluß des Familiengerichtes eher zu einer „Anpassung an das Unvermeidliche" (11, S. 94). Für viele beginnt damit die Einleitung einer Neuorientierung ihres Lebens sowie eine positive Beurteilung der Besuchskontakte für sich und das Kind.

Vor dem Hintergrund der kognitiven Repräsentationen der Situation bei sorgeberechtigten bzw. nicht-sorgeberechtigten Eltern wird deutlich, wie problematisch der Einfluß des Familiengerichtsbeschlusses auf das Selbstverständnis der Eltern und ihre weitere Entwicklung ist. Dies gilt besonders im Hinblick auf die sorgeberechtigten Eltern, denen in unerwünschter Weise Vorschub geleistet wird zur Erhaltung eines womöglich fragwürdigen Selbstbildes und einer „Schwarz-Weiß-Malerei" der Gesamtsituation, wie sie weder vom Familiengericht noch vom Sachverständigen intendiert wurde. Der Möglichkeit der Beratung sorgeberechtigter Eltern in Fragen der Erziehung oder der Umgangsregelung sind damit enge Grenzen gesetzt. Deutlich zeigt sich erneut die Priorität der kognitiven Repräsentation der Situation gegenüber den objektiven Verhältnissen.

Kognitive Prozesse und Selbstbild bei Verdacht des intrafamiliären sexuellen Mißbrauchs von Kindern

Die Schätzungen gehen einstweilen noch auseinander, jedoch ist die Annahme nicht ganz unrealistisch, daß in ca. 20% aller strittigen Sorgerechtsverfahren ein Elternteil (meistens die Ehefrau) den anderen Elternteil des sexuellen Mißbrauchs eines oder mehrerer gemeinsamer Kinder beschuldigt. Die Bestätigung dieses Verdachtes, z.B. durch ein Sachverständigengutachten (15), ergibt sich nur in einem kleinen Teil dieser Fälle. Hier wird von „Mißbrauch mit dem Mißbrauch" gesprochen. Gemeint ist damit die Instrumentalisierung des Verdachtes durch den beschuldigenden Elternteil, dem unterstellt wird, daß er ihn wider besseres Wissen benutzt, um sich bei dem bevorstehenden Sorgerechtsverfahren eine bessere Position zu verschaffen. Das ist jedoch eine sehr seltene Ausnahme. In der Arbeitsstelle für Forensische Psychologie der Universität Dortmund ist bisher nicht ein einziger Fall bekannt geworden, in dem ein Ehepartner bewußt und vorsätzlich eine falsche Beschuldigung ausgesprochen hat (8).
Gleichwohl ist damit die Instrumentalisierung des Vorwurfs nicht auszuschließen. Sie ist in einem familiengerichtlichen Verfahren dann möglich oder sogar wahrscheinlich, wenn der beschuldigende Elternteil subjektiv von dem Verdacht vollständig überzeugt ist. Die eventuell darauf folgende „verwerfliche" Instrumentalisierung des Verdachtes im Sorgerechtsverfahren erlaubt wegen der subjektiven Überzeugung von der Richtigkeit des Verdachtes die Beibehaltung eines positiven Selbstbildes, was im Falle der vorsätzlich falschen Beschuldigung unmöglich oder wenigstens sehr schwierig wäre.
Die besonders von Aronson vorgetragene Überlegung (1, S. 185 ff.), daß die motivationale Basis für die Reduktion kognitiver Dissonanz vor allem die Erhaltung eines positiven Selbstbildes ist, wird durch die Untersuchungen der Arbeitsstelle für Forensische Psychologie der Universität Dortmund empirisch gestützt. Es zeigt sich, daß der beschuldigende Elternteil in Verbindung mit bestimmten Kul-

tur- und Gruppenstandards über Ehrlichkeit und Moral (3, S. 39) durch die Äußerung des Verdachtes gegenüber dem ehemaligen Partner eine massive Bedrohung seines Selbstbildes erfährt, die es notwendig macht, den Verdacht subjektiv überzeugt und überzeugend vertreten zu können. Die Reduktion der kognitiven Dissonanz ist nur durch Einengung der kognitiven Prozesse im Sinne der Ausblendung aller Hinweise auf mögliche Unbegründetheit des Verdachtes möglich. Ausgangspunkt dafür ist – in den Fällen fehlender objektiver Grundlage – einerseits das extrem verzerrte Bild vom ehemaligen Partner, dem im Verlaufe eines Trennungsprozesses sozusagen alles zugetraut wird (8, S. 1138), und andererseits eine ausgeprägte Motivation zur Wahrnehmung von Indizien für sexuelle Grenzüberschreitungen des Partners gegenüber dem Kind. Verhaltensauffälligkeiten des Kindes, auch solche sexueller Art, die bei den durch die Trennungssituation belasteten Kindern durchaus als eine normale Reaktion in einem inzwischen pathogenen Lebensraum anzusehen sind, werden als Beweis für den Verdacht des sexuellen Mißbrauchs gewertet. Hinzu kommen verzerrte Bewertungsmaßstäbe bzw. Zuschreibungen sexueller Motive bei Interaktionen zwischen dem Erwachsenen und dem Kind, bei denen der Verdacht sexueller Grenzüberschreitungen nicht durch das Ereignis, sondern durch die Bewertung dieses Ereignisses erfolgt. Das oft eklatante Mißverständnis, körperbezogene Interaktionen, z.B. Zärtlichkeiten, als Formen sexueller Grenzüberschreitungen aufzufassen, ist ein erhebliches Hindernis bei den Bemühungen um eine Versachlichung in der Behandlung dieses Themas.

Verantwortungsgefühl, Sorge um das Kind und damit die Aussicht, auf diese Weise die Sorgerechtsregelung für sich entscheiden zu können, führen bei dem beschuldigenden Elternteil entsprechend der Theorie der kognitiven Dissonanz zur Suche nach Bestätigung eigener Wahrnehmungen. Diese erfolgt durch sogenannte professionelle Helfer (private Beratungsstellen, Selbsthilfegruppen, Jugendamt etc.). Typisch für das Verhalten des beschuldigenden Elternteils ist, daß auftretende Zweifel die Suche nach Bestätigung noch verstärken, denn der Verdacht sexueller Grenzüberschreitungen des Partners gegenüber dem gemeinsamen Kind ist wenig gesichert, und das Risiko der Entstehung Rognitiver Dissonanzen zwischen der vielleicht auf fragwürdige Indizien gestützten schwerwiegenden Beschuldigung (in vielen Fällen führt sie zur sofortigen Inhaftierung des Beschuldigten) und dem bis dahin ungeschmälert positiven Selbstbild ist hoch.

Bezeichnend und die Analyse der psychologischen Situation bestätigend ist schließlich, daß der beschuldigende Elternteil gegenüber der Mitteilung des Sachverständigen über die wahrscheinliche Unbegründetheit des Verdachtes wenig Widerstand leistet.[1] Jedoch insistiert er auf der Überzeugung, daß er keine andere Möglichkeit hatte, als von der Richtigkeit des Verdachtes auszugehen. Die erneute Bedrohung des positiven Selbstbildes durch die Information des Sachverständigen, daß die Beschuldigung wahrscheinlich zu Unrecht erhoben wurde, löst intensive Bemühungen aus, von ihm die Richtigkeit des Verhaltens bestätigt zu bekommen.

Besonders deutlich ist bei dieser Problematik die Überformung kognitiver Prozesse durch emotionale und motivationale Prozesse erkennbar. Auch das eventuell falsche Verhalten des beschuldigenden Elternteils wird nachvollziehbar und verständlich, weil es auf dem Hintergrund der kognitiven Repräsentation des

---

[1] Zu der Arbeitsweise der Arbeitsstelle für Forensische Psychologie der Universität Dortmund gehört es, daß der Sachverständige beim letzten Zusammentreffen mit den Eltern ihnen das Ergebnis der Untersuchungen mitteilt und mit ihnen bespricht.

Geschehens und der eigenen Situation sinnvoll und richtig gewesen ist. Damit wird noch einmal die Möglichkeit aufgezeigt, das Verhalten von Personen in psychischen Ausnahmesituationen wie jenen vor Gericht durch die Berücksichtigung der kognitiven Repräsentationen ihrer Situation einsichtig und verständlich zu machen. Dies gilt gerade auch in jenen Fällen, in denen die Einengung der kognitiven Prozesse durch emotionale und motivationale Prozesse besonders deutlich ist. Es wird ein Umgang mit Menschen beschrieben, der ausgehend von ihrem subjektiven Lebensraum die Voraussetzung dafür ist, sie in ihrer je spezifischen Individualität zu respektieren. Dadurch werden in Umrissen auch verhaltensnormative Aspekte der kognitiven Persönlichkeitstheorie erkennbar.

Literatur

1. Aronson E (1994) Sozialpsychologie. Menschliches Verhalten und gesellschaftlicher Einfluß. Spektrum, Heidelberg
2. Erben R, Schade B (1994) Position und Einfluß des Jugendamtes in familiengerichtlichen Verfahren. Eine empirische Untersuchung. Zentralblatt für Jugendrecht 5:209–214
3. Frey D (1994) Zur Relevanz interindividueller Unterschiede in der Theorie der kognitiven Dissonanz. In: Bartussek D, Amelang M (Hrsg) Fortschritte der differentiellen Psychologie und psychologischen Diagnostik. Hogrefe, Göttingen, S 39–55
4. Hartmann C (1994) Der Kognitivismusbegriff in den Veröffentlichungen von H.Thomae. Unveröffentlichte Hausarbeit. Universität Dortmund
5. Hofstätter PR (1959) Einführung in die Sozialpsychologie. Alfred Kröner Verlag, Stuttgart
6. Rösner S. (1993) Struktur und Verlauf konfliktiver Sorgerechtsfälle und Möglichkeiten effizienter Beratung. Unveröffentlichte Dissertation. Dortmund
7. Rösner S, Schade B (1989) Der psychologische Sachverständige in Sorgerechtsverfahren. Neue Standortbestimmung zwischen Diagnostik und Beratung. Zentralblatt für Jugendrecht 10:439–443
8. Rösner S, Schade B (1993) Der Verdacht auf sexuellen Mißbrauch von Kindern in familiengerichtlichen Verfahren. Zeitschrift für das gesamte Familienrecht 10:1133–1140
9. Schade B, Schmidt A (1991) Position und Verhalten von Rechtsanwälten in strittigen Sorgerechtsverfahren. Zeitschrift für das gesamte Familienrecht 6:649–652
10. Thomae H (1985) Dynamik des menschlichen Handelns. Ausgewählte Schriften zur Psychologie 1944–1984. Herausgegeben v. Lehr UM, Weinert FE. Bouvier, Bonn
11. Thomae H (1988) Das Individuum und seine Welt. Eine Persönlichkeitstheorie. 2., völlig neu bearbeitete Auflage. Hogrefe, Göttingen
12. Thomae H (1991) Theoretische und empirische Grundlagen einer Beurteilung der Schuldfähigkeit unter dem Aspekt der tiefgreifenden Bewußtseinsstörung. In: Hommers W (Hrsg) Perspektiven der Rechtspsychologie. Hogrefe, Göttingen, S 81–90
13. Thomae H, Mathey FJ (1983) Psychologische Beurteilung der Schuldfähigkeit. In: Lösel F (Hrsg) Kriminalpsychologie. Beltz, Weinheim
14. Thomae H, Schmidt HD (1967) Psychologische Aspekte der Schuldfähigkeit. In: Undeutsch U (Hrsg) Handbuch der Psychologie, Bd. 11, Forensische Psychologie. Hogrefe, Göttingen, S 326–396
15. Undeutsch U (1993) Die aussagepsychologische Realitätsprüfung bei Behauptung sexuellen Mißbrauchs. In: Kraheck-Brägelmann S (Hrsg) Die Anhörung von Kindern als Opfer sexuellen Mißbrauchs. Hanseatischer Fachverlag für Wirtschaft, Rostock, S 69–162
16. Wessells MG (1984) Kognitive Psychologie. Harper & Row, New York

Anschrift des Verfassers
Prof. Dr. Burkhard Schade
Universität Dortmund
FB 14/Psychologie
Emil-Figge-Straße 50
D–44221 Dortmund

Intelligenz – Neuere Ergebnisse aus der Bonner Längsschnittstudie des Alterns (BOLSA)

G. Rudinger, C. Rietz

Psychologisches Institut, Universität Bonn

Fragestellung und Datensatz

Ziel dieses Beitrages ist es, die Intelligenzdaten der Bonner Längsschnittstudie des Alterns (BOLSA) unter solchen Perspektiven auszuwerten, die sich in der gerontologischen Längsschnittforschung unserer Meinung nach als besonders bedeutsam für die Beschreibung des Alterungsprozesses, auch unter dem Aspekt des Kompetenzerhaltes, herausgestellt haben (vgl. 1). Dies impliziert im einzelnen die folgenden vier Fragestellungen:

▸ Struktur der Intelligenz im höheren Alter über einen langen Zeitraum (bis zu 20 Jahre), d.h. verändert sich das Verhältnis zwischen Wissensstruktur und heuristischen Komponenten im höheren Alter?
▸ Veränderungen des kognitiven Leistungsniveaus im höheren Alter. Unter der Voraussetzung einer invarianten Struktur steht hier die Fragestellung nach quantitativen Veränderungen von Intelligenzaspekten über die Zeit im Vordergrund. Natürlich kann auch bei einer strukturellen Veränderung der Intelligenzkomponenten und einer Veränderung der kognitiven Leistung Alltagskompetenz erhalten bleiben. Dieser wichtigen Frage können wir jedoch im Rahmen dieser Arbeit nicht nachgehen.
▸ Selektivitätsanalysen. Längsschnittstichproben sind in der Regel positiv selegierte Stichproben. Dies gilt sowohl für die Phase der Stichprobengewinnung als auch für den Prozeß der Veränderung der Stichprobe über den Untersuchungszeitraum. In diesem Beitrag werden wir den letztgenannten Aspekt behandeln.
▸ Bestimmung von Determinanten der längsschnittlichen Intelligenzentwicklung.

Zur Beantwortung dieser Fragen soll auf die gesamte Stichprobe der Bonner Längsschnittstudie des Erwachsenenalters (BOLSA) zurückgegriffen werden. Die BOLSA wurde 1965 mit einer Stichprobe von 222 Frauen und Männern begonnen, die zwischen 1890 und 1895 (ältere Kohorte) bzw. 1900 und 1905 (jüngere Kohorte) geboren wurden. Die Mehrzahl der Personen (97%) lebte im eigenen Haushalt in verschiedenen Teilen Westdeutschlands (Sieg-Kreis, Raum Köln-Bonn, Duisburg, Oberhausen, Rhein-Main-Gebiet, Rhein-Neckar-Raum). Die durchschnittliche Ausbildungsdauer für die gesamte Stichprobe betrug 11,2 Jahre (leicht über dem Populationsdurchschnitt liegend); die Mehrzahl der Personen war der unteren Mittelklasse zuzuordnen. Die Studie war interdisziplinär und sehr breit angelegt. Es sollte die psychologische, soziale und medizinische Situation der untersuchten Personen zu jedem Meßzeitpunkt so breit wie möglich erfaßt werden. Ziel der Studie war es, die Komplexität des Alternsprozesses unter verschiedenen biologischen, sozialen, biographischen und persönlichen Bedingungen eingehend zu beschreiben (vgl. 13). Deswegen nahmen Explorationen einen breiten Raum ein; darüber hinaus wurden die Personen jedoch auch mit kognitiven, psychomotorischen und Persönlichkeitstests untersucht. Wir greifen auf alle zwischen 1965 und 1984 zu insgesamt acht Meßzeitpunkten (vgl. Abb. 1) erhobenen Intelligenzdaten zurück.

Die methodische Herausforderung besteht darin, einen Datensatz mit sogenannter „monotoner Datenstruktur" (6) simultan zu analysieren. Struktur und Umfang dieses Datensatzes werden in Abbildung 1 verdeutlicht.

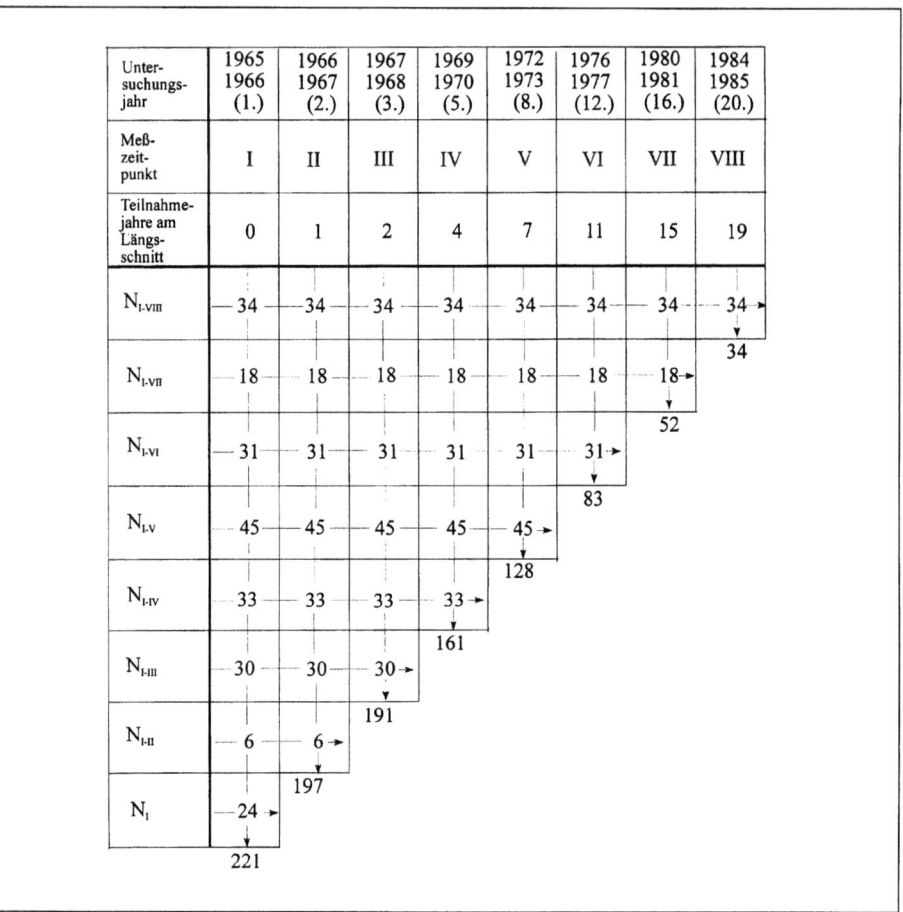

Abb. 1. Stichprobe der Bonner Längsschnittstudie des Alterns. Die Abbildung ist folgendermaßen zu lesen: Die Zeile N_{I-V} beispielsweise enthält eine Stichprobe der Größe N = 45, die exklusiv von Meßzeitpunkt I bis Meßzeitpunkt V teilgenommen hat, die, mit anderen Worten, exakt sieben Jahre in der Studie verblieben ist. Analog sind die anderen horizontalen Strata zu interpretieren. Gleichzeitig stellen die dort wiedergegebenen Zahlen auch Schwundquoten dar: Von den 128 Personen zum Beispiel, die mindestens den Meßzeitpunkt V mitgemacht haben, sind nach dem fünften Meßzeitpunkt 45 ausgeschieden, so daß für Meßzeitpunkt I-VI 83 Personen verblieben sind, von denen nach dem sechsten Meßzeitpunkt wiederum 31 ausgeschieden sind usw. Die horizontalen Schichten enthalten also disjunkte Teilstichproben (und zugleich Schwundquoten), die vertikalen Kolonnen zeigen an ihrem Fuße die jeweils zu einem bestimmten Meßzeitpunkt vorhandene Gesamtreststichprobe (zum Beispiel N = 83 zum sechsten Zeitpunkt). Für eine längsschnittliche Betrachtung von 1965/66 bis 1976/77 steht also eine Stichprobe von N = 83 zur Verfügung. Je länger der Zeitraum, desto kleiner die längsschnittliche Reststichprobe.

Innerhalb der beiden Kohorten wurden Männer und Frauen zu etwa gleichen Anteilen untersucht, so daß sich die folgenden Teilstichproben ergeben: Jüngere Frauen (F6, N=54) und ältere Frauen (F7, N=49) sowie jüngere Männer (M6, N=59) und ältere Männer (M7, N=59).

Detaillierte Analysen der in Abbildung 1 dargestellten Schwundquoten mit log-linearen Modellen zeigen, daß – interessanterweise unabhängig von der Kohortenzugehörigkeit – Männer deutlich früher aus der Studie ausscheiden als Frauen. Dieser Tatbestand wurde durch eine Inspektion der zum jetzigen Zeitpunkt verfügbaren Sterbedaten von 170 Personen deskriptiv bestätigt.

Im Mittelpunkt der Analyse stehen die zehn Untertests des Hamburg-Wechsler-Intelligenztests für Erwachsene (HAWIE): Allgemeines Wissen (AW), Allgemeines Verständnis (AV), Rechnerisches Denken (RD), Zahlen Nachsprechen (ZN), Gemeinsamkeiten Finden (GF), Zahlen-Symbol-Test (ZS), Bilder Ordnen (BO), Bilder Ergänzen (BE), Mosaik-Test (MT) und Figuren Legen (FL), die bis auf den zweiten und achten Meßzeitpunkt (hier wurden nur vier der Untertests erhoben) durchgängig angewendet wurden.

Als „unabhängige Variablen" bzw. in Anlehnung an Fragestellung (4) als Determinanten werden Kohortenzugehörigkeit, Geschlecht, sozialer Status (Ratingskala mit fünf Ausprägungen, 1=niedrig, 5=hoch), Alter, objektiver Gesundheitszustand (auf der Basis medizinischer Untersuchungen durch einen Internisten auf einer Ratingskala mit fünf Ausprägungen eingeschätzt, 1=gut, 5=schlecht), Schulbildung und Verweildauer (in Jahren) in der Studie (vgl. Fragestellung Nr. 3) verwendet.

Struktur der Intelligenz

Auf Basis vorliegender Studien (vgl. 3, 4, 11) kann von einer Äquivalenz zwischen Verbalteil des HAWIE und kristalliner Intelligenz sowie Handlungsteil des HAWIE und fluider Intelligenz ausgegangen werden (vgl. 5). Ob sich diese Gleichsetzung für die gesamte Stichprobe der BOLSA über sämtliche Meßzeitpunkte hinweg ebenfalls aufrechterhalten läßt, bedarf jedoch einer empirischen Überprüfung. Aus diesem Grunde wurden für die Meßzeitpunkte I (N=221), III (N=191), IV (N=161), V (N=128), VI (N=83) und VII (N=52) konfirmatorische Maximum-Likelihood-Faktorenanalysen durchgeführt, wobei a priori von zwei Faktoren ausgegangen wurde. Die Zweidimensionalität der kognitiven Leistungen, wie sie durch den HAWIE erfaßt werden, konnte zu allen Meßzeitpunkten bestätigt werden. In den Analysen wird deutlich, daß die den Verbal- und Handlungsteil konstituierenden Untertests an je einen der beiden Faktoren gebunden sind. Diese beiden Faktoren wurden oblique rotiert bzw. als korreliert angenommen. Die qualitative Ähnlichkeit der beiden Faktoren zu den verschiedenen Meßzeitpunkten impliziert jedoch noch nicht zwangsläufig eine quantitative Ähnlichkeit. Diese wurde mittels eines Verfahrens zum Faktorstrukturvergleich, dem sogenannten Perfect Congruent Weights-Ansatz (vgl. 12), überprüft. Danach sind die Faktoren auch unter quantitativen Aspekten als ähnlich zu betrachten (die Varianzaufklärungen der auf perfekte Kongruenz rotierten Faktoren unterscheiden sich nur ausgesprochen geringfügig).

Während häufig mit Summenscores der jeweils fünf Tests, die kristalline und fluide Intelligenz erfassen sollen, gearbeitet wird, oder Aussagen auf Basis einzelner Untertests getroffen werden (vgl. 10), entschieden wir uns dafür, Faktorwerte zu berechnen und diese weiter zu analysieren.

Die Berechnung von Faktorwerten in einer längsschnittlichen Datensituation, wie sie bei der BOLSA vorliegt, ist jedoch an einige Voraussetzungen gebunden. Es ist kontraindiziert, die Faktorwerte pro Meßzeitpunkt zu berechnen, da die Mittelwerte der Faktorwerte bei der Analyse von Korrelationsmatrizen immer den Wert Null annehmen, und sich somit keine längsschnittlichen Verläufe bestimmen lassen (vgl. 2). Somit muß also die Berechnung der Faktorwerte auf Basis einer simultanen Analyse aller Meßzeitpunkte erfolgen. Diese Analyse und die darauf basierende Bestimmung der Faktorwerte sind jedoch nur dann sinnvoll, wenn die faktorielle Struktur zu allen Meßzeitpunkten – wie im vorliegenden Fall – ähnlich ist (vgl. 8). Bei dieser simultanen Analyse werden die zu den jeweiligen Meßzeitpunkten erhobenen Daten quasi „untereinander gelegt", somit basiert diese Analyse auf $221+191+161+128+83+52 = 836$ Beobachtungseinheiten.

Die Abbildung 2 informiert über die Varianzaufklärungen in den zehn Untertests des HAWIE durch die beiden Faktoren (=Kommunalität) und enthält die Ladungsmatrix und die Gewichtematrix zur Berechnung der Faktorwerte für die kompilierte Stichprobe.

Die Gewichte, die sich zur Berechnung der Faktorwerte ergeben, sind von den Ladungen verschieden. Eine Analogie zur multiplen Regression veranschaulicht diesen Unterschied: Während man sich die Ladungen als Korrelationen zwischen Kriteriumsvariable (Faktorwert) und Prädiktorvariablen (die beobachteten Untertests) vorstellen kann, spiegeln die Gewichte den Anteil wider, mit dem die Untertests in die Berechnung der jeweiligen Faktorwerte eingehen. Die Faktorwerte sind die Ausprägungen der Individuen in den entsprechenden Faktoren. Eine oblique Lösung bedeutet in Termini dieser Faktorwerte, daß die Korrelation zwischen unseren beiden Meßwertreihen für fluide und kristalline Intelligenz von Null verschieden ist (in unserem Fall $r=0{,}67$). Gegenüber der üblichen Verwendung von Summenscores haben solche Faktorwerte auf Basis einer Maximum-Likelihood-Faktorenanalyse folgende Vorteile: zum einen sind sie hoch re-

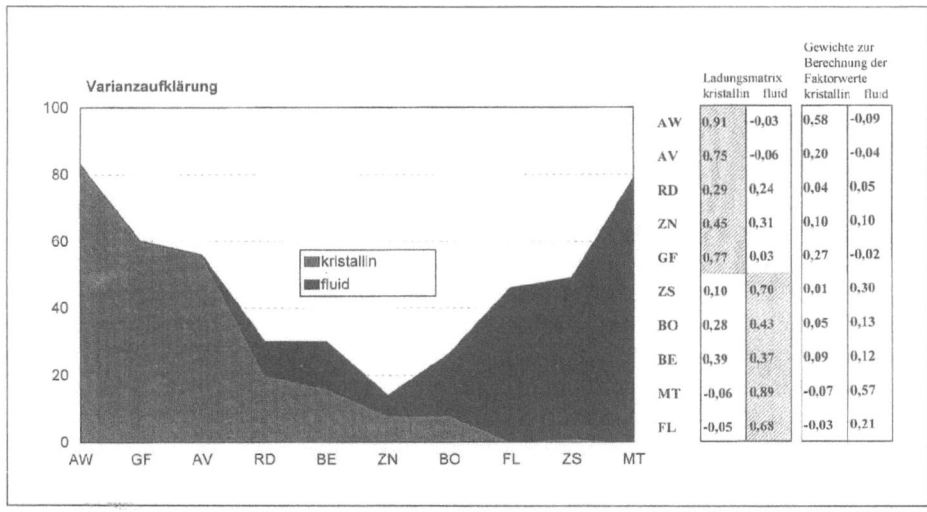

Abb. 2. Faktorielle Struktur des HAWIE

liabel, da bei dieser Methode eine explizite Meßfehlerschätzung bzw. -bestimmung vorgenommen wird; zum anderen aber sind sie auch um Suppressionseffekte und ähnliches bereinigt. Darüber hinaus kann bei unseren Faktorwerten von einer hohen Validität ausgegangen werden; sie sind sozusagen „reine" Messungen des zugrundeliegenden Konstruktes.

Veränderungen des kognitiven Leistungsniveaus im höheren Erwachsenenalter

In diesem Abschnitt wird die kognitive Leistung in den beiden Intelligenzbereichen unter verschiedenen Aspekten beschrieben.

In einem ersten Analyseschritt wird gemäß der Stichprobenstruktur aus Abbildung 1 die Ausprägung der kristallinen und fluiden Intelligenz über die Zeit verfolgt. Es werden also die Längsschnittgradienten für die disjunkten Stichproben unterschiedlicher Verweildauer in der Studie wiedergegeben. Die Ergebnisse finden sich in Abbildung 3 für die kristalline und in Abbildung 4 für die fluide Intelligenz.

Die in Abbildung 3 dargestellten Ergebnisse sind durchaus überraschend, denn die Ausgangswerte der Teilnehmer sind schon im ersten Untersuchungsjahr tendenziell um so höher, je länger die Teilnehmer an der Studie teilgenommen haben (vgl. 7). Diese Tendenz bleibt für alle Teilstichproben über die Zeit bestehen. Eine Ausnahme bildet die Teilstichprobe MP_{I-VII} (N=18), die zwar den siebten, aber nicht mehr den achten Meßzeitpunkt mitgemacht hat. Eine Inspektion der einzelnen Meßwerte zeigt hier, daß der Mittelwert, der einen starken Abfall vom sechsten zum siebten Meßzeitpunkt indiziert, auf Extremwerten von nur zwei Personen basiert. Bemerkenswert erscheint auch, daß die Personen der Stichprobe MP_{I-VIII} (N=34) in der kognitiven Leistungsfähigkeit nicht nachlassen.

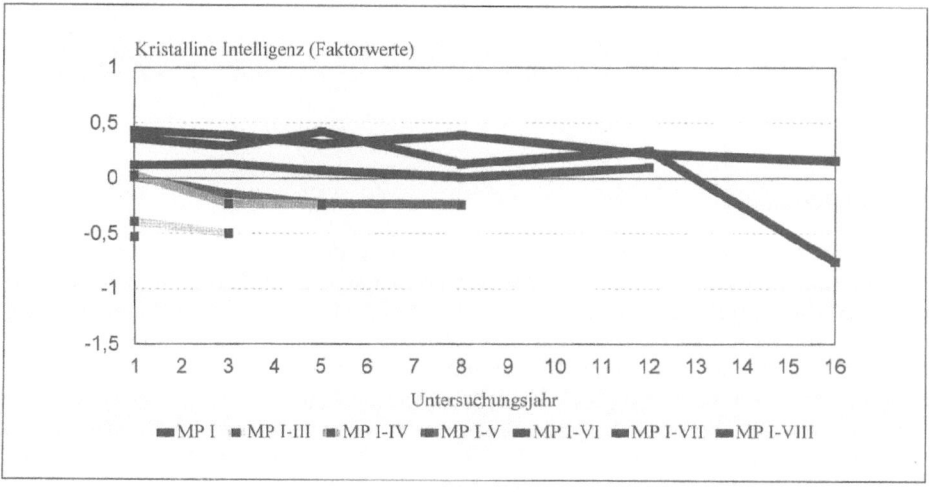

Abb. 3. Längsschnittgradienten – kristalline Intelligenz

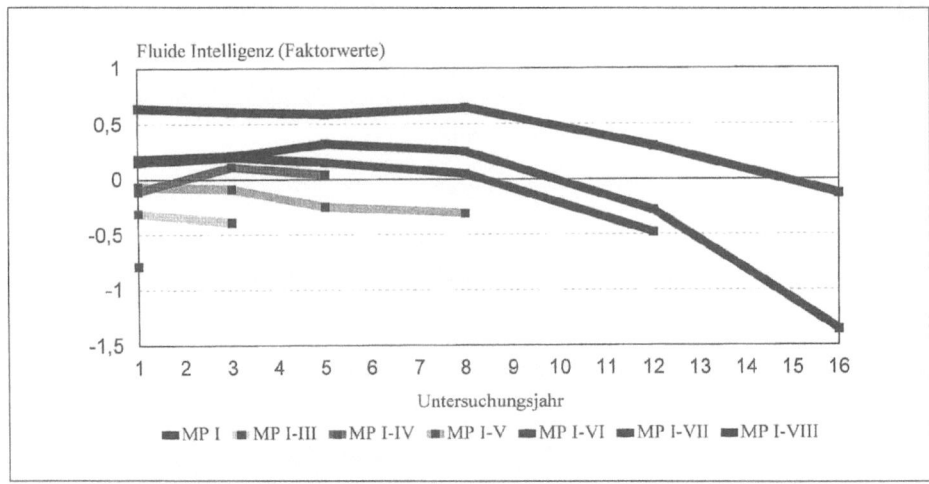

Abb. 4. Längsschnittgradienten – fluide Intelligenz

Besonders erwähnenswert ist die relativ große Varianzhomogenität innerhalb der Teilstichproben und zwischen ihnen, wobei diese Befunde im einzelnen hier numerisch nicht dargestellt werden sollen.

Das Ergebnismuster der kristallinen Intelligenz wird im Bereich der fluiden Intelligenz noch wesentlich deutlicher. Dies gilt sowohl für die Unterschiede zum ersten Meßzeitpunkt als auch für die Konsistenz dieser Unterschiede über die Zeit. Allerdings können auch die am längsten in der Studie verweilenden Personen ihr Leistungsniveau über die Zeit hier nicht ganz halten.

Eine Analyse der längsschnittlichen Trends – vor allem der Stichproben MP_{I-VII} und MP_{I-VIII} – ergab entgegen dem Anschein keinen Anhaltspunkt für nichtlineare Verläufe.

Ein deutlicher Erklärungsbedarf für die in Abbildung 3 und Abbildung 4 dargestellten Ergebnisse besteht hinsichtlich der Unterschiede zwischen den einzelnen Teilstichproben zum ersten Meßzeitpunkt. Diese Unterschiede stellen den Ausgangspunkt der weiteren Betrachtungen im Sinne von Selektivitätsanalysen dar.

Selektivitätsanalysen

An erster Stelle soll eine differenziertere Analyse der geschilderten Datensituation stehen. Dabei konzentrieren wir uns zunächst auf die Intelligenzwerte zum ersten Meßzeitpunkt. Die Frage dabei ist, ob sich die höhere Intelligenzleistung im Zusammenhang mit der Teilnahmedauer für die vier Untergruppen (F6, F7, M6 und M7) durchgängig zeigt. Hierzu wurde eine Regressionsgleichung mit den Intelligenzwerten als abhängiger Variable und der Teilnahmedauer in Jahren als Prädiktorvariable berechnet. Diese Analysen wurden getrennt für die erwähnten vier Untergruppen und die beiden Intelligenzbereiche durchgeführt, so daß acht Regressionsgeraden ermittelt wurden. Auch bei diesen Analysen konnten nichtlineare Zusammenhänge ausgeschlossen werden. Die Ergebnisse dieser Analysen können den schwarzen Linien in Abbildung 5a und Abbildung 5b entnommen werden.

Die einzelnen Regressionsgeraden zeigen einen positiven Zusammenhang zwischen kognitiver Leistung zum ersten Meßzeitpunkt und Teilnahmedauer in der BOLSA. Diese Effekte sind bis auf eine Ausnahme, nämlich die Gruppe der älteren Männer (M7), statistisch signifikant. Aus den bisherigen Resultaten könnte man die provokante Aussage ableiten: Je intelligenter die Probanden zu Beginn der Studie sind, desto länger verweilen sie in ihr.

Man könnte bei den dargestellten Befunden mutmaßen, daß die am längsten in der Studie verweilenden Teilnehmer auch die zu Beginn der Studie jüngsten waren, so daß die Unterschiede lediglich einen Alterseffekt widerspiegeln. Dieser Einwand läßt sich durch die in Abbildung 6 dargestellte Analyse entkräften: Es gibt keinen Unterschied im Alter zum ersten Meßzeitpunkt in Verbindung mit den Teilnahmejahren. Diese Aussage gilt für die Teilgruppen F6, F7, M6 und M7 gleichermaßen: Sämtliche Steigungen der in Abbildung 6 dargestellten Regressionsgeraden sind nicht signifikant von Null verschieden. Das bedeutet, daß das Lebensalter in keiner der Teilgruppen zur Erklärung der Unterschiede in den kognitiven Leistungsbereichen herangezogen werden bzw. weder von einem generellen noch von einem gruppenspezifischen Selektionseffekt bezüglich des Lebensalters ausgegangen werden kann.

Eine weitere Mutmaßung könnte sein, daß die dargestellten Intelligenzunterschiede Konsequenz von Selektionseffekten bezüglich anderer Variablen sind, die mit der Verweildauer in der Studie und mit der Intelligenz einhergehen. Nach Forschungslage (vgl. 1) kommen dafür besonders der objektive Gesundheitszustand, der Bildungsstatus und der soziale Status in Frage.

Um den simultanen Einfluß dieser Kovariaten zu untersuchen, wurde das folgende Vorgehen gewählt: Nach Ausschluß nichtlinearer Zusammenhänge wurden aus den Faktorwerten, die die kristalline bzw. fluide Intelligenz abbilden, die Variablen Alter, objektiver Gesundheitszustand, Bildungsstatus und sozialer Status „herauspartialisiert". Nach einer multiplen Regressionsanalyse – mit den Faktorwerten als abhängige Variable und den genannten Variablen als Prädiktoren – gingen in die weiteren Analysen die Regressionsresiduen der Faktorwerte ein, also die um den Einfluß der Prädiktoren bzw. Kovariaten bereinigten Anteile der Faktorwerte.

Die Relationen der „bereinigten" Intelligenzwerte mit den Teilnahmejahren finden sich als graue Linien in den Abbildungen 5a und 5b. Bei einem Vergleich zwischen den Lösungen für die „Rohwerte" (schwarz) und den bereinigten Werten (grau) sind zwei Dinge bemerkenswert:

▶ Der Verlauf der schwarzen und der grauen Regressionslinien ist „parallel", d.h. die Steigungen unterscheiden sich nicht signifikant voneinander.
▶ Die Unterschiede zwischen den Teilgruppen werden geringer. Würde man jeweils die schwarzen Regressionslinien in einer Abbildung und die grauen in einer anderen Abbildung zusammenfassen, so lägen die schwarzen Regressionslinien weiter auseinander als die „bereinigten" grauen.

Diese beiden Befunde führen zu der folgenden Interpretation: Die positive Beziehung zwischen Intelligenz und Teilnahmejahren bleibt unvermindert bestehen und ist praktisch von den Kovariaten unabhängig, die für Selektionseffekte verantwortlich gemacht werden könnten. Dennoch unterscheiden sich die vier Gruppen zumindestens teilweise in den vier Kovariaten (z.B. ist die ältere Kohorte weniger gesund als die jüngere, die Frauen sind weniger gut gebildet als die

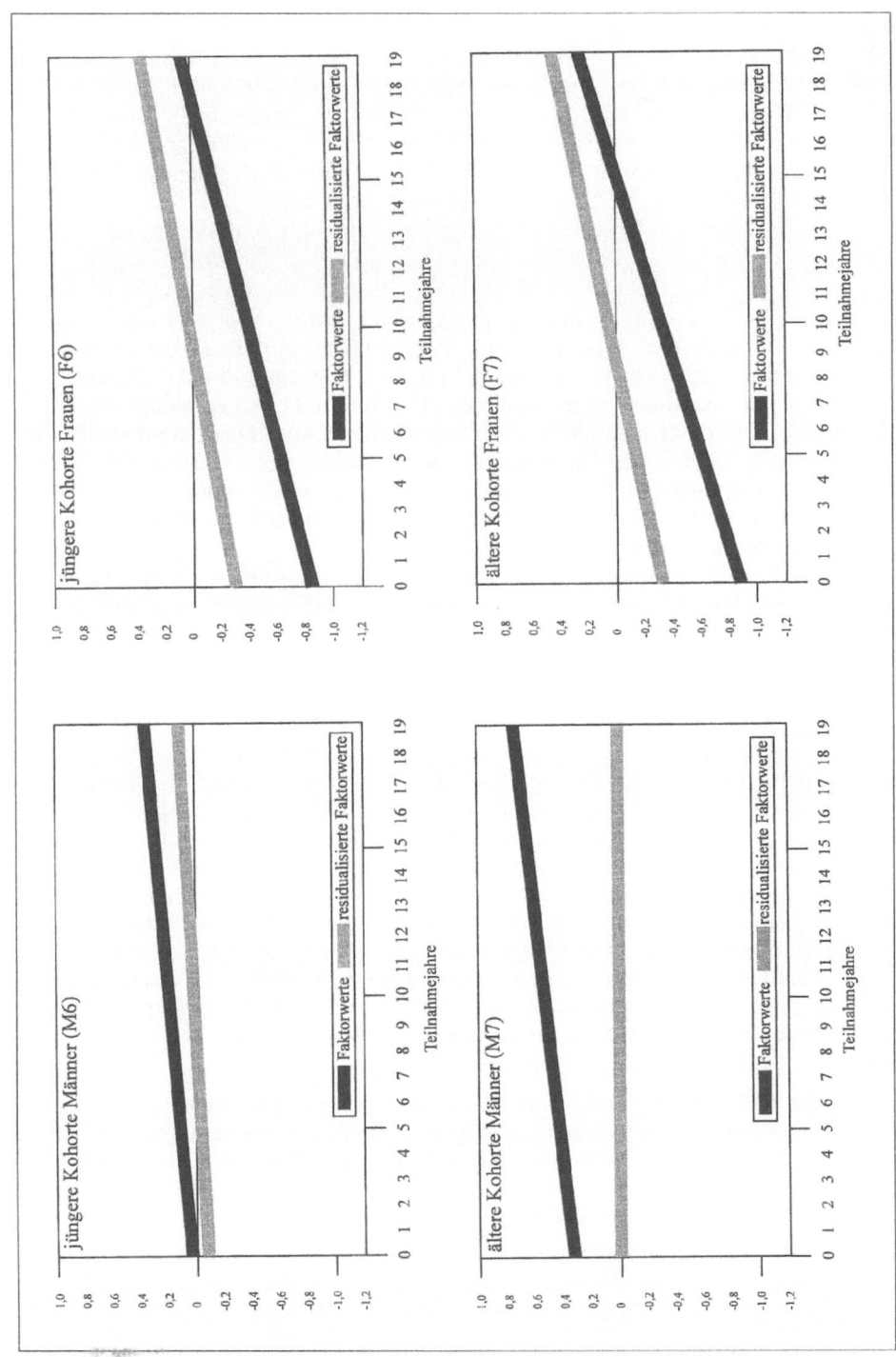

Abb. 5a. Selektivität (kristalline Intelligenz)

Intelligenz – Neuere Ergebnisse aus der Bonner Längsschnittstudie des Alterns (BOLSA) 193

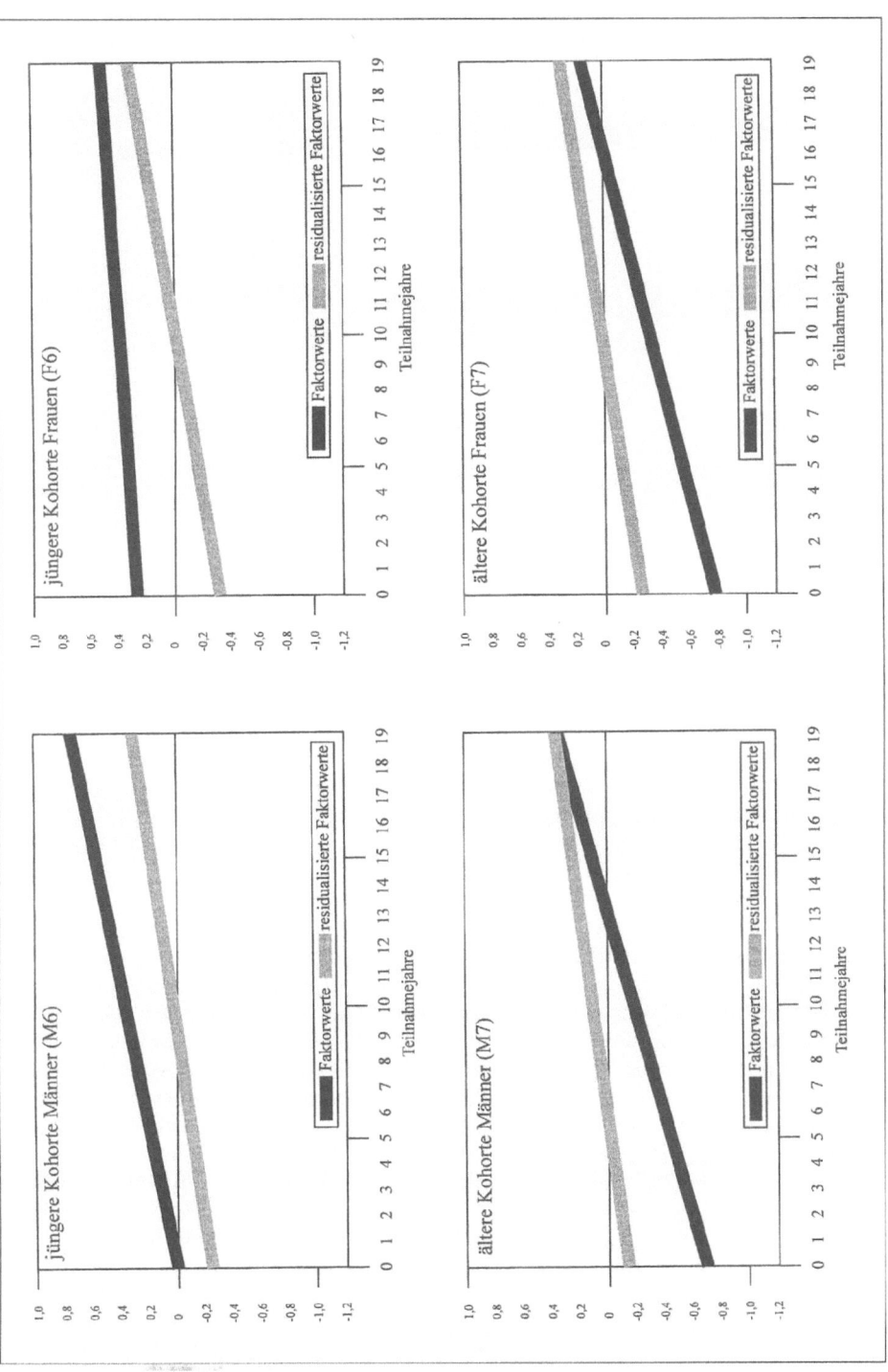

Abb. 5b. Selektivität (fluide Intelligenz)

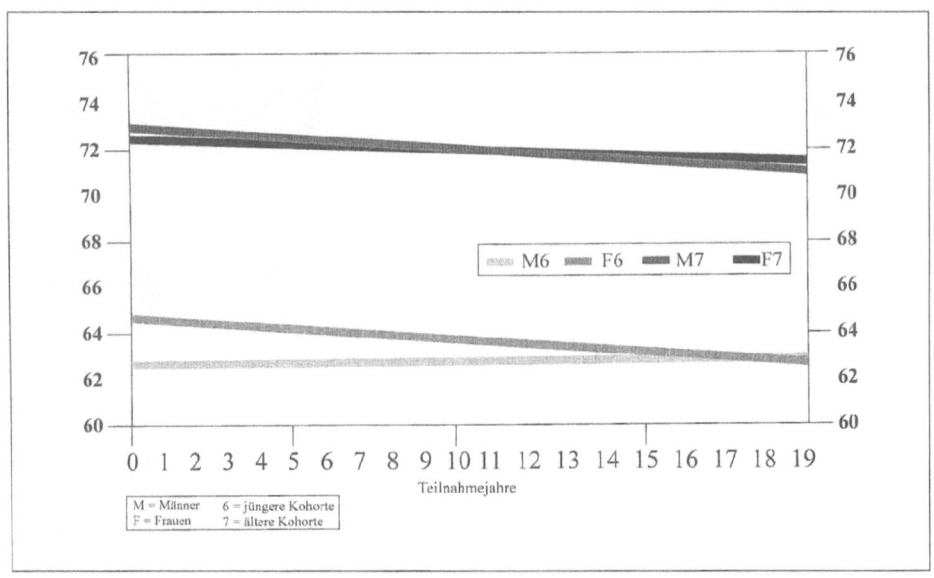

Abb. 6. Alter zum 1. Meßzeitpunkt (1965/66) in Abhängigkeit von den Teilnahmejahren

Männer etc.). Diese quantitativen Unterschiede haben jedoch keinen Einfluß auf die Relation zwischen Intelligenz und Verweildauer.

Das bedeutet bezüglich der am Anfang dieses Kapitels aufgestellten Behauptung über den positiven Selektionseffekt „Intelligente verweilen länger in der Studie", daß diese Behauptung selbst nach Kontrolle zahlreicher als relevant erachteter Kovariaten aufrechterhalten bleiben muß – „survival of the brightest"?

Determinanten der Intelligenzentwicklung im Längsschnitt

Die bisherigen Analysen konzentrierten sich auf die Ausgangslage zum Meßzeitpunkt I. Nun soll eine Erweiterung auf den Längsschnitt vorgenommen werden. Das bedeutet in Termini der Abbildungen 3 und 4, daß eine Analyse der Bedingungen der Verläufe unterschiedlicher Dauer vorgenommen wird (monotone Datenstruktur). Hierbei soll untersucht werden, welchen Einfluß die „klassischen" Variablen wie Kohortenzugehörigkeit, Geschlecht, sozialer Status, Schulbildung und objektive Gesundheit auf die beiden kognitiven Funktionsbereiche längsschnittlich ausüben (vgl. ähnliche Analysen für die Längsschnittstichprobe bis zum sechsten Meßzeitpunkt (N=81) bei Rudinger, (9)). Die hier vorgelegte Analyse wird mit einer Pfadanalyse unter Einbeziehung der gesamten Stichprobe durchgeführt. Hier stellt sich nun die Frage, wie die längsschnittliche Information der Gesamtstichprobe adäquat ausgeschöpft werden kann. Das Problem besteht ja darin, daß für unterschiedliche Teilstichproben unterschiedlich viele Messungen vorliegen, so daß der erste und der letzte Meßzeitpunkt jeweils unterschiedliche zeitliche Distanzen aufweisen. Zur Lösung dieses Problemes konzentrieren wir uns auf die kognitive Leistungsfähigkeit zum ersten Meßzeitpunkt der Studie und zur letzten individuell erhobenen Messung, und zwar unabhängig davon, wieviel Jahre zwischen diesen Messungen liegen. Obwohl vorderhand nur zwei Meßzeitpunkte in die Analyse einzugehen scheinen, halten wir es dennoch für gerechtfertigt, von einer längsschnittlichen Auswertung zu sprechen, da von einer Stabilität der zeitlichen Verläufe ausgegangen werden kann. Zusätzlich wird aus den letzten individuellen Messungen der (positive Selektions-) Effekt der Teilnahmedauer herauspartialisiert; in Entsprechung zu dem oben geschilderten Vorgehen gehen in die Pfadanalyse die residualisierten kognitiven Leistungsmaße im Bereich kristalliner und fluider Intelligenz ein. Vor allem durch diesen Kunstgriff ist es legitim, von einer längsschnittlichen Analyse der gesamten Stichprobe zu sprechen. Das den Analysen zugrundeliegende Pfadmodell ist in Abbildung 7 dargestellt.

Das Modell kann als sehr gut an die Daten angepaßt bezeichnet werden. Die Parameterschätzung erfolgte über Least-Square-Schätzungen. Es muß allerdings berücksichtigt werden, daß die Analyse des Modells auf einer Korrelationsmatrix (und nicht auf einer Kovarianzmatrix) basiert und bei Interpretation der Modellanpassung implizit von der Annahme multivariater Normalverteiltheit der Daten ausgegangen wird. Die Pfadkoeffizienten können in diesem Modell wie standardisierte Regressionskoeffizienten interpretiert werden. Alle Pfadkoeffizienten dieses Modells sind signifikant von Null verschieden. Die Residuen, die durch kleine auf die Variablen zeigende Pfeile gekennzeichnet sind, zeigen mit 100 multipliziert an, wieviel Prozent der Varianz der entsprechenden Variablen nicht aufgeklärt worden sind.

Auffällig ist, daß in den kognitiven Maßen zum letzten Meßzeitpunkt jeweils weit über 50% der Varianz aufgeklärt werden konnten. An dieser Varianzaufklärung ist zum einen die hohe Stabilität (der direkte Effekt) zwischen dem ersten und dem jeweils letzten Meßzeitpunkt beteiligt. Starke Effekte finden sich aber auch von der Kohortenzugehörigkeit (–0,22) auf fluide Intelligenz zum letzten Meßzeitpunkt (die ältere Kohorte ist schlechter als die jüngere). Dies gilt jedoch nicht für die fluide Intelligenz zum ersten Meßzeitpunkt (–0,04). Unter Berücksichtigung der hohen Stabilität bedeutet dies, daß sich die beiden Kohorten über die Zeit in Bezug auf die fluide Intelligenz auseinanderentwickeln. Bei der kristallinen Intelligenz hingegen sind die indirekten Effekte der Kohortenzugehörigkeit vernachlässigenswert gering (–0,05 für den ersten und –0,04 für den letzten Meßzeitpunkt). Geschlechtsunterschiede zeigen sich deutlich bei der kristallinen Intelligenz zu beiden Meßzeitpunkten (–0,36 und –0,28), während die Effekte für die fluide Intelligenz eher gering sind (–0,10 und –0,07). Die Geschlechtszugehörigkeit ist also eine deutliche Determinante der Entwicklung der kristallinen Intelligenz, wobei sich hier gleichzeitig ein höheres Niveau der männlichen Untersuchungsteilnehmer zeigt. Der soziale Status determiniert überraschenderweise die kognitiven Leistungsmaße weder direkt noch indirekt in erwähnenswertem Ausmaß. Wie man der Abbildung entnehmen kann, ist hingegen der Einfluß des Bildungsstatus sowohl auf kristalline als auch auf fluide Intelligenz zu beiden Meßzeitpunkten relativ hoch. In die Einschätzung des sozialen Status fließen auch Informationen über den Bildungsstatus mit ein. Gehen beide Einschätzungen in eine Analyse, so bindet der Bildungsstatus einen großen Varianzanteil; man kann davon ausgehen, daß die in dem sozialen Status „verbleibende" Information einen „sozio-ökonomischen" Anteil abbildet. Mittlere Effekte können dem objektiven Gesundheitszustand, der zum ersten Meßzeitpunkt diagnostiziert wurde, zugeschrieben werden. Dabei ist auffällig, daß bei der Gesundheit die Stabilität zwischen dem ersten und letzten Meßzeitpunkt deutlich geringer ist

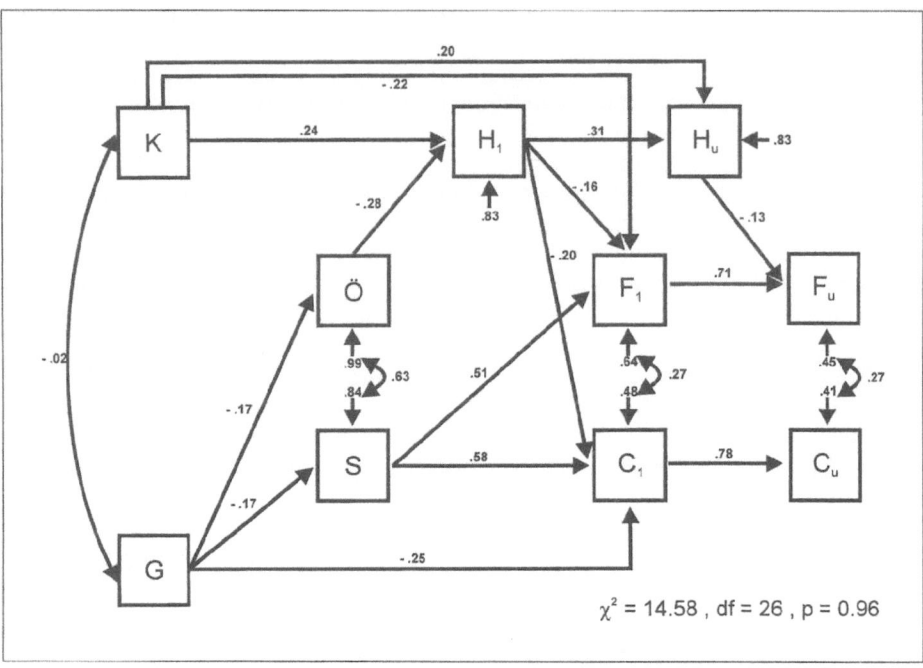

Abb. 7. Ausgewählte Determinanten der längsschnittlichen Intelligenzentwicklung im höheren Erwachsenenalter

Bezeichnung	Variable	Wertebereich
K	Kohortenzugehörigkeit	0 = jünger 1 = älter
G	Geschlecht	0 = männlich 1 = weiblich
Ö	Sozioökonomischer Status	1 = schlecht 5 = gut
S	Schulbildung	1 = niedrig 5 = hoch
H	Objektive Gesundheit	1 = gut 5 = schlecht
F	Fluide Intelligenz	<0 = schlecht >0 = gut
C	Kristalline Intelligenz	<0 = schlecht >0 = gut

Index	Bedeutung
1	erster Meßzeitpunkt
u	ultimativer Meßzeitpunkt (= letzter Meßzeitpunkt)

als bei den Intelligenzmaßen. Der Gesundheitszustand zum letzten Meßzeitpunkt hingegen beeinflußt nur die fluide Intelligenz; die Relation zwischen Gesundheit und fluider Intelligenz bleibt über die Zeit jedoch invariant, im kristallinen Bereich verblaßt sie mit der Zeit.

Diskussion

Begonnen werden soll mit einer Diskussion unserer Ergebnisse zur Selektivität. Vor allem bei den älteren Frauen konnte ein Selektionseffekt festgestellt werden, und dort besonders im kristallinen Bereich. Im Verlauf der Studie werden wir also Zeugen eines Selektionsprozesses, der bei den Männern weniger deutlich hervortritt. Dies kann dadurch bedingt sein, daß die männliche Stichprobe schon zu Beginn der Studie höher selegiert ist als die weibliche Stichprobe. Ein weiterer Beleg für die geschlechtsspezifischen Selektionsmechanismen kann darin gesehen werden, daß Männer aus beiden Kohorten zu einem sehr viel früheren Zeitpunkt aus der Studie auszuscheiden beginnen als Frauen.

Äußerst bemerkenswert erscheint, daß auch nach Berücksichtigung von relevanten Variablen (Bildungsstatus, objektiver Gesundheitszustand, sozialer Status), in denen sich die vier Gruppen unterscheiden, und die als Selektionsvariablen in Betracht kommen könnten, der positive Selektionseffekt hinsichtlich der Intelligenz bestehen bleibt: „Survival of the brightest?" Die Schlußfolgerung, daß Intelligenz Ursache für längere Teilnahmedauer ist, kann natürlich so nicht getroffen werden. Es kann gemeinsame Bedingungen geben, welche für beide Prozesse gleichermaßen verantwortlich sind, wie z.B. Kompetenz und/oder Selbständigkeit. Intellektuelle Kompetenz ist eine notwendige, wenn auch nicht hinreichende, Voraussetzung für eine langanhaltende Alltagskompetenz und damit einhergehender Selbständigkeit, die nicht nur zu einer längeren Verweildauer in unserer Studie, sondern generell zu einer längeren Lebenserwartung führt.

Die Deskription der Längsschnitte unterschiedlicher Dauer schreibt den gerade diskutierten Selektionseffekt über die Zeit fort, und zwar in der Weise, daß die Positionen der Personen innerhalb der Längsschnitte über die Zeit erhalten bleiben. Die hohe Stabilität der Intelligenz konnte sowohl in der Studie von Schaie (11) als auch in entsprechenden Analysen der BOLSA immer wieder bestätigt werden. Dies ist vor allem dann der Fall, wenn man die Stabilität auf die Ebene latenter Konstrukte verlagert, was im übrigen hier durch die Verwendung der reliablen und validen Faktorwerte geschehen ist.

Sowohl die strukturelle Invarianz über die Zeit und zwischen den Gruppen als auch die Stabilität der Intelligenz über die Zeit waren Voraussetzungen für die Entwicklung eines neuen Ansatzes zur Analyse längsschnittlicher Daten mit monotoner Datenstruktur, nämlich der Verknüpfung des ersten Meßzeitpunktes 1965/66 mit dem jeweils individuell letzten Meßzeitpunkt aller Personen. Auch wenn es sich dabei „nur" um zwei Messungen handelt, so liegen im Extremfall zwischen diesen beiden Messungen 19 Jahre. Der Effekt der unterschiedliche Teilnahmedauer wird aus den Variablen zum letzten individuellen Meßpunkt herauspartialisiert, d.h. es wird von einer virtuellen Äquidistanz zwischen den Meßzeitpunkten für alle Personen ausgegangen. Ebenfalls wurden die sich über die Zeit verändernden Randbedingungen (z.B. objektiver Gesundheitszustand) modelliert, wobei sich zeitbeständige Beziehungen zum fluiden Intelligenzbereich fanden. Auch hier stellt sich die schon erwähnte Frage, ob von Ursache-

Wirkungs-Sequenzen ausgegangen werden kann oder ob sich nicht in beiden Bereichen der zugrundeliegende Alternsprozeß widerspiegelt, der sich vor allem auf die fluide Intelligenz auswirkt (1).

Die sonstigen Ergebnisse fügen sich in die Landschaft vorliegender Befunde ein: so beispielsweise die relative Beständigkeit im kristallinen Bereich, die eher nach unten weisende Entwicklungsfunktion im fluiden Bereich, der substantielle Einfluß sozialer Bedingungen wie Bildungsstatus, aber auch der Geschlechtszugehörigkeit. Dies mag auf die bei Männern oftmals besser „eingeübte" Alltagskompetenz zurückzuführen sein.

Problematisch erscheint die Interpretation des Einflusses der Kohortenzugehörigkeit, hinter dem auch Alterseffekte angenommen werden können. Die eingangs diskutierte Selektivitätsanalyse zeigt, daß nach Berücksichtigung des Alters, des objektiven Gesundheitszustandes, des Bildungsstatus und Sozialstatus die vormals vorhandenen Unterschiede zwischen den Kohorten in der Intelligenzleistung kaum noch erkennbar sind; es kann also nicht von einem Kohorteneffekt ausgegangen werden. Die zeitlich lange Ausdehnung der BOLSA ermöglicht eine Verknüpfung kohortenspezifischer Altersgradienten in einer Weise, die eine Trennung zwischen Kohorten- und Alterseinfluß erlaubt. Eine detaillierte Darstellung dieser Befunde muß jedoch an anderer Stelle erfolgen.

Anmerkung

Die Autoren danken Iris Keusemann, Uwe Kleinemas, Andreas Kruse und Thomas Richter für konstruktive Mitarbeit und Kommentare.

Literatur

1. Baltes PB, Mayer KU, Helmchen H, Steinhagen-Thiessen E (1993) The Berlin Aging Study (BASE) Overview and design. Ageing and Society 13:483–515
2. Bentler PM (1973) Assessment of the development factor change at individual level. In: Nesselroade JR, Reese HW (eds) Life-span developmental psychology: Methodological issues. Academic Press, New York, pp 145–174
3. Cunningham WR (1987) Intellectual abilities and age. In: Schaie KW, Eisdorfer C (eds) Annual review of gerontology and geriatrics, Volume 7. Springer, New York, pp 117–134
4. Horn, JL (1985) Remodeling old models of intelligence. In: Wolman BB (ed) Handbook of intelligence. Wiley, New York, pp. 267–300
5. Horn JL, McArdle JJ (1980) Perspectives on mathematical/statistical model building (MASMOB) in research on aging. In: Poon LW (ed) Aging in the 1980s. American Psychological Association, Washington pp 503–541
6. Little R, Rubin D (1987) Statistical analysis with missing data. Wiley, New York
7. Owens WA (1959) Is age kinder to the initially more able? Journal of Gerontology 14:337–344
8. Rott C (1992) Struktur und Dynamik der Intelligenz im Alter. Unveröffentliche Dissertation, Heidelberg
9. Rudinger G (1987) Intelligenzentwicklung unter unterschiedlichen sozialen Bedingungen. In: Lehr U, Thomae H (Hrsg) Formen seelischen Alterns Enke, Stuttgart, S 57–66
10. Rudinger G, Andres J, Rietz C (1991) Structural equation models for studying intellectual development. In: Magnusson D, Bergman LR, Rudinger G, Törestad B (eds) Problems and methods in longitudinal research. Stability and change. Cambridge University Press, Cambridge, pp 274–307

11. Schaie KW, Willis SL (1993) Age difference patterns of psychometric intelligence in adulthood: Generalizability within and across ability domains. Psychology and Aging, 8:44–55
12. Ten Berge JMF (1986) Rotation to perfect congruence and the cross-validation of component weights across populations. Multivariate Behavioral Research 21:41–64
13. Thomae H (1987) Alternsformen – Wege zur ihrer methodischen und begrifflichen Erfassung. In: Lehr U, Thomae H (Hrsg) Formen seelischen Alterns. Enke, Stuttgart, S 173–195

Anschrift des Verfassers:
Prof. Dr. G. Rudinger
Psychologisches Institut
Philosophische Fakultät der
Universität Bonn
Römerstraße 164
53117 Bonn

Cohort-sequential longitudinal studies of personality and intelligence

K. W. Schaie

Pennsylvania State University

In designing what was to become the Bonn Longitudinal Study on Aging (BOLSA), Hans Thomae and his associates early on recognized the fact that human development was not a static phenomenon fixed immutably across time, but was highly sensitive to the need to imbed such studies into shifting societal context (31). He thus astutely chose the life experiences of two successive population cohorts exhibiting very different life experiences.

My own thinking on this issue was influenced by one of the early geropsychologists, Raymond Kuhlen (4, 5), who pointed out that, in addition to ontology generating change within individuals, there were also changes occurring in society within which context life course development needed to be understood. The issue of cohort or generational differences could no longer be ignored once I tried to compare results from my own cross-sectional and longitudinal studies of adult intellectual development. My original view of cohort (or generational) effects in behavioral studies of development was that they represented a methodological artefact that needed to be controlled in order to obtain "pure" estimates of ontologic change (8, 11, 17). As it turned out, cohort effects where particularly critical for the internal validity of cross-sectional studies, or for single-cohort longitudinal studies, and I published data that showed this to be the case in adulthood as well as in the reanalysis of some child development data (9, 10). Soon, however, I began to understand what my sociological colleagues had always known (1), that cohort effects had substantive meaning as well and that they deserved study in their own right (13). Hence, I began to study and report findings on cohort differences in my inquiries of intellectual aging, and in the collateral studies that involved cognitive styles and certain personality traits (12, 20, 23, 25, 29).

While cohort differences have generally been studied in the context of groups of people entering the environment at the same point (or range) of calendar time, it should be stressed that other non-calendar definitions of cohort can also be used. For example, the initial group of workers hired for a new factory would represent a cohort (regardless of the individuals' calendar age), as would the initial membership of a newly formed club, or the initial inhabitants of a new residential subdivision (13).

Characteristics of cohort-sequential designs

Because conventional cross-sectional studies confound age and cohort effects, and because findings from single cohort longitudinal studies are often only applicable to the particular cohort on which they are collected (9), I introduced several alternative sequential strategies (8). The term "sequential" implies that the required sampling strategy includes acquisition of a sequence of samples taken across several measurement occasions. Perhaps the most widely used sequential strategy is the cross-sequential design, in which two or more cohorts are followed over the same time period. This approach permits the comparison of longitudinal and cross-sectional data (provided that the calendar time ranges are similar for age and cohort (2)). The advantage of this approach is that only two points in time are needed; hence the early appearance in the literature of studies using this design (6, 28, 30). For purposes of cohort comparisons, however, this approach represents a "model misspecification" (17) because it does not allow comparing each cohort over the same age range.

Developmental psychologists often find the cohort-sequential design of greatest interest because it explicitly differentiates intraindividual age changes within cohorts from interindividual differences between cohorts. This design also permits a check of the consistency of age functions over successive cohorts, thereby offering greater external validity than would be provided by a single-cohort longitudinal design. A cohort-sequential study consists of two or more cohorts being followed over two or more points in time. The minimum design involves three measurement points, allowing each of two cohorts to be followed over the same age range.

In a typical longitudinal study repeated measures are taken of the same subjects at successive times. Another possibility is to use the same research design but with independent samples at each point on the time scale. In the latter alternative one would draw a new (independent) sample from the same cohort initially tested. The independent sampling approach works well when a large sample is drawn from a large population, and when one is primarily interested in the estimation of population parameters. This approach controls for the internal validity threats of experimental mortality, regression, and reactivity (3, 11, 14). If small samples are used it is, of course, necessary to make sure that successive samples are matched on factors such as gender, income, and education to avoid possible differences due to selection biases (7).

Examples of cohort-sequential studies

Cohort-sequential designs were first introduced in analyses conducted for the third cycle of the Seattle Longitudinal Study (SLS; 21, 22). This study began in 1956 as a cross-sectional inquiry of the primary mental abilities over the age range from the 20s to the 70s. Longitudinal follow-ups have been conducted at five successive time points (seven years apart) in 1963, 1970, 1977, 1984, and 1991 (15–20). Table 1 shows the basic design of the study and indicates the number of subjects entering the longitudinal analyses. All subjects were community-dwelling members of a health maintenance organization and represent the upper 75% of the socioeconomic spectrum. Because of our interest in assessing the possible impact of cognitive styles such as rigidity-flexibility we also included measures of the latter construct. These measures, in turn, provided us with a limited amount of data on other personality traits.

In this chapter, I will illustrate the importance of sequential data sets by summarizing data on two mental abilities from our core battery measuring intellect-

Table 1. Basic design of the Seattle Longitudinal Study (SLS)

Study Waves					
1956	1963	1970	1977	1984	1991
S_1T_1 (N=500)	S_1T_2 (N=303)	S_1T_3 (N=162)	S_1T_4 (N=130)	S_1T_5 (N=92)	S_1T_6 (N=71)
	S_2T_2 (N=997)	S_2T_3 (N=420)	S_2T_4 (N=337)	S_2T_5 (N=204)	S_2T_6 (N=161)
		S_3T_3 (N=705)	S_3T_4 (N=340)	S_3T_5 (N=225)	S_3T_6 (N=175)
			S_4T_4 (N=612)	S_4T_5 (N=294)	S_4T_6 (N=201)
				S_5T_5 (N=628)	S_5T_6 (N=428)
					S_6T_6 (N=693)

S = Sample; T = Time of Measurement

ual functioning and on two of the dimensions of rigidity-flexibility derived from the Test of Behavior Rigidity (24). In order to avoid dealing with the confounds implicit in repeated measures in longitudinal studies (e. g., experimental mortality, practice, regression effects), I have elected in this brief presentation to report only data using the independent random sampling approach (i. e., new samples drawn at successive measurement times from the same cohorts). Given our six data points it is possible to chart cohort-sequential data for three successive cohorts over a 21 year age range. With two sets of three cohorts each, this allows us to cover the age range from 25 to 74 years. More extensive analyses of the repeated measurement data can be found in Schaie (18), and more complete data on cohort differences have been reported by Willis (32) for unrelated individuals and by Schaie, Plomin, Willis, Gruber-Baldini, and Dutta (27) for generational differences within families.

Studies of Intellectual Functioning

Because of the differential developmental patterns I will examine a measure of a fluid ability (PMA Reasoning) and one crystallized ability (PMA Number). Brief descriptions of these measures are as follows:

PMA Reasoning: The study participant is shown a series of letters (e.g., a b x c d x e f x g h x). The letters in the row form a series based on one or more rules. The study participant is asked to discover the rule(s) and mark the letter that should come next in the series. In this case, the rule is that the normal alphabetical progression is interrupted with an x after every second letter. The solution would therefore be the letter i. There are 30 test items, with a time limit of 6 min.

PMA Number: The study participant checks whether additions of simple sums shown are correct or incorrect. The test contains 60 items, with a time limit of 6 min.

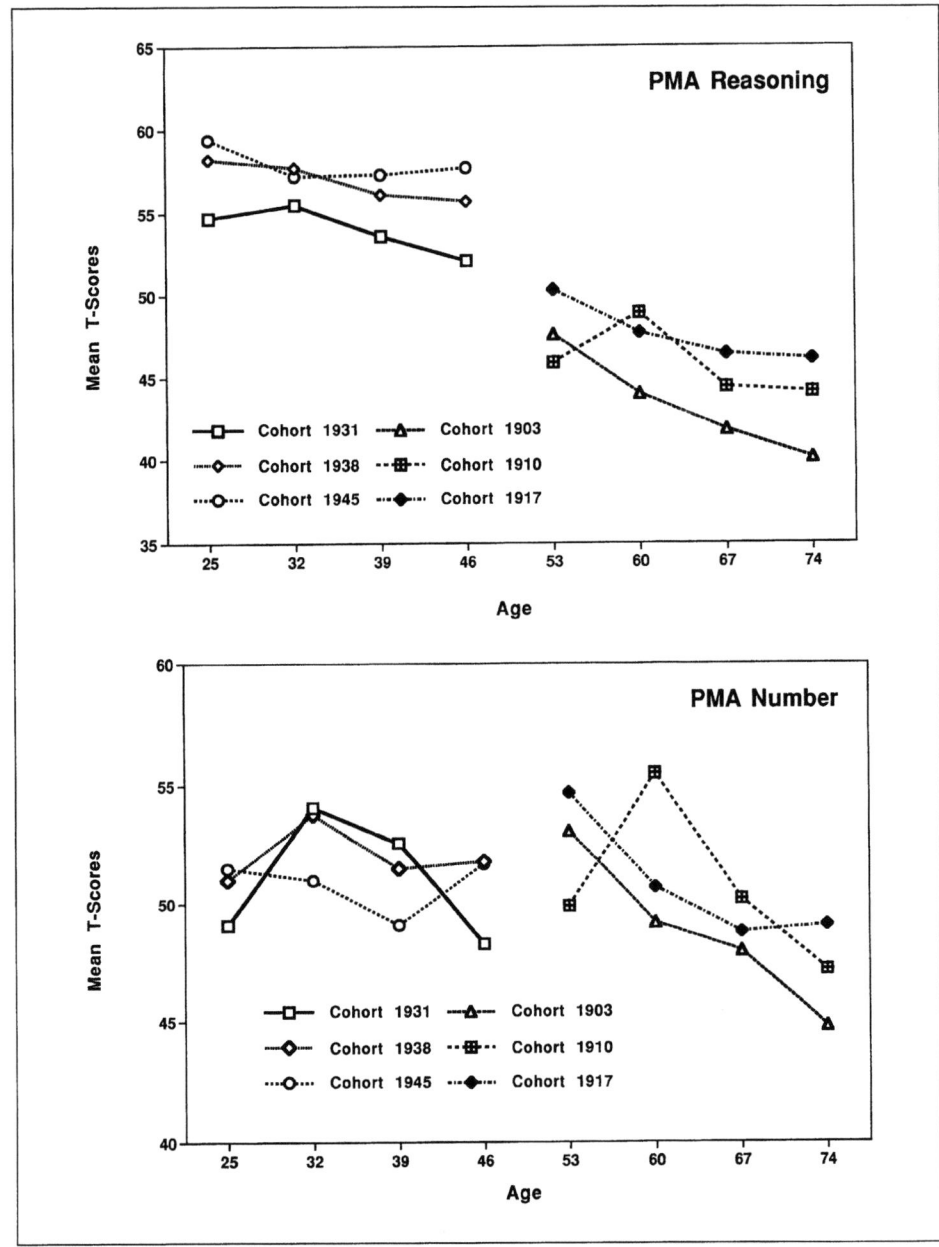

Fig. 1. Cohort-sequential data for the PMA Reasoning and Number tests.

Figure 1 shows the cohort sequential data for the two abilities. Continuous lines represent data drawn from the same birth cohort. Examining the top part of the figure for the PMA Reasoning test, one immediately notes that there is an overall increase in level for successive cohorts. While there is some decline in middle adult for the oldest cohort (*Cohort* 1931), there is virtually no change over this period for the most recently born cohort (*Cohort* 1945). Similarly, while

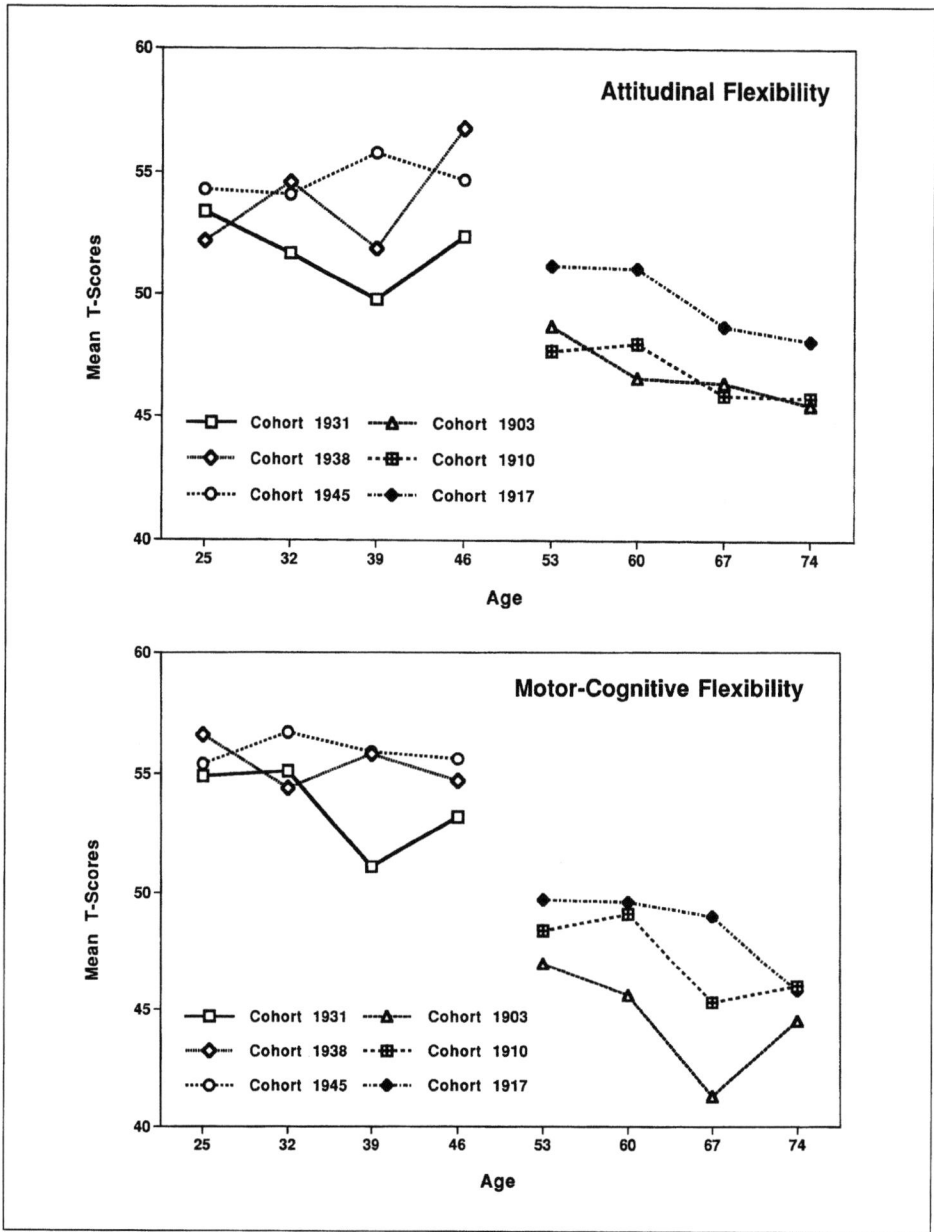

Fig. 2. Cohort-Sequential data for the Attitudinal Flexibility and Motor-Cognitive Flexibility measures from the Test of Behavioral Rigidity.

fairly steep decline from ages 53 to 74 is shown for the oldest cohort (*Cohort 1903*), this trend has moderated. In other words, the rate of average decremental age change has slowed significantly over three cohorts born 14 years apart.

Rather different findings are seen for the PMA Number test (bottom part of Fig. 1). Here the cohort differences in level are concave in nature. That is, there is an increase in performance level from the oldest cohort on, but this pattern is reversed and the most recently born cohort actually performs at the lowest level! Rate of age changes also varies by cohort. For the most recent cohorts there is virtually no decline in midlife, even though such decline is evident for the older cohorts. By contrast to the Reasoning test, there is only very weak evidence of a reduction in the rate of change at advanced ages.

Studies of Personality Characteristics.

As examples from our sequential investigations of personality characteristics, I am using the factor scores for the dimensions of Attitudinal and Motor-Cognitive Flexibility. The former is derived from true and false inventories of rigidity and perseveration scales. The latter represents two perseveration measures. In the first, subjects copy a paragraph in writing which is then recopied reversing small and capital letters. In the second, subjects respond to two lists of simple words by giving first antonyms and then synonyms. In a third list, subjects must provide synonyms if the stimulus is printed in capital letters, but antonyms if the stimulus is printed in small letters. Ratio scores representing the amount of interference are then computed.

Figure 2 shows the cohort sequential data for independent samples for these two personality characteristics. Attitudinal Flexibility (see upper part of figure 2) also shows a systematic increase in level of flexibility across all cohorts. In midlife, the most recent cohort has a virtually flat agegradient, which contrasts with some decrement from young adulthood to middle age in the earlier born cohorts. In advanced age there is a slight decline in flexibility beginning at age 67 which appears constant across cohorts. A similar pattern can be observed as well for Motor-Cognitive Flexibility. However, rate of aging has slowed for the most recent cohort followed from middle to old age, with a significant decline on this dimension postponed until age 74.

Summary

In this chapter I have summarized the principles underlying the design of sequential studies and have illustrated data employing a cohort-sequential data analysis strategy to selected ability and personality variables from the Seattle Longitudinal Study. Because of space limitations, I could not deal with the confounds in longitudinal repeated measurement data on the same individuals and, therefore, confined my examples to the comparison of independent samples from several cohorts over the same age period. Nevertheless, these data point out that cohort-sequential analyses can inform us on generational differences in performance level as well as differences in rate of aging phenomena.

References

1. Abeles RP, Riley MW (1987) Longevity, social structure and cognitive aging. In: Cognitive functioning and social structure over the life course. Ablex, Norwood (NJ), pp 161–175
2. Botwinick J, Arenberg D (1976) Disparate time spans in sequential studies of aging. Aging: Clin & Experim Res 2:55–61

3. Campbell DT, Stanley JC (1963) Experimental and quasi-experimental designs for research in teaching. In: Gage NL (ed) Handbook of research on teaching. Rand McNally, Chicago, pp 171–246
4. Kuhlen RG (1940) Social change: A neglected factor in psychological studies of the life span. School & Soc 52:14–16
5. Kuhlen RG (1963) Age and intelligence: The significance of cultural change in longitudinal vs cross-sectional findings. Vita Hum 6:113–124
6. McCrae RR, Arenberg D, Costa PT (1987) Declines in divergent thinking with age: Cross-sectional, longitudinal, and cross-sequential analyses. Psychol & Aging 2:130–137
7. Nesselroade JR (1988) Sampling and generalizability: Adult development and aging research issues examined within the general methodological framework of selection. In: Schaie KW, Campbell RT, Mereditz W, Rawlings SW (eds) Methodological issues in aging research. Springer, New York, pp 13–42
8. Schaie KW (1965) A general model for the study of developmental problems. Psychol Bull 64:92–107
9. Schaie KW (1972a) Can the longitudinal method be applied to psychological studies of human development? In: Mönks F, Hartup WW, DeWitt J (eds) Determinants of human behavior. Academic Press, New York, pp 3–22
10. Schaie KW (1972b) Limitations on the generalizability of growth curves of intelligence: A reanalysis of some data from the Harvard Growth Study. Hum Dev 14:141–152
11. Schaie KW (1977) Quasi–experimental designs in the psychology of aging, In: Birren JE, Schaie KW (eds) Handbook of the psychology of aging. Van Nostrand Reinhold, New York, pp 39-58
12. Schaie KW (1983) The Seattle Longitudinal Study: A twenty-one year exploration of psychometric intelligence in adulthood. In: Schaie KW (ed) Longitudinal studies of adult psychological development. Guilford Press, New York, pp 64–135
13. Schaie, KW (1986) Beyond calendar definitions of age, time and cohort: The general developmental model revisited. Developm Rev 6:252–277
14. Schaie KW (1988) Internal validity threats in studies of adult cognitive development, In: Howe ML, Brainard CJ (eds), Cognitive development in adulthood: progress in cognitive development research. Springer Verlag, New York, pp 241–272
15. Schaie KW (1993) The Seattle Longitudinal Study: A thirty-five year inquiry of adult intellectual development. Z Gerontol 26:129–137
16. Schaie KW (1994) The course of adult intellectual development. Amer Psychol 49:304–313
17. Schaie KW (1994) Developmental designs revisited. In: Cohen SH, Reese HW (eds) Lifespan developmental psychology: Theoretical issues revisited. Erlbaum, Hillsdale NJ, pp 45–64
18. Schaie KW (1995) Intellectual development in adulthood: The Seattle Longitudinal Study. Cambridge University Press, New York
19. Schaie KW (1996) Intellectual development in adulthood. In: Birren JE, Schaie KW (eds) Handbook of the psychology of aging (4th ed) Academic Press, San Diego
20. Schaie KW, Hertzog C (1983) Fourteen-year cohort-sequential studies of adult intelligence. Developm Psychol 19:531–543
21. Schaie KW, Labouvief G, Buech BU (1973) Generational and cohort-specific differences in adult cognitive functioning: A fourteen-year study of independent samples. Developm Psychol 9:151–156
22. Schaie KW, Labouvie-Vief G (1974) Generational versus ontogenetic components of change in adult cognitive behavior: A fourteen-year cross-sequential study. Developm Psychol 10:305–320
23. Schaie KW, Parham IA (1974) Social responsibility in adulthood: Ontogenetic and sociocultural change. J Person Soc Psychol 30:483–492
24. Schaie KW, Parham IA (1975) Examiner manual for the Test of Behavioral Rigidity (2nd ed). Consulting Psychologists Press, Palo Alto (CA)
25. Schaie KW, Parham IA (1976) Stability of adult personality traits: Fact or fable? J Person Soc Psychol 34:146–158
26. Schaie KW, Parham IA (1977) Cohort-sequential analyses of adult intellectual development. Developm Psychol 12:649–653

27. Schaie KW, Plomin R, Willis SL, Gruber-Baldini A, Dutta R (1992) Natural cohorts: Family similarity in adult cognition. In: Sonderegger T (ed) Psychology and aging: Nebraska Symposium on Motivation, 1991. University of Nebraska Press, Lincoln (NE), pp 205–243
28. Schaie KW, Strother CR (1968) The effects of time and cohort differences on the interpretation of age changes in cognitive behavior. Multiv Behav Res 3:259–294
29. Schaie KW, Willis SL (1991) Adult personality and psychomotor performance: Cross-sectional and longitudinal analyses. J Geront Psychol Sci, 46:275–284
30. Siegler IC, George LK, Okun MA (1979) Cross-sequential analysis of adult personality. Developm Psychol 15:350–351
31. Thomae H (ed) (1976) Patterns of aging. Karger, New York
32. Willis, SL (1989) Cohort differences in cognitve aging: A sample case. In: Schaie KW, Schooler D (eds) Social structure and aging: Psychological processes. Erlbaum, Hillsdale (NJ), pp 94–112

Author's address:
Prof. Dr. K. W. Schaie
Pennsylvania State University
110 Henderson Building South
University Park
Pennsylvania 16802-6504, USA

Gedächtnisdefizite und Lernpotentiale: Diskrepanzen, Differenzen und Determinanten des geistigen Alterns

F. E. Weinert

Max-Planck-Institut für psychologische Forschung, München

Auch für Wissenschaftler ist geistiges Altern zuvörderst ein lebenspraktischer Vorgang, der selbst erlitten, verarbeitet, verdrängt oder bei anderen registriert, analysiert und interpretiert wird. Auf diese Weise entstehen kollektive oder subjektive Anschauungen über Altern und Alter, die als implizite theoretische Kernannahmen, als forschungsleitende Ideen und als bevorzugte Deutungsmuster stillschweigend in die psychologische Alternsforschung eingehen. Es ist deshalb nicht erstaunlich, daß sich in der Vielzahl und Vielfalt wissenschaftlicher Studien über kognitive Veränderungen im höheren Erwachsenenalter jenseits der Daten, Modelle und Theorien verschiedene Grundpositionen über die „Natur" oder das „Wesen" des geistigen Alterns erkennen lassen.

Zum ersten gibt es eine pessimistisch-fatalistische Auffassung, nach der die intellektuellen Fähigkeiten und kognitiven Ressourcen des Menschen spätestens nach der Lebensmitte einem biologisch determinierten, invarianten Abbauprozeß unterworfen sind, den man wissenschaftlich beschreiben und erklären, aber nicht beeinflussen kann. In strikter Opposition dazu steht zweitens eine optimistisch-aktivistische These, in der biologische Gesetzmäßigkeiten des geistigen Alterns geleugnet oder bagatellisiert werden, so daß Veränderungen (keineswegs nur Verschlechterungen!) kognitiver Kompetenzen bei älteren Menschen als variable Folgen eines alterskorrelierten (nicht altersdeterminierten) Wandels gesellschaftlicher, persönlicher, beruflicher und situativer Anforderungen, Lerngelegenheiten oder intellektueller Anreize zu verstehen sind. Diesen zwei Extrempositionen steht eine dritte vermittelnde Grundannahme über das Altern gegenüber, der zu Folge kognitive Abbauprozesse im hohen Lebensalter zwar nicht zu leugnen sind, jedoch in ihrem Verlauf, ihrem Umfang, ihrer Stärke und ihren praktischen Auswirkungen stark von den persönlichen Lebensbedingungen, individuellen Aktivitäten wie kompensatorischen Strategien abhängen, so daß der einzelne mehr oder minder aktiver Gestalter seines eigenen geistigen Alterns ist oder sein sollte. Von diesem Standpunkt aus erscheint es wenig sinnvoll, vom geistigen Altern als einem einheitlichen, eindeutigen und eindimensionalen Vorgang zu sprechen (2); wissenschaftlich wie praktisch ergiebiger ist das Studium von inter- und intraindividuellen Differenzen, von persönlichen Varianten, von typischen Formen und Stilen des Alters wie des Alterns (18–20).

Unter dem Eindruck einer in den letzten Jahrzehnten fast exponentiellen Zunahme von empirischen Studien mit evidenten Befunden haben radikal biologistische und extrem umweltorientierte Positionen an Attraktivität verloren, und die zuletzt erwähnte, eher eklektische Auffassung hat auch in der Wissenschaft an Bedeutung gewonnen. Allerdings steht der immense Forschungsaufwand auch heute noch in einem offenkundigen Mißverhältnis zu seinem theoretischen Ertrag, wenn man darunter die widerspruchsfreie, hinreichend differenzierte und aussagekräftige Beantwortung der zentralen Fragen des geistigen Alterns versteht. Von den vielen Gründen für diese wissenschaftliche Misere sind einige besonders gravierend: Die Beliebigkeit der Personenstichproben – sei es im Querschnittvergleich zwischen verschiedenen Altersgruppen, sei es in längsschnittlichen Untersuchungen von altersspezifischen Veränderungen –, die Undurchschaubarkeit der verwendeten Untersuchungsverfahren ohne Bezugnahme auf eine Taxonomie von Aufgaben, die fehlende Überprüfung des individuellen Vorwissens zu den einzelnen Aufgaben und schließlich eine Inflationierung von proximalen kognitiven Komponentenmodellen. Das alles trägt nicht zu einer zunehmenden Validität genereller, im Geltungsbereich spezifizierter Beschreibungs- und Erklärungstheorien bei, sondern erweitert nur den großen Vorrat an ungeklärten deskriptiven Generalisierungen empirischer Befunde (16).

In Verbindung mit dem skizzierten eklektischen Theorierahmen erlaubt der dominierende Forschungstypus große Interpretationsspielräume, was sich in der Persistenz sowohl einer generalisierend-pessimistischen als auch einer interaktionistisch-optimistischen Deutung des geistigen Alterns manifestiert.

Ein gutes Beispiel dafür ist die in den beiden Lagern jeweils bevorzugte, signalhaft gebrauchte Rede von Gedächtnisdefiziten oder von Lernpotentialen bei Menschen höheren Alters. Eine Inspektion der einschlägigen Literatur belegt, daß die empirischen Grundlagen dieses Sprachspiels lediglich in der Verwendung von zwei verschiedenen maßstabsbildenden Bezugssystemen besteht. Mißt man nämlich die Lern- und Erinnerungsleistungen älterer Menschen an den Standards jüngerer Erwachsener, so beobachtet man bei fast allen Aufgaben „Defizite"; geht man jedoch vom jeweils erreichten kollektiven oder individuellen Kompetenzniveau aus, so lassen sich bei gesunden Erwachsenen jeden Alters Lernfortschritte (also Realisierungen noch nicht ausgeschöpfter Lernpotentiale) feststellen. Bei dem Gegensatz zwischen Gedächtnisdefiziten und Lernpotentialen handelt es sich also nur um einen scheinbaren Widerspruch. Über die damit verbundenen Probleme und Einsichten soll im folgenden – beschränkt durch die auferlegte Kürze – in wissenschaftlicher wie praktischer Perspektive reflektiert werden.

Gedächtnisprobleme im höheren Erwachsenenalter

Im Vergleich zu jüngeren klagen ältere Menschen verstärkt über Gedächtnisschwierigkeiten, – und sie haben recht damit, denn Erinnern gehört nach Horn und Hofer (6) neben dem fluiden Denken und der Verarbeitungsgeschwindigkeit für neue Informationen zu den besonders „verletzlichen" Fähigkeiten des Menschen. Mit anderen Worten: In der einschlägigen Forschung wurde und wird immer wieder bestätigt, daß Lern- und Erinnerungsleistungen vom 60. bis 70. Lebensjahr an in relativ genereller, linearer und monotoner Weise abnehmen (16). Dieser Trend findet sich sowohl bei typischen Laboraufgaben als auch bei ökologisch validen Aufgabenstellungen (11). So gelang es zum Beispiel Verhaeghen und Marcoen (21) mit Hilfe einer Metaanalyse von über 100 Leistungsvergleichen zwischen jungen und alten Erwachsenen bei der Lösung episodischer Gedächtnisaufgaben, die Leistungsgüte älterer Menschen als Funktion des Leistungsniveaus junger Erwachsener mit frappierender Genauigkeit vorherzusagen. Sie interpretieren dieses Resultat als Beleg für die Wirksamkeit eines altersabhängigen globalen Beeinträchtigungsfaktors, betonen aber zugleich, daß dadurch die Suche nach speziellen Faktoren und das Studium der Interaktionen zwischen Aufgabenmerkmalen und Personeneigenschaften nicht überflüssig wird, sondern „zum besseren Verständnis des alternden Gedächtnisses wertvoll und notwendig bleibt" (21).

In der Tat gibt es viele Hinweise, daß die altersabhängigen Leistungseinbußen größer sind, wenn man episodische (vs. semantische), explizite (vs. implizite), verbale (vs. handlungsgestützte) Erinnerungsmaße (vs. Indikatoren des Wiedererkennens) bei komplexen (vs. einfachen), schwierigen (vs. leichten), wissensunabhängigen (vs. wissensbasierten) und zeitbegrenzten (vs. bearbeitungszeit offenen) Lern- oder Gedächtnisaufgaben verwendet (13). Aus diesem Ergebnismuster wird häufig die falsche Schlußfolgerung gezogen, altersresistente könnten gegenüber altersensitiven Fähigkeiten kompensatorisch zur Reduzierung der Leistungsdifferenzen zwischen jungen und alten Erwachsenen führen. Dem ist in der Regel nicht so. Parallelisiert man nämlich die kognitiven Kompetenzen und aufgabenspezifischen Vorkenntnisse zwischen den Altersgruppen und bietet allen die gleichen Lerngelegenheiten, so bleiben die Unterschiede bestehen oder vergrößern sich (3, 7).

Sucht man nach „Erklärungen" für die alterskorrelierten Verschlechterungen der meisten Gedächtnisleistungen betagter Menschen, so scheinen Motivationsprobleme, Verständnisschwierigkeiten und metamemoriale Defizite keine gravierende Rolle zu spielen (11). Schwerwiegender sind offenbar die (in ihrer Genese noch nicht aufgeklärten) Störungen beim planvollen Erinnern und die Abnahme kognitiver Ressourcen der Informationsverarbeitung. Dazu gehören vor allem eine generelle Verlangsamung kognitiver Prozesse (12, 16), Beeinträchtigungen des Arbeitsgedächtnisses sowie Störungen der Aufmerksamkeitskapazität.

So überzeugend viele empirische Ergebnisse zugunsten der Hypothese einer altersbedingten Verringerung kognitiver Ressourcen als Ursache für eine Vielzahl von Lern- und Gedächtnisproblemen auch sind, so wenig konsistent ist die aktuelle Befundlage (11). Aber auch wenn man die Brauchbarkeit des eher metaphorisch als theoretisch verankerten Konzepts kognitiver Ressourcen unterstellt (16, S. 346 ff.), ist damit keineswegs die naive Annahme ähnlicher Auswirkungen auf unterschiedliche Leistungen verbunden. In Abhängigkeit von der jeweiligen Lern- oder Gedächtnisaufgabe und den dafür relevanten Voraussetzungen auf Seiten des Individuums werden sich Verlangsamungen in der Informationsverarbeitung, Beeinträchtigungen des Arbeitsgedächtnisses und Störungen der Aufmerksamkeitskontrolle natürlich sehr unterschiedlich auswirken.

Lernpotentiale im höheren Lebensalter

Zwar glaubt der Volksmund daran, daß man einem alten Hund keine neuen Tricks mehr beibringen kann, doch steht dieser Glaube in offenkundigem Widerspruch zur alltäglichen Erfahrung, daß auch noch sehr alte Menschen vielfältige Lernsituationen erfolgreich nutzen oder bewältigen können. Diesen einfachen empirischen Sachverhalt mit metaphorisch dramatisierten Begriffen wie Lernpotentiale, Kapazitätsreserven oder kognitiver Plastizität zu verklären, macht nur Sinn, wenn man bedenkt, wie häufig Lernfähigkeiten älterer Erwachsener in der Öffentlichkeit unterschätzt oder gar geleugnet werden. Das kann im praktischen Leben zu einer ungerechtfertigten Verringerung von Lernanforderungen, zu einer überbehütenden sozialen Versorgung alter Menschen (besonders in Heimen), zu Formen erworbener motivationaler Hilflosigkeit und schließlich zu Beeinträchtigungen kognitiver Funktionstüchtigkeiten durch Nichtgebrauch, also zu Spiralen sich selbst erfüllender Prophezeihungen, führen.

Dabei findet man bei unausgelesenen Stichproben älterer und sehr alter Probanden erstaunliche Lernleistungen. Baltes und seine Mitarbeiter (vgl. 3) konnten zum Beispiel durch eine systematische Kombination verschiedener Lernstrategien in Verbindung mit einer Individualisierung der Lernzeiten und des Lernaufwandes auch bei alten Erwachsenen eine im Durchschnitt sehr große Steigerung der Gedächtnisspanne für Wörter und Ziffern erzielen. Die Versuchsteilnehmer waren durch dieses Training auf einem schmalen Leistungssegment zu Lern- und Gedächtnisexperten ausgebildet worden. Dieser spektakuläre Befund wird im Prinzip durch viele Trainingsstudien zur Steigerung intellektueller Fähigkeiten und spezieller Gedächtnisleistungen bestätigt (4, 9, 23, 24). Noch weitgehend ungeklärt und widersprüchlich sind die mit einem solchen Training verbundenen Transfereffekte, die sich einerseits als extrem funktions- oder domainspezifisch und andererseits als breit-generalisierend erwiesen haben. Nach gegenwärtigem Erkenntnisstand dürfte dabei der Nutzungsbereich automatisierter Kompetenzen der Informationsverarbeitung weitaus wichtiger sein als das erworbene deklarative Wissen oder Metawissen über Lern- und Gedächtnisstrategien.

Man muß aber keineswegs ein Gedächtnisexperte sein, um auch im höheren Lebensalter noch gute Lern- und Erinnerungsleistungen zu erzielen. Dies wird vor allem dadurch begünstigt, daß man auf bestimmten Inhaltsgebieten über eine (hochgradig altersresistente) reichhaltige Wissensbasis verfügt (8). Innerhalb solcher Wissensdomänen übertreffen ältere Experten häufig die Leistungen jüngerer Novizen. Allerdings zeigt sich in den vorliegenden Untersuchungen keine Interaktion zwischen Alter und Expertise. Ältere profitieren genauso wie Jüngere von ihrem Spezialwissen, ohne daß sich die Altersunterschiede in den Leistungen verringern. Im Gegenteil: Nähert man sich den individuellen Leistungsgrenzen, so überlappen sich die Leistungsverteilungen von jüngeren und älteren Erwachsenen kaum mehr (3).

Lern- und Gedächtnisleistungen im höheren Erwachsenenalter: Die Probleme funktionaler Diskrepanzen, individueller Differenzen und invarianter Determinanten

Überblickt man die im höheren Lebensalter abnehmenden oder stabil bleibenden Lern- und Gedächtniskompetenzen und analysiert man die einschlägige Literatur zu diesem Thema, so fällt zweierlei auf:

▸ Es gibt eine Fokussierung der Forschung auf das Lebensalter als der zentralen unabhängigen Variablen, was zu einer verkürzten Beachtung der insgesamt relevanten proximalen wie distalen Bedingungskonstellationen über- oder unterdurchschnittlicher Leistungen führt. Die Konzentration auf generelle oder durchschnittliche Alterseffekte verstellt den Blick für die Notwendigkeit einer simultanen Analyse der invarianten und variablen kognitiven Determinanten des Lernens und Erinnerns.
▸ Das dominierende Interesse an generellen alterstypischen Unterschieden und Veränderungen läßt die Frage nach der langfristigen Stabilität, Vergrößerung oder Verringerung interindividueller Leistungsdifferenzen in den Hintergrund

treten. Viele Laien, aber auch nicht wenige Wissenschaftler scheinen von der stillschweigenden Erwartung auszugehen, daß altersbedingte Leistungseinbußen zu einer Homogenisierung der kognitiven Fähigkeiten in der Population alter Menschen führen. Diese Annahme steht im Widerspruch zu den vorliegenden empirischen Befunden. So fanden Nelson und Dannefer (14) in 65% der von ihnen reanalysierten gerontologischen Studien eine mit dem Alter zunehmende Variabilität. Damit übereinstimmend ist das differenzierende Resümee von Kruse, Lindenberg und Baltes: „These results seem to suggest that decline in cognitive functioning is quite normative, that the stability of interindividual differences is quite high, and that the magnitude of interindividual differences in cognitive functioning increases rather than decreases in late adulthood" (10, S. 161). Noch strikter folgert Schaie aus den Ergebnissen seiner umfangreichen Längsschnittstudie, „that rate of change in cognitive behavior as we age is a highly individuated phenomenon" (17, S. 84).

Unterscheidet man zwischen alterskorrelierten Veränderungen im absoluten Niveau von Lern- und Gedächtnisleistungen, der Stabilität oder Variabilität interindividueller Leistungsunterschiede im Lebensverlauf sowie der individuellen Veränderungsvarianz in verschiedenen Domänen und fragt man nach den universellen und differentiellen Ursachen dieser Phänomene, so sind zwar Kernprobleme der aktuellen kognitiven Alternsforschung benannt, es ist aber nichts über deren theoretisch mögliche Lösungen ausgesagt.

So bringen zum Beispiel Horn und Hofer (6) die im Erwachsenenalter auftretenden Veränderungen interindividueller Fähigkeitsdifferenzen mit der theoretischen Unterscheidung von fluider und kristalliner Intelligenz in Verbindung, indem sie (allerdings auf schwacher empirischer Basis) die Vergrößerung der individuellen Differenzen nur bei kristallinen, nicht aber bei fluiden Fähigkeiten erwarten. Das ist eine interessante, wenn auch vorläufig noch spekulative Vermutung, denn die gut belegten Diskrepanzen in der Entwicklung dieser zwei Kompetenzbereiche könnten die Schlußfolgerung nahelegen, daß die universell stattfindenden Verringerungen von Lern- und Gedächtnisleistungen vorwiegend auf die fluiden Komponenten zurückzuführen sind, während sich die kristallinen Fähigkeiten in Abhängigkeit von den geistigen Aktivitäten bei älteren Erwachsenen sehr unterschiedlich verändern dürften.

Solche Überlegungen, die mit vielen neueren Forschungsergebnissen vereinbar sind, schließen rein biologistische Interpretationen des kognitiven Alterns wie jene von Cerella (5) aus. Er setzt „the myriad of task-specific explanations of age effects that have proliferated in the literature" die Hypothese einer universell und generell wirksamen Verlangsamung kognitiver Prozesse entgegen, so daß „cognitive aging reemerges as a subfield of neurophysiology rather than cognitive psychology" (5, S. 217). Abgesehen davon, daß die verfügbaren empirischen Befunde eine solche Schlußfolgerung keinesfalls zulassen (11, 12, 16), verschiebt sich durch eine solche These der theoretische Erklärungsnotstand lediglich von der psychologischen auf die biologische Ebene.

Geistiges Altern ist auch im Lern- und Gedächtnisbereich wesentlich komplexer und komplizierter als radikale Reduktionisten postulieren (24). In Abhängigkeit vom Verhältnis zwischen Aufgabentypus und den lösungsrelevanten individuellen Voraussetzungen ergeben sich trotz universeller kognitiver Beeinträchtigungen im höheren Alter sehr unterschiedliche Leistungsveränderungen (2, 15). Diese Heterogenität der kognitiven Entwicklung erlaubt zwar nur sehr begrenzte kompensatorische Reduzierungen der Leistungsdifferenzen zwischen älteren und jüngeren Erwachsenen, wohl aber ermöglicht sie alten Menschen eine Vielfalt von Kompensationen bei der Bewältigung lebenspraktischer Lern- und Gedächtnisaufgaben (1).

Literatur

1. Bäckman L, Dixon RA (1992) Psychological compensation: A theoretical framework. Psychological Bulletin 112:259–283
2. Baltes PB (1993) The aging mind: Potential and limits. Gerontologist 33:580–594
3. Baltes PB, Kliegl R (1992) Further testing of limits of cognitive plasticity: Negative age differences in a mnemonic skill are robust. Developmental Psychology 28:121–125
4. Baltes PB, Sowarka D, Kliegl R (1989) Cognitive training research on fluid intelligence in old age: What can older adults achieve by themselves? Psychology and Aging 4:217–221
5. Cerella J (1990) Aging and information processing rate. In: Birren JE, Schaie KW (eds) Handbook of the Psychology of Aging (3rd ed). Academic Press, New York, pp 201–221
6. Horn JL, Hofer SM (1992) Major abilities and development in the adult period. In: Sternberg RJ, Berg CA (eds) Intellectual Development. University of Cambridge Press, New York, pp 44–99
7. Knopf M (1992) The age decline in memory: Can it be eliminated? In: Fabris N, Knook DJ, Steinhagen-Thiessen E, Zs.-Nagy I (eds) Physio-pathological processes of aging: Towards a multicausal interpretation. Annals of the New York Academy of Sciences, New York, pp 172–179
8. Knopf M, Kolodziej P, Preussler W (1990) Der ältere Mensch als Experte – Literaturübersicht über die Rolle von Expertenwissen für die kognitive Leistungsfähigkeit im höheren Alter. Zeitschrift für Gerontopsychologie und -psychiatrie 4:233–248
9. Kotler-Cope S, Camp CJ (1990) Memory interventions in aging populations. In Lovelace EA (ed), Aging and Cognition: Mental Processes, Self-Awareness and Interventions. North-Holland, Amsterdam, pp 231–261
10. Kruse A, Lindenberger U, Baltes PB (1993) Longitudinal research on human aging: The power of combining realtime, microgenetic, and simulation approach. In: Magnusson D, Casaer P (Eds) Longitudinal research on individual development. Cambridge University Press, New York, pp 153–193
11. Light LL (1991) Memory and aging: Four hypothesis in search of data. Annual Review of Psychology 42:333–376
12. Lindenberger U, Mayr U. Kliegl R (1993) Speed and intelligence in old age. Psychology and Aging 8:207–220
13. Lovelace EA (1990) Cognitive aging: A summary overview. In: Lovelace EA (ed) Aging and cognition: Mental processes, self-awareness and interventions. North Holland, Amsterdam, pp 407–434
14. Nelson EA, Dannefer D (1992) Aged heterogenity: Fact or fiction? Fate of diversity in gerontological research. The Gerontologist 32:17–23
15. Rott Ch (1992) Geistige Leistungsfähigkeit im Alter. In: Niederfranke A, Lehr UM, Oswald F, Maier G (Hrsg) Altern in unserer Zeit. Quelle & Meyer, Heidelberg, S 81–93
16. Salthouse TA (1991) Theoretical perspectives on cognitive aging. Erlbaum, Hillsdale, NJ
17. Schaie KW (1989) Individual differences in rate of cognitive change in adulthood. In: Bengtson VL, Schaie KW (eds) The course of later life. Research and reflections. Springer, New York, pp 65–85
18. Thomae H (1976) Patterns of aging. Findings from the Bonn Longitudinal Study of Aging. Karger, Basel
19. Thomae H (1983) Alternsstile und Altersschicksale. Ein Beitrag zur Differentiellen Gerontologie. Huber, Bern
20. Thomae H (1993) Die Bonner Gerontologische Längsschnittstudie (BOLSA). Zeitschrift für Gerontologie 26:142–150
21. Verhaeghen P, Marcoen A (1993) Memory aging as a general phenomenon: Episodic recall of older adults is a function of episodic recall of young adults. Psychology and Aging 8:380–388

23. Weinert FE, Knopf M (1990) Gedächtnistraining im höheren Erwachsenenalter – Lassen sich Gedächtnisleistungen verbessern, während sich das Gedächtnis verschlechtert? In: Schmitz-Scherzer R, Kruse A, Olbrich E (Hrsg) Altern – Ein lebenslanger Prozeß der sozialen Interaktion. Steinkopff, Darmstadt, 91–102
24. Weinert FE, Schneider W, Knopf M (1988) Individual differences in memory development across the life span. In: Baltes PB, Featherman DL, Lerner RM (eds) Life-span development and behavior (Vol 9). Erlbaum, Hillsdale, NJ, pp 39–85
25. Willis SL (1990) Current issues in cognitive training research. In: Lovelace EA (ed) Aging and Cognition: Mental processes, self-awareness and interventions. North Holland, Amsterdam, pp 263–280

Anschrift des Verfassers:
Prof. Dr. Franz E. Weinert
Max-Planck-Institut für
psychologische Forschung
Leopoldstr. 24
D-80802 München

Sensorische und intellektuelle Entwicklung im Alter: Ergebnisse der Bonner Längsschnittstudie des Alterns (BOLSA)

Ch. Rott

Institut für Gerontologie, Universität Heidelberg

Theoretischer Hintergrund

Obwohl sich die Gerontologie durch große Interdisziplinarität auszeichnet (19), und häufig fachübergreifend geforscht wird, gibt es auch heute noch Bereiche, die weitgehend unverbunden nebeneinander stehen. Dies trifft in besonderem Maße für die Entwicklung des Seh- und Hörvermögens einerseits und der intellektuellen Leistungsfähigkeit andererseits zu. Die wenigen Arbeiten, die beispielsweise Zusammenhänge zwischen Sehschärfe und Intelligenz untersuchten, wurden an Erwachsenen und nicht an alten Personen durchgeführt und sind darüber hinaus in ihren Ergebnissen uneindeutig. Neben „Null-Korrelationen" (20) wurden eher geringe Zusammenhänge gefunden (5, 7).

Eine umfassende Untersuchung dieser Problematik bei alten und sehr alten Personen (zwischen 70 und 103 Jahren) erfolgte kürzlich im Rahmen der Berliner Altersstudie (2). Im Gegensatz zu den oben erwähnten Studien fanden Lindenberger und Baltes (18) einen sehr hohen Zusammenhang zwischen sensorischen Funktionen (Sehen und Hören) und intellektueller Leistungsfähigkeit. Die beträchtlichen Altersunterschiede in verschiedenen Intelligenzleistungen konnten fast vollständig durch unterschiedliche sensorische Funktionstüchtigkeit statistisch erklärt werden. Lindenberger und Baltes (18) bringen diesen Befund mit einer „common-cause"-Hypothese in Verbindung, die besagt, daß den negativen sensorischen und intellektuellen Veränderungen eine gemeinsame Ursache zugrundeliegt, nämlich eine allgemeine Verschlechterung des physiologischen Zustandes des Gehirns. Neben dieser Interpretation wird aber eine weitere Erklärung, die „sensory deprivation"-Hypothese (28), diskutiert. Dabei wird vermutet, daß nachlassende Intelligenzleistungen auf mangelnde Stimulierung des Gehirns, die mit sensorischen Funktionseinbußen zusammenhängt, zurückzuführen sind.

Bevor jedoch entschieden werden kann, ob überhaupt eine der beiden Hypothesen zutrifft, müssen die Materialeigenschaften der verwendeten Intelligenztests genauer betrachtet werden (18). Gerade dieser Aspekt wird sehr häufig vernachlässigt. So sind Aussagen zur sensorischen Entwicklung in Überblicksarbeiten zur Intelligenz (z.B. 13) nicht enthalten. Intelligenztestresultate werden fast immer als uneingeschränkte Manifestationen unterschiedlicher kognitiver Leistungsaspekte angesehen, ohne daß eine kritische Diskussion der sensorischen Anforderungen, die bei der Bearbeitung der Tests zu erfüllen sind, erfolgt (z.B. genaues Erfassen der Vorlage oder akustisches Verstehen der Instruktionen des Untersuchungsleiters).

Auch bei dem am häufigsten angewandten Intelligenztest zur Erforschung der kognitiven Leistungsfähigkeit im Alter, der Wechsler-Testserie (WAIS, HAWIE;

32, 33), ist die Bearbeitung der einzelnen Testaufgaben sowohl von einem angemessenen Hörvermögen (alle Tests des Verbalteils) als auch von einer ausreichenden Sehschärfe (in besonderem Maße die Untertests „Bilder ordnen", „Bilder ergänzen", „Zahlen-Symbol-Test") abhängig. Da die Tests nicht speziell für ältere Menschen konstruiert wurden, wird die intellektuelle Leistungsfähigkeit dieser Personengruppe unter Umständen durch die sensorische Funktionstüchtigkeit überlagert. Schlechte Intelligenzleistungen müssen daher nicht notwendigerweise eine schlechte kognitive Leistungsfähigkeit repräsentieren. Gute Ergebnisse könnten eventuell sogar noch besser ausfallen, wenn Intelligenzleistungen eng an sensorische Anforderungen geknüpft sind. Um eine aussagekräftige Interpretation der Zusammenhänge zwischen sensorischer und intellektueller Entwicklung im Alter im Rahmen normaler Alternsprozesse vornehmen zu können, ist es daher erforderlich, zunächst Befunde zur Entwicklung der Seh- und Hörfähigkeit möglichst auf der Basis von Längsschnittuntersuchungen darzustellen und die Verläufe beider Variablengruppen präzise zu beschreiben. Erst dann können weitere Interpretationen erfolgen.

Einen Überblick über die sensorische Entwicklung geben Corso (4) und Fozard (6). Johnson und Choy (12) kommen nach der Durchsicht der Literatur zu Altersunterschieden in der Sehfähigkeit (Querschnittstudien) zu dem Schluß, daß das Alter von ca. 50 Jahren der typische Zeitpunkt sei, ab dem sich die visuellen Funktionen bemerkbar verändern. Im Gegensatz dazu zeigen Längsschnittstudien (8), daß die unkorrigierte Sehschärfe (Weitsicht) im Alter von 30 bis 80 Jahren zwar kontinuierlich abnimmt, die Möglichkeiten der Korrektur aber erst zu Beginn des achten Lebensjahrzehnts an Grenzen stoßen. Dies gilt in etwa auch für das Nahsehen. Es gab keine Hinweise darauf, daß die üblichen Einwände gegen Längsschnittstudien (Kohortenspezifität, Meßzeitpunkteffekte) zutreffen könnten.

Über die Entwicklung des Hörvermögens im Erwachsenenalter und Alter liegen neben zahlreichen Ergebnissen aus Querschnittstudien (4) mittlerweile auch längsschnittliche Befunde vor. Brant und Fozard (3) analysierten Daten zum Hörvermögen von 813 männlichen Teilnehmern der „Baltimore Longitudinal Study of Aging" (29), die über einen Zeitraum von 20 Jahren (1968–1987) audiometrisch erhoben worden waren. Sie kommen zu dem Ergebnis, daß Hörschwellenveränderungen im Frequenzbereich der Sprache (0,5 bis 2,0 kHz) im gesamten Erwachsenenalter auftreten, und pro Lebensjahr die durchschnittliche Verschlechterung 0,3 bis 0,4 dB beträgt. Ab einem Alter von 60 Jahren ist aber eine beschleunigte Veränderung zu beobachten. Zwischen 80 und 95 Jahren erhöht sich das Ausmaß der durchschnittlichen jährlichen Veränderung auf 1,4 dB (6). Auch in dieser Studie sind nachweislich keine Kohorteneffekte vorhanden.

Diese recht präzisen Daten speziell über die Entwicklung des Hörvermögens dürfen nicht zu dem Fehlschluß führen, daß die sensorische Entwicklung im Alter bei allen Menschen in gleicher Weise verläuft. Auch Fozard (6) weist ausdrücklich darauf hin, daß bedeutsame interindividuelle Unterschiede z.B. bei den untersuchten Hörfrequenzbereichen in allen Altersgruppen (einschließlich der höchsten) auftraten. Auch intraindividuell verändert sich das Hörvermögen nicht gleichartig. Bestimmte Frequenzbereiche sind mehr, andere weniger betroffen. Weiterhin ist zu bedenken, daß sensorische Einbußen nicht nur Veränderungen des Seh- und Hörapparates widerspiegeln. Neben der Reizaufnahme sind Aspekte der neuronalen Leitung und der zentralen Verarbeitung zu berücksichtigen. Einbußen der Seh- und Hörgenauigkeit im Alter werden in neueren Arbeiten zum Teil auch auf Veränderungen im zentralen Nervensystem zurückgeführt, die „beyond the level of the end organ" (6, S. 165) anzusiedeln sind.

Methode

Insbesondere die Frage nach zeitlichen Zusammenhängen der Verläufe von Sensorik und Intelligenz kann nur mit den Daten einer größeren Längsschnittstudie beantwortet werden. Die Basis für diese Arbeit bildet die „Bonner Gerontologische Längsschnittstudie" (BOLSA), deren Konzeption und Ablauf an anderer Stelle dargestellt sind (16, 30). Diese Longitudinalstudie wurde im Jahre 1965 mit 222 Personen aus zwei Alterskohorten (Geburtsjahrgänge 1900–1905 und 1890–1895) begonnen und mit dem achten Untersuchungsdurchgang nach 19 Jahren vorläufig beendet. Durch die große Zahl von Teilnehmern, die erheblichen Altersdifferenzen beim ersten Meßzeitpunkt und die lange Dauer der Studie wird mit den sieben Durchgängen, auf die sich diese Arbeit stützt, ein Altersbereich von 30 Jahren (59 bis 89 Jahre) abgedeckt (21).

In der BOLSA, wie in jeder anderen gerontologischen Längsschnittstudie auch, scheidet nach jedem Meßzeitpunkt ein gewisser Prozentsatz der Teilnehmer aus (16). Um in der vorliegenden Arbeit in erster Linie intraindividuelle Veränderungen zu untersuchen, werden nur Personen aufgenommen, von denen Daten über einen Zeitraum von mindestens vier Jahren vorliegen. 156 Personen, 83 Männer und 73 Frauen, erfüllen dieses Kriterium.

Analysen der Testwerte des HAWIE (33), mit dem die Bonner Teilnehmer untersucht wurden, sind in erster Linie in den Arbeiten von Rudinger (z.B. 25, 26) und neuerdings auch von Rott (21, 22) zu finden. Rott (22) hat ein Drei-Komponenten-Modell der Intelligenzentwicklung vorgestellt, das die Grundlage für die Analyse der Zusammenhänge zwischen sensorischer und intellektueller Entwicklung bilden soll. Er unterscheidet zwischen einer kristallinen Komponente, einer visuellen Komponente und einer Gedächtniskomponente der intellektuellen Leistungsfähigkeit. Die drei Komponenten sollen zwar als deutlich unterscheidbare Elemente von intellektuellen Fähigkeiten aufgefaßt werden, gleichzeitig stellen sie aber auch ein aufeinander bezogenes, hierarchisches System der Informationsverarbeitung dar. Die unterste Ebene bilden die eher inhaltsfreien mechanischen Informationverarbeitungsprozesse (Wahrnehmen, Gedächtnisoperationen). Darauf bauen verbal und bildhaft vermittelte Strategien auf, mit deren Hilfe „kristallisiertes" Wissen erworben wird. Somit repräsentieren die drei Komponenten auch unterschiedliche kognitive Strategien.

Kristalline Komponente – verbal vermittelte Strategien: Die Untertests „Allgemeines Verständnis" (AV), „Allgemeines Wissen" (AW) und „Gemeinsamkeiten finden" (GF) des HAWIE (33) bilden den „Verbalfaktor" in der Konzeption von Wechsler (31). Horn (11) bezeichnet dieses Fähigkeitsbündel als „Kristalline Intelligenz". Darin kommen das im Laufe des Lebens angesammelte Wissen und die gewonnenen Erfahrungen zum Ausdruck (Pragmatik der Intelligenz, (1)). Dieses Wissen sowie die Erfahrungen sind hauptsächlich semantischer Natur und werden über verbale Strategien vermittelt.

Visuelle Komponente – bildhaft vermittelte Strategien: Die Untertests „Figuren legen" (FL), „Mosaik-Test" (MT) und „Bilder ordnen" (BO) repräsentieren einen Faktor mit einem geringen Geschwindigkeitsanteil, der „Visuelle Komponente" (VK) genannt wird. Diese beinhaltet Wahrnehmungsfunktionen, synthetisches Denken, sowie die Fähigkeit, eine Gestalt in relevante Einzelteile zerlegen zu können. Unter der Perspektive der Informationsverarbeitung kann diese Komponente auch im Sinne bildhaft vermittelnder Strategien interpretiert werden.

Gedächtniskomponente – „Mechanik" der Intelligenz: Neben dem Untertest „Zahlen nachsprechen" (ZN), der primäre Gedächtnisfunktionen erfaßt, bilden als weitere Tests die Geschwindigkeitsaufgabe nach Mierke (SPEED) und der „Zahlen-Symbol-Test" (ZS) diesen Faktor. In ihm verschmelzen somit Gedächtnis- und Geschwindigkeitselemente zu einer Einheit, da durch ZN die Kapazität des Kurzzeitgedächtnisses getestet wird. Durch ZS und SPEED werden hingegen Wahrnehmungs-, Entscheidungs- und Ausführungsgeschwindigkeit kombiniert erfaßt. Diese Komponente beschreibt die kognitive Verarbeitung einer bestimmten Informationsmenge pro Zeiteinheit und ist mit dem vergleichbar, was Baltes (1) unter „Mechanik der Intelligenz" versteht.

Heute ist man sich einig, daß die intellektuelle Leistungsfähigkeit im Alter durch eine Vielzahl von Faktoren beeinflußt wird. Diese Tatsache hat bereits Lehr (15) nachgewiesen (siehe auch 27). Aus diesem Grunde ist es nicht gerechtfertigt, die Seh- und Hörfähigkeit als alleinige mögliche Einflußgrößen anzusehen. Damit aber trotzdem die zeitlichen Verläufe von Sensorik und Intelligenz miteinander verglichen werden können, werden aus den Intelligenzwerten Anteile herauspartialisiert, die auf andere Varianzquellen zurückzuführen sind. In dieser Arbeit sind dies Schulbildung, Geschlecht, sozioökonomischer Status, allgemeiner Gesundheitszustand, Alter und Anzahl an Testwiederholungen. Die Intelligenzmaße in dieser Arbeit sind also von diesen unabhängigen Variablen bereinigte Residualwerte.

Zu jedem Meßzeitpunkt der BOLSA (mit Ausnahme des bisher letzten) umfaßte das gesamte Untersuchungsprogramm auch eine ausführliche internistische Beurteilung des gesundheitlichen Zustandes der Teilnehmer durch in Geriatrie erfahrene Ärzte (14). In diesem Rahmen erfolgte die Überprüfung der Seh- und Hörfähigkeit mit den üblichen Methoden. Eine audiometrische Messung des Hörvermögens wurde nicht durchgeführt. Die Einschätzung wurde vom Arzt auf einer 5-stufigen Skala von „gut" bis „deutlich eingeschränkt" vorgenommen. Der allgemeine Gesundheitszustand wurde integrierend von „äußerst gut" bis „ungenügend" auf einer 6-stufigen Skala einschätzt. Befunde zur Entwicklung der sensorischen Funktionen der Teilnehmer der BOLSA wurden bisher in Veröffentlichungen lediglich am Rande erwähnt (30). Eine erste systematische Analyse unternahmen Rott und Wahl (24).

Die Verteilungen der Meßwerte der Seh- und Hörfähigkeit und die Benennungen in den Protokollbögen machen deutlich, daß zwischen den Werten „1" und „2", sowie zwischen „4" und „5" nur sehr geringe Differenzierungen vorliegen. Deshalb wurden die beiden Skalen auf drei Stufen reduziert: Wert „1" bedeutet keine oder kaum Einschränkungen, Wert „2" leichte Einschränkungen und Wert „3" deutliche bzw. schwere Einschränkungen (z.B. 10% Sehfähigkeit).

Zum Vergleich des zeitlichen Verlaufs der sensorischen Funktionen mit dem der intellektuellen Leistungsfähigkeit dienen in dieser Arbeit als Ordnungskriterien nicht verschiedenen Meßzeitpunkte oder Altersgruppen, sondern vielmehr die Beobachtungen der Ärzte, ob leichte bzw. schwere Beeinträchtigungen eingetreten sind und zu welchem Zeitpunkt. Der Untersuchungsdurchgang, bei dem zum ersten Mal eine Einschränkung festgestellt worden war, wird als Bezugspunkt angenommen (0 Jahre) und in einer Kodiervariablen für jede Sinnesmodalität getrennt festgehalten, in welchem zeitlichen Abstand (in Jahren) die anderen Messungen davor oder danach vorgenommen worden waren. Bei Personen mit intakten sensorischen Funktionen liegen alle Werte zeitlich vor dem Bezugspunkt „Eintritt einer sensorischen Beeinträchtigung", bei Personen mit bereits bestehenden Einbußen alle Werte danach. Neben dieser zeitlichen Orientierung können drei Niveaus sensorischer Entwicklungen unterschieden werden (intakte Seh- bzw. Hörleistungen; Erleiden leichter Beeinträchtigungen; Erleiden deutlicher Beeinträchtigungen).

Ergebnisse

Variabilität der sensorischen Veränderungen

Die Veränderungsmuster der sensorischer Funktionen wurden durch Inspektion der individuellen Verläufe der Seh- und Hörfähigkeit herausgearbeitet (vgl. Tabelle 1). Dabei bedeuten die Kategorien „A12" das Eintreten leichter Einschränkungen. Personen, die deutliche Einbußen erleiden, werden den Kategorien „A123" zugeordnet. Die Kategorien „S1" (intakte sensorische Funktionen), „S2" (leichte Einbußen) und „S3" (deutliche Einschränkungen) bezeichnen stabile Verläufe auf den drei unterschiedlichen Niveaus.

Aus dieser Tabelle wird ersichtlich, daß 66% der Teilnehmer im Beobachtungszeitraum leichte bzw. deutliche Sehbeeinträchtigungen erleiden (vgl. Spalte „gesamt"). Von Hörbeeinträchtigungen unterschiedlichen Ausmaßes sind 42% betroffen. Diese Personen repräsentieren echte intraindividuelle Veränderungen sensorischer Funktionen. Bei 19% der Teilnehmer bestanden bereits vor dem

Tabelle 1. Kombination von Seh- und Hörverlaufsmustern

Sehen Häufigk. Prozent	Hören A12	A123	B	S1	S2	S3	gesamt
A12	18 / 11,54	13 / 8,33	4 / 2,56	24 / 15,38	3 / 1,92	3 / 1,92	65 / 41,67
	— 33% —			— 24% —			66%
A123	6 / 3,85	14 / 8,97	1 / 0,64	14 / 8,97	1 / 0,64	2 / 1,28	38 / 24,36
S1	2 / 1,28	0 / 0,00	2 / 1,28	11 / 7,05	7 / 4,49	1 / 0,64	23 / **15%**
S2	2 / 1,28	8 / 5,13	0 / 0,00	11 / 7,05	1 / 0,64	2 / 1,28	24 / 15,38 **19%**
S3	1 / 0,64	1 / 0,64	1 / 0,64	2 / 1,28	1 / 0,64	0 / 0,00	6 / 3,85
gesamt	29 / 18,59	36 / 23,08	8 / 5,13	62 / 40%	13 / 8,33	8 / 5,13	156 / 100,00
	42%				**13%**		

Untersuchungszeitraum Seheinbußen (Kategorien „S2" und „S3"). Höreinbußen wurden bei 13% in der ersten Untersuchung festgestellt. Der Anteil der Personen, die bei allen Meßzeitpunkten keine oder nur unerhebliche sensorische Einschränkungen aufwiesen (Kategorie „S1"), ist je nach Sinnesmodalität unterschiedlich. Beim Hören sind dies 40%, beim Sehen 15%. Darüber hinaus fand sich ein geringer Prozentsatz (4%) mit positiver Entwicklung beim Hören (Kategorie „B"). Eine Verbesserung wurde angenommen, wenn zwei nachfolgende Werte besser als vorausgehende waren. Worauf dies zurückzuführen ist (Operation, Hörgerät), ist bisher noch nicht geklärt.

Die Kombination aus den bisher getrennt betrachteten Seh- und Hörverlaufsmustern läßt erkennen, daß keine Verlaufsformkombination dominiert. Zwar kommen Personen mit nachlassender Seh- und Hörfähigkeit (Kategorien „A12" und „A123") mit 33% am häufigsten vor. Die nächst größere Gruppe sind Personen mit leichten und deutlichen Sehverschlechterungen und intaktem Hörvermögen (24%). Bei 7% der Teilnehmer bleiben die Seh- und Hörfunktionen im Beobachtungszeitraum erhalten (Kategorien „S1").

Die Prozentwerte bedürfen in zweifacher Hinsicht einer Erläuterung. Erstens darf aus ihnen nicht geschlossen werden, daß (leichte) Sehbeeinträchtigungen im Alter häufiger vorzufinden sind als Hörveränderungen. Zweitens sagen sie nichts über die tatsächliche Verteilung sensorischer Einschränkungen im Alter aus. Die Teilnehmer der BOLSA hielten sich normalerweise eine Woche in Bonn zur Untersuchung auf. Personen mit schweren Sehstörungen war dies wahrscheinlich nicht (mehr) möglich. Darüber hinaus war ein zentrales Instrument der Studie die Exploration. War die sprachliche Verständigung zwischen Untersucher und Proband stark erschwert, so bildete dies sicher auch ein Grund für die Verweigerung der weiteren Bereitschaft, sich zu wiederholten Untersuchungen in Bonn einzufinden. Das Ausmaß deutlicher sensorischer Funktionseinschränkungen in der Gesamtheit älterer Menschen im Rahmen normaler Alternsprozesse wird mit diesen Daten daher wahrscheinlich unterschätzt.

Um den zeitlichen Ablauf der sensorischen Entwicklung deutlicher werden zu lassen und um einen späteren Vergleich mit den Verläufen intellektueller Leistungen zu ermöglichen, sind in Abbildung 1 die Seh- und Hörverlaufsmuster dargestellt, die durch einen Abfall gekennzeichnet sind. Die Verlaufsformen „Keine Beeinträchtigung" brauchen nicht dargestellt zu werden, da es sich um horizontale Linien handelt.

Die Kurve mit den ausgefüllten Kästchen in Abbildung 1 gibt z.B. den Verlauf „Eintreten deutlicher Seheinschränkungen" (Sehen Niveau 3) über den untersuchten Zeitraum wider. Personen dieses Verlaufsmusters wurden zunächst durchschnittlich 8,4 und 3,5 Jahre vor dem Feststellen von Einbußen untersucht. Zum Zeitpunkt „0 Jahre" ist bei allen Personen ein deutliches Nachlassen der Sehfähigkeit eingetreten, sie ist auf den Wert 1 abgesunken. Weitere Untersuchungen – nicht nur die Sensorik, sondern alle Bereiche betreffend (Intelligenz, Gesundheit, Persönlichkeit, Umgang mit Belastungen, soziale Kontakte usw.) – fanden im Durchschnitt 3,1 und 8,6 Jahre nach diesem Ereignis statt. Die Meßwerte dieser beiden Zeitpunkte beinhalten auch jene Personen, die von Beginn an eine deutlich eingeschränkte Sehfähigkeit aufwiesen (Kategorie „S3"). Die Sehfunktionen verändern sich dann nicht mehr. In analoger Weise sind die drei anderen Verläufe zu verstehen.

Ein zentrales Anliegen dieser Arbeit zielt auf die Frage, ob Veränderungen der sensorischen und der intellektuellen Funktionen zeitlich zusammenfallend oder verzögert beobachtet werden können. Aus Abbildung 1 ist ersichtlich, daß

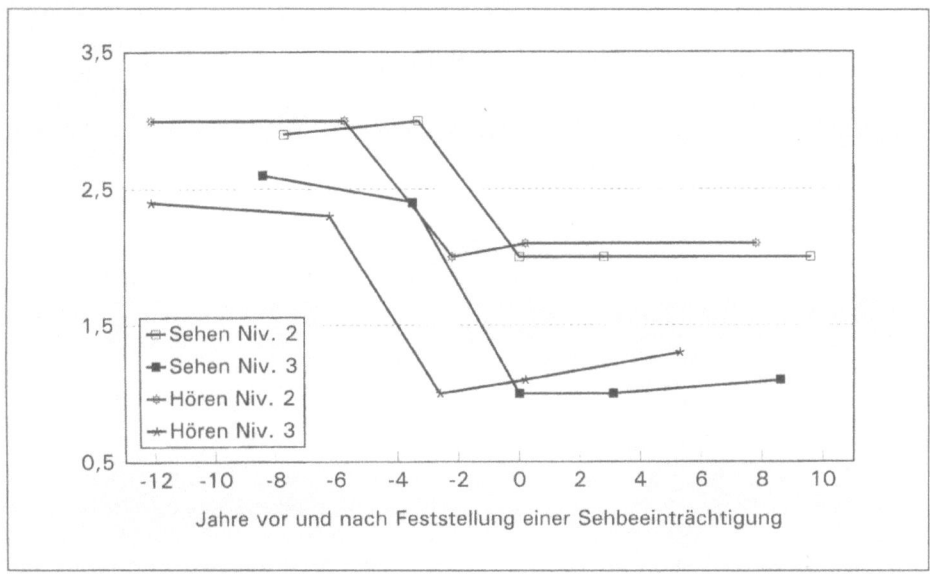

Abb. 1. Verlauf von Seh- und Hörfähigkeit – Einsetzen von Beeinträchtigungen

Seh- und Hörveränderungen nicht zeitgleich auftreten. Leichte Hörbeeinträchtigungen werden im Vergleich zu Sehbeeinträchtigungen durchschnittlich (nicht individuell) 2,3 Jahre später festgestellt. D.h., wenn Hörbeeinträchtigungen auftreten, bestehen die Sehverschlechterungen bereits diesen Zeitraum. Sehveränderungen treten im zeitlichen Vergleich zu Hörveränderungen also ca. zwei Jahre früher auf. Bei den deutlichen Einschränkungen ist dieser Abstand etwas größer (2,6 Jahre). Das durchschnittliche Alter, in dem die verschiedenen sensorischen Einschränkungen zum ersten Mal festgestellt wurden, untermauert dies noch einmal. Leichte Verschlechterungen des Sehens werden durchschnittlich im Alter von 71,2 Jahren (s = 5,4) festgestellt, deutliche Beeinträchtigungen mit 74,3 Jahren (s = 6,7). Die entsprechenden Angaben für das Hören liegen genau zwei Jahre darüber (73,2 bzw. 76,3 Jahre; s = 6,8 bzw. s = 6,4).

Zeitliche Zusammenhänge zwischen sensorischen und intellektuellen Veränderungen

In den Abbildungen 2 bis 4 sind die Verläufe der drei Intelligenzkomponenten in der zeitlichen Abfolge des Eintretens von Sehbeeinträchtigungen dargestellt. Dabei wird zwischen leichten (Niveau 2) und deutlichen Einbußen (Niveau 3) unterschieden. In analoger Weise zeigen die Abbildungen 5 bis 7 die Veränderungen der intellektuellen Leistungen, wenn die erstmalige Feststellung von Hörbeeinträchtigungen als Ordnungskriterium verwendet wird. Zusätzlich zu den bereits genannten Variablen wurde zuvor auch der statistische Einfluß der jeweils alternativen sensorischen Funktion aus den Intelligenzwerten herauspartialisiert.

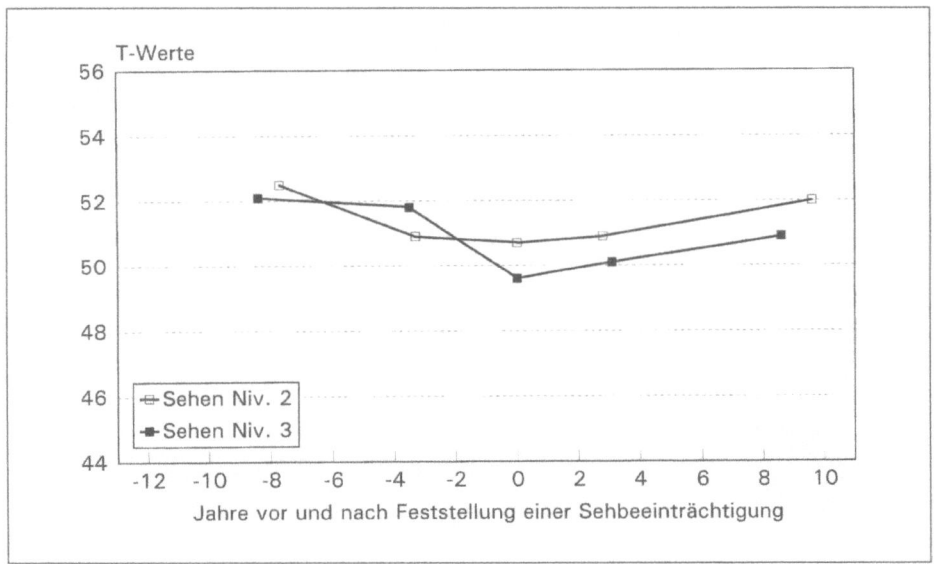

Abb. 2. Verlauf der Kristallinen Komponente in Relation zum Einsetzen von Sehbeeinträchtigungen

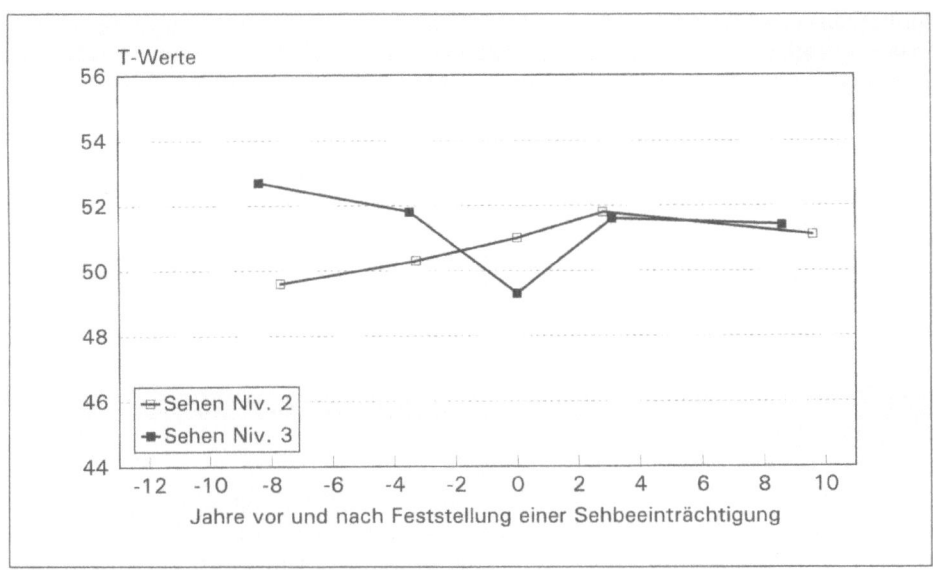

Abb. 3. Verlauf der Visuellen Komponente in Relation zum Einsetzen von Sehbeeinträchtigungen

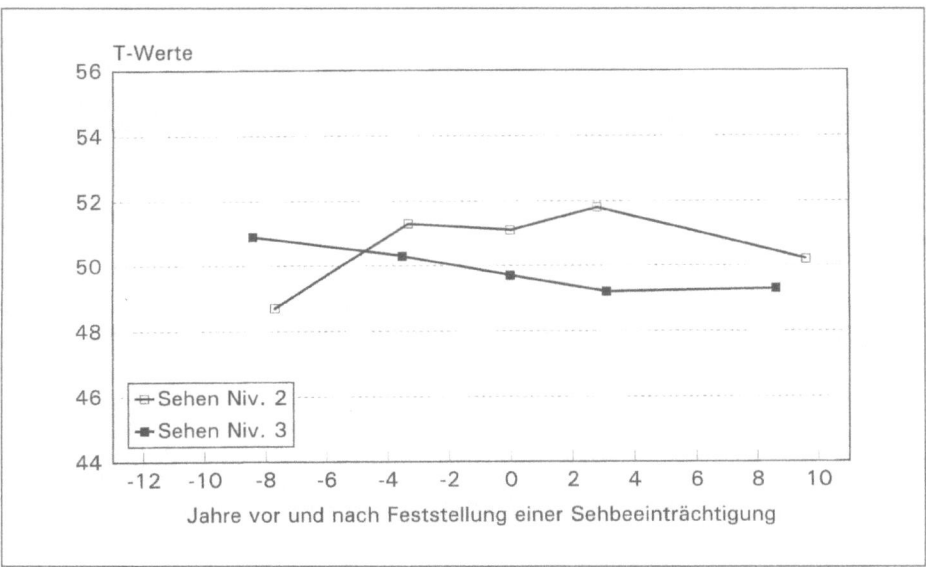

Abb. 4. Verlauf der Gedächtniskomponente in Relation zum Einsetzen von Sehbeeinträchtigungen

Zeitliche Zusammenhänge zwischen Veränderungen sensorischer und intellektueller Leistungen fallen – wie die Abbildungen zeigen – recht unterschiedlich aus und müssen sowohl innerhalb einer Sinnesmodalität als auch im Vergleich zwischen Sehen und Hören differenziert betrachtet werden. Kein systematischer Zusammenhang ist zwischen leichten Sehbeeinträchtigungen und der kristallinen bzw. visuellen Komponente zu beobachten (s. Abb. 2 und 3). Auch scheint die Entwicklung der Gedächtniskomponente nicht mit Veränderungen der Sehfunktion einherzugehen (s. Abb. 4). Dies trifft ebenfalls für die kristalline Komponente bezüglich leichter Höreinbußen zu (s. Abb. 5).

Dagegen sind nachlassende intellektuelle Leistungen (kristalline und visuelle Komponenten) zeitgleich (0 Jahre) zum Einsetzen deutlicher Sehverschlechterungen zu beobachten (s. Abb. 2 und 3). Die Abnahmen betragen 2,2 bzw. 2,5 T-Werte im Vergleich zum vorherigen Meßzeitpunkt. Außerdem lassen die Leistungen in der visuellen Komponente im Zusammenhang mit Hörveränderungen nach (s. Abb. 6). Diese Rückgänge erfolgen aber nicht zeitgleich, sondern mit einer Verzögerung von ca. zwei Jahren und betragen 1,6 und 2,2 T-Werte.

Die größten Zusammenhänge treten zwischen deutlichen Höreinbußen und der kristallinen Komponente bzw. der Gedächtniskomponente auf (s. Abb. 5 und 7). Um den Zeitpunkt des Einsetzens von Hörveränderungen, d.h. ca. vier Jahre davor und ca. zwei Jahre danach schwanken die kognitiven Leistungen erheblich. So fallen in diesem Zeitabschnitt die kognitiven Leistungen der Personen mit Höreinschränkungen um 6,6 T-Punkte. Der Verlust in der Gedächtniskomponente beträgt sogar 9,0 T-Werte. Die Leistungstiefpunkte treten aber nicht zeitgleich mit dem Einsetzen der Hörfunktionsstörungen auf, sondern mit einer Verzögerung von ca. 2 Jahren. Hörveränderungen scheinen daher eher Vorläufer von Intelligenzrückgängen zu sein, auch wenn bei der Gedächtniskomponente

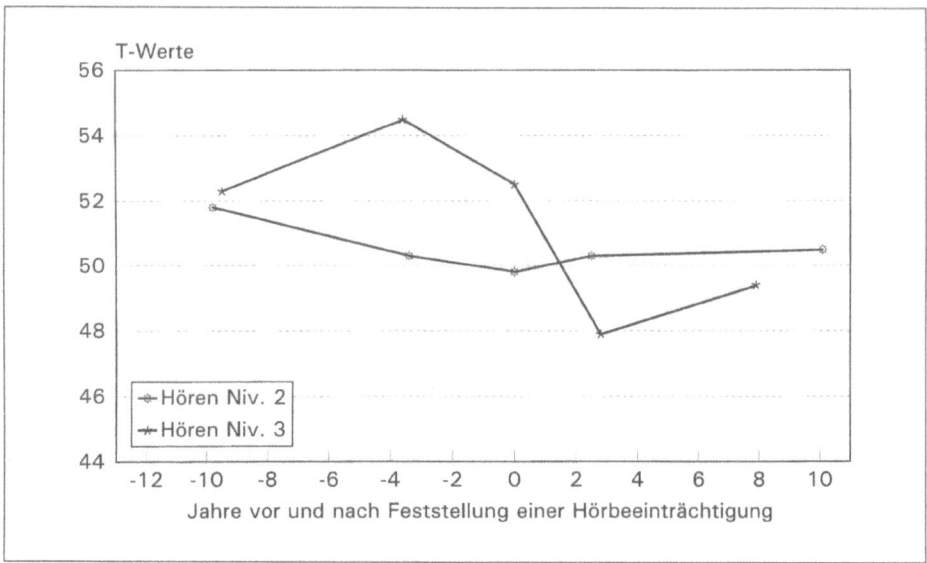

Abb. 5. Verlauf der Kristallinen Komponente in Relation zum Einsetzen von Hörbeeinträchtigungen

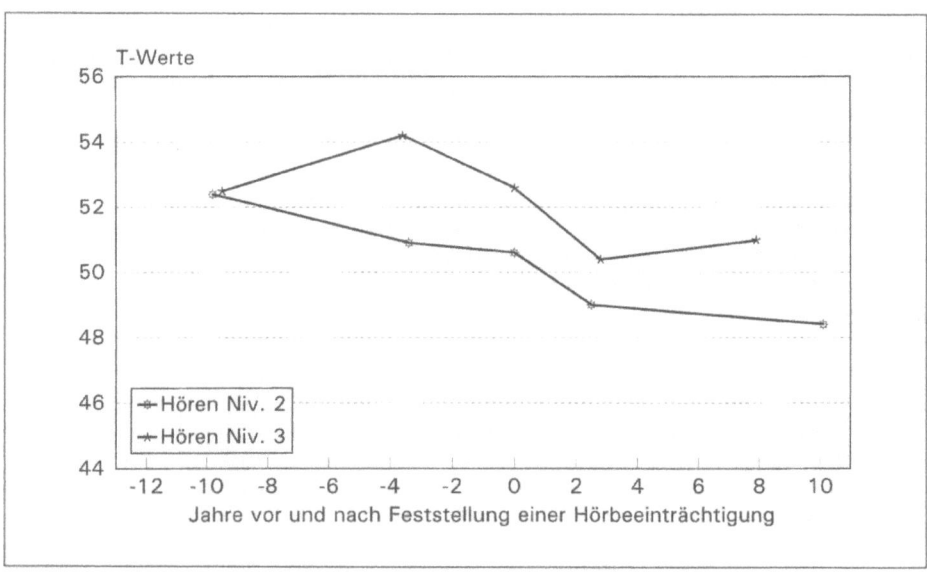

Abb. 6. Verlauf der Visuellen Komponente in Relation zum Einsetzen von Hörbeeinträchtigungen

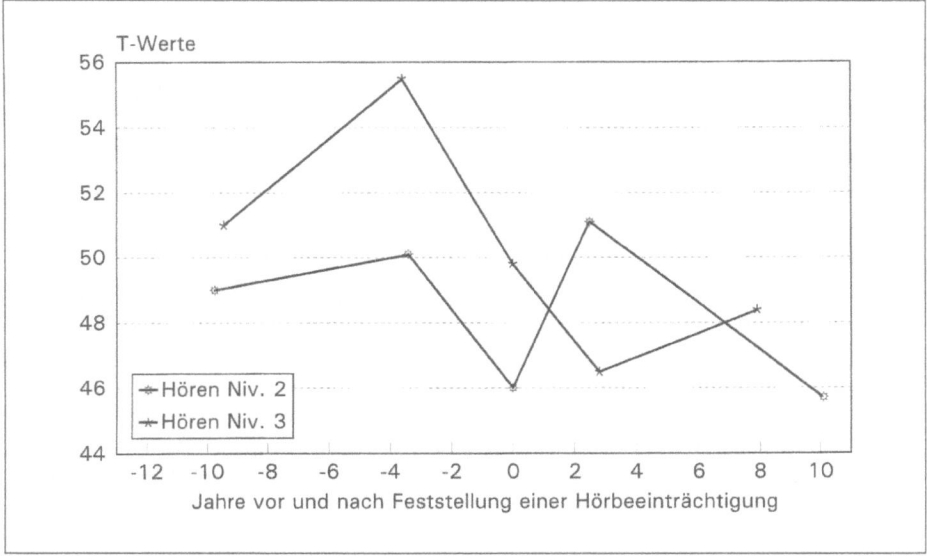

Abb. 7. Verlauf der Gedächtniskomponente in Relation zum Einsetzen von Hörbeeinträchtigungen

ein zeitlicher Zusammenfall mit leichten Höreinbußen vorliegt (s. Abb. 7). Eventuell ist dies als Ausdruck unterschiedlicher zugrunde liegender physiologischer Prozesse anzusehen.

Weiterhin ist zu beobachten, daß die Leistungen in manchen der drei intellektuellen Teilbereichen wieder ansteigen. Dies trifft auf die Werte der visuellen Komponente von Personen mit deutlichen Sehveränderungen zu (s. Abb. 3), und ist auch in der weiteren Entwicklung der kristallinen und der Gedächtniskomponente bei Personen mit starken Hörverlusten festzustellen (s. Abb. 5 und 7). Unter Umständen können diese Leistungsverbesserungen als Anpassungsprozesse der Person an veränderte sensorische Ressourcen angesehen werden, die Ausdruck der Plastizität des menschlichen Gehirns sind (17, 34).

Diskussion

Die Teilnehmer der BOLSA repräsentieren eine Personengruppe, die in erster Linie durch „normale" Alternsprozesse gekennzeichnet ist. Dies betrifft auch die sensorischen Veränderungen. Es geht in dieser Arbeit daher nicht um schwere Funktionsstörungen wie Blindheit und Taubheit und deren Auswirkungen. Trotzdem ließen sich Zusammenhänge zwischen sensorischer Funktionstüchtigkeit und Intelligenz aufzeigen. Diese Relationen, ob sie nun zeitlich zusammenfallen oder mit Verzögerungen zu beobachten sind, dürfen nicht als kausaler Einfluß der Sensorik interpretiert werden. Weitere Studien über das Wesen dieser Beziehungen sind notwendig. Dies betrifft auch die Frage, in welchem Ausmaß unangemessene Materialeigenschaften die Leistungen älterer Menschen in Intelligenztests beeinflussen. Die vorliegenden Ergebnisse lassen keine eindeutigen Schlüsse zu. Weiterhin ist zu überprüfen, ob nicht auch noch andere psychologische Variablen für einen Zusammenhang zwischen Sensorik und Intelligenz verantwortlich sind. Die zeitlichen Verzögerungen können als ein Hinweis darauf angesehen werden, daß eventuell Aktivitäten (Freizeitverhalten, Rollenaktivitäten) eine wichtige Rolle spielen. Es müßte überprüft werden, ob sie durch nachlassende sensorische Funktionen nicht mehr so oft ausgeübt werden wie zuvor. Diese zunehmende Inaktivität stimuliert dann kognitive Funktionen weniger, was wiederum Auswirkungen auf die gezeigten Intelligenzleistungen haben könnte.

Die Ergebnisse deuten aber auch auf die Plastizität kognitiver Funktionen hin. Während die sensorischen Funktionen eingeschränkt bleiben, steigen die kognitiven Leistungen bei den Teilnehmern dieser Studie teilweise wieder an, auch bei deutlichen Einbußen. Die Diskussion über die Art der Verbindung zwischen Sensorik und Intelligenz darf sich nicht darauf beschränken, ob die „common-cause"-Hypothese oder die „sensory deprivation"-Hypothese zutrifft. Die Zusammenhänge sind wahrscheinlich wesentlich komplexer. Aspekte der Kompensation und möglicherweise veränderte kognitive Strategien müssen ebenfalls berücksichtigt werden (22). Eine vorschnelle Festlegung auf ein Erklärungsmodell kann weitere neue Erkenntnisse erschweren. Dies hat sich z.B. bei der Theorie der kristallinen und fluiden Intelligenz (9, 10) gezeigt, deren Grundannahmen heute erheblich kritisiert werden müssen (23).

Literatur

1. Baltes PB (1990) Entwicklungspsychologie der Lebensspanne: Theoretische Ansätze. Psychologische Rundschau 41:1–24
2. Baltes PB, Mayer KU, Helmchen H, Steinhagen-Thiessen E (1993) The Berlin aging study. Aging and Society 13:483–515
3. Brant LJ, Fozard JL (1990) Age changes in pure tone thresholds in a longitudinal study of normal aging. Journal of the Acoustic Society of Amerika
4. Corso JF (1987) Sensory-perceptual processes in aging. Annual Review of Gerontology and Geriatrics 7:29–55
5. Era P, Jokela J, Qvarnberg Y, Heikkinen E (1986) Pure-tone thresholds, speechunderstanding, and their correlates in samples of men of different ages. Audiology 35:338–352
6. Fozard JL (1990) Vision and hearing in aging. In: Birren JE, Schaie KW (eds) Handbook of the psychology of aging. Academic Press, New York, pp 150–170
7. Garnick S, Kleban MH, Weiss, AD (1976). Relationships between hearing loss and cognition in normally hearing aged persons. Journal of Gerontology 31:434–440
8. Gittings NS, Fozard JL (1986) Age changes in visual acuity. Experimental Gerontology 21:423–434
9. Horn JL, Cattell RB (1966) Refinement and test of the theory of fluid and crystallized general intelligences. Journal of Educational Psychology 57:253–270
10. Horn JL, Cattell RB (1967) Age differences in fluid and crystallized intelligence. Acta Psychologica 26:107–129
11. Horn JL (1985) Remodeling old models of intelligence. In: Wolman BB (ed) Handbook of intelligence. Wiley, New York, pp 267–300
12. Johnson MA, Choy D (1987) On the definition of age-related norms for visual function testing. Applied Optics 26:1449–1454
13. Kausler DH (1991) Experimental psychology, cognition, and human aging (2nd ed). Springer, New York
14. Kessler F-J, Reimer M (1987) Internistische Befunde zur Frage der Langlebigkeit. In: Lehr U, Thomae H (Hrsg) Formen seelischen Alterns. Enke, Stuttgart, S 260–278

15. Lehr U (1972) Psychologie des Alterns. Quelle & Meyer, Heidelberg
16. Lehr U, Thomae H (Hrsg) (1987) Formen seelischen Alterns. Ergebnisse der Bonner Gerontologischen Längsschnittstudie (BOLSA). Enke, Stuttgart
17. Lerner RM (1984) On the nature of human plasticity. Cambridge University Press, New York
18. Lindenberger U, Baltes PB (1994) Sensory functioning and intelligence in old age: A strong connection. Psychology and Aging 9:339–355
19. Olbrich E, Sames K, Schramm A (Hrsg) (1994) Kompendium der Gerontologie: Interdisziplinäres Handbuch für Forschung, Klinik und Praxis. Ecomed, Landsberg
20. Owsley C, Ball K, Sloane ME, Roenker DL, Bruni JR (1991) Visual/cognitive correlates of vehicle accidents in older drivers. Psychology and Aging 6:403–415
21. Rott C (1990) Intelligenzentwicklung im Alter. Zeitschrift für Gerontologie 23:252–261
22. Rott C (1993) Ein Drei-Komponenten-Modell der Intelligenzentwicklung im Alter. Zeitschrift für Gerontologie 26:184–190
23. Rott C (1994) Intelligenz im Alter. In: Olbrich E, Sames K, Schramm A (Hrsg) Kompendium der Gerontologie: Interdisziplinäres Handbuch für Forschung, Klinik und Praxis. Ecomed, Landsberg, S VI-1.3 1–22
24. Rott C, Wahl H-W (1993) Relationships between sensory aging, cognitive functioning, coping style, and social activity: Data from the Bonn longitudinal study of aging. Paper presented at the 46th Annual Scientific Meeting of the Gerontological Society of America, New Orleans, USA
25. Rudinger G (1987) Intelligenzentwicklung unter unterschiedlichen sozialen Bedingungen. In: Lehr U, Thomae H (Hrsg) Formen seelischen Alterns. Enke, Stuttgart, S 57–65
26. Rudinger G (1987) Zur Stabilität der Intelligenz im höheren Alter. In: Lehr U, Thomae H(Hrsg) Formen seelischen Alterns. Enke, Stuttgart, S 66–73
27. Schaie KW (1993) The Seattle Longitudinal Study: A thirty-five-year inquiry of adult intellectual development. Zeitschrift für Gerontologie 26:129–137
28. Sekuler R, Blake R (1987) Sensory underload. Psychology Today 21: 48–51
29. Shock NW, Greulich RC, Andres R, Arenberg D, Costa PT Jr, Lakatta EG, Tobin JD (1984) Normal aging: The Baltimore longitudinal study of aging. Washington: U.S. Government Printing Office
30. Thomae H (1993) Die Bonner Gerontologische Längsschnittstudie (BOLSA). Zeitschrift für Gerontologie 26:142–150
31. Wechsler D (1944) The measurement of adult intelligence (3rd ed). Williams & Wilkins, Baltimore
32. Wechsler D (1955). Wechsler Adult Intelligence Scale. The Psychological Corporation, New York
33. Wechsler D (1956) Die Messung der Intelligenz Erwachsener. Huber, Bern
34. Woodruff-Pak DS (1993) Neural plasticity as a substrate for cognitive adaptation in adulthood and aging. In: Cerella J, Rybash J, Hoyer W, Commons ML (eds) Adult information processing: Limits on loss. Academic Press, San Diego, pp 13–35

Anschrift des Verfassers:
Dr. Ch. Rott
Institut für Gerontologie
der Universität Heidelberg
Bergheimer Straße 20
D-69115 Heidelberg

Geschlechterdifferenz oder Altersandrogynität?
Zur Beziehungsentwicklung in langjährigen
Ehebeziehungen

Insa Fooken

Universität Gesamthochschule Siegen

Problemstellung

Themenrelevant sind bei der hier angesprochenen Fragestellung zwei Forschungsstränge: einerseits die Befunde zur erlebten Qualität ehelicher Beziehungen im höheren Erwachsenenalter und andererseits die Erkenntnisse zur Frage lebenslanger geschlechtsspezifischer Sozialisation.

Eheliche Beziehungen wurden in der familiensoziologischen und familienpsychologischen Literatur lange Zeit eher unter dem Aspekt ihrer Entstehung und Auflösung untersucht als unter der Perspektive der Aufrechterhaltung. Dies gilt insbesondere für die Zeit nach den Jahren der Kindererziehung. Dieser Abschnitt, lapidar als post-parentale Phase bzw. als Zeit nach-elterlicher Gefährtenschaft beschrieben, wurde zumeist lediglich als eine Zwischenstation zwischen dem „empty nest" und der Verwitwung, d.h. als eine Phase mit deutlich transitorischem Charakter konzipiert. Dabei gilt es zu berücksichtigen, daß diese Zeit für eine beträchtliche und – in Anbetracht gestiegener Lebenserwartung – steigende Anzahl von Paaren durchaus die Hälfte der gesamten Beziehungszeit ausmachen kann. Die ohnehin eher magere Befundlage zum Verlauf ehelicher Zufriedenheit über die Lebensspanne ist zudem uneinheitlich. Darüber hinaus wird die Qualität der ehelichen Beziehung von den Partnern nicht unbedingt einheitlich bewertet. Bernard (1) spricht in diesem Zusammenhang von der Notwendigkeit, die Beziehungsgeschichte in „ihrer" und in „seiner" Version zu erfassen.

Im Kontext von Arbeiten zur Persönlichkeitsentwicklung im höheren Erwachsenenalter wird aus verschiedenen Forschungstraditionen hinsichtlich der Geschlechtsrollenorientierung ein Prozeß zunehmender Maskulinisierung bei Frauen und zunehmender Feminisierung bei Männern postuliert (6, 8). Unklar ist dabei, ob dies die Differenzen zwischen Männern und Frauen im Alter eher erhöht, diesmal aber quasi unter umgekehrtem Vorzeichen, oder ob dies eher zu einer einheitlichen Alters-Geschlechtsrollenorientierung führt, d.h. zu einer Art Alters-Androgynität. Dabei wird allerdings oft wenig berücksichtigt, daß sich der soziale Kontext für Männer und Frauen im höheren Alter meist unterschiedlich darstellt. So kann davon ausgegangen werden, daß sich der berichtete Trend älterer Männer zu stärkerer Abhängigkeit im sozialen Netz einer Altersehe vollzieht, wohingegen die im Alter verstärkt zu beobachtende weibliche Autonomie und Durchsetzungsfähigkeit im Kontext des Alleinlebens auftritt. Es ist bislang nicht hinreichend empirisch erfaßt, ob, und wenn ja, in welcher Weise sich Geschlechterdifferenzen in alten, langjährig bestehenden Partnerschaften manifestieren. Herrschende Bilder alter Ehen beschreiben sowohl den Prozeß der Annäherung bis hin zur Verschmelzung als auch den Prozeß der Umkehrung alter Macht- und Entscheidungsstrukturen zugunsten der Frau (2).

Im Folgenden soll mit Hilfe von Daten zweier empirischer Studien die angeschnittene Fragestellung näher untersucht werden.

Stichprobe, Methoden und Ergebnisse der I. Untersuchung

Im Rahmen einer von der WHO geförderten Studie über „Sexualität und Alter" (3) wurden zwanzig Ehepaare der Geburtsjahrgänge 1891 – 1936, nach einer Ehedauer von durchschnittlich 30–40 Jahren, in Einzelinterviews zu Aspekten der Entwicklung ihrer Partnerschaft befragt. Die Auswertung erfolgte dyadenspezifisch, d.h. die Antworten der beiden Ehepartner wurden nach dem Ausmaß und der Richtung der (Nicht-)Übereinstimmung aufbereitet. Dies betraf Beziehungsaspekte sowohl der frühen Ehe als auch der Partnerschaft im Alter. Aus einem Vergleich der beiden Zeitpunkte wurden zudem Informationen zur intradyadischen Konstanz oder Veränderung gewonnen. Dieses Vorgehen soll im Folgenden am Beispiel der Variablen „wahrgenommene Dominanz in der Ehe" erläutert werden.

In der frühen Ehebeziehung zeigen sich – zumindest retrospektiv betrachtet – drei Machtverteilungsmuster (vgl. Tab. 1). In zwei Mustern drückt sich dyadische Kongruenz aus: bei 25% der Paare betrachten beide Partner die Machtverteilung als ausgeglichen, und bei 35% der Paare sind sich Männer und Frauen darüber einig, daß der Mann der Dominantere in der Beziehung war. Bei den restlichen 40% der Paare drücken die Partner unterschiedliche Einschätzungen aus: hier nehmen die Frauen eher eine Gleichverteilung wahr, während der Mann von seiner damaligen Dominanz überzeugt ist.

Betrachtet man die Macht- und Entscheidungsstrukturen in den alten Ehen, dann wird eine Umstrukturierung und Pluralisierung der Beziehungsmuster deutlich (vgl. Tab. 2). Es fällt auf, daß diskrepante Wahrnehmungen eher selte-

Tabelle 1. Wahrgenommene Dominanz in der jungen Ehe

	Paare	
	f	%
beide: ausgeglichen	5	25
f: ausgeglichen; m: Mann	8	40
beide: Mann	7	35

Tabelle 2. Wahrgenommene Dominanz in der alten Ehe

	Paare	
	f	%
beide: ausgeglichen	6	30
f: ausgeglichen; m: Mann	4	20
beide: Mann	4	20
beide: Frau	5	25
f: Frau; m: Mann	1	5

Tabelle 3. Vergleich zwischen früher und alter Ehe bzgl. Konstanz und Veränderung der wahrgenommenen Dominanz

alte Ehe \ frühe Ehe	beide: ausgeglichen	f: ausgeglichen m: Mann	beide: Mann	Summe
beide: ausgeglichen	3	2	1	6
f: ausgeglichen; m: Mann		3	1	4
beide: Mann		2	2	4
beide: Frau	2	1	2	5
f: Frau; m: Mann			1	1
Summe	5	8	7	

ner sind, kongruente Einschätzungen dagegen häufiger. Erwähnenswert erscheint, daß im Alter 25% der Paare einhellig die Frau als die Dominantere schildern.

Dennoch sagt die unterschiedliche Verteilung zunächst nur wenig darüber aus, welche Art von Machtstruktur in den frühen Ehejahren sich zu welcher Form des Entscheidungsverhaltens in der alten Beziehung entwickelt hat.

Betrachtet man die intradyadischen Veränderungen, dann wird deutlich, daß acht Paare ihr Machtarrangement beibehalten haben (vgl. Tab. 3). Davon sind fünf kongruent in ihrer Wahrnehmung, drei weichen weiterhin voneinander ab. Bei insgesamt zwölf Paaren hat sich die Entscheidungsstruktur verändert, wobei die Einschätzungen der Ehepartner im Alter kongruenter geworden sind. Dabei scheint kein Muster der frühen Ehejahre eine typische Erscheinungsform im Alter „vorherzubestimmen"; so findet sich die Sichtweise vermehrter weiblicher Durchsetzungsfähigkeit im Alter bei allen Ausgangspositionen.

Folgende partnerschaftsrelevanten Variablen (Interviewer-Rating-Skalen), sowohl bezogen auf die frühe als auch auf die Ehe im Alter, gingen in die weiteren Analysen ein:
- Ausmaß an Reflexion über die eheliche Beziehung,
- wahrgenommene Nähe/Distanz,
- wahrgenommene Konfliktstärke,
- wahrgenommenes Glück in der Beziehung,
- Art und Ausmaß geschlechtsspezifischer Arbeitsteilung,
- wahrgenommene Dominanz,
- wahrgenommene Zusammengehörigkeit,
- Bedeutung von Zärtlichkeit,
- Bedeutung von Sexualität,
- typische Ehethemen.

Zusätzlich wurden folgende Variablen, die nur für die junge Ehe erfaßt wurden, berücksichtigt:
- Gründe für Heirat,
- Gründe für Partnerwahl,
- Bewertung erlebter Veränderungen durch die Ehe,
- wahrgenommene Veränderung der Sexualität durch die Ehe.

Diese dyadisch aufbereiteten Variablen wurden in eine Ähnlichkeitsmatrix (über eine Auszählung identischer Ausprägungen bei den Paaren in den genannten Variablen) gebracht. Dabei wurden Aussagen über typische Merkmals- bzw.

Paarkonstellationen für drei Betrachtungseinheiten gemacht: für den Zeitabschnitt der jungen Ehe, für die aktuelle Beziehung im Alter und für den Verlauf der Beziehung.

Beziehungsqualitäten in der jungen Ehe

Es konnten insgesamt drei Muster ehelicher Anpassung identifiziert werden:
▸ *Gegenseitige Intimität*
Hierunter fallen sieben Paare. Sowohl die Männer als auch die Frauen nehmen ihre Beziehung als nah, harmonisch und glücklich wahr; ähnlich kongruent wird die hohe Bedeutung von Zärtlichkeit und Sexualität eingeschätzt. Die Ehemänner dieser Gruppe sind emotional stärker als ihre Ehefrauen in die Beziehung involviert und unterstreichen deutlicher den Aspekt der „Zusammengehörigkeit"; alle Ehefrauen erleben die Machtverteilung in der Beziehung als ausgeglichen.
▸ *Nicht-intime, konflikthafte Asymmetrie*
In dieser Gruppe finden sich gleichfalls sieben Paare. Beide Partner erleben die Beziehung als distanziert und konflikthaft; dabei werden Sexualität und insbesondere Zärtlichkeit als wenig bedeutsam bewertet. Die Ehefrauen schätzen das Konfliktpotential deutlich niedriger ein als ihre Männer; letztere unterstreichen hingegen die dyadischen Spannungen und die geringe Übereinstimmung, worunter sie leiden und worüber sie sich beschweren.
▸ *Pragmatische Pseudo-Intimität*
Dieses Muster wird von sechs Paaren gezeigt. Beide Partner erwähnen einheitlich, daß ihre jeweilige Partnerwahl eher an Statusmerkmalen oder an den instrumentellen Attributen des/der anderen als an emotionalen Qualitäten orientiert war. Dennoch wird die Beziehung kongruent als nah und glücklich eingeschätzt. Diese Paare zeigen wenig Zusammengehörigkeitsgefühl, sondern weisen eine deutlich geschlechtsrollenspezifisch orientierte Aufgabenverteilung auf. Die Männer dieser Gruppe sind ganz stark mit der traditionellen männlichen Geschlechtsrolle identifiziert, die Frauen erleben insbesondere den Bereich der Sexualität als konfliktanfällig.

Hinsichtlich der hier interessierenden Fragestellung möglicher geschlechtstypischer Differenzen kann somit wenig Einheitliches gesagt werden. In allen drei Paarkonstellationen findet sich sowohl Kongruenz als auch Inkongruenz in den jeweiligen Wahrnehmungen der damaligen Beziehungssituation. Dabei stellte in diesen Geburtskohorten möglicherweise eine traditionelle, geschlechtsspezifische Arbeitsteilung die beste Grundlage für eine undramatisch funktionierende Beziehung dar. Zeigten sich insbesondere die Männer „sensibel" für Beziehungsqualitäten, dann schien dies in der vorliegenden Stichprobe – im Guten wie im Schlechten – extremere Beziehungsvarianten zu begünstigen.

Beziehungsqualitäten in der alten Ehe

Es konnten wiederum drei Muster ehelicher Anpassung ermittelt werden:
▸ *Verschmolzene Intimität*
Dieses Beziehungsmuster wird von acht Paaren gelebt. Beide Partner sind sehr einander zugeneigt und drücken Gefühle von Nähe, Zusammengehörigkeit und Glück aus; sie tauschen beide Zärtlichkeiten aus, betonen aber die geringe

Bedeutung von Sexualität. Insbesondere die Ehemänner reflektieren die Veränderungen und kommen zu einer positiven Bewertung „alter" Beziehungen.
▸ *Bezogenheit und Autonomie*
Vier Paare repräsentieren dieses Verhaltensmuster. Beide Partner schätzen ihre Beziehung als nah, glücklich und harmonisch ein; ausgenommen von dieser positiven Bewertung sind allerdings die Bereiche Zärtlichkeiten und Sexualität, die eher diskrepant bewertet werden. Dabei sind es insbesondere die Frauen, die die Unstimmigkeiten akzentuieren und für sich ein Stück Selbstbestimmung einfordern und leben.
▸ *Nicht-intime Asymmetrie*
In dieser Gruppe finden sich acht Paare. Sowohl Männer als auch Frauen nehmen ihre Beziehung als eher distanziert und „leer" wahr. Andererseits gibt es Inkongruenzen in der jeweiligen Beschreibung der Beziehungen: während die Frauen eher dominieren und dazu neigen, Schwierigkeiten zu bagatellisieren, „lamentieren" die Männer über die Existenz einer verhärteten, unglücklichen und konflikthaften Atmosphäre.

Auch für die Altersehe gilt, daß die Einschätzung der Beziehungen wiederum relativ einheitlich ist. Allerdings findet sich die traditionelle, geschlechtstypische Arbeitsteilung weniger deutlich als in den jungen Jahren. Dies gilt sowohl für Männer als auch für Frauen, die durchaus ein Verhalten zeigen, welches nicht unbedingt den für diese Generationen als gültig zu vermutenden Geschlechtsrollennormen entspricht.

Beziehungsverläufe über die Lebensspanne

Die Beziehungsqualität im Alter ist kein statisches Gebilde, sondern Resultat einer vorauslaufenden Beziehungsdynamik und Bestandteil eines fortlaufenden Prozesses. Die Analyse der intradyadischen Entwicklungsverläufe zeigt die Multidimensionalität und Multidirektionalität des Entwicklungsgeschehens. In diesem Sinne lassen sich insgesamt vier zu differenzierende Verlaufsmuster in unserer Stichprobe identifizieren:
▸ *Aufrechterhaltung von Asymmetrie und Entwicklung emotionaler Entfremdung: von Konflikthaftigkeit zu emotionaler Distanzierung*
Dieses Muster wird durch acht Paare repräsentiert, die im Alter einen recht einheitlichen Beziehungsstil aufweisen, und die zumeist auch bereits in der jungen Ehe ein asymmetrisches Beziehungsmuster aufwiesen. Als überdauerndes Ehethema erweist sich die Dominanz-Abhängigkeits-Diskussion. Im Alter entspricht dies der in der Literatur beschriebenen Variante der Machtumstrukturierung zugunsten der Frau. Die Beziehung ist dabei verfestigt (durchaus auch im Sinne ehelicher Stabilität) in einem Muster aktiver Verdrängung von seiten der Frauen und passiv-defensiver Abwehr durch die Männer. Das Konflikt- und Spannungspotential der frühen Jahre hat sich dabei „entschärft" im Sinne einer emotionalen Distanz und „Devitalisierung" der Beziehung im Alter.
▸ *Erreichen von Autonomie und gegenseitiger Bezogenheit*
Die hier zu subsumierenden Paare haben im Alter einen einheitlichen Beziehungsstil. Allerdings war die Ausgangsbasis der Entwicklung dieser Beziehungsvariante in den ersten Ehejahren durchaus unterschiedlich. Insbesondere durch die Initiative der Frauen wurde ein Prozeß in Gang gesetzt, der auch im Alter noch besteht: die Paare zeigen eine relative Ausgewogenheit zwischen

Autonomie (Beibehaltung individueller Ansprüche und Bedürfnisse) und zwischenmenschlicher Bezogenheit und Anteilnahme.
▶ *Aufrechterhaltung einer Aufgabenorientierung und Entwicklung von gegenseitiger Anteilnahme*
Dieses Entwicklungsmuster ist bei vier Paaren zu finden. Diese Paare gingen von einer ursprünglich eher pseudo-intimen, pragmatischen Partnerschaft aus, die sich im Alter zu einer anteilnehmenden Kameradschaftlichkeit entwickelt hat. Sie haben ihre traditionelle Aufgabenorientierung dabei durchaus beibehalten, diese aber ergänzt durch mehr emotionale Nähe. Es ist interessant, daß hier die Abnahme des sexuellen Interesses bei den Männern zu einer Entlastung von ehelichen Spannungen führt.
▶ *Aufrechterhaltung starker Bezogenheit und Verschmelzung*
Vier Paare sind hier einzuordnen. Diese Paare repräsentieren eine hohe Stabilität und Konstanz in einer Beziehungsform der nahen, harmonischen, zärtlichen und aufeinander bezogenen Partnerschaft von den ersten Anfängen bis ins hohe Alter.

Simplifizierte Vorstellungen von Altersbeziehungen erscheinen deutlich inadäquat. So finden sich durchaus plurale und individualisierte Entwicklungsverläufe: Prozesse psychosozialen Wachstums (mehr Reflexionsfähigkeit, weniger Konflikte, mehr Zusammengehörigkeit), Prozesse der Differenzierung (weniger geschlechtsrollentypische Aufgabenteilung, ausgeglichenere Macht- und Entscheidungsstrukturen), aber auch Prozesse der Abnahme und Verringerung (Zärtlichkeit, Sexualität). Zwar liegen geschlechtsdifferente Entwicklungsverläufe vor, aber auch diese ergänzen oder behindern sich in den alten Partnerschaften in ganz unterschiedlicher Weise.

Stichprobe, Methoden und Ergebnisse der II. Untersuchung

Die Ausgangsstichprobe der Bonner Gerontologischen Längsschnittstudie (BOLSA) umfaßte im Jahre 1965 insgesamt 29 Ehepaare (vgl. 5). Die meisten der zwischen 1890 und 1905 geborenen Ehepaare waren damals bereits 35 bis 48 Jahre verheiratet. Aus der Fülle der erhobenen biographischen Daten wurden zur Bestimmung der Qualität ehelicher Beziehungen zwei Indikatorvariablen für die vorliegende Fragestellung herangezogen: „Anteilnahme (ego-involvement) am Partner" und „Aktivität in der Partnerrolle" (7). Hieraus ließ sich eine Gruppierung der Paare nach ihrem jeweiligen Intimitäts-Status vornehmen: Paare mit hoher gegenseitiger Intimität ($n=15$) und Paare mit niedriger bzw. inkongruenter Intimität ($n=14$). Im Folgenden wird zunächst kurz auf die Unterschiede zwischen Personen aus intimen und weniger intimen Partnerschaften eingegangen, sodann auf die Frage der Intimitätsentwicklung in der längsschnittlichen Betrachtung, und zuletzt wird wiederum der Frage möglicher Geschlechterdifferenzen nachgegangen.

Intime vs. weniger intime Paare

In einem Vergleich der zentralen Tendenzen (U-Test) ergaben sich vergleichsweise wenig signifikante Differenzen zwischen den beiden Intimitätsgruppen. Männer und Frauen aus intimen Partnerschaften erwiesen sich im Unterschied zu jenen aus weniger intimen Partnerschaften als zufriedener mit ihrer Wohnsituation, sie nahmen stärker Anteil am Vereinsleben, zeigten sich belastbarer in einer streßinduzierenden Situation, hatten eine positivere Zukunftsperspektive und nannten Fernsehen weniger häufig im Spontanbericht als Freizeitbeschäftigung.

Intimitätsentwicklung im Längsschnitt

Von den 29 Paaren der Ausgangsstichprobe nahmen im vierten Durchgang (nach fünf Jahren) noch insgesamt 16 Paare an der Untersuchungsreihe teil; zwölf Jahre später, im sechsten Durchgang, waren es noch 9 Paare. Interessant erscheint in diesem Zusammenhang, daß Intimität kein konstantes Beziehungsmerkmal in alten Partnerschaften sein muß, sondern sich durchaus, wenngleich interessanterweise eher in Richtung geringerer Intimität, verändern kann (vgl. Tab. 4 und Tab. 5).

Auch „garantiert" eine hohe gegenseitige Intimität keine größere Überlebenswahrscheinlichkeit im höheren Erwachsenenalter. So bestätigt sich auch hier, daß konfliktbelastete oder auch distante Beziehungen durchaus „stabil" sein können, d.h. über Jahrzehnte Bestand haben.

Tabelle 4. Veränderungen des Intimitäts-Status vom 1. zum 4. Durchgang

1965		1970 +	1970 −	
	+	5	4	9
	−	0	7	7
		5	11	

+ = hohe Intimität; − = niedrige Intimität

Tabelle 5. Veränderungen des Intimitäts-Status vom 1. zum 6. Durchgang

1965		1977 +	1977 −	
	+	3	1	4
	−	1	4	5
		4	5	

+ = hohe Intimität; − = niedrige Intimität

Geschlechtsdifferente Aspekte

Geschlechtstypische Aspekte lassen sich nicht nur über einen Geschlechtervergleich ermitteln, sondern auch über die Betrachtung der Art und des Ausmaßes differenzierender Merkmale innerhalb einer Geschlechtsgruppe (Intra-Sex-Vergleich). Im vorliegenden Fall wurden insofern „intime" Frauen mit „weniger intimen" Frauen und „intime" Männer mit „weniger intimen" Geschlechtsgenossen verglichen. Hierbei ergaben sich weitaus mehr statistisch signifikante Unterschiede (U-Test) als im geschlechtsunabhängigen Vergleich.

Im Folgenden werden die signifikanten Ergebnisse dargestellt. Das jeweilige statistische Signifikanzniveau wird dabei in Klammern angegeben.

Frauen aus intimen ehelichen Dyaden unterscheiden sich von ihren „weniger intimen" Geschlechtsgenossinnen durch eine positivere Einstellung gegenüber anderen Menschen ($p<0{,}007$), durch eine positivere Einschätzung ihrer eigenen Lebenssituation ($p<0{,}013$) und eine positivere Stimmungslage ($p<0{,}003$). Ihr subjektiver Lebensraum ist eher durch eine wenig expansive Freizeitgestaltung und eine starke Bezogenheit auf den Alltag und den familiären Kontext gekennzeichnet, d.h. häufiger Kirchenbesuch ($p<0{,}003$), Basteln ($p<0{,}024$), der Partner ist die Hauptperson bei der sonntäglichen Freizeitgestaltung ($p<0{,}004$), hohe Anteilnahme an den Enkeln ($p<0{,}032$), Kinder sind seltener Anlaß für mögliche negative Seiten der aktuellen Lebenssituation ($p<0{,}074$), im familiären Bereich haben sich die Erwartungen erfüllt ($p<0{,}0504$), und sie fühlen sich dort gebraucht ($p<0{,}067$). Auffällig ist auch, daß diese Frauen keinen eigenen Rentenanspruch entwickelten ($p<0{,}043$). Sie scheinen somit dem Lebensentwurf eines traditionell weiblichen Lebens zu entsprechen.

Die Männer aus den intimen Ehesystemen unterscheiden sich durch andere Merkmale von ihren weniger intimen Geschlechtsgenossen: Ein kurioses Schlaglicht auf Alltagsverhalten ergibt sich durch das Merkmal des eigenständigen Kochens, welches diese Männer häufiger praktizieren ($p<0{,}013$). Als einziges Ergebnis bzgl. des familiären Kontextes ist festzuhalten, daß bei den „intimen" Männern die Partnerin von zentraler Bedeutung ist, d.h. sie sind hoch zufrieden in ihrer Partnerrolle ($p<0{,}005$). Ansonsten haben sie einen eher expansiven Bezug zur Welt, ihr Alltag ist abwechslungsreicher ($p<0{,}025$), sie sind zufriedener mit ihren Freizeitaktivitäten ($p<0{,}008$), zeigen mehr soziale Aktivitäten in den außerfamiliären Rollen als Bekannter ($p<0{,}088$) und Vereinsmitglied ($p<0{,}008$), seltener aber als Nachbar ($p<0{,}031$). Generell nutzen sie weitaus aktiver die Möglichkeiten ihrer Lebenswelt, um sich eben diese bereichernder zu gestalten ($p<0{,}020$). Auch hier entspricht sicherlich ein Teil der charakterisierenden Merkmale eher dem Klischee des nach außen gerichteten, sozial expansiven Mannes.

Zusammenfassend kann man aus diesen Ergebnisse konstatieren, daß Intimität in Beziehungen für Frauen und Männer aus unterschiedlichen Quellen zu stammen scheint. Des weiteren wird hier deutlich, daß, zumindest in den Geburtskohorten der um die Jahrhundertwende geborenen Personen, „komplementär", d.h. an den traditionellen Geschlechtsrollenvorstellungen ausgerichtete Partnerschaften das Erleben von Intimität wahrscheinlicher machen, als es in „untypischen" Beziehungen der Fall ist.

Zusammenfassende Schlußfolgerungen

Die hier berichteten Ergebnisse lassen keine einheitlichen Aussagen in bezug auf den Aspekt der Geschlechterdifferenzen im höheren Erwachsenenalter zu. Dies bedeutet aber auch, daß die Skizzierung alter Beziehungen als entweder „altersentsprechend geschlechtslos" oder als geschlechtsrollenmäßig „umstrukturiert" zu kurz greift. Es findet sich letztlich eine hohe Pluralität von Beziehungsformen im Alter, die immer Ausdruck von individualisierten Entwicklungsmustern in langjährigen Beziehungsbiographien sind. Deutlich wird auch, daß Beziehungen im Alter sich weiterhin in einem dynamischen Geschehensfluß befinden bzw. selber dynamisch sind. Dies gilt auch und gerade für den Aspekt der Geschlechterdifferenzen und der Geschlechtsrollenorientierung. Eine Status-quo-Bestandsaufnahme schreibt unter Umständen Konstanten fest, die im Zuge der weiteren Entwicklung und neuer Erfahrungen sich durchaus wieder als variabel erweisen.

Literatur

1. Bernard J (1972) The future of marriage. Bantam Books, New York
2. Fooken I (1990) Zur Intimitätsentwicklung älterer Ehepaare aus der Perspektive der Lebensspanne. In: Schmitz-Scherzer R, Kruse A, Olbrich E (Hrsg) Altern – Ein lebenslanger Prozeß der sozialen Interaktion. Enke, Stuttgart, S 209–221
3. Fooken I, Sydow Kv, Vetter C (1989) Human sexuality and aging. Unveröffentlichtes Manuskript für die WHO-Kopenhagen, Bonn
4. Lauterbach M (1985) Qualitative Aspekte der Ehe älterer Menschen – Sekundäranalyse der Ehepaare der Bonner Gerontologischen Längsschnittstudie. Unveröffentl. Diplomarbeit, Psychologisches Institut, Universität Bonn
5. Lehr UM, Thomae H (Hrsg) (1987) Formen seelischen Alterns. Ergebnisse der Bonner gerontologischen Längsschnittstudie (BOLSA). Enke, Stuttgart
6. Neugarten BL, Gutman D (1964) Age-sex roles and personality in middle age. A thematic apperception study. In: Neugarten BL and associates (eds) Personality in middle and later life. Atherton Press, New York
7. Pyroth A (1983) Dimensionen der Eheentwicklung im Alter. Unveröffentl. Diplomarbeit, Psychologisches Institut, Universität Bonn
8. Sinnott, JD (1986) Sex roles and aging: theory and research from a systems perspective. Karger, Basel

Anschrift der Verfasserin:
Prof. Dr. I. Fooken
Universität Gesamthochschule Siegen
FB 2
Postfach 101240
57068 Siegen

Personality and aging: Modes of coping and the meaning of stress

J.-E. Ruth*, J. E. Birren**

* Kuntokallio, Center for Gerontological Training and Research, Östersundom
** UCLA Center on aging, University of California, Los Angeles

Personality and aging have been two aspects of Thomae's main field of scientific interest, and these will be discussed in this presentation. In the introduction, we approach this issue from a specific point of view, coping and aging, but in the concluding section, we will enlarge the discussion to cover personality and aging in general. The limitations set by a short chapter do not allow us to review the personality and aging literature as a whole. The interested reader is referred to excellent, earlier reviews by Neugarten (34), Thomae (47, 51) Bengtson et al (2), and Kogan (23), as well as a forthcoming review by Ruth and Coleman (39).

Lives continually change in response to anticipated or chance events. The term gerodynamics has been used by Schroots and Birren (42) to emphasize the continual process of change and adaptation required in adult life. An important aspect of gerodynamics is commonly identified as personality, our individual tendencies in the ways we react to events.

It is surprising how few authors reviewing the literature define personality relying either upon common usage or an implicit operational definition in terms of personality tests. An exception is that of Howarth and Cattell (21, p. 799) who said, „personality consists of those behavioral characteristics which differentiate a man from his fellows." Further, „Personality is that which enables us to predict what a person will do in a given, defined situation." We would add that personality is usually regarded as a broad supraordinate quality that typifies individuals and embraces the totality of their behavior including cognitive, emotional and motivational characteristics. In this discussion, we will use the term personality in this broad sense to refer to the organization of our behavioral predispositions in ways that typify us.

The following review of studies on coping and adjustment will be developmental in nature rather than focused on old age, since age groups are compared and follow-up studies have been conducted on subjects from different parts of the life span.

Four basic „models" of aging are used in this presentation in order to describe how different coping strategies and their consequences can be understood: a decrement (regressive) model, an increment (progressive) model, a continuity (or decrement with compensation model) and an interactional model which takes into consideration the impact of several factors concomitantly (such as the coping situation, the coping strategy used, personality factors and gender).

The main reason for grouping the studies into the models described above is the attempt to examine the stability or change issue through the models. Another central question in the review is to find out whether some typical coping strategies used by the elderly can be found, and if so, how effective these strategies are.

Decrement models

Rather pessimistic views of old age as a period of multiple losses and a negative view of the aged as copers can be found in the psychogeriatric literature. According to Pfeiffer (36) older persons regress into using more primitive defense mechanisms like anxiety, depression-withdrawal, projection, and somatization. Views of behavior in old age as „learned helplessness" can also be found (7). We have earlier expressed doubts about the relevance of these gloomy views (3).

Some empirical studies do show age differences in coping patterns. Pearlin and Schooler (35), studying adults from 18 to 64 years of age, found different and less effective coping strategies in the older individuals. Folkman et al. (15) and Iron and Blanchard-Fields (22) report age differences in dealing with everyday problems. Quayhagen and Quayhagen (37) report lower levels of problem-solving coping, and higher scores on emotional coping for older subjects. Felton and Revenson (13) find that use of information seeking, emotional expression, and self blame responses to illness stressors decline with age. Information seeking declines most notably for the old-old (over 75). Lower levels of help seeking are also reported (9,37,54), but some researchers conclude that the differences in help seeking are probably caused by cohort variation (25).

According to Gutmann (17) there is a gender difference in coping in old age (i.e., both decrement and increment occur). Older men turn from active to more passive and inner-related coping, while older women become more active copers, using their aggressive energy more than in earlier life periods.

In accordance with Gutmann, Cohen (10) found more avoidance coping for older men facing surgery, but, contrary to Gutmann's findings, Suutama (44) reported that women of all ages use more social support in coping than men.

Increment models

The optimistic views of Vaillant (53), Haan (18), and Labouvie-Vief et al (26) are clearly based on an increment model of coping and aging, stating that extensive life experiences will produce more efficient coping strategies in old age. More mature ego levels and defense mechanisms affect the individual's coping processes positively. Whitbourne (55), in an overview of coping and adaptation in a life-course perspective, calls for more models that do not carry the negative connotations found in most life event studies.

Validation of this perspective can be gained from some studies that use increment models when explaining the results of their studies or simply show positive effects in their empirical results. According to Haan (18), family changes in youth have a positive effect on empathy in women in later life and generally enhance coping skills. Encounters with a wide variety of stress such as divorce, bereavement, and chronic illness earlier in life may result in better adaptation later, reflecting personal growth, according to Moos and Schaefer (33). Holahan and Moos (19) show that half of the individuals that had experienced stress remained stable or improved in functioning 1 year later. Those who had improved showed greater personal and social resources, probably due to positive feedback in coping with stressors. Developmental patterns in dealing with illness stressors have been shown by Kruse and Lehr (24); after actively coping with illness, a group of chronically ill persons turned out to be more active and engaged in other life domains as well.

Continuity models

A third viewpoint is a continuity model, according to which no major changes in coping with daily hassles and major life events with age are presumed. The few longitudinal studies in this field tend not to show any major age changes over the years, thus validating the continuity model. The results of these studies are the most credible ones, because of theapparent methodological advantage of a longitudinal design in aging studies. (The results may have other limitations, however, such as the measuring instruments used and a limited conceptualization of personality.)

In a 10-year follow up study of younger (25 to 64) and older individuals (65 to 74) Costa and McCrae (11) found little or no difference in personality dispositions, such as openness to experience or extraversion, depression, self-related health, or general well-being. Costa and McCrae described very little change in activities of daily living and social network size in this study. Folkman and Lazarus (14) also report no age differences in coping in a study of middle-aged persons aged 45 to 64.

Similarly, a pattern of constancy was reported by Thomae over a 10-year period among persons aged 60 to 70 in the Bonn Longitudinal Study on Aging (48). According to Thomae (49), response hierarchies in adapting to stress across time and in different situations is the explanatory concept for the constancy he found. The response hierarchies were related to problems of family, health, housing and income, conceptualized as the General Psychological Adaptation Syndrome. Achievement-related behavior, adjustment to institutionalization and to the needs of others, and cultivating social contacts were part of this General Psychological Adaptation Syndrome, reported by Thomae (51). The results were interpreted as favoring both a person-centered and a situational view of coping.

In the Jerusalem Longitudinal Study on Middle Age and Aging, reported by Shanan (43), which spanned a time period of about 20 years, no general change in coping patterns (from active to passive coping) was found. The coping strategies, according to this study, seemed to be related mainly to personality dispositions and they were called: „active integrative coping," „dependent passive coping," „failing overcoping" and „self-negating undercoping". A typical active coper uses, in the process of acculturation to the new society of Israel, high achievement motivation, high morale, high engagement in family life, and few complaints concerning life stressors.

Decrement with compensation models

A result that seems to fit the decrement-with-compensation idea is found in Meeks et al's (32)three studies in which, as in other studies, fewer coping strategies were found; but here this finding is considered to be a sign of more efficient coping. It is argued that, with experience, some strategies may be used more effectively and fewer coping attempts therefore are needed. Perceived effectiveness of coping strategies did not decrease with age in these studies. The use of fewer coping strategies may be compensated by more effective coping. This notion seems to be in accordance with Baltes and Baltes' (1) principle of „selective optimization with compensation" in retaining function in old age, and with Carstensen's (8) „selectivity theory," explaining the regulation of socio-emotional activity in later life. According to these notions, the aging individual successfully adapts to and overcomes limitations by selecting and concentrating on domains of high priority.

Interactive multifactor models

In a Danish study of old persons aged 70–95 years, Holstein et al (20) found interactions between inner and outer resources and coping. Holstein et al reported that similar coping strategies were used by the aged from event to event, but that interactions with the resources of the copers could be found. Persons with more resources used more active coping strategies, while the choice of strategy was not related to age. Age, gender, and socioeconomic status were related to self-esteem, social contacts, and health status. The age span in this study was narrow, however, and this may explain the absence of age effects. It is also understandable that health-related factors and social support factors were important because of the advanced age of the subjects in this study.

An interaction between coping tasks and coping styles was reported in a recent Finnish study by Suutama (44); interaction effects between gender and coping styles could also be found. In the study, based on 300 men and women who were an average of 75 years old, „seeking social support" was most often used in coping with the death of a close person and least often in coping with involuntary relocation and giving up activities. „Gathering information" was most often used in coping with health problems and seldom with a split-up among friends. In a split between friends „wishful thinking" was the most commonly used coping effort. Avoidance and resignation strategies were only used in some instances by the older copers of this study.

Women tended to use more of the following coping strategies in the Suutama study: „seeking help from religion," „seeking emotional support," „accepting the situation as such," and even „feeling hopeless". Emotion-focused coping was relied upon most often but cognitive-focused coping was also quite commonly used. Other studies have also reported gender and coping interaction effects. Emotional support such as intimacy and friendship ties, seems to be most protective for adult women, while instrumental support and comradeship seem to be more useful for men in coping situations, as reported by Maughan and Champion (31).

The American study by Felton and Revenson (13) confirmed the view that age has a role in determining coping strategy choice. Older individuals were less likely to use information seeking and emotional expressions than middle-aged individuals, but the researchers indicate that this influence, which was modest, might be due to a cohort rather than a developmental effect. Feifel and Strack (12) found that middle-aged individuals (aged 40–64), compared with the elderly (aged 65–92), used more avoidance in decision making and in authority conflict situations, but used more problem solving in peer disagreement as well as frustration in defeat situations. The older adult was found in Folkman et al's (15) study to prefer positive reappraisal of a situation in order to distance him or herself and avoid the situation.

A substantial influence of stress situations (rather than age) on the choice of coping strategies can be found when the range of stressors is broad, according to Pearlin and Schooler (35) and Felton and Revenson (13).

Stability, change and selective compensation

As the review shows, no decisive answer to the stability-change question can be given. Research findings seem to give all the models applied some credibility. As in earlier, more general reviews on the personality and aging theme, both stability and change have been reported (2,23). The main reason for this predicament is that, in the literature, the conceptions of personality and adjustment vary, as do the operational procedures for measuring them.

Some of the traditions in personality research, like the trait approach, are further quite atheoretical in that they provide findings rather than tools for understanding them. An other reason may be that the question posed is too simplistic: stability can occur in some personality characteristics and change in some others. When decline occurs, compensatory processes and plasticity of behavior may counteract these effects leading to optimal adjustment under present circumstances (1,8,32). We clearly need to know much more about the principles of gerodynamics and the continuous process of change and adaptation (42).

In the more recent studies, in this presentation grouped under the heading „Interactive Multifactor Models", the importance of studying the situations to be coped with is evident in stress research. In the BOLSA-studies, Thomae (52) has shown that the aged show differentiated adjustment approaches to diverging stress provoking situations, contrary to what is often argued. Thomae (51,52) points to the person-situation interactions as the most fruitful vantage point in stress research, a view which we share with him. The gender effects revealed in later studies are quite interesting and also need further scrutiny.

The research reviewed revealed many shortcomings concerning measuring instruments, theoretical constructs and models, as well as the research design at large. One such issue pertains to the question of the effectiveness of the coping strategies of the old. We suggest that this question is left open until future research, through new concepts and methods, can more validly approach the inner and outer life world of the aged. In what follows, we will suggest some pathways we find fruitful for future research on adjustment and other personality linked concepts and processes in psychogerontology.

Research methods and validity

Meeks et al (32) have criticized earlier coping studies for producing age effects by the use of ready-made checklists that miss some of the ongoing coping procedures; no age effects were found when the respondents were interviewed about the coping processes they used. George and Siegler (16) have also criticized the use of a checklist, stating that one-third of the stress situations found in their interview data would have been missed by using a checklist.

Most of the coping studies on stress and aging can be criticized for more or less lacking in ecological validity. Most studies use hypothetical stress situations as well as hypothetical coping strategies. Recently, the development of measurements has advanced considerably(11,33). But the measurement scales of stress situations, coping strategies, and outcomes are still mostly hypothetical. More real-life studies are urgently needed. Empirical studies using relevant measuring instruments, ethnographical studies, and studies of narratives or other real-life documents are now called for.

The meaning of stress might change by age, because life priorities and investment of energy may differ across the life span (13,28). Thus, the meaning ascribed by the individual to the potentially stressful situation as well as the individual's view of the outcome or the effectiveness of coping efforts must also be considered in coping studies. Studies on stress must incorporate the biographical context of the individual into the research designs, or they will lack contact with the lives of aging individuals, as Thomae has pointed out (51,52). There is a need, therefore, for more qualitative studies on the experience of stress in old age and how meaning is ascribed to outer life events encountered and inner challenges created by the individual.

Images and models of aging man

A fresh approach to which coping strategies should be considered „effective," which personal resources „mature" in old age, and what criteria to be used in defining „well-being" is called for. The philosophical „image of man" that lies behind these concepts in the present research literature on coping is an extremely individualistic and competitive one, where coping and achievement almost become equivalents. The active, confrontative, and problem focused coping strategies present in many of the studies seem to fit the behavior of a middle-aged person better than an aging one (12).

When an aging person is living under conditions of frailty, hampered by chronical disease and handicaps, the adaptation strategies become more passive and the importance of personal control and autonomy will probably be re-evaluated. Accepting change and dependency and relying on different forms of passive mastery might become part of a new reality among the very old (39,41). The active, competitive coping strategies are evidently replaced by interpersonal friendship and network strategies, and with warmth and humor. The behavior-oriented coping strategies seem to be replaced by more psychologically oriented ones (30).

Clearly, the homeostasis model, so much used in coping research, is too restricted, based as it is on a natural history conception of psychogerontology. In this model the aging individual is conceived in quite a mechanistic manner, as a passive target for stressing life events or daily hassles. The outcome measures of life-satisfaction or well-being used in measuring successful coping as defined in the homeostasis model are multidimensional in nature, but the research has lacked theoretical frameworks for uncovering these dimensions. This may explain some of the inconsistent findings in the field, such as older persons reporting high life-satisfaction in spite of severe restrictions and handicaps (41). Only if we get to know the inner reasoning and feelings of the aged in these situations can we get to know their rationale for these feelings and perceptions. Thus, at present, humanistic and existential models based on the personal meaning an aging individual ascribes to daily hassles and major life events are called for, models in which also the proactive aging individual, overriding restrictions and purposefully guiding his or her life in old age, can be depicted (39,41).

Functional competence and resources

A greater awareness of the interrelation or dialectic between adaptation and the personal environment, as well as the influence of the adapting person on the environment, may also lead to new concepts and models within the field. Models picturing functional competence in the situations or personal environments in which the aging person is living out his or her old age and where the balance between the demands and the resources of the individual is in focus are also called for (27,45).

A greater awareness of the internal and external resources of the aged in coping and adaptation is essential to refute negative stereotypes (of decline and loss) so long prevailing in psychogerontology. This, Thomae (51) has also reminded us of. Social networks, economic resources, and living conditions evidently form important external resources. Biological factors such as health and vigor as well as psychological factors such as cognitive, emotional, and motivational resources as well as life experiences, goals, values, attitudes, and commitments are examples of internal resources. Especially the latter ones have been neglected in the research, but may be of utmost importance for understanding both the inner and outer life world of the aged (30,41)

Age effects, cohort effects or cultural differences?

The studies on coping strategies in old age are also limited by the cross-sectional nature of many studies. The age effects found might – or might not – be developmental; many researchers speculate that the effects are tied to cohort differences. There is, therefore, clearly a need for more longitudinal, time-sequential and cross-sequential studies. Some of the BOLSA analyses have grown out of this insight. As mentioned earlier, Kruse and Lehr (24) in studying responses to the onset of chronic diseases in a longitudinal perspective, described different developmental patterns according to the life events encountered by the aging subjects. According to the General Psychological Adaptation Syndrome, delineated by Thomae (51), a time perspective is essential in understanding coping and adapting, i.e., appraising and reappraising situations and threats, utilizing present and past life situations according to what outcomes can be anticipated for the future (38,48).

The cultural differences of coping and aging become evident in the studies reviewed here. Only some of the coping tasks seem to be universal in old age, while the socio-cultural conditions that effect aging „produce" most of them. Cross-cultural comparisons can reveal the social effects on aging where different models for care and service are provided, some compensating for decline in old age and some unable to alleviate the stressfulness of daily hassles in old age. Even this issue has been pointed out by Lehr and Thomae (29), cautioning psychogerontologists not to psychologize issues that are of social origin.

We will conclude this discussion with an insightful citation from Lehr and Thomae, which sums up many of the main points made here: „It is ... useful to delineate the variety of ways in which the elderly, in the same way as middle-aged or young people, adjust to the different challenges and uniformities of everyday life. This variety cannot be reduced to a balance of gain and loss. It includes mastery as well as despair, search for meaning as well as distancing, managing ‚odd things' in a routine way as well as trying to overcome a threatening loss. Psychological Gerontology should try to study this whole life of the aged..." (29, p. 49).

Conclusions

The review of the studies on coping in old age show some coping mechanisms characteristicfor the aged, and the situations and cultures in which differentiated demands are put on the aging individual. Some gender effects and effects tied to the internal and external resources of the coping indivividuals can also be seen. It will be worthwhile in future research to describe more delineated patterns of aging based on these core variables bearing in mind the limitations of earlier studies discussed above.

However, the main challenge for the future, according to our view, is to develop an experiential or narrative gerontology where the inner perspective of aging can be revealed. An approach aimed at describing aging as a meaning giving process is especially suitable for personality research (4). As Thomae (46,50) has insightfully pointed out, the techniques of life are sprung from the individual's perception of him/herself, the situation to master, rather than the situation per se.

It is now high time to get a glimpse of the contents of the „black box," the scientific relevance of which the behaviorists so intensively, but incorrectly, refuted (6). Especially promising seems the notion of the aging self as a process, as described in the story or stories of life the individual narrates. These narratives pertain to life situations, developmental tasks, life projects, turning points, life demands and challenges, sources of life stress and life satisfaction (40). Through the stories, the individual accounts, we get building blocks for a personal life span gerontology. The narrating aging self can be studied retrospectively, situationally, and prospectively. This is of interest both for gerontological theory and practice (5). The phenomenological, humanistic, and existential models of the aging self, now needed, can be constructed through this approach. Personal life stories are invaluable tools for creating individualized plans in the care of the aged.

Through the collective subjectivity in the multiplicity of life stories, socio-historical circumstances for the development of a group of individuals tied to culture, locality, professional group, class or gender can be described. In this way a cultural gerontology as well as a cohort specific gerontology or even a gender specific gerontology can be built up. Cultural patterns of aging can be described as well as patterns of aging in different social groups and strata. The common features and themes found in the stories of narrating selves reflect the shared „world of experience" of these groups or types of aging individuals (40).

A further advantage of employing a gerontology of life experiences is that the ecological validity problem, which plagues so much of the laboratory bound research, can be solved by studying an individual in real life situations, encountering tasks to be mastered or life situations pushing toward personality change. Developing an everyday gerontology, or real life gerontology, is also motivated by the criticism of too abstract measuring instruments or instruments developed for age groups other than the aged, so often used in psychogerontological research. The modern quest for a situationally or contextually bound research design further motivates this shift of approach within gerontology.

References

1. Baltes PB, Baltes MM (1990) Psychological perspectives on successful aging: the model of selective optimization with compensation. In: Baltes PB, Baltes MM (eds) Successful aging: Perspectives from the behavioral sciences. Cambridge University Press, New York, pp 1–34
2. Bengtson VL, Reedy MN, Gordon C (1985) Aging and self-conceptions: personality processes and social contexts. In: Birren JE, Schaie KW (eds) Handbook of the psychology of aging, 2nd Edition. Van Nostrand Reinhold, New York, pp 544–593
3. Birren JE, Renner V (1983) Health, behavior and aging. In: Birren JE, Munnichs JMA, Thomae H (eds) Aging, a challenge to science and society. Vol III. Oxford, Oxford University Press, pp 9–34
4. Birren JE, Hedlund B (1987) Contributions of autobiography to developmental psychology. In N Eisenberg (ed) Contemporary topics in developmental psychology. John Wiley, New York, pp 394–415
5. Birren JE, Deutchman DE (1991) Guiding autobiography groups for older adults. Exploring the fabric of life. The Johns Hopkins University Press, Baltimore
6. Birren JE, Kenyon G, Ruth J-E, Schroots JFF, Svensson T (eds) (1995) Aging and biography: Explorations in adult development. Springer, New York
7. Busse EW, Maddox G (ed) (1986) The Duke longitudinal studies on normal aging, 1955–1980. Springer, New York
8. Carstensen LL (1991) Selectivity theory. Social activity in a life-span context. In: Schaie KW, Lawton MP (eds) Annual review of gerontology and geriatrics. Vol II, pp 195–217
9. Cicirelli VC (1983) Coping behavior of the elderly in relation to health problems. Paper presented at the annual meeting of the American Psychological Association, Anaheim
10. Cohen C (1980) Coping with surgery: Information, psychological preparation and recovery. In Poon LW (ed) Aging in the 1980's: Psychological issues. American Psychological Association, Washington DC, pp 375–382
11. Costa PT, McCrae RR (1993) Psychological stress and coping in old age. In: Goldberger L, Breznitz S (eds) Handbook of stress. Theoretical and clinical aspects. 2nd Ed. The Free Press, New York, pp 403–412
12. Feifel H, Strack S (1989) Coping with conflict situations: Middle-aged and elderly men. Psychology and Aging, 4 (1):26–33
13. Felton BJ, Revenson TA (1987) Age differences in coping with chronic illness. Psychology and Aging, 2:164–170
14. Folkman S, Lazarus RS (1980) An analysis of coping in a middle-aged community sample. Journal of Health and Social Behavior, 21:219–239
15. Folkman S, Lazarus RS, Pimley S, Novacek I (1987) Age differences in stress and coping process. Psychology and Aging, 2:171–184
16. George LK, Siegler IC (1982) Stress and coping in later life. Educational Horizons, 60:147–154
17. Gutmann D (1977) The cross-cultural perspective: Notes toward a comparative psychology of aging. In: Birren JE, Schaie KW (eds) Handbook of the psychology of aging. Van Nostrand Reinhold, New York, pp 302–326
18. Haan N (1977) Coping and defending: Process of self-environment organization. Academic Press, New York
19. Holahan CJ, Moos RH (1990) Life stressors resistance factors and improved psychological functioning: An extension of the stress-resistance paradigm. Journal of Personality and Social Psychology, 58:909–917
20. Holstein BE, Due P, Holst E, Almind G (1992) Elderly people's coping with strainful events. Paper presented at the 11th Scandinavian Congress of Gerontology, Odense, Denmark, 28 June – 1 July, 1992
21. Howarth E, Cattell RB (1973) The multivariate experimental contribution to personality research. In: Wolman BB (ed) Handbook of general psychology. Prentice Hall, Englewood Cliffs, NJ, pp 793–816
22. Iron JC, Blanchard-Fields F (1987) A cross-sectional comparison of coping in adulthood. Journal of Gerontology, 42:502–504
23. Kogan N (1990) Personality and aging. In: Birren JE, Schaie KW (eds) Handbook of the psychology of aging. Academic Press, New York

24. Kruse A, Lehr U (1989) Longitudinal analysis of psychological development of chronically ill and healthy elderly. International Psychogeriatrics, 1:73–87
25. Kulka RA, Tamir LM (1978, November) Patterns of help-seeking and formal support. Paper presented at the meeting of the Gerontological Society, Dallas
26. Labouvie-Vief G, Hakim-Larson J, Hobart CJ (1987) Age, ego level and life span development of coping and defense processes. Psychology and Aging, 3:286–293
27. Lawton P (1987) Environment and the need satisfaction of aging. In: Carstensen LL, Edelstein BA (eds) Handbook of clinical gerontology. Pergamon Press, New York, pp 33–40
28. Lazarus RS, DeLongis A (1983) Psychological stress and coping in aging. American Psychologist, 38:245–254
29. Lehr U, Thomae H (1991) Aging in Europe: New directions in psychology. European Journal of Gerontology, 1 (1):43–52
30. Markus HR, Herzog RA (1991) The role of the self-concept in aging. In: Schaie KW, Lawton MP (eds) Annual review of gerontology and geriatrics, Vol. II, pp 110–143
31. Maughan B, Champion L (1990) Risk and protective factors in the transition to young adulthood. In: Baltes PB, Baltes MM (eds) Successful aging. Perspectives from the behavioral sciences. Cambridge University Press, Cambridge, pp 296–331
32. Meeks S, Carten L, Tamsl., BF, Wright T, Pellegrini D (1989) Age differences in coping: Does less mean worse? International Journal of Aging and Human Development, 28:127–140
33. Moos R, Schaefer JA (1993) Coping resources and processes: Current concepts and measures. In: Goldberger L, Breznitz S (eds) Handbook of stress. Theoretical and clinical aspects. 2nd Ed. The Free Press, New York, pp 234–257
34. Neugarten BL (1977) Personality and aging. In: Birren JE, Schaie KW (eds) Handbook of the psychology of aging. Van Nostrand Reinhold, New York, pp 626–649
35. Pearlin LI, Schooler C (1978) The structure of coping. Journal of Health and Social Behavior, 19:2–21
36. Pfeiffer E (1977) Psychopathology and social pathology. In: Birren JE, Schaie KW (eds): Handbook of the psychology of aging. Van Nostrand Reinhold, New York, pp 650–671
37. Quyhagen MP, Quyhagen M (1982) Coping with conflict: Measurement of age-related patterns. Research on Aging, 4:364–377
38. Rudinger G, Thomae H (1991) The Bonn longitudinal study: Coping, life adjustment and life satisfaction. In: Baltes PB, Baltes MM (eds) Successful aging: perspectives from the behavioral sciences. Cambridge University Press, New York, pp 265–295
39. Ruth J-E, Coleman P (1995) Personality and aging: coping and management of the self in later life. In: Birren JE, Schaie KW (eds) Handbook of the psychology of aging. Van Nostrand Reinhold, New York
40. Ruth J-E, Kenyon G (1995) Biography in adult development and aging. In: Birren J, Kenyon G, Ruth J-E, Schroots JFF, Svensson T (eds) Aging and biography: Explorations in adult development. Springer, New York
41. Ryff CD, Essex MJ (1991) Psychological well-being in adulthood and old age: Descriptive markers and explanatory processes. In: Schaie KW, Lawton MP (eds) Annual review of gerontology and geriatrics. Vol II, pp 144–171
42. Schroots JJF, Birren JE (1988) The nature of time: implications for research on aging. Comprehensive Gerontology, 2:1–29
43. Shanan J (1993) Die Jerusalemen Längdschnittuntersuchungen der mitteren Lebensjahre und des Alterns – JESMA. Zeitschrift für Gerontologie, 26:151–155
44. Suutama T (1994) Life events, stress and coping of elderly people. In: Öberg P, Pohjolainen P, Ruoppila I (eds) Experiencing aging. Festschrift to J-E Ruth. SSKH Skrifter 4, Helsinki, pp 198–214
45. Svensson T (1995) Competence and quality of lives: Theoretical views of biography. In: Birren JE, Kenyon G, Ruth J-E, Schroots JFF, Svensson T (eds) Aging and biography: Explorations in adult development. Springer, New York
46. Thomae H (1953) Über Daseinstechniken Sozial auffälliger Jugentlicher. Psychologische Forschung, 23:11–13
47. Thomae H (1980) Personality and adjustment to aging. In: Birren JE, Sloane RB (eds) Handbook of mental health and aging, pp 385–409
48. Thomae H (1983) Alternsstile und Altersschicksale. Huber, Bern

49. Thomae H (1987) Conceptualizations of responses to stress. European Journal of Personality, 1:171–192
50. Thomae H (1990) Stress, satisfaction, competence. Findings from the Bonn longitudinal study of aging. In: Bergner M, Finkel S (eds) Clinical and scientific psychogeriatrics, Vol 1. Springer, New York, pp 117–134
51. Thomae H (1992) Emotion and personality. In: Birren JE, Shane B, Cohen G (eds) Handbook of mental health and aging. 2nd Ed., pp 355–375
52. Thomae H (1992) Contributions of longitudinal research to a cognitive theory of aging. European Journal of Personality, 6:157–175
53. Vaillant GE (1977) Adaptation to life. Little Brown, Boston
54. Veroff J, Kulka RA, Donuvan E (1981) Mental health in America: Patterns of help-seeking from 1957–1976. Basic Books, New York
55. Whitbourne SK (1985) The psychological construction of the life span. In: Birren JE, Schaie KW (eds) Handbook of the Psychology of Aging, 2nd edition. Van Nostrand Reinhold, New York, pp 594–618

Authors' addresses:
Dr. Jan-Erik Ruth
Kuntokallio, Center for Gerontological Training and Research
01100 Östersundom
Finland

Prof. Dr. James E. Birren
UCLA Center on Aging
10920 Wilshire Blvd, Suite 1820
Los Angeles, California 90024-6520
U.S.A.

Soziale Unterstützung bei der Auseinandersetzung älterer Menschen mit Belastungen

N. Erlemeier

Fachhochschule Münster, Fachbereich Sozialwesen

Soziale Netzwerke und soziale Unterstützung

Die Konzepte soziales Netzwerk und soziale Unterstützung üben auf Gesundheitswissenschaftler und Epidemiologen seit geraumer Zeit große Anziehungskraft aus. Literaturrecherchen über einen Zeitraum von zwei Jahrzehnten verzeichnen im internationalen Raum einen großen Publikationszuwachs (14). Auf gesellschaftspolitisch und wissenschaftlich motivierte Anstöße für diese Forschungsaktivitäten geht Röhrle (26) ein.

In der Begriffsklärung schließen wir uns Schwarzer (30) an. Er unterscheidet quantitativ-strukturelle Merkmale von sozialen Netzwerken, die unter dem Oberbegriff der sozialen Integration subsumiert werden, von qualitativ-funktionalen Merkmalen, die den eigentlichen Unterstützungswert sozialer Beziehungen ausmachen. Dabei ist ein soziales Netzwerk als ein Potential für sowohl positive als auch negative Interaktionen aufzufassen. Die Einbettung in ein soziales Netzwerk ist zwar eine Voraussetzung für helfenden Austausch zwischen seinen Mitgliedern, sie sagt jedoch noch nichts darüber aus, wie dieser Austausch wirkt und erlebt wird.

Soziale Netzwerke können Quelle sozialer Unterstützung sein; sie können jedoch auch zu negativen Konsequenzen führen, wenn sich die Beziehungen konfliktreich und belastend gestalten. Dem Thema entsprechend soll im folgenden nicht das Netzwerkkonzept, sondern die Unterstützungsthematik weiter verfolgt werden, insbesondere in ihrer Bedeutung für die Auseinandersetzung mit Belastungen im Alter.

Übereinstimmend wird heute soziale Unterstützung (Social Support) mehrdimensional konzeptualisiert. Die Dimension der wahrgenommenen Unterstützung erfaßt vor allem die Erwartung oder Überzeugung auf Empfängerseite, im Falle eines Notstandes oder Leidens auf die Unterstützung von nahestehenden Personen bauen zu können. Die erhaltene Unterstützung bezieht sich demgegenüber auf die berichtete oder beobachtete Art und das Ausmaß tatsächlicher Hilfeleistungen, die jemand erfahren hat (29, 31).

Als in ihrer Wirkung zentral wird die wahrgenommene emotionale Unterstützung angesehen. Sarason et al. (27) halten sie für das „Kernstück" der Unterstützungswirkung. Schwarzer und Leppin (31, 32) führen diesen Gedanken fort: „Worauf es ankommt, ist das Vertrauen darauf, das andere für einen tun werden, was sie können, wenn es nötig werden sollte. Konkrete Hilfeleistungen sind lediglich ein Ausdruck der generellen Liebe und Fürsorge, die andere uns entgegenbringen". Wichtig sei die generelle Überzeugung, „geliebt und geschätzt zu werden und in ein soziales Netzwerk sicher eingebettet zu sein". Diese Unterstützungserwartung kann danach eher als eine Persönlichkeitsdisposition, denn als Indikator für tatsächliche Unterstützung angesehen werden.

Zumindest drei Formen von sozialer Unterstützung sind zu unterscheiden: emotionale, instrumentelle und informationelle Unterstützung (19, 29). Einigkeit besteht in der Unterstützungsforschung auch darüber, daß die Wirkung sozialer Unterstützung nicht nur von deren Form abhängt, die dem Unterstützungsanlaß angemessen sein muß, sondern auch von Merkmalen des Unterstützenden und des Unterstützungsempfängers. In diesem Zusammenhang wurde die sogenannten Stressor-Supporttyp-Hypothese formuliert. Sie besagt, daß in bestimmten Streßsituationen vorwiegend ganz bestimmte Arten von Unterstützung durch spezifische Personen helfen können (31). Diese Spezifitätsannahme hat ihre besondere Berechtigung, wenn hilfreicher Austausch in engen und dauerhaften Beziehungen zwischen Partnern, Familienangehörigen oder Freunden thematisiert wird. Für diese engen, oft existentiellen Sozialbeziehungen interessiert sich die Unterstützungsforschung heute in besonderem Maße (8, 31).

Personen eines sozialen Netzwerks, die als potentielle Helfer wahrgenommen werden, fungieren als soziale Ressourcen im Prozeß der Belastungsbewältigung. Als erwiesen gilt, daß die Wirkung sozialer Unterstützung aus dem Netzwerk einer Person ohne Beachtung der Qualität der Beziehungen zwischen seinen Mitgliedern nicht zu denken ist. Es sind die engen, vertrauensvollen Beziehungen, die als besonders wichtig für Belastungsregulation und -bewältigung anzusehen sind. So nehmen Ehepartner, aber auch enge Freunde eine zentrale Stelle im Unterstützungssystem ein; sie tragen besonders zur emotionalen Unterstützung bei (21).

Die Forschung unterscheidet mehrere Sichtweisen von sozialer Unterstützung. Im Sinne von Vertrauen und als Überzeugung, von anderen geliebt zu werden, kann wahrgenommene Unterstützung als Persönlichkeitsmerkmal, genauer als Aspekt des Selbstkonzepts begriffen werden. Als soziale Ressource verstanden ist sie der näheren sozialen Umwelt zuzurechnen; als Merkmal sozialer Interaktion schließlich meint soziale Unterstützung das Passungsgefüge zwischen sozialen Bedürfnissen und deren Befriedigung durch nahestehende Personen.

In der Epidemiologie psychischer und physischer Erkrankungen interessiert man sich seit den fünfziger Jahren immer stärker für den Einfluß psychosozialer Faktoren auf die Erkrankungsgenese. Personalen und sozialen Ressourcen wird eine salutogene Bedeutung im Prozeß der Krankheitsverhütung und -bewältigung zugesprochen. Ihre Auswirkungen auf die physische und psychische Befindlichkeit und auf die Belastungsverarbeitung bei Krankheiten, Verlusten und anderen kritischen Lebensereignissen wurden intensiv untersucht (5, 8, 10, 13). Durch Meta-Analysen versuchte man, Trends in den zum Teil heterogenen und widersprüchlichen Ergebnissen aufzudecken (26, 31). Ein wichtiger Befund besteht darin, daß reine Netzwerkindikatoren, z.B. geringe Anzahl der Bezugspersonen oder Kontakte, weniger Gewicht bei der Vorhersage von psychischen Erkrankungen, besonders Depressionen, haben als Indikatoren für eine reduzierte soziale Unterstützung. Auch in der Epidemiologie der Depression bei älteren Menschen erwies sich Isolation als Ausdruck defizitärer sozialer Unterstützung als ein gewichtiger Risikofaktor (4, 7). Aus präventiver Sicht scheint die subjektive Gewißheit, sich auf andere Menschen verlassen zu können, als ein Immunisierungsfaktor gegen depressive Symptome zu wirken.

Soziale Unterstützung als wesentliche soziale Ressource kann im Streß- und Copingprozeß auf unterschiedliche Weise wirksam werden. Ihr „Haupteffekt" kann darin bestehen, daß die Einbettung in ein hilfreiches soziales Netzwerk direkt das Eintreten und das Ausmaß von Streß verhindern oder abmildern kann; als „Puffereffekt" kann sozialer Rückhalt schädliche Auswirkungen und Folgen von Belastung abmildern, wenn die Belastungssituation bereits eingetreten ist. Die Inkonsistenz der Forschungsergebnisse läßt es jedoch nicht zu, zwischen der Dominanz des einen oder des anderen Effekts zu entscheiden (26).

In Kürze soll zunächst auf ausgewählte Studien zum Zusammenhang von sozialer Unterstützung, Belastungsverarbeitung und Befindlichkeit im Alter eingegangen werden. Es schließt sich ein Kapitel an, in dem Reaktionen auf Belastungen, wie sie im Arbeitskreis von Thomae entwickelt wurden, in Bezug zur sozialen Unterstützung gesetzt werden.

Wirkungen sozialer Unterstützung auf Wohlbefinden im Alter

Nachdem die Zusammenhänge zwischen Belastung, sozialer Unterstützung und Wohlbefinden lange Zeit lediglich in jüngeren Altersgruppen und in Gruppen mit psychosomatischen oder psychischen Beschwerden untersucht worden waren, liegen mittlerweile zahlreiche Studien zur differentiellen Wirkung von sozialer Unterstützung bei älteren Menschen vor. Dabei ist zu beachten, daß es große Divergenzen in der Konzeptualisierung von Belastung gibt, z.B. Alltagsbelastungen (Daily Hazzles), belastende Lebensereignisse (Stressful Life Events) oder Dauerbelastungen (Life Strain). Die Operationalisierung von Social Support erfolgt nicht einheitlich auf der Basis theoretischer Konsensbildung. Quantitative wie qualitative Aspekte kommen zur Anwendung und werden mit unterschiedlichsten Instrumenten gemessen. Auch die Indikatoren für Wohlbefinden und Lebenszufriedenheit, häufig eher *negativ* als Symptome des Distreß formuliert, fallen weit auseinander. Untersucht wurden bisher ausschließlich die Wirkungen sozialer Unterstützung auf der Empfängerseite; Einflüsse von seiten der Helfer oder der Beziehung zwischen beiden auf den Unterstützungsprozeß kamen kaum zum Zuge. Außerdem ist zu beachten, daß in den meisten Studien ein Querschnittsdesign bevorzugt wurde. Kausalbeziehungen daraus ableiten zu wollen, verbietet sich deshalb von selbst.

In der Gesundheitspsychologie und Epidemiologie wurde dem Social Support eine überwiegend salutogene Wirkung zugesprochen. Diese einseitig positive Sichtweise muß nach heutiger Befundlage jedoch durch die Berücksichtigung belastender Aspekte von sozialer Unterstützung ergänzt werden (20, 26, 31).

Die Ergebnisse von Untersuchungen bei älteren Menschen sprechen dafür, daß soziale Unterstützung bei einem hohen Grad an Alltagsbelastung und Hilfebedürftigkeit nicht immer das Wohlbefinden anhebt. Die puffernde Wirkung von sozialer Unterstützung ist häufig schwächer als die unmittelbare Wirkung von alltäglichen Dauerbelastungen auf das Wohlbefinden (2, 24).

Krause (16) überprüfte an einer umfangreichen Stichprobe von Personen im Alter ab 55 Jahren zwei gegensätzliche Standpunkte über den Zusammenhang zwischen Streß und sozialer Unterstützung. Die erste Position behauptet eine Stärkung sozialer Unterstützung in Zeiten erhöhter Belastung, die zweite Position geht von einem Nachlassen sozialer Unterstützung, d.h. von zunehmender sozialer Isolierung bei stärkerer Belastung aus. Hinter der zweiten Position steht die Annahme, daß Angewiesensein auf Hilfe im Falle starker Belastung für den Hilfebedürftigen als selbstwertgefährdend erlebt wird und für den Helfenden mit zu hohen „Kosten" verbunden ist. Dabei komme es allerdings auf die Art der

Belastung und die Quelle der Unterstützung an. Krause überprüfte, ob finanzielle Sorgen, Furcht vor Kriminalität und kürzliche Todesfälle als Indikatoren besonderer Belastung im Alter mit der Reduzierung unterstützender Sozialbeziehungen verbunden waren. Als eine dispositionelle Moderatorvariable wurde zusätzlich „Mißtrauen gegen andere" (Distrust of others) erfaßt, die den Rückzug aus sozialen Bindungen noch verstärken kann. Seine Ergebnisse stützten eher die zweite Position. Hinzu kam, daß „Mißtrauen gegen andere" zur Lockerung sozialer Bindungen im Falle finanzieller Probleme und Furcht vor Kriminalität zusätzlich beitrug. Bei kürzlichen Todesfällen ließ sich diese Tendenz nicht nachweisen. Krause (16, S. 192) resümierte: „Distrust of others appears to play a key role in this process". Ein Übermaß an Unterstützung führte nach weiteren Untersuchungen von Krause (15) sowie Penning und Strain (23) im Alter zu Gefühlen von persönlicher Kontrolleinbuße und Abhängigkeit. Die genannten Studien liefern Belege dafür, daß soziale Unterstützung sich nicht immer streßreduzierend auswirkt. Wenn die Unterstützung im Falle starker Beeinträchtigung ein Maß annimmt, daß Reziprozität in der Beziehung nicht mehr möglich ist, dürfte die Abhängigkeit von Hilfen das Selbstwertgefühl gefährden (3). Untersuchungen zeigen, daß dies besonders in der Beziehung zu außerfamilialen Helfern, weniger innerhalb der Familie zu beobachten ist. In der Familie wird ein asynchroner Ausgleich von Unterstützungsleistungen in Form der „support bank" angenommen (1, 20).

Die ambivalente Rolle, die soziale Unterstützung im Alter spielen kann, zeigt sich besonders in der Gruppe der Hochbetagten. Bowling und Browne (6) untersuchten den Zusammenhang zwischen sozialem Netzwerk, Gesundheit und emotionalem Wohlbefinden bei 85jährigen und älteren Menschen in London. Die Ergebnisse konnten die oben gemachte Annahme bestätigen. In einer Regressionsanalyse war der Gesundheitszustand ein besserer Prädiktor für das emotionale Wohlbefinden als quantitative und qualitative Netzwerkvariablen. Diese erklärten nur 3,3% der Varianz in dem Effektmerkmal „allgemeine Lebenszufriedenheit", der Gesundheitszustand dagegen 23,8%. Die Wirkung des sozialen Netzwerks definierte sich besonders durch instrumentelle Hilfen von Verwandten und Freunden. Roberts, Dunkle und Haug (25) führten ebenfalls eine Untersuchung bei Personen im Alter von 85 Jahren und älter durch, die im eigenen Haushalt lebten. In Übereinstimmung mit anderen Untersuchungen wirkten sich negative Lebensereignisse und besonders Dauerbelastungen negativ auf das psychische Wohlbefinden aus. Soziale Unterstützung und andere Moderatorvariablen hatten dagegen nur einen geringen Einfluß. Am stärksten war der Zusammenhang zwischen „wahrgenommener Kontrolle von Ereignissen", „Unabhängigkeit in Alltagstätigkeiten" und den Werten für psychisches Wohlbefinden. Nebenbei sei erwähnt, daß ein schlechter Gesundheitszustand von Familienmitgliedern zu den am stärksten erlebten Dauerbelastungen gehörte. Nach Ansicht der Autoren gefährdet die Erkrankung von Familienmitgliedern die Verfügbarkeit von Unterstützungspotentialen im hohen Alter. Die eigenen Versorgungsprobleme werden dadurch umso drängender erlebt. Sie resümierten: „Social support did not attenuate the impact of strain and stressful life events on general mental health" (25, S. 40).

Über positive Auswirkungen von unterstützend erlebten sozialen Beziehungen auf Wohlbefinden im Alter (geringere Distreßwerte) berichteten Okun, Melichar und Hill (22). Es ließen sich Haupt-und Puffereffekte sozialer Unterstützung auf Wohlbefinden im Alter nachweisen. Auch Hautzinger (11) konnte für eine Stichprobe von Älteren belegen, daß Unterstützung durch nahestehende Personen als

„Puffer" zwischen streßreichen Lebensereignissen und depressiven Symptomen wirkt. Krause, Herzog und Baker (17) zeigten in einer Studie, daß auch das Gewähren von sozialer Unterstützung zum Wohlbefinden im Alter beitragen kann. Verbunden damit waren das Gefühl, gebraucht zu werden, positive Rückwirkungen auf die Selbsteinschätzung und Stärkung des Vertrauens und der Nähe zu anderen. Nicht zu übersehen war auch eine antizipierte Reziprozität, daß man im Bedarfsfall selbst auf informelle Hilfe vertrauen könne. Die Autoren fanden, daß das Geben von informeller sozialer Unterstützung im Zusammenspiel mit Gefühlen persönlicher Kontrolle und Kompetenz positive Wirkung zeigte, d.h. depressive und psychosomatische Beschwerden tauchten seltener auf.

Aussagekräftiger als Querschnittsuntersuchungen sind Follow-up-Studien, denen ein hypothesengeleitetes Variablen-Modell zugrunde liegt. Eine häufig zitierte Studie stammt von Holahan und Holahan (12). Es ging um die Frage, inwieweit sich die erlebte Selbstwirksamkeit (perceived self-efficacy) auf eine gezielte Nutzung sozialer Ressourcen auswirkte, die wiederum gegen depressive Entwicklungen abschirmen sollten. Eine Stichprobe von Älteren zwischen 65 und 75 Jahren wurde in einem Jahresabstand zweimal befragt. Erlebte Selbstwirksamkeit zum Zeitpunkt 1 stand in positiver Beziehung zu Unterstützungsmaßen zum Zeitpunkt 2 und in inverser Beziehung zur Depressivität zum Zeitpunkt 2. Soziale Unterstützung und Depressivität zum Zeitpunkt 2 korrelierten erwartungsgemäß negativ. Damit wurden die Hypothesen bezüglich des direkten Einflusses erlebter Selbstwirksamkeit auf qualitative Dimensionen der sozialen Unterstützung (attachment, social integration, reassurance of worth, reliable alliance, guidance) und indirekt über die soziale Unterstützung auf emotionales Wohlbefinden bestätigt. Betont wurde die Bedeutsamkeit selbstbezogener Kognitionen im Anpassungsprozeß an Veränderungen und Übergänge des Alterns. Schwarzer (32) führte einige Studien durch, die die belastungs- und emotionsregulierende Funktion sozialer Unterstützung bei älteren Menschen zum Gegenstand hatten. Es ging in einer Follow-up-Studie um die zum Zeitpunkt 1 erfaßten Determinanten für die wahrgenommene und erhaltene Unterstützung durch die Familie zum Zeitpunkt 2. Wahrgenommene Unterstützung zum Zeitpunkt 1 konnte wahrgenommene Unterstützung zum Zeitpunkt 2 am besten vorhersagen. Erhaltene Unterstützung (Familienbesuche) und soziale Integration (Alleinleben gegen Zusammenleben mit anderen) waren weniger bedeutsam. Ihre Ergebnisse wertete Schwarzer im Sinne der Ambivalenz rein quantitativer Maße des sozialen Netzwerkes. Insgesamt liegen ihre Ergebnisse im „Mainstream" gegenwärtiger Unterstützungsforschung.

Reaktionen auf Belastungen und soziale Unterstützung im Alter

Zum deskriptiven Klassifikationssystem von Reaktionen auf Belastungen in relevanten Lebensbereichen, wie Familie, Gesundheit, Wirtschaft, Wohnung, das im Arbeitskreis von Thomae entwickelt wurde und sich in zahlreichen Untersuchungen bewährt hat, gehören Reaktionsformen, die soziale Unterstützung aus unterschiedlichen Quellen einschließen. Genauer gesagt sind es drei Reaktionsformen, die im Coping-Prozeß diesen naheliegenden Bezug zur sozialen Unterstützung erkennen lassen: die weitgefaßte Reaktionsform „Sich verlassen auf andere", der Thomae (36) im Kontext des Alters besondere Bedeutung beimißt, die

Reaktionsform „Bitte um Hilfe" in besonderen, zugespitzten Problemlagen und die Reaktionsform „Stiftung und Pflege sozialer Kontakte", die eingesetzt wird, um über diese Kontakte Probleme besser lösen zu können, oder um in kritischen Lebenssituationen Halt zu finden (33–35). Kann „Sich verlassen auf andere" ganz im Sinne der Multidimensionalität des Konstrukts „Soziale Unterstützung" als generalisierte Erwartung verstanden werden, so können die beiden anderen Reaktionsformen bereits dem instrumentellen Verhalten zur Bewältigung von Belastungen zugerechnet werden.

Die Ergebnisse der Bonner Gerontologischen Längsschnittstudie sprechen dafür, daß sozialbezogenen Reaktionsformen in der Gruppe älterer Menschen keine vorderen Rangplätze innerhalb von Reaktionshierarchien zukommen. Dieses Ergebnis wird sowohl durch Längsschnitt- als auch durch Querschnittauswertungen gestützt. Eher rangieren sie im oberen Mittelbereich, mit einigen Rangplatzverschiebungen nach unten oder nach oben, jeweils in Abhängigkeit vom Belastungsbereich oder auch von altersbedingten Veränderungen (28, 33, 34).

Beim Vergleich der Reaktionshierarchien aus dem ersten Untersuchungsdurchgang der Bonner Gerontologischen Längsschnittstudie 1965/66 mit denen aus dem siebten 1980/81 ergaben sich nach der Auswertung von Thomae (34) in den drei sozialbezogenen Reaktionsformen für die Belastungsbereiche Wirtschaft, Familie und Gesundheit unterschiedliche Rangplätze und Rangplatzverschiebungen. „Bitte um Hilfe" nahm außer im Gesundheitsbereich (mittlerer Rangplatz) einen der unteren Rangplätze ein, ein Beleg dafür, daß die älteren Teilnehmer zunächst versuchten, mit Problemen allein zurechtzukommen, bevor sie sich mit der Bitte um Hilfe an andere wandten. Reaktionsformen, die eigene Leistungsanstrengungen erfordern, standen in den Reaktionshierarchien eindeutig auf den ersten Rangplätzen. Andere um Hilfe zu bitten stand offensichtlich im Gegensatz zu einer Selbsthilfenorm, die für die ältere Generation große Bindungskraft besitzt. Die Rangplatzverschiebungen bei „Bitte um Hilfe" bewegten sich über den Untersuchungszeitraum von 14 Jahren in einem relativ engen Rahmen. Auch in der Studie von Schneider (28), der im Jahre 1984 hochbetagte Teilnehmer der Bonner Gerontologischen Längsschnittstudie zuhause untersuchte, nahm der „Hilfeappell" im Bereich Wohnung und Familie weiterhin einen der unteren Plätze ein, im Gesundheitsbereich jedoch wie beim Durchgang in 1980/81 eine mittlere Position.

Die Reaktionsform „Stiftung und Pflege sozialer Kontakte" in der doppelten Bedeutung, als Bemühen, sozial integriert zu sein, und als Mittel, im Bedarfsfall Unterstützung erwarten zu können, schwankte in der Rangplatzverteilung über die Belastungsbereiche. Im Bereich Familie nahm sie über alle Meßzeitpunkte den zweiten oder dritten Rangplatz ein. Das spricht für die besondere Bedeutung familialer Unterstützungsbeziehungen im Alter.

Anders verhielt es sich mit der Reaktionsform „Sich verlassen auf andere". Bei familiären und gesundheitlichen Belastungen nahm sie 1984 eine obere Mittelposition ein. Im Bereich Wohnung stand sie dagegen auf Rang eins. Die nun hochbetagten Teilnehmer waren wegen größerer physischer Einschränkungen stärker als früher bei der Bewältigung ihres häuslichen Alltags auf informelle und formelle Hilfe angewiesen. Die belastungsübergreifende Funktion des Sich-verlassens-auf-Andere im hohen Alter veranlaßte Thomae (36, S. 106) wegen der mit zunehmendem Alter stärker ausgeprägten Interkorrelationen dieser Reaktionsform in den Bereichen Wohnung, Familie und Gesundheit dazu, ihr den Charakter eines „global trait" zuzusprechen. In wirtschaftlicher Hinsicht verließen sich die Teilnehmer mit zunehmendem Alter dagegen weniger auf andere. Das Streben nach finanzieller Selbständigkeit entsprach offenbar der Lebensmaxime der Teilnehmer, anderen nicht zur Last fallen zu wollen.

Daß man sich auf andere verlassen kann, ist jedoch nicht nur eine generelle Einstellung, die sich auf gegenwärtige Problemlagen im Alter bezieht, sondern sie reicht bis in die Zukunft, wie Schneider (28) nachweisen konnte. Bei Antizipation von Pflegebedürftigkeit standen bei den Hochbetagten der Bonner Gerontologischen Längsschnittstudie „Hoffnung" und „Sich verlassen auf andere" auf den beiden ersten Plätzen in der Reaktionshierarchie. Meistens vertraute man auf Familienmitglieder, die im Falle der Pflegebedürftigkeit für Pflege zur Verfügung stünden. Die beiden anderen Reaktionsformen „Stiftung und Pflege sozialer Kontakte" und „Bitte um Hilfe" spielten im Hinblick auf antizipierte Pflegebedürftigkeit eine untergeordnete Rolle. Anders dagegen, wenn es um Vorstellungen über die Zukunftsgestaltung ging. Bei der „Zukunft als einer zu füllenden Zeit" waren Sozialkontakte von hohem Rang, „Sich verlassen auf andere" und besonders „Bitte um Hilfe" dagegen von geringer Bedeutung.

Die Reaktionsform „Sich verlassen auf andere" beinhaltet nach Thomae (36) die Disposition des Vertrauens. Thomae sieht ähnlich wie Sarason, Pierce und Sarason (27) in der stabilen Überzeugung, anderen als potentiellen Helfern vertrauen zu können, die eigentliche Substanz in unterstützenden sozialen Beziehungen. Verbunden sei damit das Gefühl, anderen etwas zu bedeuten, von ihnen geschätzt und geachtet zu werden. Dies wiederum wirke sich selbstwertstabilisierend und letztlich positiv auf das Wohlbefinden aus. Nach Ansicht Thomaes kam in der bisherigen sozialgerontologischen Forschung der Aspekt des Vertrauens zu kurz. Überbewertet wurde seiner Meinung nach dagegen aus „behavioraler" Sicht der Aspekt der personalen Kontrolle, der in der Tat als personale Ressource im Streß- und Coping-Prozeß eine dominierende Rolle spielt (10, 15, 26). Für alte Menschen sei personale Kontrolle zumindest ambivalent. Dem „Vertrauen" dagegen komme mit zunehmendem Alter eine immer größere existentielle Bedeutung zu, besonders dann, wenn objektiv ein größerer Bedarf an Hilfeleistungen durch andere bestehe. Das schließt aber nicht aus, daß bei besonderer Belastung im Alter (z.B. chronischer Erkrankung) soziale Reaktionsformen eingesetzt werden, die eigenes Bewältigungsbemühen zum Ausdruck bringen (18).

Schlußbemerkung

Soziale Unterstützung hat nicht per se schon positive Auswirkungen, sondern diese hängen von der Art der Belastung, der Quelle der Unterstützung und der Angemessenheit der Unterstützungsformen bei bestimmten Bedürfnislagen ab. Außerdem ist nicht zu übersehen, daß Persönlichkeitsmerkmale einen moderierenden Einfluß auf die Situationsbewertung und die Auswirkung sozialer Unterstützung im Belastungs-Bewältigungsprozeß ausüben. Besondere Beachtung sollte dabei die Dimension des Vertrauens in andere finden. Dysfunktionale Auswirkungen sozialer Unterstützung auf das Wohlbefinden sind vor allem dann zu erwarten, wenn die Reziprozität in den Austauschbeziehungen so gestört ist, daß einseitige Abhängigkeiten daraus resultieren. Der salutogene Beitrag der sozialen Unterstützung darf folglich nicht überschätzt werden. Besonders in der Gruppe der Hochbetagten tragen gesundheitliches Befinden und materielle Lebensumstände nicht selten *mehr* zum Wohlbefinden bei als Formen sozialer Unterstützung. Ein unbestrittenes Ergebnis der Unterstützungsforschung besteht darin, daß die wahrgenommene emotionale Unterstützung den Hauptanteil der positiven Wirkung auf die Befindlichkeit ausmacht. Die Befunde zeigen auch, daß das Gewähren von Unterstützung zum Wohlbefinden ebenso beitragen kann, wie das angemessene Unterstütztwerden. Zu den Reaktionsformen, die Ältere in Belastungssituationen problemangemessen einsetzen, gehören auch solche, die auf Kontaktpflege und soziale Unterstützung abzielen. Sie gewinnen immer dann an Bedeutung, wenn ältere Menschen bei Verschlechterung ihrer gesundheitlichen Lage alleine mit den Anforderungen ihres Lebens nicht mehr zurechtkommen.

Literatur

1. Antonucci TC (1990) Social supports and social relationships. In: Binstock RH, George LK (eds) Handbook of aging and the social sciences. Third Edition. Academic Press, San Diego, pp 205–226
2. Arling G (1987) Strain, social support, and distress in old age. Journal of Gerontology 42:107–113
3. Bierhoff HW (1988) Verantwortungszuschreibung und Hilfsbereitschaft. In: Bierhoff HW, Montada L (Hrsg) Altruismus. Bedingungen der Hilfsbereitschaft. Hogrefe Verlag, Göttingen, S 224–236
4. Blazer D, Burchett B, Service C, George LK (1991) The association of age and depression among the elderly: An epidemiologic exploration. Journal of Gerontology 46:210–215
5. Blöschl L (1987) Soziales Netzwerk/Soziale Unterstützung, Lebensbelastung und Befindlichkeit. Zeitschrift für Klinische Psychologie 16:311–320
6. Bowling A, Browne PD (1991) Social networks, health, and emotional well–being among the oldest old in London. Journal of Gerontology 46:20–32
7. Cooper B, Jaeger J (1987) Soziale Isolation als psychiatrischer Risikofaktor im Alter – eine epidemiologische Untersuchung. Nervenheilkunde 6:7–13
8. Coyne JC, Downey G (1991) Social factors and psychopathology: Stress, social support, and coping processes. Annu Rev Psychol 42:401–425
9. Feichtinger L, Laireiter A, Untner A, Baumann U (1992) Zum Zusammenhang zwischen Persönlichkeit und sozialem Netzwerk bzw. Netzwerkressourcen – Literaturüberblick und Pilotstudie. Zeitschrift für Differentielle and Diagnostische Psychologie 4:233–247
10. Filipp SH, Aymanns P (1987) Die Bedeutung sozialer und personaler Ressourcen in der Auseinandersetzung mit kritischen Lebensereignissen. Zeitschrift für Klinische Psychologie 16:383–396
11. Hautzinger M (1985) Kritische Lebensereignisse, soziale Unterstützung und Depressivität bei älteren Menschen. Zeitschrift für Klinische Psychologie 14:27–38
12. Holahan CK, Holahan CJ (1987) Self–efficacy, social support, and depression in aging: A longitudinal analysis. Journal of Gerontology 42:65–68
13. Kessler RC, Price RH, Wortman CB (1985) Social factors in psychopathology: Stress, social support, and coping processes. Annu. Rev. Psychol. 36:531–572
14. Keul AG (1993) Soziales Netzwerk – System ohne Theorie. In: Laireiter A (Hrsg) Soziales Netzwerk und soziale Unterstützung. Huber Verlag, Bern, S 45–54
15. Krause N (1987) Understanding the stress process: Linking social support with locus of control beliefs. Journal of Gerontology 42:589–593
16. Krause N (1991) Stress and isolation from close ties in later life. Journal of Gerontology 46:183–194
17. Krause N, Herzog AR, Baker E (1992) Providing support to others and well–being in later life. Journal of Gerontology 47:300–311
18. Kruse A (1989) Psychosoziale Folgen des Schlaganfalls im höheren Lebensalter. In: Jacobi P (Hrsg) Jahrbuch für Medizinische Psychologie. Bd. 2, Psychologie in der Neurologie. Springer, Berlin, S 235–256.
19. Laireiter A (1993) (Hrsg) Soziales Netzwerk und soziale Unterstützung. Huber Verlag, Bern

20. Laireiter A, Lettner K (1993) Belastende Aspekte Sozialer Netzwerke und Sozialer Unterstützung: Ein Überblick über den Phänomenbereich und die Methodik. In: Laireiter A (Hrsg) Soziales Netzwerk und soziale Unterstützung. Huber Verlag, Bern, S 101–111
21. Minnemann E (1994) Geschlechtsspezifische Unterschiede der Gestaltung sozialer Beziehungen im Alter – Ergebnisse einer empirischen Untersuchung. Z Gerontol 27:33–41
22. Okun MA, Melichar JF, Hill MD (1990) Negative daily events, positive and negative social ties, and psychological distress among older adults. The Gerontologist 30:193–199
23. Penning MJ, Strain LA (1994) Gender differences in disability, assistance, and subjective well-being in later life. Journal of Gerontology 49:202–208
24. Revicki DA, Mitchell JP (1990) Strain, social support, and mental health in rural elderly individuals. Journal of Gerontology 45:267–274
25. Roberts BL, Dunkle R, Haug M (1994) Physical, psychological, and social resources as moderator of the relationship of stress to mental health of the very old. Journal of Gerontology 49:35–43
26. Röhrle B (1994) Soziale Netzwerke und soziale Unterstützung. Psychologie Verlags Union, Weinheim
27. Sarason BR, Pierce GR, Sarason IG (1990) Social support: The sense of ac ceptance and the role of relationships. In: Sarason BR, Sarason IG, Pierce GR (Eds) Social support: An interactional view. Wiley, New York, pp 97–128
28. Schneider WF (1987) Die psychische und soziale Situation von Hochbetagten. In: Lehr U, Thomae H (Hrsg) Formen seelischen Alterns. Enke Verlag, Stuttgart, 196–227
29. Schwarzer R (1992) Psychologie des Gesundheitsverhaltens. Hogrefe Verlag, Göttingen
30. Schwarzer C (1992) Emotionen und Streßbewältigung bei älteren Menschen. In: Klauer J, Rudinger G (Hrsg) Kognitive, emotionale und soziale Aspekte des Alterns. Westdeutscher Verlag, Opladen, S 59–86
31. Schwarzer R, Leppin A (1989) Sozialer Rückhalt und Gesundheit: Eine Meta-Analyse. Hogrefe Verlag, Göttingen
32. Schwarzer R, Leppin A (1990) Sozialer Rückhalt, Krankheit und Gesundheitsverhalten. In: Schwarzer R (Hrsg) Gesundheitspsychologie. Hogrefe Verlag, Göttingen, S 395–414
33. Thomae H (1983) Alternsstile und Altersschicksale. Huber Verlag, Bern
34. Thomae H (1987) Alltagsbelastungen im Alter und Versuche ihrer Bewältigung. In: Lehr U, Thomae H (Hrsg) Formen seelischen Alterns. Enke Verlag, Stuttgart, S 92–114
35. Thomae H (1988) Das Individuum und seine Welt. 2. Auflage. Hogrefe Verlag, Göttingen
36. Thomae H (1994) Trust, social support, and relying on others. Z Gerontol 27:103–109

Anschrift des Verfassers:
Prof. Dr. Norbert Erlemeier
Fachhochschule Münster
Fachbereich Sozialwesen
Hüfferstraße 27
48149 Münster

Die soziale Umwelt im Alter als Ressource oder als Belastung?

H.-D. Schneider

Psychologisches Institut der Universität Freiburg, Schweiz

Problem

Wenn man wichtige Einflußfaktoren auf den Verlauf des menschlichen Lebens in eine Rangreihe ordnen wollte, müßte den sozialen Beziehungen eine besondere Position zukommen. Dieser Aussage würde wohl auch Hans Thomae zustimmen, denn er schreibt: „Stiftung und Pflege sozialer Kontakte ... trägt einmal zu der Stiftung oder Verstärkung sozialer Netze zur Lösung beruflicher, ökonomischer, familiärer oder gesundheitlicher Probleme bei. Zum anderen haben mitmenschliche Kontakte viele Auswirkungen für die Linderung bzw. das Erträglichmachen auch schwerer Belastungen" (18, S. 90). Daß die sozialen Beziehungen auch für ältere Menschen von besonderer Bedeutung sind, zeigt sich bei Thomae (19, S. 108f), wo für die Belastungsbereiche „Familie" und „Wohnung" die soziale Kontaktpflege von 17 Bewältigungsformen die Rangplätze 2 oder 3 einnehmen.

Soziale Beziehungen können als Ressourcen wirken, um Wohlbefinden und Selbständigkeit auch im Alter zu erreichen. Ohne soziale Beziehungen besteht für viele ältere Menschen die Gefahr, daß sie negativen Einflüssen, z. B. aus dem körperlichen, psychischen, wirtschaftlichen und politischen Bereich ziemlich ausgeliefert sind, so daß negative Urteile über die eigene Person, die Lebenssituation und zur Zukunft folgen können. Diese Aussage kann durch zahlreiche empirische Befunde und theoretische Ansätze bekräftigt werden. Beispielsweise entwickelten Laut und Viebahn (9) ein Bedingungsmodell, welche Einflüsse zu sozialer Isolierung führen und – was hier interessiert – welche Folgen die soziale Isolierung hat. Dazu gehören: temporäre negative Gefühle, negative Kognitionen und Verhaltensprobleme, die sich zu dauerhaften negativen Tendenzen im Fühlen, Denken und Tun verfestigen können. Diese problematischen Eigenschaften führen über mangelnde soziale Unterstützung zu einer verminderten psychosozialen Gesundheit, die ihrerseits beide zurückwirken auf eine zunehmende soziale Isolierung. Umgekehrt können aus Sozialbeziehungen positive Gefühle, Kognitionen und Verhaltensweisen folgen, die zu psychischer Gesundheit führen bzw. die vorhandene Gesundheit verstärken.

Der in den letzten zwei Jahrzehnten in Mode gekommene Forschungsbereich der sozialen Netze (z. B. 5, 11), der sozialen Stützsysteme (z. B. 3, 16, 20) oder des sozialen Rückhaltes (17) unterstützt die These der positiven Wirkungen der sozialen Beziehungen. Wenn man die Funktionen, die den sozialen Stützsystemen zugeschrieben worden sind, auflistet, ergibt sich eine eindrucksvolle Breite, z.B.: instrumentelle Hilfe, Bereitstellung von Informationen, Aufrechterhaltung der Identität, Ort, wo Leistung erbracht und Anerkennung gespendet, wo man umsorgt und geliebt wird, wo man Teil einer Gruppe sein kann. Wie das treffende Bild des Konvois von Kahn und Antonucci (5) beschreibt, ziehen wir Menschen unter dem Schutze unserer Begleiter über das Meer des Lebens. Einzelne Begleiter lösen sich, andere treten hinzu.

Rook (15) lenkte den Blick auf das Zusammensein mit Freunden („social companionship"), das im Gegensatz zur sozialen Unterstützung in Problemsituationen keine extrinsischen Ziele erfüllt, sondern intrinsische Zufriedenheit im bloßen und zwanglosen Zeitvertreib bietet. Daher kann auch sie Untersuchungsergebnisse zitieren, nach denen dieses Zusammensein zu positiven Gefühlen führt.

Gelegentlich (14) wird differenziert zwischen strukturellen Aspekten, die meist unter dem Stichwort der sozialen Netze abgehandelt werden, funktionalen Aspekten (Stichwort: soziale Unterstützung oder sozialer Rückhalt) und Aspekten der Perzeption der sozialen Umwelt, bei denen es um die subjektive Sicht geht.

Soziale Beziehungen können im ganzen Lebenslauf Positives bewirken. Im Alter wird ihre Bedeutsamkeit noch verstärkt durch die Tatsache, daß in diesem Lebensabschnitt viele Partner/innen aus der Familie, der Freundschaft und der Bekanntschaft wegfallen – sei es durch Wegzug, durch Einschränkung des Aktionsradius oder durch Tod. Es ist „kathektische Flexibilität" (12) nötig, damit sich die Betroffenen von den verlorenen Sozialpartnern emotional lösen und neue Bindungen eingehen können. Nur dann kann mit einer Fortsetzung der positiven Wirkungen der sozialen Beziehungen über den Lebensabschnitt „Alter" hin gerechnet werden.

Die bisherige Sicht, daß soziale Beziehungen als Ressource der Alten gesehen werden können, macht aber nur eine Seite der Medaille aus. Die zweite Seite betrifft alles, was den älteren Menschen in den sozialen Beziehungen die Funktion der Ressource für andere zuweist. Hier sind die Alten nicht die Empfangenden, sondern die Gebenden. Aus dieser Perspektive wächst den Alten eine Bedeutung für gesellschaftliches Funktionieren und damit Status zu.

Die sozialen Beziehungen dienen so als Verbindungselement, über welche die älteren Menschen Unterstützung aus ihrer sozialen Umwelt erhalten und über die sie für Gleichaltrige, für Jüngere und für altersmäßig nicht spezifizierte Personen bzw. für die Gesellschaft Leistungen erbringen.

Die bisher betrachteten positiven Aspekte der sozialen Beziehungen müssen aber ergänzt werden durch negative Funktionen, die auch mit ihnen verbunden sein können. Soziale Beziehungen können dann als Belastung die Selbständigkeit und Zufriedenheit der Alten (und natürlich auch von jüngeren Personen) beeinträchtigen. Lebenssituationen, in denen ältere Menschen durch die Pflege eines Partners ausgelaugt werden, in denen sie unter der körperlichen oder psychischen Gewalttätigkeit eines Partners leiden, sind nur zwei Beispiele dieser in der Literatur vielleicht zu wenig beachteten Seite. Umgekehrt können auch die älteren Menschen für ihre soziale Umwelt zu einem belastenden Faktor werden (z. B. 7).

Auch hier wirken die sozialen Beziehungen als Verbindungselement, über welche die Alten ihre Partner belasten und über welche die Partner die Alten bedrücken.

Die sozialen Beziehungen als Ressource oder Belastung für die älteren Menschen

Beispiele aus einigen Untersuchungen

Es liegen sehr viele Studien vor, die zeigen, daß soziale Beziehungen, in die ältere Menschen eingebunden sind, positive Wirkungen erbringen. Hansson und Remondet (4) berichten z. B., daß Personen, welche die Möglichkeit der Verwitwung mit einem Partner aus der Familie oder mit Experten diskutiert hatten, im Jahr nach der Verwitwung weniger Kummer erlebt hatten; daß ältere Personen, die im letzten Jahr Sozialkontakte verloren hatten, sich einsamer fühlten, weniger zufrieden und weniger gesund waren; daß familiäre Unterstützung mit positivem Selbstwertgefühl von älteren Krebspatienten korrelierte; daß ältere (im Mittel 56 Jahre alte), schüchterne Arbeitslose, die soziale Unterstützung erhielten, mehr überzeugt waren, ihr Leben beeinflussen zu können, mehr damit rechneten, bald eine Arbeit zu finden, anspruchsvollere Arbeitsplätze erwarteten und sich aktiver auf Vorstellungsgespräche vorbereiteten. Crohan und Antonucci (2) führen eine größere Zahl von Studien an, die Zusammenhänge zwischen sozialer Unterstützung und Wohlbefinden, aber auch mit verminderter Sterblichkeit, mit Anpassung an Krankheiten oder mit rascher Genesung, mit niedrigen Depressions- und hohen Zufriedenheitswerten und mit gesundheitlichem Präventionsverhalten aufzeigen.

Die Zahl der Untersuchungen, in denen negative Wirkungen von Sozialpartnern älterer Menschen erfaßt wurden, ist wesentlich kleiner. Lagaipa (8) beschreibt viele Bedingungen, wie soziale Unterstützung kontraproduktiv für Personen generell und besonders für ältere Menschen werden kann. Das trifft beispielsweise zu auf unangemessene Unterstützung (wenn z. B. die Kompetenz nicht ausreicht), unzeitige Unterstützung (zu früh oder zu spät), „teure" Unterstützung (wenn z. B. die Unterstützung zu Abhängigkeit führt), unverläßliche Unterstützung (wenn man nicht sicher sein kann, ob die nötige Hilfe zur rechten Zeit gewährt wird), den Freiraum beeinträchtigende Unterstützung (wenn z. B. Ratschläge den ursprünglichen Aktionsradius schmälern), wenn Vertrauen mißbraucht wird, wenn die Partner Zuwendung und Hilfe benötigen, wenn Unterstützung zurückgewiesen oder negativ bewertet wird, wenn das soziale Netz zu groß ist und wenn die Partner überbehütend und überversorgend agieren.

Wer soziale Unterstützung als eine menschlich befriedigende, gesellschaftlich wünschbare und ökonomisch günstige Form der Hilfe in jedem Lebensalter empfiehlt, sollte deshalb immer auch darüber informieren, wie solche negativen Wirkungen vermieden werden können. Gesprächsgruppen und Bildungsveranstaltungen für Erwachsene, bei denen gelernt wird, gegen negative Effekte anzukämpfen, werden sinnvoll.

Eine eigene Untersuchung über die positiven und negativen Auswirkungen sozialer Netze auf ältere Menschen sollte dafür weitere Informationen liefern.

Die eigene Studie

Im Rahmen eines vom Schweizerischen Nationalfonds finanzierten Projektes wurden 503 relativ repräsentativ ausgewählte erwerbstätige Personen ca. sechs Monate vor ihrer Pensionierung und weitere 174 Personen, die wenige Monate vor ihrer vorzeitigen Pensionierung standen, in vollstandardisierten persönlichen

Interviews mit dem Ziel befragt, wichtige Bedingungen zu erfassen, die den Übergang in den Ruhestand erleichtern oder erschweren könnten (1).

In unserem Zusammenhang ist als erstes die Frage wichtig, ob und welche sozialen Beziehungen mit Zufriedenheit, Selbständigkeit oder ähnlichen Indikatoren positiver Eigenschaften zusammenhängen. Zweitens soll überprüft werden, ob die Zufriedenheit bei sozialen Beziehungen, die als Belastungen gesehen werden, geringer ist. Die erste Hypothese erwartet daher Zusammenhänge zwischen sozialen Beziehungen und Indikatoren der Zufriedenheit.

An sozialen Beziehungen wurden fünf Arten von Kontakten erfaßt:

▸ die Anzahl von sechs möglichen Kontaktpartnertypen (Ehe- oder Lebenspartner, Kinder, nahe Angehörige, fernere Angehörige, Freunde, Bekannte und Arbeitskollegen/innen) als erstes Maß des „sozialen Netzes";
▸ die Kontakthäufigkeiten zu den Kindern, den Freunden und Bekannten und zu den Arbeitskollegen als zweites Maß des „sozialen Netzes";
▸ die „Nähe" („Wieviel Geborgenheit und Vertrauen können Sie erwarten von …?") zum Ehe-/Lebenspartner, zu den Kindern, den Freunden und Bekannten und zu den Arbeitskollegen;
▸ die Informationsfunktion („Wieviel Informationen und Ratschläge können Sie erwarten von …?") des Ehe-/Lebenspartners, der Kinder, der Freunde und Bekannten und der Arbeitskollegen;
▸ die Kumulation der Nähe- und Informationsantworten, die durch einen noch akzeptablen Reliabilitätswert von alpha = 0,73 gekennzeichnet ist.

Als Indikatoren der Zufriedenheit dienten die bilanzierende Zufriedenheit („Wenn Sie heute Bilanz ziehen, wie zufrieden sind Sie dann mit Ihrem Leben?"), das Lebensgefühl („Haben Sie ganz allgemein ein positives oder ein negatives Lebensgefühl?"), die Selbstwahrnehmung als glücklicher Mensch („Würden Sie sagen, Sie sind ein glücklicher Mensch?"), die Freude im Leben („Wie oft gibt es in Ihrem Leben Dinge, die Ihnen besondere Freude machen?") und die Sorgen („Es gibt ja auch Negatives im Leben. Wie oft haben Sie alltägliche Kümmernisse und Sorgen?").

Zusätzlich wurde noch die Haltung gegenüber Aspekten des Alters erfragt und zwar die Bedenken vor dem Alter („Welche Gefühle haben Sie, wenn Sie an das Alter denken, also wenn Sie persönlich 75 Jahre oder älter sind?") und das Urteil über die Pensionierung („Beurteilen Sie Ihre bevorstehende Pensionierung insgesamt eher als positiv oder eher als negativ?").

Die Befunde zeigen ganz klar: die Zahl der Partnertypen und die Kontakthäufigkeiten tragen kaum oder gar nicht zum Wohlbefinden und zur positiven Haltung gegenüber dem eigenen Alter und der Pensionierung bei. Von den 28 Beziehungen erreichen nur sieben eine Signifikanz auf dem 5%-Niveau und keine davon ist auf dem 1%-Niveau gesichert.

Dagegen liegen sehr oft signifikante Beziehungen vor zwischen den beiden Funktionen der sozialen Unterstützung „Nähe" und „Information" und den Indikatoren des Wohlbefindens wie auch der Haltung gegenüber der Zukunft: von den 63 möglichen Beziehungen sind 47 mindestens auf dem 1%-Niveau (das wegen der großen Probandenzahl gewählt wurde) statistisch gesichert. Damit ist die allgemeine und schon öfter bestätigte Aussage, daß die Integration in ein soziales Stützsystem Zufriedenheit fördert, daß aber die bloße Zugehörigkeit zu einem sozialen Netz mit unbekannten Funktionen nicht mit Zufriedenheit verbunden sein muß, repliziert.

Es läßt sich erkennen, daß die Abwesenheit alltäglicher Kümmernisse und Sorgen ein weniger guter Indikator für Wohlbefinden ist. Es liegen keine Zusammenhänge zwischen den vier Kontaktpartnern und den Wohlbefindensmaßen und nur ein Zusammenhang zwischen den funktionalen sozialen Beziehungen auf dem 1%-Niveau vor. Zweitens erweisen sich die Arbeitskollegen zwar als wichtige Partner, sofern sie Stützfunktionen erfüllen; die Zusammenhänge zwischen den stützenden Arbeitskollegen und dem Wohlbefinden sind aber nicht so eindeutig wie bei Ehepartnern, Kindern oder Freunden/Bekannten.

Aus den eingangs diskutierten Gründen, daß negative Wirkungen von Partnern nicht auszuschließen sind, und weil einige Studien erste Befunde in dieser Richtung geliefert hatten, wurde die recht allgemeine erste Hypothese differenziert. Die zweite Hypothese lautet daher: Personen, welche eine soziale Beziehung eher negativ beurteilen, sind weniger zufrieden und weniger positiv zu Aspekten des Alters eingestellt als Personen, die eine soziale Beziehung positiver bewerten.

Um diese Hypothese zu testen, wurden die Befragten – um die Befragung nicht zu lange dauern zu lassen – nur zu den zwei Variablen der Ehe bzw. Partnerschaft und der Familie bzw. dem Freundes- und Bekanntenkreis gefragt, ob diese Partner „für Ihre jetzige Lebenssituation eine Stütze oder eine Belastung" darstellen. Die Antworten konnten zwischen 0 (außerordentlich belastend) und 10 (außerordentlich unterstützend) variieren. Stärker, als es bei der Fragebogenkonstruktion vorausgesehen wurde, benutzten die Befragten vor allem die drei obersten positiven Antwortmöglichkeiten. Deshalb wurden für die folgende Auswertung nicht nur diejenigen Befragten in eine Kategorie zusammengefaßt, die ihre Partner als belastend beurteilten, sondern in dieselbe Kategorie wurden auch Urteile bis zu 8 eingeordnet. Die Partner, die als außerordentlich oder als fast außerordentlich unterstützend erlebt werden, sind daher die zweite (sehr positive) Kategorie.

Personen, die ihre Ehe/Partnerschaft als Stütze ansehen (jeweils auf dem 1%-Niveau gesichert), drücken bei den fünf Wohlbefindensindikatoren und den zwei Haltungen gegenüber Aspekten des Alters eine höhere Zufriedenheit bzw. eine positivere Haltung zum Alter aus als Personen, die ihre Ehe/Partnerschaft eher in Richtung einer Belastung beurteilen. Dieselbe Aussage (mit Ausnahme von zwei Signifikanzen nur auf dem 5%- und 4%-Niveau) trifft auf Befragte zu, die ihre Familie und ihren Freundes- und Bekanntenkreis eher als Stütze oder als Belastung sehen.

Bei aller Schwäche der kombinierenden Frage, die das Verhältnis zu Familienmitgliedern, Freunden und Bekannten zusammenfassend beurteilen ließ, ist damit wiederum belegt, daß soziale Netze, die von den Betroffenen als weniger hilfreich eingeschätzt werden, mit geringerer Lebenszufriedenheit und mit einer negativeren Sicht von Aspekten des Alters zusammenhängen. Die Perzeption der Funktion spielt also eine wichtige Rolle.

Die naive Erwartung, daß mehr Kontakte oder mehr Kontaktpartner eine hinreichende Voraussetzung für eine Besserung der Lebenssituation im Alter darstellen, kann daher nicht aufrechterhalten werden. Selbst die von Lowenthal und Haven (10) eingeführte Vermutung, ein „confidant" sei Vorausbedingung für Wohlbefinden im Alter, wird durch die Daten der vorliegenden Studie relativiert: die Befragten, die angeben, sie haben eine Vertrauensperson, haben nur bei der bilanzierenden Lebenszufriedenheit und bei dem Lebensgefühl auf dem 5%-Niveau signifikant bessere Werte als die Mitglieder der Gruppe, die von keiner Vertrauensperson berichten. Für alle anderen Effektvariablen liegen keine signifikanten Unterschiede vor.

Konsequenzen

Die weithin verbreiteten Ergebnisse der Forschung zu den sozialen Stützsystemen hatten zu Empfehlungen für die Altersarbeit und für weitere Anwendungsfelder geführt, Isolation im Alter durch präventive und akute Interventionen zu vermindern. Anregungen, neue Freunde im Alter zu suchen, Angebote von sozialen Aktivitäten in Quartieren, interaktionsfördernde Gestaltung von Sitzgruppen in Parks oder in Institutionen, Förderung von Kommunikation unter älteren Menschen und Vermittlung von freiwilligen Helfern waren konkrete Hinweise, wie die Lebenssituation älterer Menschen verbessert werden könnte. Die beschriebenen Resultate zeigen, daß bei diesen gutgemeinten Ratschlägen eine zu wenig differenzierende Haltung eingenommen worden war.

Nicht soziale Beziehungen überhaupt dürften gute Voraussetzungen auch für das Leben im Alter sein, sondern soziale Beziehungen, die von den Betroffenen positiv bewertet werden. Es dürfte also darauf ankommen, älteren Personen Kontaktpartner zu verschaffen (wie immer das geschehen mag), die auf ihre Bedürfnisse und Wünsche eingehen, die Verstärker liefern, ausgeglichene Austauschbeziehungen verwirklichen, eine Beziehung aufbauen, in der sich diese älteren Menschen anerkannt und geschätzt fühlen und in denen sie nicht überfordert und überlastet sind. An die Stelle bloßer sozialer Beziehungen sollten soziale Beziehungen treten, deren günstige Qualifikation von den älteren Menschen anerkannt wird.

Diese Differenzierung auf dem Gebiet der sozialen Beziehungen im Alter sollte klare Auswirkungen haben. Eine Folge könnte sein, daß lebenslang – also schon in Kindheit und Jugend, aber auch im mittleren und höheren Erwachsenenalter – das Bewußtsein vermittelt wird, welche Eigenschaften Personen an ihren Sozialpartnern schätzen. Freundschaften, Ehen, Beziehungen zwischen Kindern und ihren Eltern, zwischen Nachbarn, Vereinsmitgliedern, Arbeitskollegen usw. müßten dann eigentlich immer so gestaltet werden, daß beide Seiten sich verantwortlich dafür sehen, daß der Partner/die Partnerin sich für die Beziehung günstig weiterentwickelt. Neben diese neuartige Wahrnehmung müßten wohl auch noch Kompetenzen und Wissen treten, damit z. B. die Verstärker- und Austauschfunktionen erfüllt werden können.

Wer an die große Zahl der in der formellen und informellen Altenpflege Tätigen denkt, wird auch die Notwendigkeit sehen, daß professionelle Mitarbeiter der Altenarbeit und die pflegenden Angehörigen die Fertigkeiten beherrschen, ihren unterstützungsbedürftigen Partnern und Partnerinnen positiv bewertete Helfer zu sein. Damit eröffnet sich ein weites Feld der Verbesserung der Lebenssituation im Alter.

Mit den bisher angestellten Überlegungen konnte erst die Seite der sozialen Umwelt und ihrer Einwirkungen auf die älteren Menschen behandelt werden. Die älteren Menschen selbst sind aber auch aktive Interaktionspartner. Auch sie wirken auf ihre soziale Umwelt positiv oder negativ ein. Es wäre daher notwendig, zuerst durch Untersuchungen zu prüfen, welche Wirkungen sie bei welchen Partnern hervorrufen. Erste Antworten zu dieser Frage liegen vor, wenn etwa an die Überforderung durch Pflege (7) oder an die Funktionen der Ehepartner/innen älterer Menschen, die zu einem guten Teil ebenfalls schon älter sind, gedacht wird. Über die Qualität der sozialen Beziehungen in den Fällen, in denen die Partner Kinder, Jugendliche oder jüngere Erwachsene sind, ist aber noch sehr wenig bekannt. Wenn wir von der Hypothese ausgehen, daß auch die älteren Menschen für ihre Partner eine Stütze oder eine Belastung darstellen können, sollten Wege gefunden werden, wie sie eher stützende und weniger belastende Eigenschaften repräsentieren könnten. Auch hier stehen wir vor einem weiten Feld der präventiven und der akuten Intervention, wenn die positiven Auswirkungen, die in jeder sozialen Beziehung enthalten sein können, voll ausgeschöpft werden sollen.

Damit führt das Bild der sozialen Beziehungen als Verbindungselement für Austauschleistungen zwischen älteren Menschen und ihrer sozialen Umwelt zum Wunsch nach einer vielfältigen Förderung der älteren Menschen und ihrer Partner, an deren Ende auf beiden Seiten positive Effekte stehen könnten.

Literatur

1. Buchmüller R, Dobler S, Kiefer T, Mayring P, Melching M, Schneider H-D (Hrsg) (in Vorbereitung) Übergänge in den Ruhestand: die Situation vor der Pensionierung.
2. Crohan SE, Antonucci TC (1989) Friends as a source of social support in old age. In Adams RG, Bliezner R (Eds) Older adult friendship. Sage, Newbury Park, pp 129–146
3. Gottlieb BH (1988) Marshaling social support. Sage, Newbury Park
4. Hannson RO, Remondet JH (1987) Relationships and the aging family. Appl Soc Psychol Annual 7:262–283
5. Kahn RL, Antonucci TC (1980) Convoys over the life course: attachment, roles, and social support. In: Baltes PB, Brim OG (Eds) Life span development and behavior. Academic Press, New York, pp 253–286
6. Keupp H, Röhrle B (1987) (Hrsg) Soziale Netzwerke. Campus, Frankfurt
7. Klusmann D, Bruder J, Lauter H, Lüders I (1981) Beziehungen zwischen Patienten und ihren Familienangehörigen bei chronischen Erkrankungen des höheren Lebensalters. Bericht an die Deutsche Forschungsgemeinschaft, Hamburg
8. Lagaipa (1990) The negative effects of informal support systems. In: Duch S (ed) Personal relationships and social support. Sage, Newbury Park, pp 122–139
9. Lauth GW, Viebahn P (1987) Das Konstrukt soziale Isolierung. In: Lauth GW, Viebahn P (Hrsg) Soziale Isolierung. Psychologie Verlags Union, München, S 9–37
10. Lowenthal MF, Haven C (1968) Interaction and adaptation: intimacy as a critical variable. Am Soc Review 33::20–30
11. Milardo R M (1988) Families and social networks. Sage, Newbury Park
12. Peck R (1977) Psychologische Entwicklung in der zweiten Lebenshälfte. In: Thomae H, Lehr U (Hrsg.) Altern – Probleme und Tatsachen. Akademische Verlagsgesellschaft, Frankfurt, S 530–544
13. Perlman D, Rook KS (1987) Social support, social deficits, and the familiy. Appl Soc Psychol Annual 7:17–44
14. Pierce GR, Sarason BR, Sarason IG (1990) Integrating social support perspectives: working models, personal relationsships, and situational factors. In: Duch S (Ed) Personal relationships and social support. Sage, Newbury Park, pp 173–189
15. Rook KS (1990) Social relationships as a source of companionship: Implications for older adults' psychological well-being. In: Sarason BR, Sarason IG, Pierce GR (Eds) Social support: an interactional view. Wiley, New York, pp 219–250
16. Sarason BR, Sarason IG, Pierce GR (Eds) Social support: an interactional view. Wiley, New York
17. Schwarzer R, Leppin A (1988) Sozialer Rückhalt. Hogrefe, Göttingen
18. Thomae H (1988) Das Individuum und seine Welt. Hogrefe, Göttingen, 2. Auflage
19. Thomae H (1983) Alternsstile und Altersschicksale. Huber, Bern
20. Vaux A (1988) Social support: theory, research, and intervention. Praeger, New York

Anschrift des Verfassers:
Prof. Dr. H.-D. Schneider
Psychologisches Institut der Universität Freiburg
Rte de Fougères 2
CH-1700 Freibourg

Zeitperspektive im Alter

F. J. Mönks[1], L. Bouffard[2] [1]Universität Nijmegen, Niederlande
[2]Collège et Université de Sherbrooke, Sherbrooke, Québec, Canada
[3]Universität Leuven, Belgien

Zukunftsperspektive

Seit langem ist die Zeitperspektive als psychologische Variable Gegenstand theoretischer und empirischer Forschung. Auf ihre Bedeutsamkeit für die psychologische Forschung hat insbesondere Lewin (23) hingewiesen. So können nach Lewin Verhaltensphänomene wie Hoffnung, Furcht, Erwartung, Vorhaben und Sorge psychologisch nur verstanden werden, wenn man die Aufmerksamkeit auf deren zeitliche Strukturierung richtet. Der Lewinsche Begriff Lebensraum (life-space) als Komplex von verursachenden Handlungsfaktoren weist Ähnlichkeiten mit dem Begriff Zeitperspektive auf: „The life-space of an individual, far from being limited what he considers the present situation, includes the future, the present, and also the past. Actions, emotions, and certainly the morale of an individual at any instant depend upon this total time perspective" (23, S. 104).

Die Zukunftsperspektive bildet als Bestandteil der Zeitperspektive die Integration der Zukunft im Erleben der Gegenwart. Die Zukunftsperspektive ist tiefer, je weiter man in die Zukunft vorausblickt. Es gibt große interindividuelle Unterschiede im Hinblick auf die Tiefe der Zukunft. Für viele bildet eine zeitliche Entfernung von fünf Jahren eine derartige Distanz, daß sie kein Gegenstand des gegenwärtigen Erlebens ist. Für Menschen mit einer tiefen Zukunftsperspektive ist dieselbe Zeitdistanz von fünf Jahren viel kürzer (21, 31).

Wegen der hoch entwickelten kognitiven Fähigkeiten sind Menschen imstande, Zukunftspläne zu machen und Zukünftiges zu antizipieren. Sie können sich nicht nur an ihre Vergangenheit erinnern, sondern sie können sich auch ein Bild von ihrer Zukunft machen. Kürzere oder längere Zeitintervalle in die Vergangenheit zurück und in die Zukunft hinein sind in psychologischer Hinsicht Bestandteil der Gegenwart. Dadurch wird die Verhaltens- und Handlungssituation beträchtlich ausgeweitet und die Möglichkeit „zielgerichteten Verhaltens" vergrößert.

Der zukunftsbezogenen Zeitperspektive liegen nach Nuttin (27, 29) motivationale Prozesse zugrunde. Bedürfnisse oder Motive, als allgemeine und relativ stabile psychodynamische Dispositionen, werden kognitiv verarbeitet zu konkreten, spezifischen Zielsetzungen (Ansprüchen, Wünschen, Befürchtungen und Strebungen).

Manche Zielsetzungen beziehen sich auf die sehr nahe Zukunft, während andere weit entfernt sind. Die zukunftsbezogene Zeitperspektive ist nicht „wertneutral", sie bezieht sich vielmehr auf innere Vorstellungen, die mit Werten und Gefühlen verbunden sind (11). Nach dieser kognitiv-motivationalen Definition verfügen Menschen über eine tiefe Zukunftsperspektive, wenn sie sich mehr Fern- als Nahziele gestellt haben (31, 40).

Bereits in den ersten theoretischen Studien über die Zeitperspektive wiesen Frank (12) und Lewin (23) auf die wichtige Rolle der Zukunftsperspektive für das Verständnis und die Erklärung von vorgenommenen und ausgeführten Handlungen hin. Die individuelle zukunftsbezogene Zeitperspektive kommt nicht nur in motivationalen Prozessen von Zielsetzungen zum Ausdruck, sondern beeinflußt auch sozial-emotionales und affektives Verhalten (6, 20). Für das psychische Wohlbefinden ist es wichtig, über temporale Kompetenz (time competence) zu verfügen (37). Wer über temporale Kompetenz verfügt, richtet sich nicht einseitig auf Vergangenheit, Gegenwart oder Zukunft. Die Gegenwart wird erlebt als Resultat der Vergangenheit und gleichzeitig als Antizipation der persönlichen Zukunft. Menschen mit temporaler Kompetenz sind zukunftsorientiert, jedoch nicht auf Kosten der Gegenwart. Vergangenheit, Gegenwart und die erwünschte bzw. befürchtete Zukunft sind integriert in das psychologische Heute.

Nicht mehr positiv und optimistisch in die Zukunft blicken zu können, hat eine demotivierende und deprimierende Wirkung und ist schädlich für das psychische Wohlbefinden; das gilt für junge und alte Menschen (15, 40, 42, 45). Dies bedeutet nicht, daß ältere Menschen der Vergangenheit keinen großen Wert beimessen würden. Ihr Selbstbild und ihr Selbstkonzept sind in hohem Maße von dem, was sie taten und wer sie waren, bestimmt. Sie sind jetzt identisch – allerdings nicht ausschließlich – mit dem früheren Selbst. Raynor (33) unterscheidet in dieser Hinsicht drei Phasen im „psychologischen Alternsprozeß":

▶ 1. Psychologisch jung sind jene Menschen, deren Selbstbild und Selbstwertgefühl sich vor allem auf Erwartungen und Hoffnungen stützt; sie sind zukunftsorientiert (becoming).
▶ 2. Das psychologische Erwachsenenalter ist nach Raynor vor allem gekennzeichnet durch Gegenwartsbezogenheit. Derartige Menschen beschreiben sich insbesondere auf Grund ihres aktuellen Zustandes und der aktuellen Arbeit (being).
▶ 3. Schließlich bedeutet „psychologisch alt", daß man sein Selbstbild und sein Selbstwertgefühl der Vergangenheit entnimmt (having been).

Raynor (33, S. 224) geht davon aus, daß zwischen chronologischem und psychologischem Alter ein Zusammenhang besteht, gleichzeitig weist er jedoch auf die besondere Bedeutung hin, die die sog. „Ausnahmen" haben. So können junge Menschen psychologisch alt sein, z.B. Spitzensportler oder Forscher, die bereits in jungen Jahren sehr erfolgreich waren. Demgegenüber bleiben viele Erwachsene „psychologisch jung", indem sie neue Initiativen entwickeln und zukunftsorientierte Pläne und Projekte entwerfen. Für das psychische Wohlbefinden vieler alter Menschen ist es günstig und wünschenswert, ihren Lebenserfolg zu genießen. In diesem Sinne können sie vergangenheitsorientiert sein. Das schließt nicht aus, daß sie darüber hinaus in stärkerem Maße motivational-dynamisch auf die Zukunft gerichtet sein können.

Mit fortschreitendem Alter geht eine Abnahme der chronologischen Zukunft einher. In theoretischen und empirischen Studien ist man daher immer wieder der Frage nachgegangen, ob ähnliches für die psychologische Zukunft, für die zukunftsbezogene Zeitperspektive zutrifft (26).

In diesem Zusammenhang ist die Frage berechtigt: können ältere Menschen, wegen der objektiven Zukunftsbegrenzung durch die eigene Endlichkeit, noch eine zukunftsbezogene Zeitperspektive haben? Falls ja, ist es wünschenswert, beim Älterwerden auf die Zukunft gerichtet zu bleiben? Fragen nach dem Zusammenhang zwischen Alter, Zukunftsperspektive und psychischem Wohlbefinden sind wahrscheinlich heute noch wichtiger als früher. In vielen Teilen dieser Welt erreichen immer mehr Menschen ein höheres Alter. Außerdem steigt im letzten Jahrzehnt die Zahl der Männer und Frauen, die ihre Berufstätigkeit beenden, lange bevor sie das traditionelle Rentenalter von 60 oder 65 Jahren erreicht haben. Bei diesen Menschen beginnt die letzte Lebensphase zu einem Zeitpunkt, zu dem sie noch gar nicht alt oder betagt sind. Ein anderes Phänomen, das in der Lebenslaufforschung bisher kaum Beachtung fand, ist die nicht selten vorkommende späte Vaterschaft, manchmal erst nach dem 50. Lebensjahr. Diese „neuen Gruppen" können der entwicklungspsychologischen Forschung zur Zeitperspektive neue Einsichten vermitteln. Gerade die „jungen Alten" können oft erst „nach einem Leben voller Anforderungen, Pflichten, Zeitknappheit, einschränkenden Normen und Ansprüchen endlich beginnen, lange aufgeschobene oder noch unentdeckte künstlerische, intellektuelle, soziale oder sinnliche Vorlieben zu entwickeln oder weiter auszubauen..." (10, S. 364).

Zukunftsbezogene Zeitperspektive im menschlichen Lebenslauf

Es gibt sehr viele Korrelationsstudien zur Analyse interindividueller Unterschiede in der Tiefe der Zeitperspektive. Dabei wurde die Zeitperspektive in Zusammenhang gebracht mit einer Vielzahl von *Persönlichkeitsmerkmalen*, wie Alter, Geschlecht, Schichtzugehörigkeit, Leistungsmotivation und Furcht vor Mißerfolg, Delinquenz und Psychopathologie, und *Situationsfaktoren*, wie Erziehungsstil, Institutionalisierung, kulturelle, politische und wirtschaftliche Situation.

Die entwicklungspsychologische Forschung zur Altersabhängigkeit der Tiefe der Zeitperspektive geht meistens vom Modell von Back und Gergen (1) aus. Diese Autoren nehmen an, daß ein kurvilinearer Zusammenhang zwischen dem chronologischen Alter und der zeitlichen Ausdehnung des Lebensraumes besteht. Danach soll die Zukunftsperspektive vom Jugendalter an zunehmen und die größte Tiefe etwa zwischen dem 40. und 50. Lebensjahr erreichen. Auch Kastenbaum (14) und Thomae (38, 39) gehen davon aus, daß die Tiefe der Zukunftsperspektive vom Jugendalter bis ins Erwachsenenalter zunimmt, während sie bei älteren Erwachsenen wieder abnimmt. Die diesbezüglichen empirischen Befunde sind jedoch nicht eindeutig (2).

Mit Nuttins motivationaler Induktionsmethode (31) untersuchten Nuttin und Grommen (30) bei einer repräsentativen Stichprobe von 549 flämischen Belgiern ab 18 Jahren motivationale Wünsche und Befürchtungen. Sie berechneten für unterschiedliche Altersgruppen die relative Häufigkeit von Absichten oder Zielen, die prinzipiell verwirklicht werden können, sei es in der nahen Zukunft (innerhalb eines Jahres), sei es in der ferneren Zukunft (frühestens nach zwei Jahren). Nuttin und Grommen kommen zur Feststellung (30, S. 189), „daß nur ein einziger allgemeiner Alterstrend bei allen drei sozio-ökonomischen Schichten zu beobachten ist: Versuchspersonen im zweiten Lebensabschnitt (nach 45) äußern, verglichen mit jungen Erwachsenen (26–45), relativ weniger Vorhaben für die ferne Zukunft (d.h. hinsichtlich des Zeitraums, der von der Gegenwart aus mehr als zwei Jahre entfernt ist). In diesem Sinne kann man annehmen, daß die Erstreckung der Zukunftsperspektive im späteren Alter reduziert ist."

Auf Grund ihrer empirischen Daten stellen die Autoren fest: „Zusammenfassend ergibt die Erstreckung der individuellen Zukunftsperspektive eine kurvilineare Entwicklung über die verschiedenen Altersgruppen von Erwachsenen und älteren Menschen hinweg. Die weiteste Erstreckung ist zu beobachten bei Erwachsenen von 36–45, die viele langfristige Ziele äußern, und in geringerem Ausmaß bei Erwachsenen von 46–55, die sich mehr auf das Leben insgesamt beziehen. Nach 55 Jahren ist die Erstreckung der Zukunftsperspektive allgemein reduziert, wie aus den spontan geäußerten Vorhaben gefolgert wurde: Pläne, die sich mehr als zwei Jahre in die Zukunft erstrecken, nehmen ab" (30, S. 191).

Lens und Gailly (22) kamen zu vergleichbaren Ergebnissen wie Nuttin und Grommen. Sie untersuchten eine repräsentative Stichprobe von 417 wallonischen Belgiern, ebenfalls im Alter von 18 Jahren und älter. Im Gegensatz zu Nuttin und Grommen verwandten sie drei verschiedene Maße der Zukunftserstreckung.

▸ 1. Zunächst berechneten sie für jede Versuchsperson das Verhältnis der Anzahl der Ziele in der nahen Zukunft (innerhalb von zwei Jahren realisierbar) zu der Anzahl der Ziele in der fernen Zukunft (frühestens erst in zwei Jahren realisierbar). Dies bedeutet: je kleiner die Proportion ist, desto tiefer ist die Zukunftsperspektive. Aus den Durchschnittsverhältnissen von 12 aufeinanderfolgenden Altersgruppen, gruppiert nach drei sozio-ökonomischen Schichten, ergaben sich keine statistisch bedeutsamen Hinweise auf einen kurvilinearen Zusammenhang. Dennoch bestätigen ihre Daten, daß ältere Menschen (älter als 65 Jahre) deutlich mehr Vorhaben für die nahe Zukunft nennen und viel weniger für die ferne Zukunft, verglichen mit den Altersgruppen 18–25, 26–45 und 46–65.

▸ 2. Sodann berechneten sie für jede Versuchsperson die durchschnittliche zeitliche Distanz (in Jahren ausgedrückt) bis zu jenem Zeitpunkt in der Zukunft, zu dem die genannten Ziele verwirklicht werden können. (Wir verweisen hier auf Nuttin (28, S. 89–96) für Einzelheiten, wie die Zukunftserstreckung berechnet wird.) Hier ergaben sich signifikante Unterschiede zwischen den Altersgruppen. Der durchschnittliche Erstreckungswert wird mit der Zunahme des Alters kleiner, und zwar in allen sozio-ökonomischen Schichten.

Lens und Gailly (22, S. 12) sind jedoch skeptisch hinsichtlich der Zuverlässigkeit solcher Meßwerte der Zukunftserstreckung, vor allem, wenn man Gruppen unterschiedlichen Alters vergleicht und hohe Altersgruppen in die Vergleiche einbezieht. Der Tod ist für Hochbetagte viel näher als für Personen im mittleren Erwachsenenalter. Allein dadurch wird die durchschnittliche zeitliche Erstreckung ihrer Wünsche und Befürchtungen (ausgedrückt in Jahren) mit großer Wahrscheinlichkeit kürzer sein. Eine Erstreckung von beispielsweise fünf Jahren hat psychologisch eine ganz andere Bedeutung für einen Zwanzigjährigen als für einen Achtzigjährigen. Für einen Zwanzigjährigen sind fünf Jahre normalerweise eine kurze Zeitdistanz seines weiteren Lebens, während sie für einen Achtzigjährigen u.U. das „Endstück" seines Lebens sind. Daher berechnen Lens und Gailly (22) für jedes Individuum das Verhältnis zwischen durchschnittlicher Erstreckung (das vorige Maß) und der statistischen Lebenserwartung (regelmäßig veröffentlicht vom Institut für Statistik). Je größer der Verhältniswert ist, desto tiefer ist die Zukunftsperspektive.

▸ 3. Im Hinblick auf den dritten Meßwert der Zukunftserstreckung finden Lens und Gailly (22) für jede der drei sozio-ökonomischen Schichten einen umgekehrt U-förmigen Zusammenhang mit dem Alter. Allerdings darf hier nicht unerwähnt bleiben, daß nach diesem Index die Länge der Zukunftsperspektive erst ab dem 65. bzw. 70. Lebensjahr abnimmt.

Bouffard und Bastin (3) sammelten ebenfalls mit der motivationalen Induktionsmethode insgesamt 20.082 motivationale Ziele (Absichten, Wünsche, Zielsetzungen) bei 905 kanadischen Frauen in Québec, im Alter zwischen 20 und 85 Jahren. 219 der Versuchspersonen waren 65 Jahre und älter; sie erfreuten sich alle einer guten Gesundheit und lebten noch selbständig in ihrer Wohnung oder ihrem Appartement. Das Verhältnis der Anzahl von Vorhaben hinsichtlich der nahen Zukunft (ein Jahr weiter) zur Anzahl von Vorhaben hinsichtlich der ferneren Zukunft (ferner als ein Jahr) wurde als Maß für die Länge der Zukunftsperspektive verwandt. In der Gesamtgruppe gehörten 21,8% der Vorhaben zur nahen Zukunft, 56,8% zur fernen Zukunft. Die Zeitkategorie „offene Gegenwart" (Absichten, die immer gelten) umfaßte 22,4% der Vorhaben. In der Varianzanalyse ergaben sich keine signifikanten Unterschiede zwischen 11 verschiedenen Altersgruppen. Die Korrelation zwischen dem Alter und der Tiefe der Zukunftsperspektive war nicht signifikant. Es ist sogar so, daß die drei ältesten Gruppen (60–64, 65–74, 75+) die drei niedrigsten Durchschnittswerte hatten (44,43; 44,77 und 40,75), d.h. die tiefste Zukunftsperspektive. Die beiden höchsten Werte fanden Bouffard und Bastin (3) in den Altersgruppen 45–49 und 55–59, mit einem Durchschnittswert von 92,23 bzw. 81,18. Diese beiden Altersgruppen hatten demnach die kürzeste Zukunftsperspektive. Auch unter Berücksichtigung der Merkmale sozio-ökonomische Schicht, Bildungsniveau, Familienstand, berufliche Stellung und Einkommensniveau fanden die Autoren keinen statistisch signifikanten Zusammenhang zwischen dem Alter und der Länge der Zukunftsperspektive.

Mit dem SELE-Instrument (SELE ist eine Abkürzung für SElbst und LEben) untersuchte Dittmann-Kohli (10) 300 jüngere (Altersbereich 15–34) und 300 ältere Erwachsene (Altersbereich 60–90). Dieses Satzergänzungsverfahren, das Selbstbeschreibungen hinsichtlich der zeitbezogenen Kognitionen des persönlichen Sinnsystems erfaßt, stützt sich zum Teil auf Nuttins MJM-Verfahren (10).

Die Untersuchungsgruppe der älteren Erwachsenen setzte sich wie folgt zusammen: aus 50 Frauen mit dem Durchschnittsalter von 76 (Altersbereich 65–90), 155 Frauen mit dem Durchschnittsalter von 72 (Altersbereich 60–90) und 95 älteren Männern mit dem Durchschnittsalter von 75 Jahren (Altersbereich 60–90).

Hinsichtlich zeitbezogener Kognitionen unterscheidet Dittmann-Kohli zwischen Zukunftsorientierung, Stabilitäts- und Vergangenheitsorientierung. Eine Fülle von Einzelbefunden zu den verschiedenen Lebensbereichen zeigt deutliche Unterschiede zwischen jüngeren und älteren Erwachsenen. So ist die „verrinnende Zeit" eine Erlebenskategorie, die fast ausschließlich bei älteren Erwachsenen auftritt. Diese Kategorie „tritt einerseits als Wunsch nach weiterem Leben und Erleben auf, gelegentlich auch in Gestalt der Antizipation von wenig ermutigenden Aussichten" (10, S. 185). Weiterhin zeigt sich, daß die Gegenwartsperspektive in beiden Altersgruppen spiegelbildlich organisiert ist, d.h. bei den Älteren findet sich eine an Ereignissen reiche Vergangenheit und bei den Jüngeren ein zukunftsträchtiger Vorausblick. Von Verminderung der Lebenserfüllung beim Altern kann nicht gesprochen werden. Kriterien für sinnvolles und erfülltes Leben müssen dem jeweiligen Alter entnommen werden, denn jedes Lebensalter hat unverwechselbare Entwicklungsaufgaben und damit einhergehend Lebenserfahrungen, in positiver wie in negativer Hinsicht. Lebens- oder Daseinserfüllung hat offensichtlich, wie Thomae (40) hervorhebt, in den verschiedenen Lebensabschnitten unterschiedliche thematische Erlebensschwerpunkte. Dittmann-Kohli weist darauf hin, daß ihre Befunde durch Ergebnisse unterstützt werden, die Nuttin mit der MIM-Methode gefunden hat (10, S. 357).

Die Zukunftsperspektive von Menschen im hohen Alter

Für ältere Menschen ist es eine wichtige Aufgabe, neue Pläne zu entwerfen oder Projekte zu entwickeln und ihre Ansprüche der Realität anzupassen. Dies fördert, was Shostrom (37) *temporale Kompetenz* nannte: man verwertet seine früheren Erfahrungen für die jetzigen Zukunftspläne. Mit einer ausgedehnten Zeitperspektive zu leben, fördert Kontinuität und Integration, die unentbehrlich sind für den Übergang von der einen zur anderen Lebensphase, auch für den Übergang ins hohe Alter.

Die meisten Untersuchungen zur Zukunftsperspektive bei Menschen im hohen Alter berücksichtigen auch eine Reihe von wichtigen sozio-demographischen Variablen (4, 15, 32). Was die Tiefe der Zukunftsperspektive betrifft, so findet man keine Unterschiede zwischen Männern und Frauen, die in der eigenen Wohnung oder im Altersheim leben. Bouffard u.a. (5) zeigten, daß die zukunftsbezogene Zeitperspektive mit zunehmender Unselbständigkeit von alten Menschen abnimmt. Auch bei betagten Menschen gibt es einen schwachen, jedoch positiven Zusammenhang zwischen der Tiefe der Zukunftsperspektive und dem Bildungs- sowie dem sozio-ökonomischem Niveau.

Auch im höheren Alter bleiben die meisten Menschen, wie gezeigt wurde, zukunftsorientiert und schmieden Pläne, in denen der Zukunftsbezug enthalten ist (17). Allerdings muß hier gesagt werden, daß schmerzliche und unangenehme Erfahrungen in der Vergangenheit das Plänemachen beeinträchtigen (2). Dies gilt jedoch auch für andere Lebensabschnitte (7).

Brandtstädter und Wentura (8) untersuchten Veränderungen der Zukunftsperspektive beim Übergang zum höheren Erwachsenenalter. Die Stichprobe umfaßte 1256 Teilnehmer im Altersbereich von 54 bis 78 Jahren. Es zeigten sich signifikante Alterseffekte, die vor allem in einer abnehmenden Offenheit und Kontrollierbarkeit der Zukunftsperspektive und einer zunehmenden Vergangenheitsorientierung zum Ausdruck kamen. Allerdings bestätigen die Ergebnisse nicht die traditionelle Defizitvorstellung des Alterns. Vielmehr zeigt sich, „daß Verringerungen der Strukturiertheit und Fernorientierung der Zeitperspektive im höheren Alter offensichtlich keine dramatischen Implikationen für das Wohlbefinden des älteren Menschen haben und insbesondere auch nicht ohne weiteres mit Hoffnungslosigkeit und Depression assoziiert werden dürfen" (8, S. 18).

Die Tiefe der Zukunftsperspektive zeigt bei Menschen im höheren Alter einen positiven Zusammenhang mit dem subjektiven Gesundheitszustand. Betagte Menschen mit einer tiefen und aktiven Zukunftseinstellung haben nicht nur eine bessere Gesundheit, sondern sie reagieren auch positiver und optimistischer auf Gesundheitsprobleme (3, 17, 18, 32, 44).

Aus einer Reihe von empirischen Untersuchungen geht hervor, daß ein positiver Zusammenhang besteht zwischen der Tiefe der Zukunftsperspektive und der geistigen Rüstigkeit von Menschen im höheren Alter. Ältere Menschen mit einer tiefen Zukunftsperspektive sind weniger depressiv oder enttäuscht (15, 16), ihre soziale Anpassung ist besser (46), sie haben eine höhere Selbstschätzung (24), besitzen ein stärkeres Gefühl der Selbstkontrolle (36) und der Selbstverwirklichung (19), sie erleben ihr Leben als sinnvoll (34), sie finden mehr Erfüllung in ihrem gegenwärtigen Leben und schöpfen Befriedigung aus ihrer antizipierten Zukunft.

Alte Menschen sind eher in der Lage, ein positives Selbstbild zu erhalten oder aufs neue zu entwickeln, wenn sie sich hoffnungsvoll auf zukünftige Ziele richten. Eine tiefe und aktive Zukunftsperspektive ist demnach ein wichtiger Index für geistige Rüstigkeit und soziale Anpassungsfähigkeit (40, 47).

Thomae und seine Mitarbeiter haben empirische Beiträge zu Veränderungen der Zeitperspektive im höheren Alter geliefert. Thomae (35, 40–44) sieht die Zukunftsperspektive als eine Verhaltensdeterminante an, die durch die Interaktion von kognitiven und emotionalen Prozessen zustande kommt. Nach ihm gibt es unterschiedliche Regionen der zukunftsbezogenen Zeitperspektive. Gerade im Alter zeige sich eine Sensibilisierung dieser unterschiedlichen Regionen. Dies wiederum widerlegt die entwicklungspsychologische Entdifferenzierungshypothese der Zeitperspektive im Alter. Gerade diese Sensibilisierung „verweist auf die Erhaltung der Fähigkeit zur Unterscheidung verschiedener Regionen der Zeitperspektive und damit auf die Erhaltung eines hohen Grades von temporaler Kompetenz, die von manchen Autoren als wichtigste Komponente der Alltagskompetenz bzw. der sozialen Kompetenz älterer Menschen angesehen wird" (43, S. 63).

Thomae (44) untersuchte sehr detailliert die Zukunftsperspektive von 35 hochbetagten Menschen, die zu diesem Meßzeitpunkt zwischen 75 und 90 Jahren alt waren. Im Rahmen der Bonner Gerontologischen Längsschnittstudie wurden diese Menschen zum erstenmal im Jahre 1965 befragt und zum letzten Male im Jahre 1983/84 (siebter Meßzeitpunkt). Die Untersuchung bestand aus einer nichtdirektiven Form der Gesprächsführung. Hierdurch war es möglich, daß die Teilnehmer der Studie „spontan alle Gedanken, Hoffnungen, Befürchtungen, Erinnerungen und Zukunftspläne äußern konnten" (43, S. 61). Diese spontanen Äußerungen sind keine Artefakte, sondern sie sind wegen des allmählich entwickelten Vertrauensverhältnisses zwischen dem Forscherteam und den Teilnehmern „als unmittelbarer Ausdruck des inneren Erlebens der Befragten anzusehen" (Thomae, 43, S. 61).

Bei manchen ist die Tiefe der Zukunftsperspektive zeitlich sehr begrenzt, bei anderen bestehen kaum Grenzen, wenn sie äußern, 100 Jahre alt zu werden und noch voller Pläne zu sein. Die Antizipation des Todes kann unterschiedliche Reaktionen hervorrufen. In einer Reaktionshierarchie (Thomae, 43, S. 64) werden neunzehn Reaktionsweisen beschrieben.

Drei typische Reaktionsweisen sind die folgenden:
▶ realistische Antworten wie „Jeder muß mal sterben";
▶ Vertrautheit als Reaktion wie „Warum soll ich mir Sorgen machen, schließlich habe ich dem Tod schon in die Augen geschaut";
▶ praktische Antworten wie „Ich habe meine Beerdigung schon geregelt".

Thomae unterscheidet zwischen vier verschiedenen Ausprägungen/Formen der Zukunftsperspektive bei diesen hochbetagten Menschen:
▶ einer tiefen Zukunftsperspektive mit aktiver Teilnahme am sozialen Geschehen;
▶ einer tiefen Zukunftsperspektive, die einhergeht mit vollem Vertrauen und Zufriedenheit;
▶ einer kurzen Zukunftsperspektive, die einen Zusammenhang zeigt mit begrenzten Möglichkeiten des Sozialkontaktes;
▶ einer kurzen Zukunftsperspektive, die einhergeht mit der Überzeugung, daß eine als ungünstig wahrgenommene Situation nicht verändert werden kann.

Es ist wichtig, im Auge zu behalten, daß es sich hier primär um Korrelationsstudien handelt. Das bedeutet, daß keine kausalen Zusammenhänge festgestellt wurden, etwa zwischen der Erstreckung der Zukunftsperspektive und geistiger Rüstigkeit sowie psychischem Wohlbefinden. Thomae (38, 39) hat immer wieder betont, daß die Erstreckung der Zukunftsperspektive nicht losgelöst gesehen werden kann von motivationalen Inhalten und Themen, die innerhalb der unterschiedlichen Lebensphasen wichtig sind. Auch bei Nuttin (27) findet sich diese Auffassung wieder: „The depth of future time perspective ... is not primarily related to age and to differences in age as such, but rather to the nature of the behavioral plans and tasks and to the social structure in which these plans and tasks are embedded" (27, S. 72).

Die Zukunftsperspektive zu beeinflussen, um die geistige Rüstigkeit älterer Menschen zu verbessern, geschieht infolgedessen am besten dadurch, daß auf motivationale Ziele und Zukunftspläne dieser Menschen eingegangen wird und Themen einbezogen werden, die diesen am Herzen liegen.

Veränderung der Zukunftsperspektive

Ein Programm zur Änderung der Zukunftsperspektive wurde von Bouffard, Dubé, Lapierre und Bastin (5) entwickelt und bei 61 Frauen, die 65 Jahre und älter waren (Durchschnittsalter 77 Jahre), überprüft. Ziel des Programmes war, die geistige Rüstigkeit und das psychische Wohlbefinden dieser betagten Frauen zu verbessern, indem eine Zukunftsperspektive entwickelt wurde. Dieses Programm umfaßte folgende Schritte: den betagten Frauen beim Formulieren, Planen und Verwirklichen von realistischen, persönlichen Zukunftsplänen zu helfen. Es wurde versucht, die subjektive Bedeutung, die man der persönlichen Zukunft beimißt, zu beeinflussen, ebenso wie die Einstellung gegenüber der Zukunft und vor allem die Überzeugung hinsichtlich der Realisierung der Zukunftspläne. Die Kriterien, die für die Feststellung der geistigen Rüstigkeit hinzugezogen wurden, waren Selbsteinschätzung, psychologische Selbständigkeit, Lebenszufriedenheit und Fehlen von Depressionen. Die Resultate dieses Interventionsprogramms wurden verglichen mit den Veränderungen, die sich in einer Kontrollgruppe zeigten; diese Gruppe hatte auch an Gruppensitzungen teilgenommen, in denen soziale Unterstützung gegeben wurde, ohne jedoch die Zukunftsperspektive einzubeziehen. Die Gruppensitzungen fanden einmal pro Woche, jeweils eine Stunde in acht aufeinander folgenden Wochen, statt. Die Gruppensitzungen wurden geleitet von beruflich qualifizierten Begleitern, Angestellten in Altersheimen und Altentagesstätten. In beiden Gruppen wurden Vor- und Nachmessungen durchgeführt.

In der Interventionsgruppe (N=24) sollte die Zukunftsorientierung gefördert werden. Zu diesem Zweck wurden persönliche, konkrete Ziele erarbeitet und geplant. Nicht nur die Gebiete, sondern auch Mittel und Wege ihrer Realisierung wurden besprochen.

In der Kontrollgruppe (N=37) sollten das Selbstbild, das psychische Wohlbefinden und der soziale Umgang gefördert werden.

Diese Interventionsstudie zeigte in beiden Gruppen signifikante Effekte. Die subjektive Erwartung, die gesteckten Ziele erreichen zu können, stieg signifikant bei den Personen in der Interventionsgruppe, die anfangs eine hohe oder eine niedrige Erwartung hatten. Ferner bei allen Personen mit einem hohen Anfangswert für psychische Selbständigkeit und bei allen Personen mit einem hohen Maß an praktischer Selbständigkeit. In der Interventionsgruppe wurde außerdem festgestellt, daß die psychische Selbständigkeit signifikant gestiegen war bei Personen mit einem niedrigen Ausgangswert für Depression. Ein weiterer Befund war, daß Depression signifikant abnahm bei (a) Personen mit niedrigem sozialen Status, (b) Personen mit einer anfänglich subjektiv niedrigen Erwartung hinsichtlich der Realisierungsmöglichkeiten ihrer Zielsetzungen und (c) Personen mit einem hohen Ausgangswert für Depression.

In der Kontrollgruppe wurde eine Erhöhung der Selbstschätzung bei den Personen festgestellt, die anfangs eine niedrige subjektive Erwartung bezüglich der Realisierungsmöglichkeiten ihrer Zielsetzungen hatten. Außerdem wurde eine Zunahme der psychischen Selbständigkeit bei jenen Personen gefunden, die (a) jünger als 73 Jahre waren, (b) einen niedrigen Sozialstatus hatten, (c) an allen Gruppensitzungen teilgenommen hatten und (d) anfänglich eine niedrige Selbstschätzung hatten.

Diese begrenzt signifikanten Effekte zeigen, daß es nicht einfach ist, Einstellungen und Verhaltensweisen von älteren Menschen zu verändern (13). Wahrscheinlich müssen die Ergebnisse auch teilweise dem hohen Alter der Teilnehmer zugeschrieben werden. Eine genauere Analyse der Untersuchungsbefunde legt die Vermutung nahe, daß derartige Interventionen höchstwahrscheinlich erfolgreicher sind, wenn nicht nur gezielt die Zukunftsperspektive bei älteren Menschen gefördert wird, sondern auch ihre psychische Selbständigkeit und ihre Kontrollüberzeugung.

Abschließend kann gesagt werden, daß die Veränderung der Zeitperspektive beim älteren Menschen generell keine empirische Bestätigung liefert für die Hypothesen einer „krisenhaften" Veränderung im Alter, einer „Entdifferenzierung" der Zeitperspektive und einer dominanten Rolle der „Endlichkeit" im Erleben des älteren Menschen (17). Die Funktionstüchtigkeit im Alter, in geistiger und körperlicher Hinsicht, wird von physiologischen, biologischen, sozialen ebenso wie ökonomischen Faktoren beeinflußt. Dabei ist die „Zeitperspektive als vergangenheits-, gegenwarts- und zukunftsbezogene Einflußgröße" ein gestaffeltes Bezugssystem, das im menschlichen Handeln und Verhalten in den unterschiedlichen Lebensabschnitten verschiedenartige Wirkungen ausübt (25, S. 133). Dabei scheint die temporale Kompetenz eine zentrale Bedeutung im Leben eines jeden Menschen und damit auch im Alter zu haben.

Literatur

1. Back KW, Gergen KJ (1968) The self through the later span of life. In Gordon C, Gergen KJ (Eds) The self in social interaction. Wiley, New York, S 241–251
2. Bouffard L (1988) Extension de la future chez les personnes âgées. Revue de la recherches. Revue Québécoise de Psychologie, 9:184–200
3. Bouffard L, Bastin E (1992) Extension temporelle des buts au cours de la vie. Université de Sherbrooke, Québec, unveröffentlichter Forschungsbericht
4. Bouffard L, Bastin E, Lapierre S (1994) The personal future in old age. In: Zaleski Z (ed) Psychology of future orientation. Towarzystwo Naukowe KUL, Lublin, S 75–94
5. Bouffard L, Dubé M, Lapierre S, Bastin E (1994) L'amélioration de la santé mentale par la promotion de la perspective future: une intervention contrôlée auprés des personnes âgées. Université de Sherbrooke, Québec, unveröffentlichter Forschungsbericht.
6. Bouffard L, Lapierre S, Leblanc Y, Lemaire R (1987) La perspective future dans le comportement humain. Revue Québécoise de Psychologie 8:2–26
7. Bouffard L, Lens W, Nuttin JR (1983) Extension de la perspective future en relation avec la frustration. International Journal of Psychology 18:429–442

8. Brandtstädter J, Wentura D (1994) Veränderungen der Zeit- und Zukunftsperspektive im Übergang zum höheren Erwachsenenalter: entwicklungspsychologische und differentielle Aspekte. Zeitschrift für Entwicklungspsychologie und Pädagogische Psychologie 26:2–21
9. Breesch-Gommen R (1975) Het tijdsperspectief in volwassenheid en ouderdom: theoretische en empirische bijdragen. Nederlands Tijdschrift voor Gerontologie 6:90–105
10. Dittman-Kohli F (1994) Das persönliche Sinnsystem. – Ein Vergleich zwischen frühem und spätem Erwachsenenalter. Hogrefe, Göttingen
11. Fraisse P (1993) Le future dans les perspectives temporelles. International Journal of Psychology 18:489–495
12. Frank LK (1939) Time perspective. Journal of Social Philosophy 4:293–312.
13. Gitlin LN, Lawton MP, Windsor-Landsberg LA, Kleban MH, Sanos LP, Posner J (1992) In search of psychological benefits. Exercise in healthy older adults. Journal of Aging and Health 4:174–192
14. Kastenbaum R (1965) Engrossment and perspective in later life. In: Kastenbaum R (Ed) Contributions to the psychology of aging. Springer, New York, pp 3–18
15. Kastenbaum R (1982) Time course and time perspective in later life. Annual Review of Gerontology and Geriatrics 3:80–101
16. Kastenbaum R (1987) Past versus future orientation in psychotherapy for the elderly. Psychotherapy in Private Practices 5:115–121
17. Kruse A (1987) Coping with chronic disease, dying, and death. Comprehensive Gerontology 1:1–11
18. Kruse A (1989) Psychologie des Alters. In: Kisker KP, Lauter H, Meyer JE, Müller C, Strömgren E (Hrsg) Psychiatrie der Gegenwart, Band 8: Alterspsychiatrie. Springer, Heidelberg, S 1–58
19. Lapierre S, Bouffard L, Bastin E (1993) Motivational goal objects in later life. International Journal of Aging and Human Development 36:279–292
20. Lens W (1986) Future time perspective: a cognitive-motivational concept. In: Brown D, Veroff J (Eds) Frontiers of motivational psychology. Springer, New York, 173–190
21. Lens W (1993) La signification motivationelle de la perspective future. Revue Québécoise de Psychologie 14:69–83
22. Lens W, Gailly A (1980) Extension of future time perspective in motivational goals of different age groups. International Journal of Behavioral Development 3:1–17
23. Lewin K (1948) Time perspective and moral. In: Weiss-Lewin G (ed) Resolving social conflicts. Harper and Brothers, New York
24. Liber HS (1982) Applications of a theory of personality functioning and change to three career identity changes by the elderly. In: Raynor JO, Entin EE (eds) Motivation, career striving, and aging. Hemisphere, Washington, DC, pp 353–370
25. Mönks FJ (1967) Zeitperspektive als psychologische Variable. Archiv für die gesamte Psychologie 119:131–161
26. Nurmi JE (1994) The development of future-orientation in a life span context. In: Zaleski Z (ed) Psychology of future orientation. Towarzystwo Naukowe KUL, Lublin, pp 63–74.
27. Nuttin J (1964) The future time perspective in human motivation and learning. Acta Psychologica 23:60–82
28. Nuttin J (1980) Motivation et perspectives d'avenir. Presses Universitaires de Louvain, Leuven
29. Nuttin J (1984) Motivation, planning and action: A relational theory of behavior dynamics. Leuven, Leuven University Press
30. Nuttin J, Grommen R (1975) Zukunftsperspektive bei Erwachsenen und älteren Menschen aus drei sozio-ökonomischen Gruppen. In: Lehr UM, Weinert FE (Hrsg.) Entwicklung und Persönlichkeit. Kohlhammer, Stuttgart, S 183–197
31. Nuttin J, Lens W (1985) Future time perspective and motivation: Theory and research method. Leuven University Press, Leuven
32. Rakowski W, (1986) Future time perspective. Applications to the health context of later adult hood. American Behavioral Scientist 29:730–745
33. Raynor JO (1981) Future orientation and achievement motivation: Toward a theory of personality functioning and change. In: d'Ydewalle G, Lens W (eds) Cognition in human motivation and learning. Leuven University Press, Leuven, pp 199–231
34. Reker GT, Peacock EJ, Wong PTP (1987) Meaning and purpose in life and well-being: A life-span perspective. Journal of Gerontology 42:44–49

35. Rudinger G, Thomae H (1990) The Bonn longitudinal study of aging: coping, life adjustment, and life satisfaction. In: Baltes PB, Baltes MM (eds) Succesful aging. Cambridge University Press, Cambridge, 265–295
36. Schulz R, Hanusa BH (1978) Long-term effects of control and predictability-enhancing interventions: Findings and ethical issues. Journal of Personality and Social Psychology 36:1194–1201
37. Shostrom EL (1968) Time as an integrating factor. In: Bühler CH, Massarik F (eds) The course of human life. A study of goals in the humanistic perspective, Springer, New York, pp 167–176
38. Thomae H (1968) Das Individuum und seine Welt: Eine Persönlichkeitstheorie. Hogrefe, Göttingen
39. Thomae H (1968) Zur Entwicklungs- und Sozialpsychologie des alternden Menschen. In: Thomae H, Lehr U (Hrsg) Altern: Probleme und Tatsachen. Akad. Verlag, Frankfurt, S 3–17
40. Thomae H (1981) Future time perspective and the problem of cognition/motivation interaction. In: d'Ydewalle G, Lens W (eds) Cognition in human motivation and learning. Leuven University Press, Leuven, pp 261–274
41. Thomae H (1983) Probleme und Problembewältigung im Alter. In: Silbereisen RK, Montada L (Hrsg) Entwicklungspsychologie. Urban & Schwarzenberg, München, S 97–102
42. Thomae H (1987) Patterns of psychological aging: Findings from the Bonn Longitudinal Study of Aging. In: Lehr UM, Thomae H (Hrsg) Formen seelischen Alterns. Enke, Stuttgart, S 279–286
43. Thomae H (1989) Veränderungen der Zeitperspektive im höheren Alter. Zeitschrift für Gerontologie 22:58–66
44. Thomae H (1992) Contributions of longitudinal research to a cognitive theory of adjustment to aging. European Journal of Personality 6:157–175
45. Trommsdorff G (1994) Future time perspective and control orientation: social conditions and consequences. In: Zaleski Z (ed) Psychology of future orientation. Towarzystwo Naukowe KUL, Lublin, pp 39–62
46. Whitbourne SK (1985) The psychological construction of the life span. In: Birren J, Schaie KW (eds) Handbook of the psychology of aging. Van Nostrand, New York, pp 594–618
47. Wolff K (1971) Rehabilitating geriatric patients. Hospital Community Psychiatry 22:8–11

Für die Verfasser:
Prof. Dr. F. J. Mönks
Universität Nijmegen
Zentrum für Begabungsforschung
Postfach 9104
NL-6500 HE Nijmegen
Niederlande

Tod, Sterben und Endlichkeit

J. M. A. Munnichs

Katholische Universität Nijmegen, Niederlande

Einstellung zur eigenen Endlichkeit

In seinem Beitrag „Das Selbstverständnis des Menschen in psychologischer Sicht" hat Thomae (10) einen qualitativ orientierten Ansatz zur Beschreibung der subjektiven Bedeutung der Endlichkeit und des Todes vorgelegt. In diesem Beitrag hebt er hervor, daß die Einstellung zu Endlichkeit und Tod das Lebensgefühl des Menschen nicht erst im Alter, sondern bereits in früheren Lebensabschnitten beeinflußt. Die empirischen Belege für diese Aussage finden sich in einer Untersuchung zur psychischen Situation im mittleren Erwachsenenalter, in der 35–55jährige Personen zu ihrer aktuellen psychischen Situation und zu ihrer persönlichen Zukunftsperspektive befragt wurden (11). Dabei zeigte sich, daß in den Interviews neben berufs- und familienbezogenen Themen auch Themen wie die „Endgültigkeit des eigenen Geschicks" und die „Endlichkeit der eigenen Existenz" von den Untersuchungsteilnehmern spontan angesprochen wurden. Die thematische Analyse der Interviews erbrachte für die Gruppe der 35–55 Jährigen sechs dominante Themen:

▸ „Situation der beruflichen und wirtschaftlichen Konkurrenz, Notwendigkeit der Durchsetzung,
▸ Situation der Familie,
▸ Innewerden der Unvollkommenheit des Daseins,
▸ Reibung an der Monotonie des eigenen Daseins,
▸ Innewerden der Endgültigkeit des eigenen Geschicks,
▸ Konfrontation mit der Endlichkeit des Daseins" (11, S. 12).

Die zunehmende subjektive Bedeutung der beiden zuletzt genannten Themen ist Thomae zufolge vor allem auf Veränderungen im Zeiterleben zurückzuführen. Bereits im mittleren Erwachsenenalter gewinnt das Gefühl der „entrinnenden und begrenzten Zeit" an Bedeutung und nimmt mit wachsendem Alter an Intensität zu. Dabei wird „die Orientierung in der Zeitdimension vielleicht nicht so sehr intellektuell als emotional mehr und mehr erschwert, der natürliche Blick nach vorn wird immer wieder gehemmt; der Mensch muß lernen, ihn zurückzuholen auf Gegenwart oder Vergangenheit, oder ihn von räumlichen und zeitlichen Gegebenheiten transzendieren lassen" (11, S. 6). Durch die Veränderungen im Zeiterleben wird der Prozeß der thematischen Umstrukturierung angestoßen, also Veränderungen in den dominanten Anliegen und Themen (12).

Thomae betont die Auseinandersetzung des Menschen mit den beiden Themen „Innewerden der Endgültigkeit des eigenen Geschicks" und „Konfrontation mit der Endlichkeit des Daseins" auch in der Analyse jener Faktoren, die zur psychischen Stabilität im Erwachsenenalter und Alter beitragen. Zufriedenheit, Glück und inneren Ausgleich kann der Mensch im Erwachsenenalter und Alter nur finden, wenn er sich bewußt mit den „Unvollkommenheiten und Begrenzungen des eigenen Daseins" auseinandergesetzt hat. In der Auseinandersetzung mit diesen Themen bildet sich eine für das Individuum spezifische Einstellung gegenüber der eigenen Endlichkeit aus.

In einer eigenen Untersuchung (6, 7) zur Einstellung älterer Menschen gegenüber der eigenen Endlichkeit wurden diese Zusammenhänge empirisch belegt. Die Einstellungen der 70jährigen und älteren Untersuchungsteilnehmer (n = 100) konnten fünf charakteristischen Einstellungsformen zugeordnet werden (in Klammern ist jeweils die Anzahl der Personen aufgeführt, bei denen die genannte Einstellungsform erkennbar war):

- Annahme der Endlichkeit (n = 40),
- Hinnahme der Endlichkeit (n = 21),
- Ausweichen vor der Beschäftigung mit der Endlichkeit (n = 25),
- Negierung der Endlichkeit (n = 7),
- Flucht vor Gedanken an die Endlichkeit (n = 7).

In einem weiteren Schritt wurden Zusammenhänge zwischen den Einstellungsformen und anderen psychologischen Merkmalen (zu denen beispielsweise die Art der Alltagsgestaltung, das Interessenspektrum, Aktivität in den sozialen Rollen, Art der Auseinandersetzung mit Belastungen gehörten) untersucht. Dabei zeigte sich, daß die Art der Auseinandersetzung mit den „Unvollkommenheiten und Begrenzungen des eigenen Daseins" in früheren Lebensaltern und in der gegenwärtigen Situation große Bedeutung für die Entwicklung einer spezifischen Einstellung zur Endlichkeit des Lebens besitzt. Jene Untersuchungsteilnehmer, die sich bereits in früheren Lebensaltern reflektiert mit den „Unvollkommenheiten und Begrenzungen des eigenen Daseins" – ebenso wie mit der Endgültigkeit der eigenen Situation und der Endlichkeit des Daseins – auseinandergesetzt hatten, waren eher in der Lage, die eigene Endlichkeit anzunehmen oder hinzunehmen.

Vertrautheit mit der Endlichkeit

In der berichteten Studie (6, 7) wurde auch deutlich, daß Endlichkeitserfahrungen, die Menschen im Lebenslauf gemacht haben, eher zur Annahme oder Hinnahme der eigenen Endlichkeit führen. Dabei darf die „Endlichkeitserfahrung nicht gleichgesetzt werden mit einer reflektierten Auseinandersetzung des Menschen mit dem Tod und mit den eigenen Todesängsten. Endlichkeitserfahrung verweist vielmehr auf erlebte Konfrontation mit der grundsätzlichen Begrenztheit der eigenen Zukunft" (5, S. 60). Wie die Untersuchung zeigte, werden Endlichkeitserfahrungen durch die Begleitung Sterbender, den Tod nahestehender Menschen oder durch eigene schwere Erkrankung vermittelt. Menschen, die diese Erfahrungen gemacht haben, sind in höherem Maße mit der Endlichkeit des Daseins vertraut als Menschen mit wenigen oder keinen Endlichkeitserfahrungen. Diese höhere Vertrautheit fördert die Entwicklung einer annehmenden Einstellung zur Endlichkeit und zum Tod. Diese Einstellung geht – den Ergebnissen dieser Studie zufolge – mit einem „Engagement auf Distanz" einher. In einem solchen Verhalten finden sich gleichzeitig Momente der Nähe und der Distanz, wobei Distanz in diesem Zusammenhang auch ein Zeichen für das Wissen um die eigene Endlichkeit ist. Diese Distanz kann ein Denken über den eigenen Tod hinaus ermöglichen und damit Chancen eröffnen, den Abschied aus dem Leben zu regeln und zu gestalten, solange man noch lebt.

Während viele Menschen im mittleren Erwachsenenalter noch in einem Prozeß aktiver Auseinandersetzung mit der Endlichkeit des Daseins stehen, haben andere ihre Endlichkeitserfahrungen und ihr Wissen um die Begrenztheit des Lebens in ihre Zukunftsperspektive integriert und damit ein gewisses psychisches Gleichgewicht gefunden. Ihre Haltung dem Leben und den verschiedenen Lebensformen anderer Menschen gegenüber kann als „relativierend" und „differenziert" beschrieben werden. Viele Dinge in ihrem Leben, manche Interessen und manches Engagement, sowie einige soziale Beziehungen haben durch die Auseinandersetzung mit der Begrenztheit des eigenen Lebens eine andere Bedeutung erhalten, ein anderes Gewicht bekommen. Auch diese psychologischen Prozesse lassen sich unter dem Begriff der thematischen Umstrukturierung zusammenfassen.

Veränderte Einstellungen zur eigenen Endlichkeit?

Der Prozeß der Säkularisierung, die Verfahren der Organtransplantation und weitere Möglichkeiten der modernen Medizin haben dazu beigetragen, daß der Tod weniger tabuiert wird und weltanschauliche wie religiöse Überzeugungen hinsichtlich Sterben und Tod relativiert wurden. Damit hat sich auch ein Freiraum für persönliche Einstellungen gegenüber den Behandlungsmöglichkeiten der Medizin, wie zum Beispiel den Möglichkeiten der Lebensverlängerung, ausgebildet. Diese Veränderungen haben schließlich dazu geführt, daß Menschen größeren Einfluß auf Zeitpunkt, Ort und Form des Sterbens ausüben können.

Da der Mensch in zunehmendem Maße davon ausgeht, daß er dem Sterben – wenn auch in Grenzen – Form und Inhalt verleihen kann, und zudem die modernen Krankenhäuser und Gesundheitsdienste immer häufiger mit sterbenden Menschen konfrontiert sind, werden Fragen nach dem Sterben auch zunehmend in der Öffentlichkeit diskutiert. Dies gilt zumindest für die westeuropäischen Länder (1, 8, 9, 13).

So wird zum Beispiel – im Gegensatz zu früher – heute oft nach dem angemessenen Ort für das Sterben gefragt. Heute wird, von Ausnahmen abgesehen, ein Sterben zu Hause im Kreise der Angehörigen als angemessener Ort angesehen und auch von Ärzten zunehmend ermöglicht (3, 8).

Sterbeorte

In den Niederlanden starben 1895 59 Prozent der Frauen und 63 Prozent der Männer in einem Alter von unter 50 Jahren. Ähnlich dürfte dies auch in anderen Ländern Westeuropas gewesen sein. Heute sind diese Zahlen auf 10 bzw. 13 Prozent gesunken. Im Gegensatz zu früher, wo mehr Menschen im Jugendalter gestorben sind, erreichen heute viele Menschen ein hohes Alter. Zu den Sterbeorten wurden für die vorliegende Arbeit verschiedene Studien ausgewertet. Diese zusammenfassend, ergibt sich für die Niederlande folgendes Bild: Zu Hause sterben 26, in Altersheimen 17, in Pflegeheimen 15, in Krankenhäusern 40 und an verschiedenen weiteren Orten 2 Prozent der Menschen. 74 Prozent der Menschen sterben also nicht zu Hause. Das heißt nicht, daß die Institutionen keine Möglichkeiten für ein der Person angemessenes Sterben im Kreise der Angehörigen schaffen würden. Doch weisen diese Zahlen darauf hin, daß der Wunsch vieler Menschen, zu Hause zu sterben, nicht verwirklicht wird.

Unter welchen Umständen zu Hause gestorben wird, wurde nur selten erforscht (2, 3). In den Niederlanden besteht seit mehr als 10 Jahren eine Organisation, die – auf professionelle und ehrenamtliche Helfer gestützt – versucht, ein Sterben zu Hause zu ermöglichen. 25 Prozent der zu Hause sterbenden Menschen gaben an, von diesen Organisationen so wirksam unterstützt zu werden, daß sie nicht in eine Klinik eingewiesen werden müßten.

Eine weitere Beobachtung ist hier noch zu erwähnen. Es gibt nur sehr wenige Länder, in denen die Säkularisierung so rasch fortschreitet wie in den Niederlanden. Eine der Folgen ist der starke Anstieg der Feuerbestattungen. Während 1950 2 Prozent der Verstorbenen eingeäschert wurden, stieg diese Zahl bis 1986 auf 40 Prozent an. Dies hat auch Folgen für die Trauerprozesse der Angehörigen. Der Verstorbene entfernt sich im Erleben der Angehörigen vielleicht zu schnell, die Trauerarbeit wird durch einen Mangel an Ritualen möglicherweise erschwert. Auch die in den Niederlanden leidenschaftlich geführte öffentliche Debatte über den Freitod ist Folge dieser Entwicklung. Dabei muß man die Bedeutungen sehen, die in dieser Diskussion das Wort „Euthanasie" annimmt. Euthanasie meint eben nicht nur die Hilfe zu einem sanften Sterben, sondern auch Hilfe für jene schwerstkranken Menschen, die sich nach ihrem Tod sehnen. Wenn sich keine oder nur sehr wenige Kontakte bieten, wenn das Gefühl der Einsamkeit dominiert, dann wird möglicherweise das eigene Leben als nicht mehr lebenswert erachtet. Auch diese Diskussion ist ein Zeichen für die Enttabuierung des Todes und für die Entwicklung neuer Perspektiven des Lebensendes.

Schlußbemerkung

Es ist zu erwarten, daß die Problematik einer Humanisierung des Sterbens in Zukunft durch verstärkte Reflexion und häufigere Diskussionen im privaten Kreis wie auch in der Öffentlichkeit an Gewicht gewinnen wird. In diesem Zusammenhang wird auch die Thanatologie neue Begriffe und Konzepte entwickeln müssen. Ein Beispiel für diese Entwicklung von Begriffen und Konzepten ist der Begriff der *Terminalität*. Damit ist die Zeitspanne der Erwartung des Todes gemeint. Schon die klare Benennung dieser Zeitspanne kann die Diskussion über das Sterben, die Antizipation des Sterbens eines anderen Menschen, aber auch die eigene Vorbereitung auf das Sterben befruchten.

Literatur

1. Ariès P (1977) L' homme devant la mort. Du Seuil, Paris
2. Kruse A (1987) Coping with chronic disease, dying, and death. A contribution to competence in old age. Compretenxive Gerontology 1:1–11
3. Kruse A (1994) Wie erleben ältere Menschen den herannahenden Tod? In: Fuchs M (Hrsg) Sterben und Sterbebegleitung. Kohlhammer, Stuttgart, S 116–147
4. Levinson DJ (1978) The seasons of a man's life. Knopf, New York
5. Marcoen A (1986) De middag van het leven. Overgang en crisis. Acco, Leuven, Amersfoort
6. Munnichs JMA (1966) Old age and finitude. A contribution to psychogerontology. Karger, Basel

7. Munnichs JMA (1977) Die Einstellung zur Endlichkeit und zum Tode. In: Thomae H, Lehr U (Hrsg) Altern, Probleme und Tatsachen. Akademische Verlagsgesellschaft, Frankfurt a M, S 579–612
8. Schmitz-Scherzer R (Hrsg) (1993) Altern und Sterben. Huber, Bern
9. Schmitz-Scherzer R, Becker KF (1982) Einsam sterben – warum? Vincentz Verlag, Hannover
10. Thomae H (1985) Das Selbstverständnis des Menschen in psychologischer Sicht. In: Thomae H (1985) Dynamik des menschlichen Handelns, Bouvier, Bonn, S 61–74
11. Thomae H (1977) Zur Entwicklungs- und Sozialpsychologie des alternden Menschen. In: Thomae H, Lehr U (Hrsg) Altern – Probleme und Tatsachen. Akademische Verlagsgesellschaft, Frankfurt, S 3–17
12. Thomae H (1988) Das Individuum und seine Welt. Hogrefe, Göttingen
13. Wittkowski J (1978) Tod und Sterben. Ergebnisse der Thanatopsychologie. Quelle und Meyer, Heidelberg

Anschrift des Verfassers:
Joep M A Munnichs
emeritierter Professor für Psychogerontologie
Katholische Universität
Montessorilaan 3
NL-6500 HR Nijmegen

Sterben und Sterbebegleitung

A. Kruse*, R. Schmitz-Scherzer**

* Institut für Psychologie, Universität Greifswald
** Fachbereich Sozialwesen, Gesamthochschule Kassel

Der Prozeß des Sterbens läßt sich nicht in eine feste Abfolge von Phasen untergliedern. Zum einen sind die interindividuellen Unterschiede in der Auseinandersetzung mit der Endlichkeit sehr groß, zum anderen lassen sich auch beim einzelnen Menschen im Prozeß des Sterbens sehr verschiedenartige Formen der Auseinandersetzung beobachten, die durch „Phasenmodelle" nicht differenziert genug beschrieben werden (4, 9, 10, 14, 26).

Bei vielen Sterbenden sind psychische Symptome zu beobachten, die unter dem Begriff des „präfinalen Syndroms" zusammengefaßt werden (2). Zu diesen Symptomen gehören:

▶ verringerte kognitive Fähigkeiten,
▶ passager oder überdauernd auftretende Abwehrmechanismen,
▶ ausgeprägte Stimmungsschwankungen,
▶ Wechsel zwischen Hoffnung und Hoffnungslosigkeit sowie
▶ Wechsel zwischen erhöhter und deutlich reduzierter Kommunikationsbereitschaft.

Doch beschreibt auch dieses „präfinale Syndrom" die individuelle Auseinandersetzung mit der Endlichkeit nicht differenziert und umfassend genug. Es benennt lediglich einen Komplex von psychischen Symptomen, die bei vielen Menschen in diesem Prozeß zu beobachten sind. Zu den ausgeprägten Stimmungsschwankungen gehören depressive Reaktionen. Diese sind als natürliche Reaktionen auf die Konfrontation mit der eigenen Endlichkeit zu verstehen. Die Diagnose der Depression ist nur mit größter Zurückhaltung zu stellen, da sonst die Gefahr besteht, natürliche Reaktionen auf eine Grenzsituation zu pathologisieren (3, 4, 20, 22, 26, 29).

Die Art und Weise, wie sterbende Menschen die eigene Endlichkeit erleben und auf diese antworten, ist von zahlreichen Person-, Situations- und Umweltfaktoren beeinflußt. Einige dieser Faktoren seien zusammenfassend dargestellt, da sie für das Verständnis der empirischen Untersuchungen, über die in diesem Beitrag berichtet wird, wichtig sind.

Unter den Personfaktoren sind vor allem der Lebensrückblick (rückblickende Bewertung der Biographie) und die in früheren Lebensjahren entwickelten Formen der Auseinandersetzung mit Belastungen bedeutsam (5, 13, 16, 18, 21). Diejenigen Menschen, die ihr Leben – trotz einzelner Rückschläge – im Rückblick annehmen, die sich in früheren Lebensjahren bewußt mit Belastungen auseinandergesetzt und auch in Grenzsituationen zu einer tragfähigen Lebensperspektive gefunden haben, sind eher in der Lage, die eigene Endlichkeit anzunehmen.

Unter den Situationsfaktoren sind die spezifische Erkrankung und die Intensität von Schmerzzuständen zu nennen (1, 3, 4, 7, 8, 9, 10, 19). Bei Patienten mit starken chronischen Schmerzzuständen finden sich eher Depressionen und Verzweiflung im Prozeß des Sterbens, die schließlich zum Verlangen nach einem möglichst raschen Lebensende führen können. In diesem Zusammenhang sei erwähnt, daß eine fundierte Schmerztherapie bei den meisten sterbenden Menschen zu einer erheblichen Verringerung der Intensität und Häufigkeit von Schmerzen oder sogar zur Schmerzfreiheit führen könnte; jedoch werden die Methoden der Schmerztherapie bei sterbenden Menschen viel zu selten eingesetzt (1, 3, 8, 17, 20).

Unter den Umweltfaktoren ist vor allem die Einstellung jener Menschen wichtig, die dem Sterbenden nahestehen, die ihn medizinisch betreuen und pflegen. Wie stehen sie zu ihrer eigenen Endlichkeit? Inwieweit trauen sie sich die Kommunikation mit dem Sterbenden zu? In der Thanatologie (6) wird in diesem Zusammenhang auf die Gefahr des „sozialen Todes" hingewiesen, der manche sterbende Menschen lange vor dem „biologischen Tod" trifft, da sich die engsten Bezugspersonen von ihnen zurückziehen.

Im folgenden gehen wir auf zwei Studien ein, um den Sterbeprozeß sowohl aus der Perspektive schwerstkranker Menschen im Terminal-Stadium als auch aus der Perspektive von Mitarbeitern zu untersuchen, die Sterbende begleiten. In einer Studie von Kruse (11, 12, 14) wurde die psychische Situation schwerstkranker Menschen im Terminal-Stadium längsschnittlich untersucht, um Aussagen über psychische Veränderungen im Prozeß des Sterbens treffen zu können. In einer Studie von Schmitz-Scherzer (24, 25, 26) sollten Mitarbeiter mehrerer Krankenhäuser und Altenheime angeben, welche Bedürfnisse sie bei Sterbenden besonders häufig wahrnehmen und worin sie besondere Schwierigkeiten und Belastungen bei der Begleitung Sterbender sehen.

Die Perspektive schwerstkranker Menschen im Terminal-Stadium: Wie erleben sie die Endlichkeit, wie setzen sie sich mit dieser auseinander?

Mit dieser Frage beschäftigte sich die Längsschnittstudie von Kruse, in der 50 Patienten mehrmals interviewt wurden. Die Dauer der Untersuchung und die Anzahl der Erhebungszeitpunkte variierten von Person zu Person – sie waren abhängig vom Gesundheitszustand der Patienten und vom Zeitpunkt, zu dem der Tod eintrat. Der kürzeste Zeitraum der Erhebungsphase betrug neun Monate und umfaßte vier Erhebungszeitpunkte, der längste Zeitraum erstreckte sich über 18 Monate und umfaßte sechs Erhebungszeitpunkte.

Die Untersuchung stellte sich drei Aufgaben:

▸ Es sollten die Möglichkeiten und Grenzen der Kooperation zwischen betreuenden Angehörigen, Hausärzten, ambulanten Diensten und Sozialstationen aufgezeigt werden.
▸ Das Erleben der Patienten sowie ihre Art der Auseinandersetzung mit der Endlichkeit des Lebens sollten in ihrem Verlauf erfaßt werden; aus diesem Grunde wurde ein längsschnittliches Untersuchungsdesign gewählt.
▸ Es sollte untersucht werden, welche Zusammenhänge zwischen und der Auseinandersetzung der Einstellung und dem Verhalten der Bezugspersonen und dem Erleben der Patienten bestehen. Aus diesem Grunde wurden Angehörige und Hausärzte zu den einzelnen Meßzeitpunkten ebenfalls befragt.

Zur Methodik der Untersuchung

In den einzelnen Erhebungen wurden – auf der Grundlage von halbstrukturierten Explorationen – die folgenden psychologischen Bereiche untersucht:

▸ Die Art und Weise, wie sich die Patienten mit den aktuellen Anforderungen und Belastungen auseinandersetzen. Zur Auswertung dieses Teils der Exploration wurde auf ein von Thomae (28) entwickeltes Kategoriensystem zurückgegriffen, welches verschiedene Reaktionen auf Belastung („Daseinstechniken") beschreibt (zum Beispiel: Hoffnung auf Verbesserung der Situation, positive Deutung der Situation, Akzeptieren der Situation, Niedergeschlagenheit).
▸ Themen und Anliegen, die die Patienten im Augenblick beschäftigen. Zur Auswertung dieses Teils der Exploration wurde ein von Thomae und Mitarbeitern (siehe auch die Arbeit von Tismer in diesem Band) entwickeltes Kategoriensystem eingesetzt, das 16 „Daseinsthemen" umfaßt (27). Beispiele für diese „Daseinsthemen" sind: „Bestreben, den sozialen Lebenskreis aufrecht zu erhalten oder zu erweitern", „Suche nach Möglichkeiten, die persönlichen Interessensgebiete zu verwirklichen", „Beschäftigung mit religiösen Fragen", „Beschäftigung mit der Endgültigkeit des eigenen Geschicks", „Beschäftigung mit der Endlichkeit des Daseins".
▸ Das Erleben und die Gestaltung der sozialen Beziehungen, wobei sich die Auswertung hier an dem Kategoriensystem der Bonner Gerontologischen Längsschnittstudie orientierte, das zwischen Engagement, Aktivität, erlebter Zufriedenheit, erlebter Belastung in einzelnen sozialen Rollen differenziert.
▸ Die Zukunftsperspektive, wobei hier sowohl nach Plänen und Vorhaben, als auch nach Erwartungen hinsichtlich der persönlichen Zukunft (Hoffnungen, Sorgen) gefragt wurde. Des weiteren wurde der Tageslauf der Patienten differenziert erfaßt, wobei hier nach dem gestrigen Tag oder nach dem letzten Werktag bzw. Sonn- und Feiertag gefragt wurde.

Auf der Grundlage der Daseinstechniken (Reaktionen des Menschen auf Belastungen) und Daseinsthemen wurde für jeden Untersuchungsteilnehmer ein Verlaufsprofil über die (vier bis sechs) Erhebungszeitpunkte erarbeitet. In einem weiteren Schritt wurde nach Ähnlichkeiten und Unterschieden zwischen den Verlaufsprofilen der 50 Untersuchungsteilnehmer gefragt. Die daraus folgenden Anforderungen an die Auswertungsmethode werden im folgenden dargestellt (siehe auch 11, 12). Zunächst wird auf die Erarbeitung eines individuellen Verlaufsprofils eingegangen, danach auf die Gruppierung der einzelnen Verlaufsprofile (auf der Grundlage von Ähnlichkeiten und Unterschieden zwischen diesen).

Erarbeitung eines individuellen Verlaufsprofils

Nach jedem Erhebungszeitpunkt wurde der Ausprägungsgrad der einzelnen Daseinstechniken und Daseinsthemen auf einer dreistufigen Skala (mit den Skalenpunkten 1 = geringe Ausprägung oder die Daseinstechnik/das Daseinsthema ist nicht erkennbar, 2 = mittlere Ausprägung, 3 = starke Ausprägung) eingeschätzt. Die drei Mitarbeiter der Untersuchung nahmen diese Einschätzung unabhängig voneinander vor. Dadurch ließ sich für die Gesamtgruppe der 50 Untersuchungsteilnehmer der Grad der Übereinstimmung zwischen den drei Auswerterurteilen ermitteln. Dieser variierte bei den einzelnen Daseinstechniken und Daseinsthemen zwischen 0,91 und 1,00; zudem blieb er über die einzelnen Erhebungszeitpunkte relativ konstant. In jenen Fällen, in denen sich die Einschätzungen der Auswerter unterschieden, einigten sich diese auf eine endgültige Einschätzung. – Auf der Grundlage der eingeschätzten Ausprägung der einzelnen Daseinstechniken und Daseinsthemen wurde für jeden Untersuchungsteilnehmer ein Verlaufsprofil über die einzelnen Erhebungszeitpunkte beschrieben, wobei die an der Untersuchung beteiligten Mitarbeiter diese Beschreibung unabhängig voneinander vornahmen. Danach wurden die von den Mitarbeitern für eine Person beschriebenen Verlaufsprofile miteinander verglichen: Inwieweit ähnelten sich diese, worin lagen die Unterschiede? Nach dieser Analyse einigten sich die drei Mitarbeiter auf eine endgültige Beschreibung des individuellen Verlaufsprofils. – Zusätzlich wurde für jeden Erhebungszeitpunkt eine hierarchische Clusteranalyse (Ward-Algorithmus) durchgeführt, in die die Daseinstechniken und Daseinsthemen eingingen; die Clusteranalyse wurde über Personen gerechnet. Dadurch erhielten wir für jeden Erhebungszeitpunkt eine Gruppierung der Personen in verschiedene Formen des Erlebens der gegenwärtigen Situation und der Auseinandersetzung mit dieser. Es wurde nun untersucht, welchen Gruppen („Formen des Erlebens der gegenwärtigen Situation und der Auseinandersetzung mit der Situation") eine einzelne Person zu den verschiedenen Erhebungszeitpunkten angehörte; auch auf dieser Grundlage ließ sich ein individuelles Verlaufsprofil beschreiben. Dieses konnte nun mit dem von den Mitarbeitern beschriebenen Verlaufsprofil verglichen werden. Bei 42 der 50 Untersuchungsteilnehmer fanden wir eine hohe Übereinstimmung zwischen dem auf clusteranalytischer Grundlage ermittelten und dem von den Mitarbeitern beschriebenen Verlaufsprofil.

Gruppierung der einzelnen Verlaufsprofile in allgemeine Verlaufsformen

Auch in diesem Auswertungsschritt arbeiteten die drei Mitarbeiter der Untersuchung unabhängig voneinander. Sie untersuchten die 50 Verlaufsprofile auf Ähnlichkeiten und Unterschiede und bildeten auf dieser Grundlage allgemeine Verlaufsformen, denen die einzelnen Verlaufsprofile zugeordnet werden konnten. Der Vergleich der Auswerterurteile erbrachte folgendes Ergebnis: Die Anzahl der gebildeten Verlaufsformen (Personengruppen) variierte zwischen den Mitarbeitern nur geringfügig; zwei Mitarbeiter hatten fünf, ein Mitarbeiter hatte vier übergeordnete Verlaufsformen gebildet. 44 der 50 Verlaufsprofile wurden inhaltlich verwandten Verlaufsformen – deren Beschreibung nur geringfügig variierte – zugeordnet; nur sechs dieser 50 Verlaufsprofile wurden inhaltlich divergierenden Verlaufsformen zugeordnet. Das Konferenzrating diente dazu, zu einer endgültigen Beschreibung der Verlaufsformen zu gelangen und die einzelnen Verlaufsprofile diesen zuzuordnen. Der Vergleich der allgemeinen Verlaufsformen, die die drei Mitarbeiter gebildet hatten, legte eine Festlegung auf fünf Verlaufsformen nahe. In einem weiteren Schritt wurden die 50 einzelnen Verlaufsprofile diesen fünf Verlaufsformen zugeordnet.

Ergebnisse der Untersuchung

Tabelle 1 gibt einen Überblick über die fünf Verlaufsformen; diese werden jeweils kurz charakterisiert (ausführliche Darstellung in 13).

Tabelle 1. Fünf Verlaufsformen der Auseinandersetzung mit Sterben und Tod (aus Kruse (11))

Verlaufsform	Merkmale
(I) Akzeptanz des Sterbens und des Todes bei gleichzeitiger Suche nach jenen Möglichkeiten, die das Leben noch bietet. (n = 12 Patienten)	Im Laufe der Zeit nahm die Bereitschaft des Patienten zu, die Krankheit und den herannahenden Tod zu akzeptieren. Auf der Grundlage dieser Akzeptanz wuchs auch die Fähigkeit, jene Möglichkeiten, die das Leben noch bietet, aufzugreifen und zu verwirklichen.
(II) Zunehmende Resignation und Verbitterung, die mit dazu beiträgt, daß das Leben nur noch als Last empfunden wird und die eigene Endlichkeit immer stärker in den Vordergrund des Erlebens tritt. (n = 10 Patienten)	Die Patienten wurden im Laufe der Zeit zunehmend verbittert, sie erlebten das Leben nur noch als Last und fühlten sich von anderen Menschen abgelehnt. Die physischen Schmerzen nahmen eine immer bedeutendere Stellung im Erleben dieser Patienten ein.
(III) Linderung der Todesängste durch die Erfahrung eines neuen Lebenssinnes und durch die Überzeugung, im Leben noch wichtige Aufgaben wahrnehmen zu können. (n = 9 Patienten)	Das Erleben der Patienten war zunächst von Schmerzen und Ängsten bestimmt. Jedoch gelang es ihnen allmählich wieder, sich stärker zu öffnen, an gemeinsamen Unternehmungen teilzunehmen und das Leben als eine „Aufgabe" wahrzunehmen. Sie fühlten sich für den weiteren Lebensweg des Ehepartners und der Kinder mitverantwortlich. Außerdem wurden sie sich ihrer gemeinsamen Geschichte mit dem Ehepartner bewußt und erblickten darin eine Aufforderung, auch die gegenwärtige und zukünftige Situation gemeinsam zu tragen. Die Religiosität nahm im Laufe der Zeit eine bedeutendere Stellung im Erleben dieser Patienten ein.
(IV) Bemühen, die Bedrohung der eigenen Existenz nicht in das Zentrum des Erlebens treten zu lassen. (n = 8 Patienten)	Die Patienten scheuten eine bewußte Auseinandersetzung mit dem Sterben und dem Tod. Diese Tendenz zum Nichtwahrhabenwollen war auch schon in früheren Abschnitten der Krankheit erkennbar, nahm aber mit Schwere der Erkrankung zu. In den letzten Lebensmonaten fanden sich jedoch immer wieder vorsichtige Andeutungen, die darauf schließen ließen, daß den Patienten die lebensbedrohliche Erkrankung allmählich bewußt wurde. Jedoch stand die Hoffnung auf baldige Restitution weiterhin im Vordergrund.
(V) Durchschreiten von Phasen tiefer Depression zur Hinnahme des Todes. (n = 11 Patienten)	Zunächst reagierten die Patienten depressiv, sie zogen sich immer mehr von ihren Angehörigen und Freunden zurück. Gesundheitliche Belastungen, Schmerzen und der herannahende Tod bestimmten zu Beginn ganz ihr Erleben, positive Erlebnisse wurden nicht erwähnt. Allmählich wandelte sich die Einstellung zur Situation. Die Patienten öffneten sich wieder stärker gegenüber ihren Angehörigen und Freunden, sie äußerten wieder häufiger den Wunsch, Besuche zu empfangen. Des weiteren sprachen sie offen über den herannahenden Tod und betonten, ihr Schicksal nun eher hinnehmen zu können.

Aus diesem Überblick gehen zunächst die großen interindividuellen Unterschiede im Erleben der eigenen Endlichkeit und in der Auseinandersetzung mit dieser hervor. Des weiteren wird deutlich, daß die psychischen Veränderungen bei Patienten im Terminal-Stadium in verschiedene Richtungen weisen: Einem Teil der Patienten ist es im Verlauf der Auseinandersetzung gelungen, die eigene Endlichkeit anzunehmen und die verbleibende Lebenszeit bewußt zu gestalten (Verlaufsform I). Dabei sahen einige Patienten in der Ausübung persönlich bedeutsamer Aufgaben eine Hilfe für den Umgang mit ihren Todesängsten (Verlaufsform III). Ein anderer Teil der Patienten war über einen langen Zeitraum niedergeschlagen; erst in den letzten Monaten vor Eintritt des Todes fanden diese zur Hinnahme der Endlichkeit (Verlaufsform V). Die großen interindividuellen Unterschiede in der Art des Erlebens und der Auseinandersetzung sowie in der Richtung psychischer Veränderungen widersprechen der (den meisten Phasenmodellen zugrundeliegenden) Annahme, daß Erleben und Auseinandersetzung mit der eigenen Endlichkeit einen für alle Sterbenden charakteristischen oder typischen Verlauf zeigen.

In den drei genannten Verlaufsformen (I, III, V) spiegelt sich das Potential des Menschen zur Verarbeitung von Grenzsituationen wider. Auf der anderen Seite machen die Ergebnisse auch deutlich, daß nicht grundsätzlich von diesem Veränderungspotential ausgegangen werden kann. Denn zwei Verlaufsformen (II, IV) sprechen eher für eine stagnierende Entwicklung. Bei einem Teil der Patienten beobachteten wir über den gesamten Untersuchungszeitraum Resignation und Verbitterung (Verlaufsform II), bei einem anderen Teil der Patienten dominierten über den gesamten Untersuchungszeitraum Abwehrmechanismen – sie scheuten die bewußte Auseinandersetzung mit der eigenen Endlichkeit. Aus diesem Grunde warnen wir davor, die psychische Situation im Prozeß des Sterbens zu „verklären" oder in optimistischer Weise darzustellen. Vielmehr ist zu fragen, welche Person-, Situations- und Umweltbedingungen die Annahme oder Hinnahme der eigenen Endlichkeit fördern und welche diese erschweren oder unmöglich machen. Diese Fragestellung findet man in Arbeiten zur Auseinandersetzung mit der eigenen Endlichkeit nur selten (9, 10, 22, 23).

In der Untersuchung von Kruse wurden Zusammenhänge zwischen den Verlaufsformen und Person-, Situations- und Umweltfaktoren gefunden. Einige Zusammenhänge seien im folgenden zusammenfassend genannt:

▸ Jene Patienten, deren Lebensrückblick positiv war, tendierten eher zur Annahme der eigenen Endlichkeit (Verlaufsform I) oder zur Suche nach neuen Aufgaben, durch die sie einen neuen Lebenssinn erfuhren (Verlaufsform III).
▸ Jene Patienten, die an starken, chronischen Schmerzzuständen litten, reagierten eher mit Resignation und Verbitterung auf ihre Situation (Verlaufsform II). Die Schmerzzustände nahmen ihnen allmählich die Kraft, die verbleibende Lebenszeit bewußt zu gestalten und Kontakte mit anderen Menschen aufrechtzuerhalten. Es ist durchaus möglich, daß Menschen durch ihre Art des Umgangs mit Grenzsituationen im Lebenslauf zu einer gefaßten Haltung gegenüber der letzten Grenze gelangen. Wenn jedoch die aktuellen Belastungen – vor allem Schmerzzustände – zu groß sind, dann werden die im Lebenslauf entwickelten Formen des Erlebens und der Auseinandersetzung mit Grenzsituationen durch diese Belastungen überlagert; Resignation und Verbitterung sind in diesen Fällen auch als Zeichen einer psychischen Überforderung zu werten.
▸ Jene Patienten, bei denen intensive Konflikte in den inner- und außerfamiliären Beziehungen bestanden, reagierten auf ihre Situation häufiger mit Resi-

gnation und Verbitterung (Verlaufsform II) oder mit Depression – die allerdings in den letzten Monaten vor dem Tod zunehmend einer hinnehmenden Haltung wich (Verlaufsform V). Die wachsende Fähigkeit zur Hinnahme der eigenen Endlichkeit ging mit einer Abnahme erlebter Konflikte in den inner- und außerfamiliären Beziehungen einher (15).

Die Perspektive der Mitarbeiter: Wie nehmen sie die Sterbebegleitung wahr?

Man kann von einem Menschen, der als Angehöriger, Pfleger oder Arzt Sterbende begleitet, nicht erwarten, daß er keine Angst vor der Begegnung mit Sterbenden oder vor seinem eigenen Tod hat; eine solche Erwartung würde den Erfahrungen, die von Menschen in der Sterbebegleitung berichtet werden, widersprechen. Doch zeigen Untersuchungen zur Sterbebegleitung, daß es wichtig ist, die eigene Angst und Unsicherheit zu akzeptieren und zu lernen, mit ihr zu leben (22, 23, 27). Nur dadurch läßt sich das kühl-distanzierte Verhalten Sterbenden gegenüber – das nur allzu oft als Schutz vor eigener Betroffenheit entwickelt wird – vermeiden.

Diese Aussagen werden durch Befunde aus Untersuchungen von Schmitz-Scherzer und Mitarbeitern (24, 25, 26) gestützt, in denen Ärzte, Altenpfleger und Altenpflegerinnen, Krankenschwestern und Krankenpfleger sowie evangelische und katholische Krankenhausseelsorger mit halbstrukturierten Interviews befragt wurden. Es wurden jeweils 20 Angehörige der genannten Berufsgruppen (Ärzte, Altenpfleger, Krankenpfleger, Theologen) interviewt; die Stichprobe umfaßte somit n = 80 Personen. Das Ziel dieser Untersuchungen bestand zum einen darin, Kenntnisse über die von Mitarbeitern wahrgenommenen Bedürfnisse Sterbender zu erhalten. Zum anderen wurden diese Untersuchungen durchgeführt, um Aussagen über die Belastungen der Mitarbeiter in der Sterbebegleitung treffen zu können. Über beide Untersuchungen wird im folgenden berichtet.

Bedürfnisse Sterbender aus der Sicht von Mitarbeitern in der Sterbebegleitung

Zunächst wurde eine Voruntersuchung durchgeführt, in der jeweils zehn Angehörige der genannten Berufsgruppen über die von ihnen wahrgenommenen Bedürfnisse Sterbender berichten sollten. (Die Ergebnisse der Voruntersuchung sind nicht in die Auswertung der Hauptuntersuchung eingegangen.) Die Interviews wurden auf Tonband aufgenommen und anschließend transkribiert. Die Auswertung der Transkripte diente dazu, ein Kategoriensystem zu entwickeln, mit dem die Bedürfnisse Sterbender – wie diese von Mitarbeitern wahrgenommen werden – möglichst differenziert erfaßt werden können. Alle Transkripte wurden von drei Psychologen ausgewertet. Es wurde die Übereinstimmung in den Kategoriensystemen, die die Auswerter auf der Grundlage der Transkripte erstellt hatten, überprüft. Hierbei zeigte sich eine hohe Übereinstimmung zwischen den Auswerterurteilen. Das endgültige Kategoriensystem wurde in einem abschließenden Konferenzrating festgelegt.

Dieses Kategoriensystem bildete die Grundlage für die halbstrukturierten Interviews in der Hauptuntersuchung. In dieser wurden die Mitarbeiter zunächst darum gebeten, die Bedürfnisse Sterbender aus ihrer Sicht zu schildern. In einem zweiten Schritt wurden sie zu den einzelnen Bedürfnissen, die in das Kategoriensystem aufgenommen worden waren, befragt. Sie sollten angeben, wie häufig sie jedes der genannten Bedürfnisse erkennen, in welchen Situationen und bei welchen Patienten die jeweiligen Bedürfnisse besonders stark ausgeprägt sind, und wie sie auf diese Bedürfnis reagieren.

Im folgenden wird auf jene Bedürfnisse eingegangen, die nach Meinung der Mitarbeiter bei einem Großteil sterbender Menschen zu beobachten sind:

▸ Freisein von Schmerzzuständen,
▸ Aufrechterhaltung der Beziehungen zu nahestehenden Menschen,
▸ Offenheit in den Beziehungen,
▸ Aufklärung über den Gesundheitszustand und die notwendigen Therapieschritte,
▸ Erfahrung von Akzeptanz und Respekt anderer,
▸ Erfahrung, daß Ärzte und Pfleger das Sterben als einen Bestandteil des Lebens werten und die Zuwendung zum Patienten nicht verringern.

Die genannten Bedürfnisse zeigen, wie sehr Sterbende an der Welt teilhaben möchten, freilich jeweils in sehr individueller (qualitativer und quantitativer) Weise. Der Begleiter hat die Aufgabe, Sprache, Zeichen, Mimik und Gestik zu deuten. Ihm obliegt vor allem aber auch das Zuhören. Beim Zuhören kann er erfahren, was einen Sterbenden bewegt und was ein Sterbender wissen möchte. Die von den Sterbenden gestellten Fragen müssen angenommen und beantwortet werden. Dabei wird oft nicht nach der Diagnose oder Prognose gefragt, sondern mehr nach der Bedrohung, der Gefahr und dem Grad der Hoffnung, die (noch) besteht. Oft werden diese und ähnliche Fragen immer wieder gestellt, und manchmal entsteht der Eindruck, daß die gegebenen Antworten vergessen, verdrängt oder verleugnet werden. Dabei ist zu berücksichtigen, daß die darin zum Ausdruck kommenden Abwehrmechanismen auch eine Schutzfunktion haben. Keinesfalls sind sie „unreife" Reaktionsweisen.

Belastungen und Schwierigkeiten im Prozeß der Sterbebegleitung

Zur Erfassung der Belastungen und Schwierigkeiten, die Mitarbeiter im Prozeß der Sterbebegleitung erfahren, wurde ebenfalls eine Voruntersuchung durchgeführt, in der jeweils zehn Angehörige der genannten Berufsgruppen befragt wurden. Die Auswertung der Transkripte diente dazu, ein differenziertes Kategoriensystem zur Erfassung der erlebten Belastungen und Schwierigkeiten zu entwickeln. Auch hier wurden alle Transkripte von drei Psychologen ausgewertet. Es ergab sich wiederum eine hohe Übereinstimmung zwischen den Auswerterurteilen. Das endgültige Kategoriensystem wurde in einem abschließenden Konferenzrating festgelegt.

In der Hauptuntersuchung wurde den Mitarbeitern die Möglichkeit gegeben, zunächst alle Belastungen und Schwierigkeiten, die sie im Prozeß der Sterbebegleitung erfahren, zu schildern. Danach wurde – auf der Grundlage des entwickelten Kategoriensystems – gezielt nach einzelnen Belastungen und Schwierigkeiten gefragt.

Jene Belastungen und Schwierigkeiten, die die Mitarbeiter besonders häufig wahrnehmen, sind im folgenden aufgeführt:

▸ Eigene Unsicherheit in der Begleitung Sterbender,
▸ Ängste vor offenen Gesprächen mit Sterbenden,
▸ Unsicherheit bei doppeldeutigen Fragen der Sterbenden,

▶ die stets notwendige persönliche Kontrolle über eigene Äußerungen gegenüber jenen Patienten, die von ihrem Zustand nichts wissen,
▶ Schuldgefühle bei nicht-offener Kommunikation,
▶ hohe Identifikation mit dem Patienten und seiner Lage,
▶ Mangel an „Erfolgserlebnissen" in der Sterbebegleitung,
▶ Alter des Sterbenden (die Begleitung jüngerer Sterbender wird als schwerer und belastender erlebt).

Aus diesen Ergebnissen lassen sich Folgerungen für die Sterbebegleitung ableiten:

Eine fundierte Schmerztherapie und Pflege, die kontinuierliche ärztliche Behandlung, die größere Sensibilität der Angehörigen und Freunde gegenüber der psychischen Situation sterbender Menschen, das Erkennen des Bedürfnisses vieler sterbender Menschen nach Erwiderung der Hilfe, die sie von anderen erfahren haben, sind wichtige Voraussetzungen dafür, daß sterbende Menschen zur Annahme oder Hinnahme des nahenden Todes gelangen. Die im Lebenslauf ausgebildete Fähigkeit, sich mit Grenzen bewußt auseinanderzusetzen und in diesen eine positive Einstellung zu bewahren, kann in der Auseinandersetzung mit der letzten Grenze nur genutzt werden, wenn in der aktuellen Situation anregende und entlastende Hilfen vorhanden sind.

Sterbebegleitung fordert die Persönlichkeit des Begleiters und nicht nur die von ihm erlernten sozialen und kommunikativen Strategien. Zudem zeigt sich immer wieder, daß Angst und Unsicherheit für viele Sterbebegleiter – handelt es sich nun um Ärzte, Pflegekräfte oder Angehörige – nur schwer überwindbare Hindernisse sind. Angst und Unsicherheit zeigen sich oft darin, daß der Begleiter nicht weiß, wie in einer konkreten Situation reagiert werden kann. Weiterhin bestehen Ängste, in einem letzten Kontakt das Falsche zu sagen, oder auch Angst und Unsicherheit der eigenen Endlichkeit gegenüber.

Abschluß

Die Untersuchungen, über die in diesem Beitrag berichtet wurde, entstammen verschiedenen Bereichen der Thanatologie. Eine wichtige Aufgabe der künftigen thanatopsychologischen Forschung ist darin zu sehen, die beiden Perspektiven, die hier getrennt voneinander dargestellt und diskutiert wurden – die Perspektive schwerstkranker Menschen im Terminal-Stadium einerseits, die Mitarbeiter-Perspektive andererseits –, miteinander zu verbinden (10, 13, 22, 23, 27). Inwieweit beeinflussen sich Patienten und Mitarbeiter gegenseitig im Erleben der eigenen Endlichkeit und in der Art der Auseinandersetzung mit dieser? Die Beantwortung dieser Frage ist notwendig, weil sie auf die Möglichkeiten und Grenzen psychologischer Unterstützung im Prozeß der Sterbebegleitung hinweist. Es wird zwar immer wieder hervorgehoben, daß sterbende Patienten in ihrem Erleben der eigenen Endlichkeit und in der Auseinandersetzung mit dieser von dem Verhalten der Mitarbeiter beeinflußt sind, doch sollte diese Aussage durch die Analyse und Beschreibung der Interaktionsprozesse in der Sterbebegleitung empirisch fundiert werden.

Wir betonen zum einen die *Interaktion*, da Mitarbeiter in ihrem Erleben der eigenen Endlichkeit, vor allem aber in ihrem Verhalten gegenüber Sterbenden von Erfahrungen beeinflußt sind, die sie in der Interaktion mit Sterbenden machen. Die von den Mitarbeitern berichteten Belastungen und Schwierigkeiten weisen auf die Bedeutung dieser Erfahrungen für das eigene Verhalten hin (siehe „Unsicherheit bei doppeldeutigen Fragen des Sterbenden", „Schuldgefühle bei nicht-offener Kommunikation", „hohe Identifikation mit dem Patienten und seiner Lage"). Umgekehrt wurde in der Untersuchung von Kruse (12) deutlich, daß die Patienten nicht nur Familienangehörige und Freunde, sondern genauso den behandelnden Arzt als wichtige Bezugsperson wahrnahmen, dessen Verhalten ihnen gegenüber Auswirkungen auf das Erleben der eigenen Endlichkeit sowie auf die Auseinandersetzung mit dieser ausübt (Beispiel: „Offenheit des Arztes für die Anliegen und Fragen des Patienten"; „Fähigkeit des Arztes, über die gesundheitliche Situation aufzuklären, ohne dem Patienten jegliche Hoffnung zu nehmen").

Wir betonen zum anderen den *Prozeß*, da davon auszugehen ist, daß die Interaktionen in der Sterbebegleitung Veränderungen unterliegen, die sich auf Erleben und Verhalten sowohl der Sterbenden als auch der Mitarbeiter auswirken. In der Untersuchung von Kruse wurden nicht nur die Patienten, sondern auch die Ärzte zu den einzelnen Meßzeitpunkten befragt. Über die Ergebnisse dieser Befragung wurde an anderer Stelle ausführlich berichtet (12, 13, 14). Sie machen deutlich, wie sehr sich die Ärzte in ihren Therapieaufgaben und in ihrem Verhalten gegenüber den Patienten von deren Gesundheitszustand und deren Art der Auseinandersetzung mit der eigenen Endlichkeit leiten ließen. Umgekehrt ging aus den Interviews mit den Patienten hervor, daß sie die Veränderungen im Verhalten des Arztes wahrnahmen; viele Patienten erblickten in diesen Veränderungen einen Anstoß für Veränderungen in der Auseinandersetzung mit der eigenen Endlichkeit.

Dieser Interaktionsprozeß, der hier nur angedeutet werden konnte, muß auf der Grundlage von Längsschnittuntersuchungen weiter analysiert und beschrieben werden. Solche Studien wurden bislang nicht durchgeführt. Sie sind aber unerläßlich, wenn fundierte Aussagen über die psychologische Sterbebegleitung getroffen werden sollen.

Literatur

1. Adler R (1990) Schmerz. In: Adler R, Herrmann JM, Köhle K, Schonecke OW, Uexküll Thv, Wesiack W (Hrsg) Psychosomatische Medizin. Urban & Schwarzenberg, München, S 537–548
2. Baltes MM (1977) On the relationship between significant yearly events and time of death. Journal of Death and Dying – Omega 8:127–141
3. Becker P (1992) Sterben aus der Sicht der heutigen Medizin. In: Schmitz-Scherzer R (Hrsg) Altern und Sterben. Huber, Bern, S 27–42
4. Beutel M (1988) Bewältigungsprozesse bei chronischen Erkrankungen. VCH Edition Medizin, Weinheim
5. Fisseni HJ (1979) Einstellung und Erleben der Endlichkeit des Daseins. Zeitschrift für Gerontologie 12:460–472
6. Glaser BJ, Strauss AL (1965) Awareness of dying. Aldine, Chicago
7. Heim M, Perrez M (Hrsg) (1994) Krankheitsverarbeitung. Hogrefe, Göttingen
8. Keseberg A (1995) Behandlung von Schmerzen. In: Keseberg A, Schrömbgens HH (Hrsg) Hausärztliche Betreuung des Schwerkranken und Sterbenden. Hippokrates, Stuttgart, S 135–154
9. Koch U, Schmeling C (1982) Betreuung von Schwer- und Todkranken. Urban & Schwarzenberg, München

10. Köhle K, Simons C, Kubanek B (1990) Zum Umgang mit unheilbar Kranken. In: Adler R, Herrmann JM, Köhle K, Schonecke OW, Uexküll Thv, Wesiack W (Hrsg) Psychosomatische Medizin. Urban & Schwarzenberg, München, 1199–1244
11. Kruse A (1987) Coping with chronic disease, dying, and death – a contribution to competence in old age. Comprehensive Gerontology 1: 1–11
12. Kruse A (1988) Die Auseinandersetzung mit Sterben und Tod – Möglichkeiten eines ärztlichen Sterbebeistandes. Zeitschrift für Allgemeinmedizin 64:87–95
13. Kruse A (1992). Sterbende begleiten. Anthropologische Überlegungen, psychologische Beiträge und Erarbeitung von psychologischen Grundlagen einer Sterbebegleitung. In: Schmitz-Scherzer R (Hrsg) Altern und Sterben. Huber, Bern, S 63–105
14. Kruse A (1995) Die psychosoziale Situation Schwerkranker und Sterbender und ihrer Angehörigen. In: Keseberg A, Schrömbgens HH (Hrsg) Hausärztliche Betreuung des Schwerkranken und Sterbenden. Hippokrates, Stuttgart, S 21–44
15. Kruse A. Menschen im Terminal-Stadium und ihre Angehörigen als „Dyade": Wie erleben sie die Endlichkeit des Lebens, wie setzen sie sich mit dieser auseinander? – Ergebnisse einer Längsschnittstudie. Zeitschrift für Gerontologie und Geriatrie 28 (im Druck)
16. Lehr U (1986) Aging as fate and challenge. In: Häfner H, Moschel G, Sartorius N (eds) Mental health in the elderly. Springer, Heidelberg, pp 57–77
17. Melzack R (1991) Morphium und schwere chronische Schmerzen. Spektrum der Wissenschaft (Sonderdruck)
18. Munnichs J (1966) Old age and finitude. Karger, Basel
19. Nuland SB (1994) Wie wir sterben. Kindler, München
20. Paar GH (1990) Psychopharmaka in der psychosomatischen Medizin und in der Allgemeinmedizin. In: Adler R, Herrmann JM, Köhle K, Schonecke OW, Uexküll Thv, Wesiack W (Hrsg) Psychosomatische Medizin. Urban & Schwarzenberg, München, S 362–381
21. Plügge H (1979) Über die Hoffnung. In: Sborowitz A (Hrsg) Der leidende Mensch. Wissenschaftliche Buchgesellschaft, Darmstadt, S 221–235
22. Rest F (1981) Den Sterbenden beistehen. Quelle & Meyer, Heidelberg
23. Saunders C, Baines M (1991) Leben mit dem Sterben. Betreuung und medizinische Behandlung todkranker Menschen. Huber, Bern
24. Schmitz-Scherzer R (1983) Tod, Sterben, Sterbebegleitung – auch Themen der Gerontologie. In: Lehr U (Hrsg.) Altern – Tatsachen und Perspektiven. Bouvier, Bonn, S 161–180
25. Schmitz-Scherzer R (1984) Das Erlebnis des Sterbens anderer. In: Howe J, Ochsmann R (Hrsg) Tod – Sterben – Trauer. Campus, Frankfurt, S 113–118
26. Schmitz-Scherzer R (1992) Sterben und Tod. In: Baltes PB, Mittelstraß J (Hrsg) Zukunft des Alterns und gesellschaftliche Entwicklung. de Gruyter, Berlin, S 544–562
27. Schmitz-Scherzer R (1995) Sterbebegleitung. In: Kruse W, Schettler G (Hrsg) Allgemeinmedizin. de Gruyter, Berlin, S 112–115
28. Thomae H (1988) Das Individuum und seine Welt. Hogrefe, Göttingen
29. Witzel L (1984) Das Verhalten Sterbender. In: Bitter W (Hrsg) Alter und Tod – annehmen oder verdrängen? Klett, Stuttgart, S 81–96

Für die Verfasser:
Prof. Dr. A. Kruse
Ernst-Moritz-Arndt-Universität
Institut für Psychologie
Franz-Mehring-Straße 47
17489 Greifswald

Stichwortverzeichnis

Abbauprozeß 209
Adoleszenz 3, 8, 70
Aggressivität 138 ff
Aktivität 8, 35, 64 ff, 86, 148, 175 ff
Akzeptanz 296
Alltag 54, 89
Alltagsgestaltung 169
Alltagskompetenz 185 ff
Alter 4 ff, 96 ff, 150 ff, 160, 174 ff, 195 ff, 209, 220, 266, 271 ff, 283
Ältere Erwachsene 5, 273
Altern 171, 209 ff, 275
Alternsprozeß 93 ff, 177, 185, 218
Alternsveränderungen 176 ff
Altersandrogynität 231
Alterseffekte 8, 113
Anforderungen 72, 88, 94
Anliegen 89, 97
Anpassung 4, 97, 108, 148, 174
Anpassungsfähigkeit 277
Aufgabe 21, 70 ff, 94 ff, 159, 174 ff
Aufmerksamkeit 54, 81
Auseinandersetzung 62 ff, 73 f, 93 ff, 108, 159 ff, 173 ff, 179 ff, 253, 283 ff, 289 ff
Autobiographien 9

Beanspruchung 138 ff
Bedürfnisse 73, 88, 93, 271, 295
Befragung 28
Begleitung Sterbender 284, 290
Belastung 9, 61 ff, 71 ff, 93 ff, 109, 141 ff, 159 ff, 253 ff, 263 ff, 289 ff
Belastungssituation 9, 62 ff, 71, 160 ff
Beobachter 82
Beobachtung 163
Beruf 8, 167
Bewältigung 55, 65 f, 94 ff, 179
Bewältigungsform 20 f, 76
Bewältigungsforschung 20
Beziehung 98, 111, 131 ff, 234 ff, 264, 296
Bildungsstatus 191
Bindungsqualität 109 ff
Biographie 3 f, 34, 57, 74, 95 ff, 160 ff, 171 ff
Biographik 27 f
biographische Einbettung 57
biographische Situation 34, 76
biographische Episode 73
biographische Exploration 96
biographische Interviews 98
biographisch 3, 18 ff, 20, 25 ff, 30, 34, 57, 73 ff, 93 ff, 172 ff

Coping 55, 72, 85 ff, 108, 241
Copingprozeß 85 ff, 254 ff
critical life events 71

Daseinstechnik 8, 22, 75, 81, 176, 291
Daseinsthema 22, 69, 73 ff, 81, 176 ff, 291
Denken 45, 54, 88
Developmental Tasks 70
differentielle Entwicklungspsychologie 71, 171
differentielle Psychologie 18, 39
Differenzierung 63, 82
Diskontinuität 93 ff

Ehebeziehungen 231 ff
Eigenschaften 16 ff, 45
Einsamkeit 286
Einstellung 3 ff, 45, 55, 285, 290
Einzelfall 15 ff, 29
Einzelfallanalyse 25 f, 29
Einzelfalldiagnostik 26
Eltern 120, 123 ff, 131 ff, 161 ff, 180 ff
emotionale Stabilität 123 ff
Emotionalität 138 ff
Emotionen 109, 179
empirisch 33 f, 40 f
Endgültigkeit 283 ff
Endlichkeit 96, 272, 283 ff, 289 ff
Engagement-Disengagement-Bilanz 65
Entscheidung 27, 53 ff, 56 f, 72
Entwicklung 4 ff, 25 f, 33, 46, 62 ff, 69, 72, 81 ff, 93 ff, 108, 159 ff, 171 ff, 182, 218
Entwicklungsaufgabe 7, 67 ff, 71 ff, 88, 94, 171 ff, 275
Entwicklungsbegriff 5, 171 ff
Entwicklungskonzept 10, 70, 176
Entwicklungskrise 71, 94, 171 ff
Entwicklungsmodell 90, 109
Entwicklungsphasen 120, 173
Entwicklungsprozeß 25, 71, 86, 159
Entwicklungspsychologie 3 ff, 25, 31, 67 ff, 81, 107, 171 ff, 214
Entwicklungspsychopathologie 25
Entwicklungsstufe 94, 159, 173 ff
Entwicklungsthema 67, 171 ff
Entwicklungsverlauf 108 ff, 159, 172
Episode 27, 74
Erfahrung 5, 48, 76, 90, 93 ff, 125, 160
Erkrankung 9, 25, 63, 96, 289
Erleben 11, 53 ff, 69, 76, 93 ff, 147, 178 f, 271
Erwachsene 49, 119, 162, 211, 273
Erwachsenenalter 5 ff, 63, 71, 93, 147, 162 ff, 164, 174 ff, 189, 209 ff, 218, 231 ff, 273 ff, 283 ff
–, frühes 62, 107
–, höheres 10, 70 f, 75, 231
–, mittleres 62, 70 f, 75
Erwartungen 70, 93
Experimentalpsychologie 33 f

experimentelle Forschung 57
Exploration 21, 26 f, 134 ff, 161 ff, 173, 291
Extraversion 123 ff, 138

Fähigkeiten 100, 209
Familie 8, 20, 89, 96, 131 ff, 154 ff, 180
Familienstand 150 ff
fluide Intelligenz 187 ff, 213
Fragebogen 17 f, 134
Frau 8 f, 163 ff, 187,
Freizeit 154 ff
Freunde 131, 154 ff

Gedächtnisdefizite 209 ff
Gedächtniskomponente 220
Gefühl 45, 271
Gegenwart 147 ff, 163, 271 ff
Gehemmtheit 138 ff
geisteswissenschaftlich 33 ff, 40
Geschlecht 150 ff, 187 ff
Gesundheit 8, 96, 126, 138, 154, 275 ff
Gesundheitszustand 57, 176, 187 ff, 296 ff
Gleichgewicht 55, 62
grundlagenwissenschaftlich 36 ff

Handeln 64, 88
Handlung 27, 61, 88
Handlungsalternative 53, 57
Hermeneutik 39 f
Hochbetagte 274
höheres Alter 6, 66
Hörbeeinträchtigungen 217 ff, 221 ff

Ich 85
Identität 40, 98 ff, 164, 174
Identitätskonzept 174
ideographisch 15 f, 22, 38 f, 69
Individualität 17, 172, 184
Individuum 15, 17 ff, 53 ff, 64 ff, 69 ff, 75 ff, 83, 108, 160, 174 ff, 179
Intellekt 217 ff, 123 ff
Intelligenz 3 ff, 15, 223
Interaktion 50, 81, 160, 175
Interesse 3, 99, 131, 156 ff, 169
interindividuell 101, 115, 159, 171, 218
Intimität 238
intraindividuell 17, 21, 26, 101, 159, 171, 218

Jugend 4 ff, 71,
Jugendalter 70, 132, 173, 273
Jugendjahre 162 ff
Jungen 48, 117

Kind 6, 48, 98, 107 ff, 123 ff, 147, 161 ff, 181 ff
Kindergartenkinder 124
Kindheit 4 f, 62, 71, 107 ff, 151, 162 ff, 165 ff, 173

Kleinkind 49, 85, 108
klinische Psychologie 25
Kognition 61, 81, 179
kognitive Umstrukturierung 99
kognitive Theorie der Persönlichkeit 87
kognitive Psychologie 90
kognitiv 8, 63, 86 ff, 93 ff, 179 ff, 189 ff, 211, 228
Kohorten 94 ff
Kommunikation 109
Kompetenz 72, 108, 265, 272
Konflikt 9, 55 ff, 65, 71, 89, 95 ff, 132 ff, 159 ff, 173
Konstanz 6 ff, 21, 75, 101, 176, 232
Kontakt 97 ff
Kontaktpartner 267 ff
kontinuierlich 93 ff
Kontinuität 11, 93 ff
Kontrollüberzeugung 9 ff, 279
körperliche Beschwerden 138 ff
Krankheit 25, 30, 126, 171, 293
Krise 62, 71, 98, 159, 174 ff
kristallin 291
kristalline Intelligenz 187 ff, 213
kritisch 10, 159
Kultur 123 ff, 174

Längsschnittstudie 6, 62 f, 75, 96, 107 ff, 185 ff, 218 ff, 226, 237, 290
Längsschnittuntersuchung 6, 96
Leben 4, 39, 45, 101, 148, 161, 171, 275, 285
Lebensabschnitt 4, 10, 27 f, 71, 95 ff, 107 ff, 162 ff, 273, 283
Lebensalter 3 ff, 95, 163 ff, 211, 275, 284
Lebensbedingungen 45, 89, 99
Lebensbereiche 9, 71 f, 96
Lebensereignis 9, 71, 98, 113
Lebensführung 4, 59, 76, 164
Lebensgemeinschaft 45 f
Lebensgeschichte 9, 148, 161, 172 ff
Lebensjahr 116 ff, 161
Lebenskrisen 179
Lebenslage 9
Lebenslauf 4 ff, 26 ff, 39, 55, 70 ff, 73, 90, 94 ff, 107, 159 ff, 171 ff, 264, 284, 297
Lebenslaufforschung 175, 273
Lebenslaufstudien 172 ff,
Lebensperspektive 99, 289
Lebensphase 4 ff, 28, 88, 97, 148 ff, 276
Lebensraum 45 ff, 50 f, 65, 86 ff, 111, 148 ff, 179 ff, 271
Lebenssituation 10, 51, 83 ff, 95 ff, 148
Lebensspanne 3 ff, 70 ff, 160 ff, 231 ff
Lebensstufe 71, 171
Lebensthema 69, 73 ff
Lebensverlauf 159, 213
Lebensweg 98 ff
Lebenszeit 49, 97 ff, 147, 163 ff, 172
Lebenszufriedenheit 6, 10, 66, 138 ff, 278

Lebenszyklus 7, 94, 159
Leistungstests 28
Lern- und Gedächtnisleistung 212
Lernen 45
Lernpotentiale 209 ff
Life-Event 62
Life-Span Developmental Psychology 6
Longitudinal studies 201

Macht- und Entscheidungsstrukturen 232
Mädchen 48, 117
Mann 163 ff, 187, 237 ff
Methode 9, 15, 29
Methodologie 11, 17, 40
motivationale Prozesse 179 ff
Motivationsforschung 73 ff
Motive 56 ff, 73, 88. 271
Mütter 111 ff, 124
Mutter-Kind-Interaktion 119 ff

Nomothetikbegriff 18
Nomothetiker 15, 18
nomothetisch 15, 16, 18, 22, 38 f
Normen 56, 71 ff,

Offenheit 123 ff

Partnerschaft 165 ff, 237
Partnerschaftsbeziehungen 72
Passivität 64 f, 86
Person 17, 26, 55 f, 65, 73 ff, 81 ff, 94 ff
Personality 201
persönliche Anliegen 88 ff
Persönlichkeit 11, 45, 53, 62 ff, 69 f, 74, 81 ff, 123 ff, 160, 174, 180
Persönlichkeitsentwicklung 6 ff, 62, 69, 75 f, 83, 108 ff, 231
Persönlichkeitspsychologie 11, 15 f, 25, 39, 45, 70 ff, 81, 108
Persönlichkeitstheorie 69, 75, 179 ff
Phase 4, 159 ff, 171 ff, 289
Phasen- oder Stufenlehre 173 ff
Phasenmodell 94, 159 ff, 171, 289
physische Leistungsfähigkeit 93 ff
Potentiale 173
Produktivität 30
Prozeß 11, 34, 55 ff, 63 f, 81 ff, 93 ff, 108, 171 ff, 231, 283, 289, 289 ff
Psychiatrie 25
Psychoanalyse 39, 85 ff
psychologische Biographik 15, 17, 33 f, 38, 69, 73 ff

qualitative Fallbeschreibung 26
quantitative Einzelfallanalyse 26

Raum 147 ff
Reaktionen 54, 87
Reaktionsform 20, 55, 81 ff, 100

Reaktionshierarchien 81 ff
Religiosität 293
Ressource 263 ff

Schmerzen 96 ff, 293 ff
Schmerzzustände 289 ff
Schulbildung 187 ff
Sehbeeinträchtigungen 221 ff
Sehschärfe 218
Selbständigkeit 98, 197
Selbstbild 10, 65, 132, 182 ff, 272 ff
Selbstentwicklung 174, 276
Selbstkonzept 272
Sensorik 288
sensorische Entwicklung 217 ff
Sexualität 232
Situation 54 ff, 63 ff, 73, 82 ff, 94 ff, 132 ff, 160 ff
Sozialbeziehung 263
soziale Beziehung 93 ff, 263 ff, 291
soziale Unterestützung 253 ff, 265 ff
soziale Umwelt 131, 263
soziale Netze 264
sozialer Status 176
soziales Netzwerk 253 ff
Sterbebegleitung 289 ff
Sterben 97, 283 ff
Sterbende 96, 290 ff
Streß 61 ff, 108, 241 ff
Streßbewältigung 20
Stufe 39, 159, 171 ff
Stufenlehre 171
Stufenmodell 94, 159 ff, 171

Tageslauf 26 f, 73, 291
Techniken 160, 173 ff
temporale Kompetenz 276
Thanatologie 286, 290
thematische Analyse 8, 74
thematische Strukturierung 116 ff
Themen 74 ff, 159 ff, 173 ff, 283
Theorie 25, 34, 54, 174
Tiefe der Zeitperspektive 273
Tochter 164
Tod 277, 283 ff
Training 211 f
Trait 81 ff

Umgebung 83 ff, 175
Umwelt 48 ff, 65, 84 ff, 94, 108 ff, 132, 174 ff
Unterstützung 97, 265

Variabilität 6, 21, 63, 75, 176
Veränderung 4 ff, 20, 25, 55, 63, 70 ff, 89, 93 ff, 148, 172 ff, 213, 232, 279, 283, 290 ff
Vergangenheit 28, 57, 97, 147 ff, 172, 271 ff
Vergangenheitsorientierung 275
Verhalten 4 ff, 53 ff, 69 ff, 76, 82 ff, 93 ff, 112 ff, 147, 178, 179 ff, 290

Verhaltensbeobachtung 26f
Verlauf 25f, 108
Verlaufsform 57
Verlust- und Abbauerfahrungen 71
Verträglichkeit 123ff

Wachstumsmodelle 93ff
Wahrnehmung 45ff, 62,
Weiterentwicklung 71
Werte 56, 131, 271
Wertvorstellungen 70ff,
Wohlbefinden 255ff, 265ff, 272ff
Wohnform 150ff

Zeit 5ff, 47, 55, 83ff, 96, 147ff, 197, 293
Zeitdimension 5, 50, 148
Zeiterleben 147ff, 283
Zeitperspektive 148, 271ff
Ziel 4, 70, 90, 97, 160, 171ff, 276ff
Zufriedenheit 72, 142, 148, 266
Zukunft 57, 75, 88, 142, 147ff, 271ff, 284
Zukunftsbezug 7, 276
Zukunftsperspektive 7, 131, 153, 161, 271ff, 291
Zukunftspläne 132, 154, 271ff
Zukunftsspanne 154ff

MIX
Papier aus verantwortungsvollen Quellen
Paper from responsible sources
FSC® C105338

If you have any concerns about our products,
you can contact us on
ProductSafety@springernature.com

In case Publisher is established outside the EU,
the EU authorized representative is:
Springer Nature Customer Service Center GmbH
Europaplatz 3, 69115 Heidelberg, Germany

Printed by Libri Plureos GmbH
in Hamburg, Germany